U0397419

产科输血学

严海雅 　[美]陶为科 　曹云飞 　主编

世界图书出版公司

上海·西安·北京·广州

图书在版编目(CIP)数据

产科输血学 / 严海雅,(美)陶为科,曹云飞主编
. —上海:上海世界图书出版公司,2020.6
ISBN 978 - 7 - 5192 - 7401 - 6

Ⅰ. ①产… Ⅱ. ①严… ②陶… ③曹… Ⅲ. ①产科病
—输血—血液疗法 Ⅳ. ①R714

中国版本图书馆 CIP 数据核字(2020)第 053347 号

书　　名　产科输血学
　　　　　Chanke Shuxuexue
主　　编　严海雅　〔美〕陶为科　曹云飞
责任编辑　胡冬冬
装帧设计　袁　力
出版发行　上海世界图书出版公司
地　　址　上海市广中路 88 号 9 - 10 楼
邮　　编　200083
网　　址　http://www.wpcsh.com
经　　销　新华书店
印　　刷　杭州宏雅印刷有限公司
开　　本　889mm×1194mm　1/16
印　　张　25.5
字　　数　700 千字
版　　次　2020 年 6 月第 1 版　2020 年 6 月第 1 次印刷
书　　号　ISBN 978-7-5192-7401-6/ R · 552
定　　价　280.00 元

ISBN 978-7-5192-7401-6

9 787519 274016 >

主 编 简 介

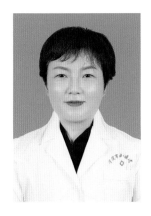

严海雅,浙江省宁波市妇女儿童医院麻醉科主任,麻醉学硕士,主任医师。从事妇产小儿麻醉近三十年,现任中华医学会麻醉学分会输血与血液保护学组委员,中华医学会围产医学分会产房安全和助产学组委员,中国妇幼保健协会麻醉专业委员会常务委员,浙江省医学会麻醉学分会委员,浙江省医学会麻醉学分会产科麻醉学组副组长,浙江省医师协会麻醉学医师分会委员,浙江省麻醉质控中心委员,宁波市医学会麻醉学分会副主任委员。主要研究方向为血液保护,并在国内率先开展产科回收式自体输血,至今已成功安全回输 2 000 余例,并在省内外多个学习班和多家医院推广该项技术并授课,已经指导省内外多家医院开展产科回收式自体输血。发表论文 30 余篇,主编和参编书籍 6 部,主持完成和在研省市课题 6 项,获 2017 年国家妇幼健康科学技术奖三等奖 1 项、国家专利 1 项和省市科技成果奖 4 项。

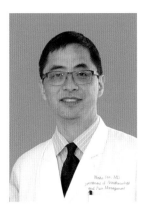

陶为科,1983 年毕业于武汉医学院(今华中科技大学同济医学院),1991 年获得博士学位。1992 年,去得克萨斯大学加尔维斯顿医学院和史来纳烧伤研究所从事重症病研究,并在 1999—2003 年完成麻醉科医师培训。自 2003 年至今,在达拉斯得克萨斯大学西南医学中心从事麻醉工作。现任该中心麻醉科教授,产科麻醉主任和产科麻醉专科培训部主任。在《麻醉学》《麻醉与镇痛》《美国生理学杂志》《危重医学杂志》等专业期刊上发表论文 60 余篇,并参与了最新版《威廉姆斯产科学》的编写。自 2008 年以来,率领多名美国同行,到过 20 多家不同类型的综合医院和妇产科医院普及产科镇痛、麻醉和提高产科安全性的知识。

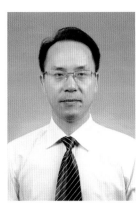

曹云飞,浙江省宁波市北仑区人民医院(浙江大学附属第一医院北仑分院)麻醉科主任,学科带头人,医学博士,主任医师。从事麻醉、复苏和重症监测治疗 27 年,国家自然科学基金和浙江省自然科学基金评审专家,浙江省毒理学会理事,浙江省医师协会麻醉学分会委员,宁波市"泛 3315 计划"卫生健康创新个人。主持多项国家自然科学基金项目和全军医药卫生科技重大攻关项目的研究,在国内外发表学术论文 50 余篇,主编学术专著 4 部,研究成果获国家科学技术进步奖二等奖 1 次、国际军事医学委员会(ICMM)颁发的文肯奖(The Jules Voncken Prize)1 次、军队科学技术进步奖三等奖 4 次。

编 写 人 员

主 编

严海雅　［美］陶为科　曹云飞

副主编

刘兴会　陈新忠　徐铭军　屈　煜

审 阅

杨建军　姚尚龙　刘　进

参编者（按姓氏笔画排序）

王立中	王春晓	方进龙	邓　刚	叶　松	刘甜甜
李　茹	吴　云	何　镭	余小刚	余旭琦	沈晓凤
沈燕平	张丹凤	陈伟岳	陈安儿	陈俊妍	陈骏萍
邵景汉	周巧云	周春波	胡　琼	胡明品	钟发德
倪建萍	殷利军	黄长顺	梅海炳	曹　伟	彭德龙
傅　虹	裘伟琪				

序　一

约十年前，为了破解全国性的用血紧张和血荒频发难题，浙江省宁波地区的麻醉科医师们率先开展常规自体输血的基础理论和临床研究，并成功创建了国内领先的自体输血区域全覆盖模式。随后这一宁波模式在全国范围内得到推广和普及。

近十年来，为了攻克产科大出血救治的世界性难题，浙江省宁波市妇女儿童医院的麻醉科医师们独立开展了产科大出血的围术期处理及救治研究，并成功将产科自体输血率和产科大出血救治成功率做到了世界领先水平。目前这一宁波经验在世界范围内得到认可和借鉴。

众所周知，产后出血至今仍是导致孕产妇严重并发症和死亡的首要原因，但是绝大多数产后出血所导致的孕产妇死亡是可以避免或创造条件可以避免的，关键在于早期预防、早期诊断和正确处理。孕期独有的病理生理变化决定了产科出血的特殊性，其机制与创伤或其他专科出血有着较明显的区别，也难以通过常规措施获得成功的救治。严海雅主任带领的麻醉学科团队针对产科大出血救治这一世界级难题，进行了科学的论证、大胆的实践、细致的改进、详实的总结，最终在多年的实践基础上形成了一套行之有效的产科大出血救治经验和标准化操作流程，并率先将其上升到比较系统的学科理论高度。

本书主要以宁波市妇女儿童医院多年来取得的实践经验和理论成果为核心及主线，同时汇集了国内外产科输血的最新进展，并采用基础理论、经验汇集、救治流程、技术规范、临床指南、疑难问答等多种形式，力求全方位高水平的展示产科输血学这一全新的医学领域。当然，作为一门新兴的交叉学科，产科输血学目前只能说是初具雏形，尚需进一步的修正、补充和完善。因此，本书的出版更多的是一种开拓与启迪。

序　二

众所周知,产科大出血至今仍是导致孕产妇死亡的首要死因。这种异常凶险的大出血,有时可以毫无征兆地突然发生,临床上也往往来不及实施及时有效的救治措施。为了攻克这一临床难题,十多年来,宁波市妇女儿童医院的麻醉科医师们在严海雅主任的带领下联合产科同仁,积极开展产科大出血的围术期处理与救治研究,成功解决了回收式自体输血技术用于产科大出血救治的技术难点和安全性问题。截至 2019 年 12 月底,严海雅主任团队已成功实施产科自体血回输 2 000 余例,回输血量近 9 000 万毫升,无论是自体血回输例数还是回输血总量均位居世界前列。产科自体血回输的宁波经验也由此在国内外得到广泛的认可和借鉴。

结识海雅主任已有六年之久,她为人谦和、诚恳,但工作执着,敏而好学,十余年持之以恒地探索产科大出血这一临床难题,并最终形成了一套颇具特色的核心救治技术和配合默契的多学科协作模式,出血高危孕产妇的救治成功率也随之得到显著的提高。值得一提的是,多学科救治模式本身就是临床实践和管理的一大难题,但海雅主任建立的产科大出血多学科救治模式十分规范、顺畅和高效,这在临床上十分难得,也具有很好的示范效应,其成功的秘诀我想更多的应该是基于海雅主任的人格魅力和敬业作风。

海雅主任在国内麻醉界也是有口皆碑。本书的编写就邀请到了国内外有关产科输血的顶尖专家,集大家之所成,汇世界之精华,将产科输血的丰富实践经验和最新理论成果进行总结、提炼和系统化,并上升到学科的高度。应该说这是一项开创性的工作,也是一门新学科的开启。

"书不必起仲尼之门,药不必出扁鹊之方,合之善者,可以为法,因世而权行。"相信本书的面世,不仅能将行之有效的产科输血宁波经验广泛推广,更能起到一种抛砖引玉或启迪思路的作用,让广大相关专业的同道们共同来拓展和完善产科输血学这门崭新的学科。

鉴于以上殊多获益,欣然为序。

前　　言

　　关于产科输血,目前国内外都只是将其归于临床输血的一小部分,而尚无相关的专著或系统权威的产科输血指南。但我们已将其作为临床输血的一门亚学科来看待和出版,不只是很有必要,事实是非常重要!

　　严重的产科出血至今仍是全球范围内孕产妇死亡的最主要因素,由正常的产科、手术和/或全身凝血功能障碍导致的产科大出血死亡病例占到了孕产妇死亡总数的 25% 以上。21 世纪以来,降低孕产妇死亡率一直被列为全球卫生主要优先事项和联合国发展目标之一,中国政府更是在 2016 年正式发布了《中国落实 2030 年可持续发展议程国别方案》的目标:到 2030 年全国孕产妇死亡率力争下降到 12/10 万人(2015 年为 20.1/10 万)。但 2016 年中国全面实行"二孩"政策后,高龄孕产妇、"瘢痕子宫"孕产妇、生殖辅助技术和患有内科合并症的孕产妇比例增高,出血高危孕产妇数量和产科大出血的风险明显上升。要想实现 2030 年目标,我们必须在产科出血防治和产科输血规范上做得更多更好。

　　鉴于孕产妇病理生理的特殊性,特别是妊娠期血容量、凝血功能(易发生 DIC)和子宫胎盘血流(足月妊娠子宫平均血流量可达 700 ml/min)的显著改变,孕产妇的围产期其实是危机四伏。没有成熟的产科输血(包括自体输血)流程和配合默契的多学科救治团队,严重的产科出血很难获得成功的救治。针对产科大出血防治这一世界性医学难题,我们在十多年前从最初由麻醉科单独摸索产科自体输血可行性开始,到形成一套成熟安全的产科自体输血技术标准,并于 2010 年 12 月出版了《自体输血:操作规程与质量控制》专著。以后又逐渐开展并规范了产科大量输血方案,以及 Rh 阴性血型、不规则抗体阳性、红细胞内在缺陷性疾病、紧急情况下 ABO 非同型相容性输血等项目。同时,对于出血高危孕产妇围术期管理,包括麻醉科、产科、输血科、介入科等在内的多学科交叉协作,也日趋默契和流畅,并形成了预案详实、分工明确、抢救有序的临床多学科救治成熟模式。

　　多年的临床实践,不仅让我们显著提高了产科出血的救治成功率,也拓宽了我们对产科输血内涵和外延的认识:即产科输血是一个明显不同于常规临床输血且多学科交叉紧密的输血分支领域。为此,我们汇集了国内外最新的产科输血指南和研究成果,并结合我们多年的临床实践经验(特别是出血高危孕产妇救治方面的显著成效、救治经验及流程规范),对产科输血的基础理论知识及临床实践操作进行了系统的阐述和总结。作为一本紧密联系临床实践的产科输血专著,本书的编辑和出版无疑会助力中国政府实现 2030 年的国别方案目标。

　　由此来看,将产科输血作为临床输血的一门亚学科来对待并出版,确实是临床的需要,也是时代的需要!

目　　录

第一章
妊 娠 期 生 理

妊娠期女性对胎儿或胎儿组织发生的正常适应性生理改变开始于孕早期,涉及全身所有器官系统,很多变化贯穿整个妊娠过程,在分娩或停止哺乳后才会完全恢复到妊娠前状态。

第一节 呼 吸 系 统

一、上呼吸道

上呼吸道的改变在妊娠早期开始并逐步发展。妊娠期妇女口、鼻、咽喉的黏膜毛细血管扩张,组织脆性增加,黏膜表层水肿,增加上呼吸道操作时的出血风险,也增加通气困难和气管插管困难的风险。国人的体型特征发生通气困难和气管插管困难的风险相对低,但对于矮胖体型的孕妇,由于其颈部短粗和乳房组织多,可能导致喉镜暴露困难,需提高警惕。另外,孕期许多激素,特别是在雌激素作用下,呼吸道纤维组织增生、血容量、组织间液和体液总量增加,可以进一步加重口咽、鼻咽和呼吸道水肿。鼻腔的充血肿胀可使许多孕妇出现上呼吸道感染样症状,自诉气短或感觉呼吸困难等,应尽量避免经鼻气管插管或经鼻放置胃管。

二、呼吸力学表现

随着妊娠的进展,不断增大的子宫将膈肌推向胸腔,胸廓前后径、横径和周径增加。孕激素的作用使气道的传导性增加,而总的肺阻力降低,但肺的顺应性不受妊娠的影响。静息时由于膈肌抬高和胸廓扩展受限导致吸气时膈肌下降距离增大,足月妊娠时呼吸主要靠膈肌运动。

三、肺容积和肺容量

妊娠期间肺的容量指标和容积指标发生变化,并在妊娠晚期达到最大。最大通气量和用力肺活量无显著改变,但功能残气量(functional residual capacity,FRC)和残气量均因横膈的升高而降低。足月妊娠时 FRC 较孕前水平下降 20%,并在孕妇仰卧位时会进一步下降 10%,但肺闭合容量(closing capacity,CC)维持不变,FRC/CC 的下降导致在肺容量减少时小气道更快地闭合,因而孕妇容易发生肺不张,尤其是仰卧位时。孕妇 FRC 的减少,使其氧储备降低,在全身麻醉诱导时,更容易出现低氧血症;实施吸入麻醉时,肺泡内吸入麻醉药浓度上升和下降得更快。

四、肺通气

胎盘和胎儿的不断生长导致母体氧耗和二氧化碳产生增加,潮气量、每分通气量和每分钟携氧量随妊娠的进展而显著增加,妊娠期呼吸频率维持相对不变。孕激素可以兴奋呼吸中枢,增加机体对二氧化碳的敏感性,二氧化碳曲线左移。由于每分通气量增加,可使母体处于慢性呼吸性碱中毒,但同时肾脏可代偿性地增加碳酸氢根离子的分泌,动脉血 pH 仍可维持在正常范围内。

第二节　循　环　系　统

妊娠期循环系统生理改变从妊娠早期开始,一直持续到妊娠中晚期,其血流动力学改变见表 1-1。

表 1-1　妊娠期血流动力学改变

心血管系统参数	参数变化	平均变化
心率	增加	15%～20%
每搏量	增加	30%
心排血量	增加	40%～50%
中心静脉压	无变化	
肺毛细血管楔压	无变化	
外周阻力	降低	15 mmHg
平均动脉压	降低	15 mmHg
收缩压	降低	0～15 mmHg
舒张压	降低	10～20 mmHg
股静脉压	增加	15 mmHg

一、心脏改变

妊娠时,增大的子宫使膈肌上移,心脏可被向上、向左推移,可出现心影扩大。心脏变化的幅度受子宫的大小和位置、腹肌韧性以及胸腹外形影响。妊娠期心电图可出现改变,如房室性期前收缩、窦性心动过速、P-R 间期和 Q-T 间期缩短、心电图电轴偏移等,以上改变产后可恢复。随着妊娠期心率和每搏量的增加,心脏做功增加,左心室可呈轻度肥大,射血分数增加。

二、心排血量

妊娠 10 周左右,心排血量开始增加,主要是由每搏量和心率增加引起,最高时可超出孕前水平的30%～50%。虽然无法确认孕期心排血量到达峰值的具体时间,但多数资料认为在妊娠 32～34 周。

分娩时为心脏负担最重的时期,每搏量和心率进一步增加,心排血量也随之增加,并随宫缩而波动。分娩时每次宫缩有 300～500 ml 液体被挤入母体循环,心排血量增加 10%～20%,同时伴有血压增高、脉压增宽及中心静脉压增高。心排血量在潜伏期增加约 15%,活跃期增加 30%。胎儿娩出时,子宫突然缩小使回心血量增加约 45%,胎盘循环停止使循环容积下降,此外腹腔内压骤减,大量血液向内脏灌注。尽管大多数产妇可以耐受分娩时血流动力学的剧烈波动,但对于合并心脏疾患的产妇而言,这种急剧变化是引起其分娩后心血管不良事件的一项独立危险因素,特别是对于那些合并心脏瓣膜狭窄和肺动脉高压的产妇,极易发生心力衰竭。产后大约 24 h,产妇的心排血量开始下降;产后 2 周,开始显著下降;产后 12～24 周,可恢复至孕前水平。

三、外周血管阻力

引起妊娠期妇女全身血管阻力降低的原因主要有：① 子宫绒毛间隙阻力进行性下降，可容纳更多的血液。② α 和 β 受体下调，前列环素分泌增加可进一步降低血管阻力。③ 妊娠期多种激素的分泌变化可以使压力反射的阈值提高。尽管妊娠期血容量和心排血量增加，但由于其全身血管阻力降低，可导致体循环压力下降，舒张压比收缩压下降更明显，脉压增加，且血压容易受体位影响。由于全身血管阻力和血液黏度的降低，可以使心脏后负荷降低。尽管孕妇血浆容积增加，但同时由于伴随着静脉储存容积的增加，所以中心静脉压和肺毛细血管楔压保持不变。子宫收缩时，经子宫流出血量的增加，可使右房压升高。下肢静脉压随妊娠子宫的增大而逐渐升高。

四、腹主动脉-下腔静脉受压

约 15% 的孕妇在仰卧位会出现血压急骤下降，伴随头晕、恶心、胸闷、出冷汗、打哈欠、心率增快、面色苍白等症状，主要是由于妊娠子宫对腹主动脉和下腔静脉的压迫引起，称为仰卧位低血压综合征。这种状况在妊娠 20 周时即可出现，但多见于妊娠晚期。当胎头衔接后，仰卧位对心排血量的影响减少。

1. 病理机制

孕妇在仰卧位时发生仰卧位低血压综合征，主要有以下几个方面的原因：① 妊娠子宫压迫下腔静脉，导致下腔静脉血回流受阻，回心血量减少，引起每搏输出量和心排血量降低。② 部分孕妇可以出现腹主动脉和下腔静脉同时受压。在腰麻或硬膜外麻醉下更容易发生仰卧位低血压综合征，因为麻醉起效后，腹壁肌肉及盆底肌肉张力下降，巨大子宫失去腹肌的支撑，在仰卧位下，巨大子宫足以完全压扁下腔静脉和腹主动脉，导致血压骤降。第二产程时用力屏气也会加剧对腹主动脉和下腔静脉的压迫。

2. 代偿机制

大多数孕妇可以代偿仰卧位时的低血压，主要通过以下途径：① 低血压可通过刺激颈动脉窦和主动脉弓压力感受器，反射性地增加交感神经活性，抑制迷走神经活性，从而提高外周血管阻力，增快心率，在心排血量降低的情况下维持动脉血压的稳定。颈动脉窦和主动脉弓压力感受器对血压急剧变化反应比较敏感，但是对持续性低血压反应敏感性降低，而且一旦收缩压降至 50～60 mmHg 时，压力感受器基本丧失功能。② 下腔静脉受压部位下方的静脉压力升高，从而导致下半身的静脉血代偿性地通过椎旁静脉丛回流至奇静脉，然后回流至上腔静脉，从而绕过下腔静脉梗阻部位以维持回心血量。妊娠妇女平卧而无不适者，提示下腔静脉与椎旁静脉丛之间的交通侧支循环良好，平卧时受压的下腔静脉血流可顺利通过椎旁静脉丛回流至奇静脉，然后流入上腔静脉到右心房，就不致发生仰卧位低血压综合征。而平素不能平卧或习惯于左侧卧位或右侧卧位者，提示下腔静脉-椎旁静脉丛-奇静脉交通支发育不完全。③ 大多数下腔静脉行走在脊柱的右前方，发生仰卧位综合征时应将子宫向左上推举，但也有 6%～7% 的患者有解剖变异，下腔静脉行走在脊柱的左侧，发生仰卧位综合征时将子宫向右上推举更有效，所以应询问产妇平素是否可以平卧？通常是左侧还是右侧卧位比较舒服？是听从医师的建议还是自我调整？不要千篇一律地认为子宫左倾就是防止仰卧位低血压综合征最好的办法。尽管孕妇发生仰卧位低血压时，可通过体位变化或以上代偿机制使其心率增快和血压升高，但需要注意以下反射机制可能反而会引起其心率减慢：① Bainbridge 反射（静脉心脏反射）：在右心房壁和腔静脉血管壁内膜下，存在着感知右心房充盈和腔静脉回流血量的牵张感受器，一旦静脉回流血量和右心房充盈血量明显减少时，就会通过心迷走神经引起心率减慢，目的是为了让右房得到更好的充盈。② Bezold-Jarisch 反射：

在左心室壁存在压力感受器,左心室内容量和压力降低时可引起其兴奋,通过 Bezold-Jarisch 反射,使心率减慢,目的是为了让左室赢得更多的充盈时间,维持满意的心搏出量。③ Bainbridge 反射和 Bezold-Jarisch 反射在椎管内阻滞时尤为明显。由于椎管内麻醉降低交感神经张力,血管扩张,静脉回心血量减少,特别是当患者存在高平面阻滞、循环血容量不足或合并仰卧位低血压综合征时,静脉回心血量进一步骤减,前负荷显著降低,腔静脉、右心房牵张感受器和左心室压力感受器兴奋,通过 Bainbridge 反射和 Bezold-Jarisch 反射,可导致严重心动过缓,甚至心脏停搏,此时应及时使用肾上腺素或麻黄碱治疗,避免单纯使用会导致心率下降的去氧肾上腺素。

3. 其他注意事项

包括:① 妊娠子宫对腹主动脉的压迫导致孕妇下肢动脉血压的降低,但是上肢血压测量值并不随之降低。因此,即使孕妇在仰卧位时没有低血压症状,其子宫和胎盘的血流也可能出现降低。即使是健康产妇,长时间的母体低血压也可以显著减少子宫血流,导致胎儿进行性酸中毒。预防措施:在实施椎管内麻醉后,孕妇应尽量避免仰卧体位,侧卧位可以减轻孕妇腹主动脉和下腔静脉的压迫,减小血压的降低幅度,从而维持子宫和胎儿血流的稳定。侧卧位可以通过倾斜手术台或者在孕妇一侧臀部下垫一个高 10~15 cm 的毯子或楔形垫实现。② 腹主动脉受压通常不会引起什么症状,但与腹主动脉钳闭或阻断类似,可提高母体上肢或颅脑血压,因此不仅引起下肢和子宫动脉压降低,还可以引起母体不适症状。在实施椎管内麻醉穿刺操作时,往往采取屈颈屈髋体位,尤其左侧位屈颈屈髋,有可能因"巨大子宫将腹主动脉突然压扁"而出现腹主动脉血流阻断的严重问题(头面部淤血、血压和心率骤升),犹如在腹主动脉壁周安置一条阻断带。丁香园上有类似的病例报道:实施硬膜外麻醉,孕妇取右侧卧、左侧在上的体位穿刺,正在屈颈屈髋位下消毒铺巾之际,孕妇突然强烈躁动,挣扎着翻身,自行迅速转为平仰卧位,在此一刹那之际,观察到孕妇面色严重发绀犹如紫茄子,眼结膜严重充血,呼吸深粗局促,心率增快,血压骤升,脉搏强有力,模样非常可怕。待孕妇主动平卧体位稍事休息后,一切回归正常。事后孕妇描述说:"脑袋突然嗡嗡作响,剧烈发胀头痛,犹如被人突然勒住脖子一样,说不出话来,恐惧非凡,无法忍受"。后来采取"左侧卧、右侧在上的体位",不做过度"屈颈屈髋姿势"的自然体位,顺利完成硬膜外穿刺置管、麻醉和手术。

第三节 血液系统

一、血容量

妊娠期母体血容量显著增高。循环血容量改变从怀孕最初的几周开始,妊娠中期迅速增加,妊娠晚期增加速度减慢。一般在孕 30~34 周达到高峰,此后维持此水平直至分娩,孕末期的血容量一般要比非孕期增加 40%~50%,平均约增加 1 500 ml。因此通用的血容量估算公式[非孕期血容量＝体重(kg)×7%]不能直接用于孕期的血容量估算,需要进行相应的调整,即孕期血容量＝孕前体重(kg)×7%×(1+40%)或孕前体重(kg)×10%。妊娠期血浆容量增幅与胎儿体重密切相关,经产妇血容量增加多于初产妇,双胎妊娠较单胎为多。妊娠期血容量的增加是一种适应性改变,主要为适应增大的子宫及高度增生的血管系统的需要。

血浆容量的增加可能是由口渴的阈值降低和精氨酸升压素代谢改变引起。妊娠生理性的高血容量具有重要作用:① 可以满足增大子宫极其高度增生的血管系统的需求。② 可以保护母体和胎儿,有利于向胎儿运输营养物质,预防母体仰卧位和直立位时静脉回流受阻产生的一些有害后果。③增加母体对出血的耐受力。低血细胞比容使得血黏度降低,血流阻力下降,这可能是维持子宫胎盘血管床开放的必要因素。

二、血液成分

1. 红细胞

在妊娠第 2 个月开始上升,刺激骨髓红细胞生成加速,网织红细胞轻度增多。由于妊娠期血浆容量增加 40%～50%,红细胞容量增加 18%～25%,血液稀释致血红蛋白和红细胞计数以及血细胞比容稍有下降,这种增加的不均衡导致"妊娠期生理性贫血"。妊娠期红细胞计数约为 $3.6 \times 10^{12}/L$(非妊娠妇女约为 $4.2 \times 10^{12}/L$),血红蛋白(Hb)值约为 110 g/L(非妊娠妇女约为 130 g/L),血细胞比容可从非妊娠时的 0.38～0.47 降至 0.31～0.34,因此孕妇贫血的诊断标准相对降低。通常妊娠期间血红蛋白应保持在 110 g/L 以上,如果血红蛋白低于 110 g/L 或者血细胞比容低于 0.33,应视为妊娠期贫血,多因缺铁引起。生理性贫血和肾脏缺氧均可刺激促红细胞生成素生成增多。

整个妊娠期间总铁需要量约 1 300 mg,孕 3 个月时妊娠妇女铁需要量开始增加,孕 7 个月可增加 80%。为适应红细胞增加、胎儿生长及孕妇各器官生理变化的需求,以及降低因贫血所致输血概率,如果妊娠中晚期铁蛋白低于 30 g/L,及时补充铁剂是必要的。

2. 血小板

由于血液稀释,妊娠期妇女血小板计数可以保持正常或轻度下降。妊娠期血小板减少症的孕妇,如果没有合并其他血液系统疾病,血小板计数通常不会低至 $70 \times 10^9/L$ 以下。但这种妊娠期血小板减少症与产科出血无关。妊娠期血小板减少症的发生与血液稀释和血小板寿命缩短有关。也有人认为妊娠期血小板减少、血小板的体积和宽度增加,可能原因是血小板消耗增加导致了幼稚血小板比例增加、血小板体积较大或正常妊娠期存在持续的低水平血管内凝血。血小板的黏附功能在妊娠期尤其在妊娠后期会增加,一方面有利于妊娠妇女分娩时的止血,但另一方面也增加孕妇血栓形成和弥散性血管内凝血(DIC)的潜在风险。

3. 凝血因子

正常人体内凝血功能与抗凝血功能呈动态平衡状态,促凝和抗凝物质相互作用构成凝血过程的自我调控机制。妊娠期妇女处于一个特殊的生理时期,其凝血与抗凝血发生明显改变。妊娠期间多数凝血因子的数量和活性增加,血液呈高凝状态,尤其是纤维蛋白原(fibrinogen,Fib)可比非妊娠妇女增加 50%,在妊娠末期可达 4～5 g/L(非妊娠妇女平均约为 3 g/L)。胎盘及蜕膜含大量组织因子,胎盘剥离时其表面很快发生凝血。妊娠期血容量和凝血功能的改变是防止分娩出血的保护机制,但也容易发生血栓形成或出现栓塞性疾病。

妊娠后期,大多数凝血因子增加,凝血酶原时间(prothrombin time,PT)和活化部分凝血活酶时间(activated partial thromboplastin,APTT)缩短,纤维蛋白肽 A 增加,抗凝血酶Ⅲ下降,均提示凝血系统激活。妊娠期纤维蛋白原降解产物增加提示纤溶活性增加。纤维蛋白原、凝血因子Ⅷ、纤溶酶原自产程开始至产后第 1 天都迅速下降,同时抗纤溶活性上升。在产后的 3～5 天,纤维蛋白原和血小板计数回升,这些变化可能是引起产褥期血栓并发症发生率上升的原因。

4. 纤溶功能变化

妊娠期纤溶酶含量也增加,但组织纤溶酶原激活剂(t‐PA)减少,且纤溶酶原激活剂抑制物(PAI)

增加,导致继发性纤溶亢进和抗纤溶活性增强,使机体内的纤溶-抗纤溶系统处于高水平的变化中,但净效应纤溶活性是降低的。至分娩时则有所亢进,主要是胎盘激素通过抑制血管内皮细胞中纤溶酶原激活剂的形成。

5. 抗凝系统的变化

人体血液循环中存在天然的凝血抑制物,包括抗凝血酶Ⅲ、蛋白C和蛋白S等,任何一种因子的缺乏都会导致血栓形成。在整个孕期,游离蛋白S(free protein S,FPS)逐渐减少,活性逐渐降低,有利于孕期的高凝状态。正常妊娠抗凝血酶Ⅲ的水平基本没有变化,但凝血酶原-抗凝血酶Ⅲ复合物水平呈进行性升高,其凝血活动可能与某些已观测到的纤维蛋白多肽A和B增加有关。

6. 血浆蛋白

由于血液稀释,血浆白蛋白在妊娠早期开始降低,至足月妊娠时降至最低点(约为33 g/L),此后维持此水平至分娩。白蛋白水平的降低,使得血浆胶体渗透压随之降低,很多孕妇会出现水肿。对于存在肺毛细血管通透性改变或心脏前后负荷增高的孕妇,如子痫前期孕妇,则更容易发生肺水肿。

三、分娩时和产褥期的血容量及血液成分变化

正常分娩情况下,从胎儿娩出至产后24 h,孕妇的平均出血量亦可达300~500 ml。分娩后,子宫收缩可使500 ml左右的子宫内循环血量进入血液循环。产褥期随着细胞间液返回血液循环,血液重新分布,产后1~2周血红蛋白可恢复至正常水平,因此当产褥期Hb<80 g/L,必须对产妇全身情况进行综合评估。产褥早期血液仍处于高凝状态,有利于胎盘剥离面血栓的形成,减少产后出血量。纤维蛋白原、凝血酶、凝血酶原于产后2~4周降至正常。

第四节　胃肠和肝肾功能

一、胃肠

孕妇增大子宫对胃的挤压和消化系统的改变使其发生反流误吸和吸入性肺炎的风险增加,原因为:① 妊娠子宫将胃及幽门向头侧推移,导致横膈下食管向胸腔移位,降低了食管下段括约肌的张力。② 妊娠期间雌激素和孕激素水平升高,进一步降低了食管下段括约肌的张力。③ 胎盘分泌的胃泌素可以使胃壁分泌的氢离子增加,从而导致孕妇胃内pH降低。④ 分娩发动时的疼痛、焦虑、阿片类药物的使用等均可使胃排空延迟。因此,所有孕妇都应被视为饱胃患者,可采取使用非颗粒型抑酸药、实施快速序贯诱导技术、环状软骨压迫和气管插管等措施降低误吸风险。近期美国麻醉科医师协会(ASA)的产科指南指出,对于实施剖宫产或产后输卵管结扎等产科手术的患者,术前应该考虑及时使用非颗粒型抑酸药、H_2受体拮抗剂和(或)甲氧氯普胺以预防误吸的发生。

目前已有多项研究结果证实,妊娠期胃排空并无改变,但食管蠕动和肠内运输变慢,可能是因为黄体酮通过抑制胃动素的分泌,使胃动素浓度下降而间接导致肠道动力变慢。进入产程后在宫缩疼痛刺激下,胃排空也会延迟。

二、肝脏

妊娠期间并未发现肝脏形态学和肝血流的显著变化,但评价肝脏功能的一些实验室检查在正常妊

娠中可以出现明显变化,天冬氨酸氨基转移酶(AST)、丙氨酸氨基转移酶(ALT)和胆汁酸都处于正常水平的上限。胎儿及胎盘产生碱性磷酸酶,可使母体血内碱性磷酸酶增高 2~4 倍。孕妇血浆白蛋白浓度降低,导致高蛋白结合率的药物在血浆中的游离浓度上升。正常妊娠中血浆胆碱酯酶活性降低,可能并不会明显延长琥珀胆碱的临床肌松效应,但在拔除气管导管之前仍应判断孕妇的肌松恢复状况。由于胎盘的分泌作用,孕妇体内碱性磷酸酶的血浆浓度大于正常值的 2 倍。妊娠期胆囊的位置可发生变化并且排空不全,从而导致孕妇患胆囊疾病的风险增加。

三、肾脏

妊娠期间,肾和上泌尿道的变化最早、最明显。妊娠期肾血流可增加 50%~80%,肾脏体积增加 30%,松弛素、孕激素和增大的子宫压迫等可以使肾盂肾盏和输尿管扩张,甚至导致肾脏积水。肾血流增加和肾血管阻力降低使妊娠中期肾小球滤过率可增加 50%,蛋白质、氨基酸和葡萄糖的排出量均增加,血尿素氮和肌酐水平降低。另外,妊娠期间黄体酮刺激呼吸中枢,可出现呼吸性碱中毒,使肾脏碳酸氢盐阈值降低致其分泌排出增加。

第五节　子宫和胎盘生理

一、子宫解剖和结构

正常子宫在非孕期重量约 50 g,宫腔容量约 10 ml。至足月妊娠时子宫重量可增至 1 000 g 左右,子宫容量可达 5 000 ml 左右,约为非妊娠时的 1 000 倍。妊娠早期子宫增大主要受雌激素和孕激素的刺激,但是 12 周以后,子宫体积的增大在某种程度上主要与妊娠内宫腔压力增加有关。

妊娠期间子宫增大伸展、肌细胞显著肥大,而新生的肌细胞并不多。妊娠早期,子宫壁显著增厚,但随着妊娠的继续,子宫壁逐渐变薄,子宫体肌壁的厚度仅为 1.5 cm 或更薄,而且子宫不对称增大,在宫底部增大显著。妊娠期子宫变成了一个壁薄、质软而且可以随时收缩下压的肌肉囊,这样就有足够的容量容纳胎儿、胎盘和羊水,通过腹壁可以很容易触及胎儿。

妊娠期子宫肌层分为三层:① 环层:弓形地越过基底层延伸至不同的韧带中。② 内层:肌纤维环形排列,环绕宫颈管的内口及输卵管口。③ 中层:为致密的肌纤维网,血管从各个方向穿过。子宫壁主要由中层组成,该层主要由肌纤维相互交错成网状,其间有血管穿过,该层的每一个细胞都呈双曲线,当任意两个细胞相互交错时,就形成形似"8"字的结构。当分娩发动后肌细胞收缩时,这种排列结构可使穿行肌层的血管收缩,起到结扎止血的作用。肌层的平滑肌细胞由不规则排列的胶原纤维所包绕,收缩力通过网状纤维从肌细胞收缩蛋白传递到周围结缔组织。妊娠期随着子宫肌细胞的增大、纤维组织的增多,特别是在外肌层,同时伴有弹性组织的显著增加。网状结构的形成增加了子宫壁的强度。同时,血管和淋巴的数量与体积也显著增加,传输胎盘血液的静脉转变成增大的子宫血窦。

二、子宫血供

骨盆的主要血供来自髂内动脉的分支血管,子宫的血供主要来自子宫动脉,还有一小部分来自卵巢动脉。子宫动脉起自髂内动脉前分支,卵巢动脉起自肾动脉以下的腹主动脉前外侧。子宫动脉向内走行于子宫两侧,发出分支至宫颈和阴道,同时在子宫阔韧带的两侧腹膜中上行,形成弓状动脉供应子宫体。妊娠期间左右两侧的子宫动脉血流可能不同,胎盘侧子宫动脉的血管直径和血流量分别较对侧增加约 11% 和 18%,并与对侧的子宫动脉、阴道动脉和卵巢动脉相吻合。弓状动脉发出小分支供应子宫肌层,发出较大的辐轮状动脉分支深入子宫内膜,共同形成错综复杂的螺旋动脉。妊娠期间,滋养细胞浸入螺旋动脉致其平滑肌受损,动脉收缩无力,进而导致血管扩张、阻力下降、血流量增加。血液流至绒毛膜板浸浴冲洗绒毛,允许母体与胎儿血液进行氧气、营养物质和代谢产物的交换。母体血液返回基板排入多个集合静脉。子宫的静脉回流部分通过子宫静脉进入髂内静脉,部分通过卵巢静脉(子宫-卵巢静脉丛)在右侧汇入下腔静脉,左侧汇入左肾静脉。子宫动脉和髂内动脉前分支发出的其他分支如卵巢动脉,在动脉血管介入栓塞治疗产科和妇科的大出血及子宫肌瘤时可以作为栓塞的靶血管。

三、子宫胎盘血流

为满足和保证胎儿生长发育的需求,大多数胎儿胎盘生长代谢的基本物质供应和代谢产物的清除要依靠胎盘绒毛间隙的足够灌注。胎盘灌注依靠经子宫动脉与卵巢动脉注入子宫的母体血液灌注,母体胎盘血流的增加主要通过血管扩张,而胎儿胎盘血流的增加通过胎盘血管的持续增多。

妊娠期子宫胎盘血流进行性增加,孕 10 周时子宫血流量为 50 ml/min,主要供应子宫肌层和脱膜。足月妊娠时子宫血流量为 $500\sim700$ ml/min,占母体心排血量的 10%~15%,其中 5% 供应子宫肌层,10%~15% 供应子宫脱膜层,80%~85% 供应胎盘。由于前列腺素和孕激素分泌增加,二者均可引起血管平滑肌扩张,也使得子宫血流呈现出低阻高速的特征。低阻力的胎盘循环与体循环相适应,二者的并联效应使得总体阻力更低。子宫血流的自我调节能力很低,血管床基本都处于完全扩张状态。子宫动脉和胎盘血流量受母体的动脉血压和心排血量控制,与子宫灌注压呈正相关,与子宫血管阻力呈负相关:

$$子宫血流量=子宫灌注压/子宫动脉血管阻力$$

$$子宫灌注压=子宫动脉压-子宫静脉压$$

引起子宫血流减少的因素有:① 子宫动脉压降低,如母体血容量减少、主动脉-腔静脉受压、全身麻醉或椎管内麻醉导致的交感神经阻滞和外周循环阻力降低等。② 子宫静脉压升高,常见于仰卧位腔静脉受压、子宫收缩引起的宫腔内压增加、宫缩剂作用等。③ 分娩疼痛时过度通气导致严重低碳酸血症。④ 多种导致子宫血管阻力增加的因素,如应激引起的内源性儿茶酚胺释放、外源性缩血管药物使用、子宫收缩引起的子宫内膜螺旋动脉受压等。

引起子宫血流增加的因素有:① 预防和处理仰卧位低血压综合征。② 去除宫缩剂等导致子宫收缩的物质。③ 抑制子宫收缩的药物,如硝酸甘油、硫酸镁、β受体激动剂等。④ 治疗母体低血压,如补充血容量、增加心排量等。

麻黄碱曾被认为是治疗产妇椎管内麻醉低血压的首选药物,但现有研究认为其存在导致胎儿酸中毒的风险。与麻黄碱相比,单次或持续输注去氧肾上腺素不仅可以减少低血压的发生,而且还可以较少地通过胎盘进入胎儿体内,同时减少了胎儿酸中毒的发生。

胎儿的氧合血红蛋白解离曲线左移,而母体的氧合血红蛋白解离曲线右移,这种病理生理学变化有利于母体对胎儿的氧气运输。即使给母体吸入 100% 的纯氧,胎儿的血氧饱和度也不会超过 60%。在孕早期,母体 $PaCO_2$ 从 40 mmHg 降低至约 30 mmHg,便于胎儿二氧化碳通过胎盘转运。二氧化碳的胎盘转运主要受限于胎盘血流量而非单纯扩散。

四、胎盘和羊水

(一) 胎盘的构成

胎盘由羊膜、叶状绒毛膜和底蜕膜构成。

1. 羊膜

构成胎盘的胎儿部分,在胎盘最内层。羊膜为附着在绒毛膜板表面的半透明薄膜。羊膜光滑,无血管、神经及淋巴,具有一定弹性。正常羊膜厚 $0.02 \sim 0.05$ mm,自内向外由单层无纤毛立方上皮细胞层、基膜、致密层、成纤维细胞层和海绵层 5 层组成。电镜下上皮细胞表面有微绒毛,便于羊水与羊膜间进行交换。

2. 叶状绒毛膜

构成胎盘的胎儿部分,占胎盘的主要部分。与底蜕膜相接触的绒毛营养丰富,发育良好,称为叶状绒毛膜。其间丰富的血管和绒毛组织结构保证了母儿之间的物质交换,同时也使胎儿血和母血不相通,隔有绒毛毛细血管壁、绒毛间质及绒毛表面细胞层。

3. 底蜕膜

构成胎盘的母体部分,占胎盘的很小部分。底蜕膜表面覆盖一层来自固定绒毛的滋养层细胞与底蜕膜共同形成绒毛间隙的底,称为蜕膜板。

(二) 胎盘的功能

胎盘的功能极其复杂,包括气体交换、营养物质供应、胎儿代谢产物清除、分泌激素、防御功能及合成功能等,是维持胎儿在子宫内正常发育的重要器官。

维持胎儿生命的重要物质是 O_2,母胎间的 O_2 和 CO_2 在胎盘中以简单方式扩散。胎儿血红蛋白对 O_2 的亲和力强,但受多种因素影响。孕妇心肺功能不全、贫血和低氧等因素均不利于胎儿。子痫前期和子痫时,绒毛血管常发生闭塞性内膜炎,血管合体膜增厚,加之母体血流量减少,胎儿获取的 O_2 明显不足,容易发生胎儿窘迫。

葡萄糖是胎儿代谢的主要物质,并以易化扩散方式通过胎盘。胎儿体内的葡萄糖均来自母体,氨基酸以主动方式通过胎盘,脂肪酸能较快地以简单扩散的方式通过胎盘,电解质及维生素多以主动运输方式通过胎盘。

胎盘虽能阻止母体中某些有害物质进入胎儿血液循环中,但胎盘屏障作用极有限。各种病毒(如风疹病毒、巨细胞病毒等)、对胚胎及胎儿有害的小分子量药物均可通过胎盘影响胎儿,引起致畸甚至死亡。母体免疫抗体如 IgG 能通过胎盘,使胎儿在生后短时间内获得被动免疫。

(三) 羊水

1. 羊水的来源

妊娠早期的羊水主要来自母体血清经胎膜进入羊膜腔的透析液。妊娠中期以后,胎儿尿液成为羊水的主要来源,并使羊水的渗透压降低。妊娠晚期胎儿肺参与羊水的生成,每日 $600 \sim 800$ ml 从肺泡分泌至羊膜腔。胎儿通过吞咽羊水使羊水量趋于平衡。

2. 羊水性状及成分

妊娠足月时羊水比重为 $1.007 \sim 1.025$,pH 约为 7.20,98%～99% 为水,1%～2% 为无机盐和有机物。妊娠早期羊水为澄清液体,妊娠晚期羊水略混浊、不透明,并可见羊水内悬有小片状物(胎脂、胎儿脱落上皮细胞、毳毛、毛发、少量白细胞、白蛋白、尿酸盐等)。羊水中还含有激素(包括雌三醇、黄体酮、皮质醇、前列腺素等)和酶(溶菌酶、乳酸脱氢酶、淀粉酶等)。

第六节 其 他

一、脊柱肌肉和骨骼

孕期硬膜外静脉的扩张增加了硬膜外导管置入位置的不确定性,并可能导致大量局麻药物被意外注入血管。

腰背部疼痛是妊娠期及产褥期最常见的症状,其原因是多方面的,主要是:① 妊娠期子宫和体重增加,身体重心改变,脊柱和骨盆关节压力增加。② 松弛素与胶原纤维和骨盆结缔组织重塑相关,从而进一步增加关节活动度,妊娠早期血浆松弛素水平与腰背痛成正相关。③ 增大的子宫导致腰椎前凸,使重心前移到下肢,下背部明显牵张。④ 分娩或长时间增加腹压的用力方式,可引起或加剧背部疼痛。⑤ 妊娠期脊柱过度前凸牵拉股外侧皮神经可以导致异常性肌痛,可伴有大腿前外侧皮肤的感觉异常或感觉丧失。以往观点认为硬膜外麻醉会导致产妇长时间背部疼痛,但前瞻性研究表明二者间并没有必然联系。

既往妊娠有腰背痛的妇女,再次妊娠时腰背痛重新出现的概率增加。大多数孕妇,运动和姿势改变可缓解腰背痛,锻炼可以增强腹、背肌的力量,也有助于缓解疼痛。休息时抬脚曲髋可减少脊柱前凸,缓解肌肉痉挛和疼痛。

二、内分泌系统

(一) 甲状腺功能

妊娠期甲状腺功能的指标会有显著改变,妊娠高雌激素水平诱导循环中甲状腺结合球蛋白增加,导致总三碘甲腺原氨酸(T3)和四碘甲腺原氨酸(T4)增加50%,且维持至足月,而游离 T3 和 T4 浓度没有改变。胎儿甲状腺直到妊娠早期末才分泌甲状腺激素,妊娠前 3 个月即在胎儿生长和器官形成的关键时刻,都是完全依靠母体的甲状腺激素。

少数孕妇在妊娠期间患有甲状腺功能减低或存在甲状腺功能减低的风险。由于妊娠期间甲状腺功能减低的症状与孕期反应相似,导致前者容易被忽略,这可能会影响后代智力发育、流产和产后出血等风险,所以妊娠期间有必要普查甲状腺功能。

(二) 胰腺和糖代谢

妊娠期血糖水平可保持正常,但机体对胰岛素的敏感性下降。这种胰岛素抵抗是由妊娠过程中激素的变化所引起的:皮质醇、人类胎盘催乳素和催乳素水平升高。皮质醇增加肝的葡萄糖生成和降低胰岛素的敏感性,人类胎盘催乳素和催乳素在胰岛素抵抗中都发挥作用。伴有 2 型糖尿病遗传或易感因素的孕妇更有可能发展为妊娠期糖尿病。妊娠期血糖控制不好的孕妇,导致胎儿为巨大儿的可能性增大,加重妊娠期病理反应,且增加剖宫产概率和风险。

(余小刚 叶 松 陈新忠)

参考文献

[1] CHESTNUT D H, WONG C A, TSEN L C, et al. Chestnut 产科麻醉学:理论与实践[M]. 连庆泉,

姚尚龙,主译.北京：人民卫生出版社,2016：13－63.

［2］CUNNINGHAM F G，LEVENO K J，BLOOM S L，et al. 威廉姆斯产科学：24 版［M］.北京：北京大学医学出版社,2015：46－77.

［3］KATZ D，BEILIN Y. Disorders of coagulation in pregnancy［J］. Br J Anaesth,2015,115（suppl 2）：ii75－ii88.

［4］张为远.中华围产医学［M］.北京：人民卫生出版社,2012：339－362.

［5］SANTOS A C，EPSTEIN J N，CHAUDHURI K.产科麻醉［M］.陈新忠,黄绍强,张鸿飞,主译.北京：北京大学医学出版社,2017：1－17.

［6］曹泽毅.中华妇产科学：3 版［M］.北京：人民卫生出版社,2014：210－306.

［7］SURESH M S，SEGAL B S，PRESTON R L，et al. 施耐德产科麻醉学［M］.熊利泽,董海龙,路志红,主译.北京：科学出版社,2018：3－46.

第二章
产 前 出 血

产科出血是导致全球孕产妇死亡的主要原因。世界卫生组织（WHO）2014 年的报告指出，估计全球每年有 358 000 例孕产妇死于产科并发症，其中 99％都发生在发展中国家（主要集中在非洲和南亚国家）。而由各种原因导致的大量产科出血而死亡的孕产妇占到了其中的 25％。在非洲和亚洲，产科出血仍占所有孕产妇死亡的 30％以上。相比之下，在医疗资源发达的国家，由产科出血导致的孕产妇死亡比率较低，2006—2008 年英国仅占 3.4％，2006—2010 年的美国占 11.4％。2015 年的中国孕产妇死亡比例为 20.1/10 万，其中城市 19.8/10 万，产科出血占 17.9％；农村为 20.2/10 万，产科出血占 22.5％。可见，我国目前由产科出血导致的孕产妇死亡比例仍处于较高水平，与发达国家相比仍有较大的差距。产科出血包括产前出血（antepartum haemorrhage，APH）和产后出血（postpartum hemorrhage，PPH）。APH 原因包括前置胎盘、胎盘早剥和局部原因（例如，外阴、阴道或宫颈出血），其中前置胎盘和胎盘早剥是导致 APH 最重要的原因。目前尚无 APH 严重程度的一致定义，并且经阴道失血量并不能代表失血总量（例如，隐性胎盘早剥），因此在估计失血量时应结合临床表现和实验室检查进行评估。

第一节　产科出血的分类

妊娠后，孕妇为适应胎儿生长及足月分娩的需要，子宫、宫颈、阴道及外阴都会发生一系列的生理变化，产道软化、充血，血容量逐渐增加以提供充足的血供，同时为了对抗分娩过程中可能发生的出血，妊娠末期的凝血功能也有显著的改变，血液呈高凝状态。但即便如此，正常分娩情况下，从胎儿娩出至产后 24 h，孕妇的平均出血量亦可达 300~500 ml。如伴有异常情况，则可出现严重的产科出血，甚至危及孕产妇的生命安全。孕产妇的病理生理改变决定了产科出血有其明显的特殊性。

产科出血按出血发生的时间，可分为产前出血、产后出血及晚期产后出血。产前出血发生在整个妊娠期间，其主要原因包括不完全流产、异位妊娠、胎盘疾病（前置胎盘、胎盘早剥和胎盘边缘血窦破裂等）和子宫破裂等。也有观点将产前出血进一步细分为早孕期出血和分娩前出血（即产科需处理的产前出血，发生于孕 24 周后至分娩前，即本章节主要内容）；产后出血是指胎儿娩出后 24 h 内（包括产时）的出血。晚期产后出血指分娩 24 h 后，在产褥期内发生子宫大量出血，出血量超过 500 ml，产后 1~2 周发病最常见，亦有迟至产后 6 周发病，又称为产褥期出血。

产后出血是产科出血的主要病因，占 80％以上；孕期出血占到了产科出血的 15％左右，其中异位妊娠是孕期出血的主要危险因素之一，占 7.6％，胎盘早剥占 4.1％，胎盘前置占 2.6％；晚期产后出血则很少见，仅占产科出血的 0.9％。

一、产前出血的原因及常见疾病

(一) 产前出血的原因

孕期可能会发生少量阴道出血,可以是正常的生理性出血,也可能是异常出血。因为在这一阶段,一方面子宫颈和骨盆区域的供血量都增加了,即便是在接受宫颈涂片检查、阴道检查,甚至是性生活后,都可出现少量出血现象;另一方面在胚胎发育过程中,因子宫内膜增殖发育不均匀、不同步,或受胚胎周围大量增生的滋养细胞侵蚀,可造成子宫内膜血管的损伤出血,但一般都问题不大。超过半数的孕妇可安然度过怀孕初期出血这一关,并成功地继续妊娠;约30%的孕妇可因孕期出血而流产;而近10%的孕妇则是宫外孕(异位妊娠)或其他问题(流产、葡萄胎、前置胎盘、阴道与宫颈病变、胎盘早剥、早产等),并可能发生大出血的严重后果。

(二) 产前出血常见疾病

1. 异位妊娠

凡受精卵在子宫腔以外的任何部位着床者,统称为异位妊娠,也称为宫外孕,是孕期出血的最危险情形之一,也一直被视为具有高度危险的早期妊娠并发症。异位妊娠是妇科常见病,其发生率约占妊娠总数的2%,并且有呈逐年上升的趋势。根据着床部位不同,异位妊娠可分为输卵管妊娠、卵巢妊娠、腹腔妊娠、宫颈妊娠及残角子宫妊娠等,其中以输卵管妊娠最多见,约占异位妊娠的90%以上,也是妇产科常见的急腹症之一。输卵管妊娠时,受精卵的种植与宫内妊娠时有所不同。由于输卵管黏膜不能形成完整的蜕膜层,以致抵御绒毛的侵蚀能力减弱,受精卵遂直接侵蚀输卵管肌层,绒毛可侵及肌壁微血管,引起局部出血,进而由蜕膜细胞、肌纤维及结缔组织形成包膜。但输卵管的管壁薄弱、管腔狭小,不能适应胎儿的生长发育,当输卵管膨大到一定程度时,即可引起输卵管妊娠流产或破裂。输卵管流产的腹腔内出血一般不多或仅形成血肿。而输卵管妊娠破裂所致的出血则远较输卵管妊娠流产时的出血更为严重,如在短时间内大量出血,可致孕妇迅即陷入休克状态。

输卵管妊娠的发病部位以壶腹部最多,占55%~60%;其次为峡部,占20%~25%;再次为伞端,占17%;间质部妊娠最少,仅占2%~4%。输卵管峡部妊娠时,因管腔狭小容易发生输卵管破裂,且发病时间甚早,在妊娠6周左右。壶腹部管腔较大,一般在妊娠8~12周发病。间质部妊娠虽少见,但后果严重,其结局几乎全为输卵管妊娠破裂。输卵管间质部为通入子宫角的肌壁内部分,管腔周围肌层较厚,故破裂时间最晚,约在妊娠4个月时发病。间质部为子宫血管和卵巢血管汇集区,血运丰富,该部位破裂时症状极为严重,往往在极短时间内发生致命性的腹腔内出血。

2. 前置胎盘

胎盘的正常附着处在子宫体部的后壁、前壁或侧壁。如果胎盘附着于子宫下段或覆盖在子宫颈内口处,位置低于胎儿的先露部,称为前置胎盘。前置胎盘是妊娠晚期出血的主要原因之一,为妊娠期的严重并发症,如处理不当,可危及母婴生命安全。其发生率为1:55~1:200,多见于经产妇,尤其是多产妇。出血量的多少与前置胎盘的类型有很大关系。完全性前置胎盘往往初次出血的时间早,约在妊娠28周,反复出血次数频,量较多,有时一次大量出血即可使孕妇陷入休克状态;边缘性前置胎盘初次出血发生较晚,多在妊娠37~40周或临产后,量也较少;部分性前置胎盘初次出血时间和出血量则介于前二者之间。

3. 胎盘早剥

胎盘早剥为妊娠晚期的一种严重并发症,往往起病急,进展快,如处理不及时,可威胁母婴生命。多见于经产妇,再次妊娠时易再发。

胎盘早剥的主要病理变化是底蜕膜层出血,并形成血肿,使胎盘自附着处剥离。如剥离面小,出血很快凝固,临床可无症状。如剥离面大,继续出血,则可形成胎盘后血肿,使胎盘剥离部分不断扩大,出血逐渐增多,血液可冲开胎盘边缘,沿胎膜与子宫壁之间向子宫颈口外流出,即为显性出血。如胎盘边缘仍附着于子宫壁上,胎盘与子宫壁未分离或胎儿头部已固定于骨盆入口,使得胎盘后血液不能外流,而积聚于胎盘与子宫壁之间,即隐性出血。此时积聚于胎盘子宫壁之间的血液由于不能外流,压力逐渐增大而使之侵入子宫肌层,并引起肌纤维分离,或进一步的断裂、变性。更严重时,血液可从子宫壁层渗入阔韧带以及输卵管系膜等处,甚至可经输卵管流入腹腔。

严重的胎盘早剥往往伴发凝血功能障碍,其机制主要是由于剥离处的胎盘绒毛和蜕膜释放出大量的组织凝血活酶,进入母体循环内激活凝血系统,而发生播散性血管内凝血(DIC)。胎盘早剥持续存在时,促凝物质可能持续不断地进入母体循环内,DIC 随之进展,病情也随之加剧。

4. 妊娠合并妇科疾病

包括妊娠合并宫颈息肉、宫颈肌瘤及子宫颈癌等。完整的孕前检查可减少甚至避免该类出血。若患者孕期出现阴道流血,除外产科因素后,仍有产前出血的患者,应完善妇科检查,排除相关疾病。

5. 子宫破裂

子宫破裂(rupture of uterus)多数发生于分娩期,少数发生于妊娠晚期,经产妇发生率高于初产妇,破裂可发生于子宫体部或子宫下段。一般分为先兆子宫破裂和子宫破裂两个阶段。有时先兆子宫破裂阶段很短,临床表现不明显,一开始就是子宫破裂的表现,子宫壁全层破裂,宫腔与腹腔相通。完全性子宫破裂时,患者突感腹部撕裂样剧痛,破裂后宫缩停止,产妇感觉腹痛骤减,但随着宫腔内容物进入腹腔,腹痛又呈持续性,患者很快进入休克状态,面色苍白、出冷汗、呼吸浅快、脉搏细数、血压下降。查体有全腹压痛及反跳痛,胎儿进入腹腔内,在腹壁下可扪及胎体,缩小的宫体位于胎儿侧方,胎心减慢甚至消失,阴道可能有鲜血流出,量可多可少。子宫前壁破裂时裂口可向前延伸致膀胱破裂。穿透性胎盘植入发生子宫破裂时,可表现为持续性腹痛,或伴有贫血、严重者失血性休克的表现、胎儿窘迫甚至胎死宫内。子宫破裂一旦确诊,无论胎儿是否存活,均应抗休克同时尽快手术,迅速止血,以抢救产妇生命。需根据产妇状态、子宫破裂程度、是否感染等情况确定手术方式。

二、产前出血的评估

主要通过测量出血量并结合临床表现来进行评估。突然大量的出血易得到重视和早期诊断,而缓慢的持续少量出血和隐性出血易被忽视。

估计失血量的方法包括:目测法、称重法、面积法、休克指数及血红蛋白测定等。值得注意的是,由于孕期血容量的增加使得孕妇对出血的耐受性提高,从失血到发生失代偿休克常无明显征兆,并且失血性休克的临床表现往往滞后,容易导致诊断及处理不及时。失血速度也是反映病情轻重的重要指标,重症的情况包括:失血速度>150 ml/min、3 h 内出血量超过血容量的 50%、24 h 内出血量超过全身血容量等。

出血量估计相关内容详见第三章。

第二节　前置胎盘

正常的胎盘附着于子宫体部的前壁、后壁或侧壁,远离宫颈内口。妊娠 28 周后,胎盘仍附着于子宫下段,其下缘达到或覆盖宫颈内口,位置低于胎儿先露部,称为前置胎盘(placenta previa)。其发病率国内报道为 0.24%～1.57%,国外报道为 0.3%～0.5%。前置胎盘是妊娠晚期的严重并发症,病情易突然加重而危及母儿安全,因此早期诊断和正确处理具有重要意义。

一、病因

前置胎盘的发生原因尚不完全清楚,可能与以下因素有关。

(一)子宫内膜病变或损伤

多次刮宫、分娩、剖宫产、子宫手术均可损伤子宫内膜,导致子宫内膜萎缩性改变或子宫内膜炎。再次妊娠时,子宫蜕膜血管形成不良,导致胎盘血液供应不足,为摄取足够的营养,胎盘面积增大并伸展到子宫下段,形成前置胎盘。高危因素可增加前置胎盘发病率,据报道有 2 次刮宫史者发生前置胎盘的风险增加 1 倍;瘢痕子宫再次妊娠时,子宫下段切口瘢痕妨碍胎盘随子宫峡部的伸展而向上迁移,增加了前置胎盘的发生率,瘢痕子宫发生前置胎盘的危险性升高 5 倍。

(二)胎盘异常

胎盘面积过大而延伸至子宫下段,如多胎妊娠、副胎盘、膜状胎盘等,双胎妊娠前置胎盘的发生率较单胎妊娠高 1 倍。

(三)滋养层发育迟缓

当受精卵到达宫腔时,滋养层尚未发育到可以着床的阶段,就会继续下移,在子宫下段着床,形成前置胎盘。

(四)辅助生殖技术

辅助生殖技术受孕者,由于其受精卵在体外培养,受精卵发育可能与子宫内膜发育不同步。另外,人工植入时刺激子宫可诱发宫缩,导致其着床于子宫下段,增加前置胎盘发生的风险。

(五)吸烟及吸毒

吸烟及吸毒可影响胎盘血液供应,为获得足够营养和氧气,胎盘面积增大达子宫下段可形成前置胎盘。

二、分类

可根据胎盘下缘与宫颈内口的关系,前置胎盘分为 4 种类型(图 2 - 1):① 完全性前置胎盘(complete placenta previa),又称为中央性前置胎盘(central placenta previa),胎盘组织完全覆盖宫颈内口。② 部分性前置胎盘(partial placenta previa),胎盘组织部分覆盖宫颈内口。③ 边缘性前置胎盘(marginal placenta previa),胎盘附着于子宫下段,下缘达到但不超越宫颈内口。④ 低置胎盘(low-lying placenta),胎盘附着于子宫下段,边缘距宫颈内口的距离<20 mm(国际上尚未统一,多数定义为距离<20 mm),此距离对临床分娩方式的选择有指导意义。也有文献认为,当胎盘边缘距离宫颈内口 20～35 mm 称为低置胎盘;将胎盘边缘距宫颈内口的距离<20 mm 而未达到宫颈内口时定义为边缘性前置胎盘。由于低置胎盘可导致临床上的胎位异常、产前产后出血,对母儿造成危害,临床上应予重视。

胎盘下缘与宫颈内口的关系可随妊娠及产程的进展而发生变化,前置胎盘的程度可因诊断时期不同,分类也不同,临床上以产前的最后一次经阴道超声检查来确定其分类。

既往有剖宫产史,此次妊娠为前置胎盘,且胎盘附着于原手术瘢痕部位,其胎盘粘连、植入发生率高,可引起致命性的大出血,因此也有人称之为"凶险性"前置胎盘(pernicious placenta previa)。凶险性前置胎盘产妇的管理详见第十六章。

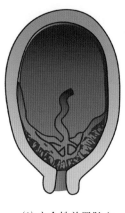
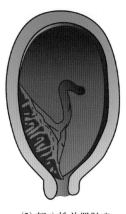
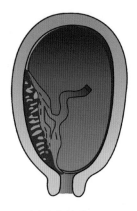
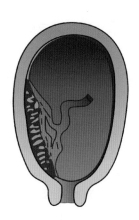

(1) 完全性前置胎盘　　　(2) 部分性前置胎盘　　　(3) 边缘性前置胎盘　　　(4) 低置胎盘

图 2-1　前置胎盘的类型

三、临床表现

（一）症状

妊娠晚期或临产时，突发的、无诱因、无痛性阴道流血是前置胎盘的典型症状。随着妊娠进展，子宫下段逐渐伸展，尤其是临产后的规律宫缩使子宫下段逐渐拉长，而附着于子宫下段和宫颈内口的胎盘部分不能相应伸展而与其附着部位分离，血窦破裂导致出血。初次出血时出血量一般不多，常在胎盘剥离处血液凝固后自然停止，但也有初次即发生大出血而导致休克者。完全性前置胎盘初次出血时间较早，多发生在妊娠 28 周左右，甚至更早，称为"警戒性出血"，而且出血频繁，出血量较多；边缘性前置胎盘初次出血时间较晚，多发生在妊娠末期或临产后，出血量较少。由于子宫下段蜕膜发育不良，前置胎盘可合并胎盘植入，因此有时在妊娠期和临产后不发生阴道流血，但在胎儿娩出后可发生产后出血。

（二）体征

患者一般情况与出血量及出血次数及速度有关。出血量多或反复出血可呈贫血貌，急性大量出血可致面色苍白、脉搏增快、四肢湿冷、血压下降等休克征象。

1. 腹部检查

子宫大小符合妊娠周数；胎先露高浮，胎位异常的发生率较高；子宫软、无压痛；胎盘附着子宫前壁时，耻骨联合上方可闻及胎盘血流杂音。临产时检查见宫缩为阵发性，子宫在间歇期能完全松弛。反复出血或一次大量出血可出现胎心异常，甚至胎心消失。

2. 阴道检查

超声诊断明确者不必再行阴道检查。如必须通过阴道检查明确诊断或选择分娩方式，需在有输液、输血及立即手术条件下进行。禁止肛查。如需排除宫颈、阴道疾病，一般仅行阴道窥诊或穹隆部扪诊，不能行颈管内指诊，以防附着于宫颈内口处的胎盘剥离而发生大出血。

四、对母儿的影响

（一）对孕产妇的影响

1. 产前、产时及产后出血

产前或分娩时，子宫下段拉长，前置的胎盘与宫壁发生错位反复阴道出血；行剖宫产时，子宫切口无法避开胎盘，致出血增多；胎儿娩出后由于子宫下段收缩力较差，开放的血窦不易关闭，且胎盘不容易完全剥离,常引起产后出血。

2. 植入性胎盘

由于子宫下段蜕膜发育不良,前置胎盘绒毛可植入子宫下段肌层,分娩时易导致难以控制的大出血。前置胎盘合并胎盘植入的发生率为$1\%\sim5\%$,且随剖宫产次数增多而明显增高。

3. 产褥感染

胎盘剥离面距宫颈外口较近,易遭受阴道细菌上行性侵袭,加之产妇失血性贫血,机体抵抗力降低,容易发生产褥感染。

(二)对胎儿及新生儿的影响

失血过多可致胎儿窘迫,甚至缺氧死亡。或者为挽救孕妇或胎儿生命需提前终止妊娠,导致早产发生率和围产儿病死率增加。

五、诊断

(一)病史及临床表现

既往有前置胎盘高危因素者,如多次妊娠史、产褥感染史、吸烟或吸毒史;本次妊娠为双胎妊娠或辅助生殖技术受孕;妊娠28周前超声检查提示"胎盘前置状态"等病史,出现上述症状和体征,应考虑前置胎盘的诊断。

(二)辅助检查

1. 超声检查

超声是临床最常用的辅助检查方法,可清楚胎盘和宫颈内口的位置关系,明确前置胎盘的类型,并可重复检查。超声检查包括经腹部超声和经阴道超声,如怀疑前置胎盘,推荐使用经阴道超声进行检查。其准确性明显高于经腹超声,且不会增加出血的危险。建议超声测量的方法:当胎盘边缘未达到宫颈内口,测量胎盘边缘距宫颈内口的距离;当胎盘边缘覆盖了宫颈内口,测量超过宫颈内口的距离,精确到毫米。

妊娠中期胎盘约占据宫壁面积的一半,邻近或覆盖宫颈内口的概率较大。随妊娠进展,子宫下段逐渐拉长,有些原在子宫下段的胎盘,因位置上移而成为正常位置的胎盘,妊娠18~23周胎盘边缘达到但没有覆盖宫颈内口(0 mm),持续胎盘前置状态的可能性很低,如覆盖宫颈内口范围超过25 mm,分娩时前置胎盘的发生率为$40\%\sim100\%$。故妊娠中期时不宜诊断为前置胎盘,可称为"胎盘前置状态",此类患者应经阴道超声随访,并根据情况增加超声随访次数。

2. 磁共振检查(MRI)

可疑合并胎盘植入者,可采用MRI辅助检查,与经阴道超声相比,MRI对前置胎盘的诊断无明显优势,但是MRI可了解植入性胎盘侵入子宫肌层的深度、局部吻合血管分布情况及子宫外侵犯情况。超声结合MRI可提高诊断的准确率。

3. 产后检查

胎盘和胎膜阴道分娩后应仔细检查胎盘胎儿面边缘有无血管断裂,有无副胎盘。胎膜破口距胎盘边缘在7 cm以内,可作为诊断部分性、边缘性前置胎盘或低置胎盘的依据。

六、处理

前置胎盘的治疗原则为止血、纠正贫血、预防感染、适时终止妊娠。需根据前置胎盘类型、出血程度、妊娠周数、胎儿宫内状况、妊娠周数及是否临产等进行综合评估,给予相应治疗。

(一) 期待疗法

期待治疗的目的是在保证母儿安全的前提下延长孕周,以提高围产儿存活率。适用于妊娠<36周,孕妇一般情况好,阴道流血不多,胎儿存活,无须紧急分娩的孕妇。有活动性阴道流血的患者,强调住院治疗,并且建议在有母儿抢救条件的医院进行。需密切监测胎儿情况,出血多时,立即终止妊娠。

1. 一般处理

在期待治疗过程中,需卧床休息,取侧卧位为佳,血止后再适当活动。禁止肛查,在输液和备血等准备条件下可以行阴道检查。加强胎儿监护,纠正孕妇贫血。便秘者可适当给予润肠通便,避免用力屏气。

2. 纠正贫血

补充铁剂,维持血红蛋白含量在 110 g/L 以上,血细胞比容在 30% 以上,以增加母体储备。

3. 抑制宫缩

前置胎盘患者常伴发早产,对于有早产风险的患者,可酌情选用宫缩抑制剂,赢得促胎肺成熟的时间,防止因宫缩引起的进一步出血。常用药物包括硫酸镁、β受体激动剂、钙通道阻滞剂、非甾体抗炎药、缩宫素受体抑制剂等。在使用宫缩抑制剂的过程中,仍有阴道大出血的风险,应做好随时剖宫产手术的准备。

4. 促胎肺成熟

妊娠<34 周,给予促胎肺成熟治疗。

5. 预防感染

反复阴道流血者需警惕宫内感染的发生。

6. 监测胎儿宫内情况和胎盘位置变化

期待过程中应加强对胎儿的监护,包括胎心率、胎动计数、胎儿电子监护、胎儿生长发育情况及评估胎儿成熟程度,超声随访胎盘位置是否迁移。

(二) 终止妊娠

1. 终止妊娠的时机

(1) 紧急剖宫产:① 阴道大出血甚至休克者,为挽救孕妇生命,不论胎儿情况均应立即剖宫产。② 期待治疗过程中如出现胎儿窘迫等产科指征,胎儿已能存活,可行急诊手术。③ 临产后阴道流血量较多,估计短时间内不能分娩者,也可急诊手术终止妊娠。

(2) 择期终止妊娠:无症状的完全性前置胎盘,妊娠达 37 周,可考虑终止妊娠;边缘性前置胎盘满38 周可考虑终止妊娠;部分性前置胎盘应根据胎盘遮盖宫颈内口的情况适时终止妊娠。

2. 终止妊娠的方法

(1) 剖宫产:择期剖宫产是处理前置胎盘的首选,剖宫产指征包括:① 完全性前置胎盘。② 大量持续阴道流血。③ 部分性及边缘性前置胎盘出血量较多,先露高浮,短时间内不能经阴道结束分娩者。④ 其他剖宫产指征者。

术前应备血,做好处理产后出血和抢救新生儿的准备。子宫切口原则上应避开胎盘,灵活选择子宫切口,减少孕妇及胎儿失血,可参考产前超声检查定位胎盘。

胎儿娩出后,立即子宫肌壁注射宫缩剂,如缩宫素、麦角新碱、前列腺素制剂等,待子宫收缩后徒手剥离胎盘。也可用止血带将子宫下段血管扎紧数分钟,以利胎盘剥离时的止血,但需警惕结扎部位以下的出血。若剥离面出血多,应参照产后出血的处理。若采取各项措施均无效,应向家属交代病情,果断切除子宫。如果剥离过程中发现合并胎盘植入,不可强行剥离,应根据胎盘植入面积给予相应处理。

(2) 阴道分娩:边缘性前置胎盘或低置胎盘、枕先露、阴道流血不多、估计短时间内能结束分娩者。

在备血、输液的条件下进行阴道试产。宫颈口扩张后,可行人工破膜,使胎头下降压迫胎盘达到止血目的,并促进宫缩,加速产程进展。一旦产程停滞或阴道流血增多,应立即行剖宫产。

(三)预防感染

期待治疗过程中根据具体情况预防性使用抗生素。终止妊娠后也应预防性使用抗生素。

(四)紧急转运

若患者有大量阴道流血而当地医院没有条件治疗,在充分评估母儿安全、输血、输液、抑制宫缩等处理后,再由医务人员护送,迅速转诊至上级医院。

第三节 胎盘早剥

妊娠 20 周后或分娩期,正常位置的胎盘于胎儿娩出前,全部或部分从子宫壁剥离,称为胎盘早剥(placental abruption)。胎盘早剥是妊娠期的严重并发症,发生率为 0.4%～3.8%,该病起病急、病情进展快,低出生体重儿、早产和围产期病死率的风险升高,严重的胎盘早剥可迅速发展为明显的产妇失血、胎儿缺氧和胎儿死亡,需要紧急剖宫产。

一、高危因素与病因

本病确切病因不明,可能与以下因素有关。

(一)孕妇年龄、种族、家庭因素等

大于 40 岁的孕妇发生胎盘早剥的概率是小于 35 岁孕妇的 2.3 倍,非洲裔美国人及白人发病率(1/200)高于亚洲人(1/300)及拉丁美洲人(1/350)。胎盘早剥有一定的家族聚集性,有胎盘早剥史的患者,其姐妹患病率是正常人的 2 倍。许多遗传性或获得性的血栓性疾病与妊娠期血栓栓塞性疾病有关,增加胎盘早剥的风险。

(二)高血压

胎盘早剥患者多合并子痫前期、慢性高血压及慢性肾脏疾病。慢性高血压患者发生胎盘早剥的概率是正常人的 2 倍,如合并子痫前期,发病率将更高。

(三)机械因素

外伤如腹部直接遭受撞击或挤压、性交或行外倒转术等均可诱发胎盘早剥。胎膜早破及宫内感染也会增加胎盘早剥的发生。羊水过多突然破膜时,羊水流出过快或双胎分娩时第一胎儿娩出过快,使宫内压骤减,子宫突然收缩而导致胎盘早剥。

(四)生活习惯

吸烟、酗酒及吸食可卡因的患者,胎盘早剥的风险明显增加。

二、病理及分类

胎盘早剥的主要病理变化是底蜕膜螺旋小动脉破裂出血,形成胎盘后蜕膜血肿,使胎盘自附着处的子宫壁剥离,随着剥离面增大,血肿压迫胎盘及子宫肌壁,危及母儿生命。在胎盘早剥早期,剥离面小,出血自行停止,临床可无明显症状,通常于产后检查胎盘时发现,表现为胎盘母体面有陈旧凝血块及压迹。这种解剖上的改变往往需要几分钟时间,因此,分娩期急性胎盘早剥的部分患者,产后检查胎盘可以是正常的,仅仅表现突发的出血或胎心率的变化。如出血量大,形成较大的胎盘后血肿,可表现为突

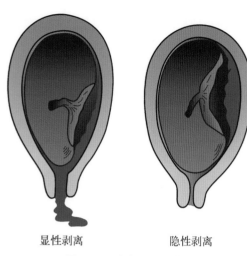

显性剥离　　　　　隐性剥离

图 2 - 2　胎盘早剥的类型

发持续性腹痛、阴道流血、宫缩无间歇等。

根据胎盘早剥的出血特点及是否出现阴道流血的表现,通常将胎盘早剥分为以下两种类型(图 2 - 2):① 显性剥离(revealed abruption):底蜕膜出血冲开胎盘边缘及胎膜,经宫颈管流出,表现为外出血。② 隐性剥离(concealed abruption):胎盘边缘或胎膜与子宫壁未剥离,或因胎头进入骨盆入口压迫胎盘下缘,使血液积聚于胎盘与宫壁之间不能外流而致无阴道流血。

胎盘隐性剥离时,由于内出血较多,胎盘后血肿增大及压力升高,血液渗透到子宫肌纤维中,导致肌纤维分离、断裂及变性。当血液渗透到浆膜层时,子宫表面可见蓝紫色瘀斑,尤以胎盘附着处最为明显,称为子宫胎盘卒中(uteroplacental apoplexy),也称库弗莱尔子宫(Couvelaire uterus)。有时胎盘后血液可穿破羊膜而溢入羊膜腔,形成血性羊水。偶尔血液也可渗入阔韧带、输卵管系膜,或经输卵管流入腹腔。卒中后的子宫收缩力减弱,可造成产后出血。

严重的胎盘早剥可导致凝血功能障碍。剥离处的胎盘绒毛和蜕膜可释放大量组织凝血活酶,进入母体血循环后激活凝血系统,导致弥散性血管内凝血(DIC),在肺、肾等器官内形成微血栓,引起器官缺氧及功能障碍。DIC 继续发展可激活纤维蛋白溶解系统,产生大量纤维蛋白原降解产物(FDP),引起继发性纤溶亢进。由于凝血因子的大量消耗及高浓度 FDP 的生成,最终导致严重的凝血功能障碍。

三、对母儿的影响

胎盘早剥可使产妇发生剖宫产(33%～91%)、贫血、产后出血、DIC 及入住 ICU 的概率升高,大量失血可导致急性肾衰竭、希恩综合征(Sheehan syndrome)等严重并发症。胎盘剥离面积大时可导致胎儿窘迫、死胎、新生儿窒息或死亡等。胎盘早剥增加早产的发生率(40%～60%)。其复发率为 12%～22%(尤其是导致胎儿死亡的早剥)。一项基于 76.7 万孕妇的人群研究结果显示,复发性轻度早剥的优势比为 6.5,复发性重度早剥的优势比为 11.5。对于有过两次严重胎盘早剥的妇女来说,再次胎盘早剥的风险增加了 50 倍。

四、胎盘早剥的分级

临床上推荐使用胎盘早剥分级标准,作为对病情的判断与评估(表 2 - 1)。

表 2 - 1　胎盘早剥的分级

分级	临床特征
0级	胎盘后有小凝血块,但无临床症状
Ⅰ级	阴道出血;可有子宫压痛和子宫强直性收缩;产妇无休克发生;无胎儿窘迫发生
Ⅱ级	可能有阴道出血;产妇无休克;有胎儿窘迫发生
Ⅲ级	可能有外出血;子宫强制性收缩明显,触诊呈板状;持续性腹痛,产妇发生失血性休克,胎儿死亡;30% 的产妇有凝血功能指标异常

五、诊断

（一）高危因素

有高危因素的患者出现腹痛、阴道流血、子宫张力增加或胎心异常等情况,应警惕胎盘早剥的发生。高危因素包括产妇有血管病变、机械因素、子宫静脉压升高、高龄、血栓高危风险者、未足月胎膜早破、吸烟、酗酒、吸食可卡因、胎盘早剥史等。

（二）临床表现

1. 早期表现

早期可能无腹痛、阴道流血等症状,仅表现为胎心率的变化,宫缩间期子宫不放松,触诊时子宫张力增大。随着胎盘后血肿的增大,宫底逐渐升高,严重时子宫呈板状,压痛明显,胎位触及不清;胎盘早剥Ⅲ级患者病情凶险,胎心率改变甚至消失,可迅速发生休克、凝血功能障碍甚至多器官功能衰竭。

2. 典型表现

胎盘早剥的典型症状是阴道流血、腹痛、子宫强直收缩和子宫压痛,阴道流血为陈旧性不凝血。需注意的是,胎盘早剥的严重程度往往与阴道出血量不相符。绝大多数发生在孕34周以后。后壁胎盘的隐性剥离,多表现为腰背部疼痛,子宫压痛可不明显。部分胎盘早剥伴有宫缩,但宫缩频率高、幅度低,间歇期也不能完全放松。胎心率的变化随胎盘早剥的程度改变,严重者发生急性胎儿宫内窘迫甚至胎死宫内。

（三）辅助检查

1. 超声检查

仅25%的胎盘早剥能经超声检查证实,即使阴性也不能排除胎盘早剥,但可用于前置胎盘的鉴别诊断及保守治疗的病情监测,明确胎儿大小及是否存活。典型的胎盘早剥,超声检查可提示胎盘与子宫壁之间边缘不清楚的液性暗区、胎盘增厚、胎盘绒毛膜板凸入羊膜腔、羊水内可能出现流动的点状回声等。

2. 胎儿监护

患者胎动减少或消失,胎心监护出现基线变异消失、正弦波形、变异减速、晚期减速及胎心率缓慢等,应警惕胎盘早剥的发生。

3. 实验室检查

主要监测产妇的贫血程度、凝血功能、肝肾功能及电解质等。部分患者胎盘早剥早期即能发现纤维蛋白原降低。进行凝血功能检测和DIC筛查,以便及时发现DIC。

六、并发症

1. 弥散性血管内凝血（DIC）

严重的胎盘早剥往往并发凝血功能障碍,尤其是胎死宫内的患者,可能发生DIC。临床表现为阴道流血不凝或血凝块较软,皮肤、黏膜出血,甚至咯血、呕血及血尿。

2. 产后出血

子宫胎盘卒中者因子宫肌层发生病理改变而影响收缩,可造成产后出血;并发凝血功能障碍时,产后出血更难以纠正。

3. 羊水栓塞

胎盘早剥时,剥离面子宫血管开放,羊水可沿开放的血管进入母体血液循环,导致羊水栓塞。

4. 急性肾功能衰竭

大量失血可导致肾血流量严重减少,如胎盘早剥是由子痫前期引起,则存在肾脏小动脉痉挛狭窄、肾脏缺血等基础病变,易发生肾皮质或肾小管缺血坏死,出现急性肾功能衰竭。

5. 胎儿窘迫、死亡

大量的失血和强直性子宫收缩可引起胎儿缺血、缺氧,导致胎儿窘迫,严重时胎儿死亡。

七、处理

胎盘早剥的治疗应根据孕周、早剥的严重程度、有无并发症、宫口开大情况、胎儿宫内状况等决定,强调个体化处理,必要时及时终止妊娠。

(一) 纠正休克

对于失血量多的患者(胎盘早剥患者阴道流血程度与实际出血量不一致,应结合患者临床症状及实验室检验结果判断出血程度),应尽快建立静脉通道,迅速补充血容量及凝血因子,以纠正休克,改善全身状况。使血红蛋白维持在 100 g/L 以上,血细胞比容>30%,尿量>30 ml/h。

(二) 监测胎儿宫内情况

持续胎心监护以判断胎儿的宫内情况。对于有外伤史的产妇,疑有胎盘早剥时,应密切监测胎心变化,以早期发现胎盘早剥。

(三) 终止妊娠

1. 阴道分娩

以下情况可以考虑经阴道分娩:① 胎儿死亡者,若孕妇生命体征平稳,病情无明显加重的趋势,且产程已发动,估计短时间内可经阴道分娩者,首选经阴道分娩。可尽快实施人工破膜减压及促进产程进展,减少出血。慎用缩宫素,以防子宫破裂。如有其他产科因素,如胎儿横位或骨盆异常等可行剖宫产术。② 胎儿存活者,以显性出血为主,宫口已开大,经产妇一般情况较好,估计短时间内能结束分娩者,可考虑经阴道分娩,但分娩过程中全程胎心监护,密切观察血压、脉搏、宫底高度、宫缩与出血情况,并备足血制品。一旦发生胎儿窘迫或出血情况加重,应立即剖宫产终止妊娠。此外,如果出现严重的胎盘早剥,即胎儿已死亡又不能短时间阴道分娩者,建议尽快剖宫产终止妊娠。

2. 剖宫产

孕 32 周以上,胎儿存活,胎盘早剥Ⅱ级以上,建议尽快进行剖宫产术,以降低围产儿病死率。阴道分娩过程中,如出现胎儿窘迫征象、破膜后产程无进展者或出血加重等,应尽快行剖宫产术。近足月或足月的轻度胎盘早剥者,病情可能随时加重,建议尽早剖宫产终止妊娠。

(四) 保守治疗

孕 28~32 周,以及<28 周的极早产产妇,如为显性阴道流血、子宫张力不高,产妇及胎儿状态稳定,行促胎肺成熟的同时考虑保守治疗。对于孕 32~34 周的 0~Ⅰ级胎盘早剥者,可予促胎肺成熟同时保守治疗。保守治疗过程中,增加超声检查次数以监测胎盘早剥情况。一旦出现阴道流血增加、子宫张力增高或发生胎儿窘迫,应立即终止妊娠。

(五) 防治产后出血

胎盘早剥患者易发生产后出血,尤其是合并凝血功能障碍的患者,产后应密切观察子宫收缩、宫底高度、阴道流血量及全身情况。分娩后及时应用宫缩剂,按摩子宫,警惕 DIC 的发生(参考第三章、第四章)。

(六)凝血功能障碍

一旦确诊为凝血功能障碍,应迅速补充凝血因子,常常新鲜冰冻血浆补充的纤维蛋白原不足,所以根据患者具体情况决定输注哪种成分,冷沉淀、纤维蛋白原、凝血酶原复合物等都是很好的血液制品,如果出血多,血红蛋白下降明显,应该按比例输注红细胞、新鲜冰冻血浆、血小板及冷沉淀等。

(七)急性肾衰竭的处理

急性大量失血的患者应预防肾衰竭的发生。如患者出现少尿(尿量<17 ml/h)或无尿(尿量<100 ml/24 h)应考虑肾功能衰竭可能,在补足血容量的基础上,给予20%甘露醇500 ml快速静脉滴注,或给予呋塞米20~40 mg静脉推注,必要时可重复使用。如尿量不增,或生化指标提示肾衰竭,可行血液透析治疗。

第四节　子宫破裂

子宫破裂(rupture of uterus)是指于妊娠晚期或分娩期子宫体部或子宫下段发生破裂,是危及母儿生命的严重产科并发症。子宫破裂分为瘢痕子宫破裂与非瘢痕子宫破裂,分娩过程中超过90%的子宫破裂发生于既往有剖宫产史的妇女,剖宫产术后瘢痕子宫者再次妊娠时,子宫破裂的发生率为0.3%~1%,且多继发于剖宫产后阴道试产(TOLAC)。非瘢痕妊娠子宫破裂罕见,发生率为1/15 000~1/8 000。在发达国家,非瘢痕子宫破裂的发生率仅为妊娠的0.006%(<1/10 000),而瘢痕子宫妊娠破裂率<1%。

一、高危因素

1. 瘢痕子宫

子宫手术是导致瘢痕子宫的原因。近几年剖宫产率过高,是瘢痕子宫的最主要原因;其次,高龄产妇增加,腹腔镜肌瘤剔除手术、宫腔镜黏膜下肌瘤剔除手术、宫角妊娠切除术、子宫畸形的矫正手术(如子宫纵隔切除、残角子宫切除等)都增加了瘢痕子宫的数量。

2. 子宫收缩剂使用不当

不规范使用前列腺素类制剂,未掌握缩宫素引产的适应证或剂量,均可引起子宫收缩过强,在胎先露下降受阻时,可能发生子宫破裂。

3. 梗阻性难产

如骨盆狭窄、头盆不称、胎位异常(持续性枕后位、额先露等)、胎儿异常(如巨大儿、脑积水、连体胎)、子宫畸形、软产道阻塞等,强烈宫缩使子宫下段伸展变薄导致子宫破裂。

4. 产时手术或宫腔内操作

多发生于不适当或粗暴的阴道助产手术(如宫口未开全行产钳或臀牵引术),严重时延及子宫下段或宫颈;内倒转术操作不当;毁胎术可能因器械或胎儿骨片损伤子宫;阴道助产;强行剥离植入性胎盘或严重粘连胎盘等。

5. 其他

高龄、多产、胎盘植入等,尤其是穿透性胎盘植入,多次宫腔操作后局部肌层菲薄或子宫发育异常等也可能发生子宫破裂。

二、临床表现

子宫破裂多数发生于分娩期,少数发生于妊娠晚期,经产妇发生率高于初产妇,破裂可发生于子宫体部或子宫下段。子宫破裂的症状和体征主要取决于破裂口的大小、位置,破裂后内出血的多少,是否有羊水流入腹腔;另外,与破裂时间的长短也有关系。一般分为先兆子宫破裂和子宫破裂两个阶段。临床按破裂程度分为完全性和不完全性子宫破裂。子宫破裂最初的症状和体征并无特异性。

(一)先兆子宫破裂

(1)产妇自觉下腹疼痛剧烈,烦躁不安,呼吸、心率增快,子宫收缩呈强直性或痉挛性。

(2)胎先露部下降受阻时,强有力的宫缩使子宫下段逐渐变薄而宫体增厚变短,二者间形成明显环状凹陷,称为病理性缩复环(pathologic retraction ring)。

(3)宫缩过强或过频使胎儿血供受阻,出现胎心率加快或减速,发生胎儿窘迫等。

(4)膀胱受压或损伤出现排尿困难和(或)血尿等。

(二)子宫破裂

(1)胎儿窘迫(最常见的是胎心率异常):常常是最早出现的临床征象,有时也是唯一征象,特别是在瘢痕子宫破裂时。

(2)子宫变软,有压痛、反跳痛。

(3)伴随着"撕裂感",宫缩突然停止,患者疼痛反而有一过性的减轻。

(4)腹痛或分娩过程中出现耻骨弓上方疼痛及压痛加重。

(5)胸痛、两肩胛骨之间疼痛或吸气时疼痛,疼痛因血液刺激膈肌引起。

(6)胎先露退回(腹腔)或消失;宫口扩张由大变小。

(7)阴道流血(量可多可少)、心率增快、血压下降,昏迷或休克。

不是每一个子宫破裂的患者,都有上述临床表现,其中一些症状和体征不多见,而且与多数生理产科过程中的表现类似。但持续的、晚期或复发性可变减速,或胎儿心动过缓通常是最早、也是唯一的子宫破裂征象。有文献报道,发现87%的子宫破裂患者首要的临床表现是出现异常胎心率波形。另一作者报道,在79%的子宫破裂病例中出现胎心率持续减速。

三、诊断

根据病史、症状、体征,典型的子宫破裂诊断并不困难。但不典型子宫破裂,如子宫切口瘢痕破裂或发生于子宫后壁的破裂,或无明显症状的不完全性子宫破裂,容易被忽略。阴道检查可能加剧损伤,除产后有探查需要外,不常规进行。B型超声检查可协助诊断子宫肌层的连续性及胎儿与子宫的关系。

四、处理

(一)先兆子宫破裂

应立即抑制宫缩,给予全身麻醉,或肌内注射哌替啶 100 mg,备血同时应尽快行剖宫产术争取活婴,即使胎儿死亡也不宜经阴道分娩。

(二)子宫破裂

一旦确诊,无论胎儿是否存活,均应抗休克同时尽快手术,手术的快慢关系到胎儿的存亡,且尽早手术对减少母亲的危险和损伤亦有好处,需迅速止血,以抢救产妇生命。需根据产妇状态、子宫破裂程度、是否感染等情况确定手术方式。

1. 紧急剖宫产联合子宫破裂修补术

若出血不严重,破裂口不大,组织新鲜,患者年轻,可在紧急剖宫产的基础上行子宫破裂修补术。

2. 紧急剖宫产联合子宫切除术

子宫严重、复杂破裂,子宫裂口向下延伸至宫颈口,无法修补;破裂时间长,或已发生感染,或修补后仍难以控制出血者,或即使行修补但缝合后估计伤口愈合不良,则行全子宫切除。

3. 子宫修补术联合择期剖宫产术

极少见。一般发生于妊娠中期,子宫破裂口小,出血少,胎儿出生后不能存活,可行破裂口修补后严密观察到妊娠 32～34 周后,再择期行剖宫产术。

(三) 一般治疗

输液、输血等抗休克治疗,围术期给予足量广谱抗生素预防感染。

五、预防

熟悉子宫破裂的高危因素,做好围产期保健,并于孕期进行孕妇体重管理,尽量减少巨大儿发生,尽早发现胎位异常、胎儿异常及产道异常等,并及时处理;掌握瘢痕子宫患者的阴道试产的指征,如前次切口为子宫体部切口或倒 T 型切口等患者不宜阴道试产;严格掌握缩宫素引产指征,规范使用缩宫素及前列腺素制剂;严密观察产程,尽早发现先兆子宫破裂并及时手术;掌握产科助产术的指征及操作,助产术后应仔细检查产道;避免损伤较大的阴道助产及操作,如中高位产钳;人工剥离胎盘困难时,严禁强行手取。

(何　镭　刘兴会)

参考文献

[1] SAY L, CHOU D, GEMMILL A, et al. Global causes of maternal death: a WHO systematic analysis [J]. Lancet Glob Health, 2014, 2(6): e323-333.

[2] HOGAN M C, FOREMAN K J, NAGHAVI M, et al. Maternal mortality for 181 countries, 1980-2008: a systematic analysis of progress towards Millennium Development Goal 5[J]. Lancet, 2010, 375(9726): 1609-1623.

[3] KNIGHT M, CALLAGHAN W M, BERG C, et al. Trends in postpartum hemorrhage in high resource countries: a review and recommendations from the International Postpartum Hemorrhage Collaborative Group[J]. BMC pregnancy and childbirth, 2009, 9: 55.

[4] 乐杰. 妇产科学: 6 版[M]. 北京: 人民卫生出版社, 2005: 238.

[5] Royal College of Obstetricians and Gynaecologists. Green-top Guideline No. 63: Antepartum haemorrhage. London: RCOG, 2011.

[6] 刘兴会, 张力, 张静.《产后出血预防与处理指南(草案)》(2009)及《产后出血预防与处理指南(2014 年版)》解读[J]. 中华妇幼临床医学杂志(电子版), 2015, 11(4): 433-447.

[7] Royal College of Obstetricians and Gynaecologists. Placenta praevia, placenta preavia accrete and vasa praevia diagnosis and management. Green-top Guideline No. 27. January 2011[EB/OL]. [2012-06-18]http://www.rcog.org.uk/womens-health/clinical-guidance/placenta-pra.

［8］ OPPENHEIMER L. Diagnosis and management of placenta previa［J］. J Obstet Gynaecol Can，2007，29(3)：261－266.

［9］ 中华医学会妇产科学分会产科学组. 前置胎盘的临床诊断与处理指南［J］. 中华妇产科杂志，2013，48(2)：148－150.

［10］ BLACKWELL S C. Timing of delivery for women with stable placenta previa［J］. Semin Perinatol，2011，35(5)：249－251.

［11］ CLAUSEN C，LÖNN L，LANGHOFF－ROOS J. Management of placenta percreta：a review of published cases［J］. Acta Obstet Gynecol Scand，2014，93(2)：138－143.

［12］ CUNNIHGHAM F G，LEVENO K J，BLOOM S L，et al. Williams Obstetrics. 24nd ed［M］. New York：Mc Graw-Hill Education，2014：599－600.

［13］ DOWNES K L，GRANTZ K L，SHENASSA E D. Maternal，labor，delivery，and perinatal outcomes associated with placental abruption：a systematic review［J］. Am J Perinatol，2017，34(10)：935－957.

［14］ 中华医学会妇产科学分会产科学组. 胎盘早剥的临床诊断与处理规范(第 1 版)［J］. 中华妇产科杂志，2012，47(12)：957－958.

［15］ GARDBERG M，LEONOVA Y，LAAKKONEN E. Malpresentations-impact on mode of delivery［J］. Acta Obstet Gynecol Scand，2011，90(5)：540－542.

第三章
产后出血防治策略

产后出血是孕产妇严重并发症和死亡的首位原因。目前认为,绝大多数产后出血所导致的孕产妇死亡是可以避免或创造条件可以避免的,关键在于早期预防、早期诊断和正确处理。为此,世界卫生组织(World Health Organization,WHO)及各国卫生部门也一直在致力于产后出血的有效防治及应对策略,近年来基本上每年都会推出各种产后出血的救治指南,由此也使得产后出血的救治更趋规范和科学。尽管目前各种版本之间的产后出血救治指南尚存在不少差异,但毫无例外的是,对每个孕产妇作全面仔细的检查、评估、观察和分析,及时有效地去除病因,发现产后出血时快速响应、控制出血、输注血制品、实施多学科联合救治,都是产后出血的重要防治策略。

第一节　产后出血定义和出血量评估

产后出血发生于分娩后 24 h 内,称为早期产后出血,其中以产后 1～2 h 出血最为常见;若发生于产后 24 h 至产后 12 周以内,则称为晚期产后出血,尤以产后 1～2 周发病最为常见。晚期产后大出血多发生在院外,但严重时患者也可发生休克、甚至死亡。因早期产后出血远较晚期多见,故通常所说的产后出血就是指早期产后出血。

一、产后出血定义

目前普遍接受的产后出血定义为:胎儿娩出后 24 h 内,阴道分娩后出血量≥500 ml 或剖宫产分娩后出血量≥1 000 ml。但也存在其他不同的定义标准和分类方法。

(一)中华医学会妇产科学分会产科学组 2014 年《产后出血预防与处理指南》

产后出血是指胎儿娩出后 24 h 内,阴道分娩者出血量≥500 ml、剖宫产分娩者出血量≥1 000 ml;严重产后出血指胎儿娩出后 24 h 内出血量≥1 000 ml;难治性产后出血是指经应用宫缩剂、持续性子宫按摩或按压等保守措施无法有效止血,需要外科手术、介入治疗,甚至切除子宫的严重产后出血。

(二)英国皇家妇产科医师学会(Royal College of Obstetricians and Gynecologists,RCOG)2016 年《产后出血预防和管理》

产后出血的传统定义是指胎儿娩出后 24 h 内阴道流血≥500 ml;出血量在 500～1 000 ml 为轻度产后出血,超过 1 000 ml 为严重产后出血;严重产后出血又分为中度(1 001～2 000 ml)和重度(出血量>2 000 ml)。

(三)美国妇产科医师学会(The American College of Obstetricians and Gynecologists,ACOG)2017 年《产后出血实践公告》

产后出血是指产后 24 h 内累计失血量≥1 000 ml(包括分娩时的失血量)或失血合并低血容量的症状

或体征(包括产前出血,但不考虑分娩方式)。ACOG 定义的产后出血与分娩方式无关,仅强调累计出血量,这一点有别于产后出血的传统定义(阴道分娩后出血超过 500 ml 或剖宫产后出血超过 1 000 ml)。显然这一定义会减少被诊断为产后出血的产妇人数,但 ACOG 仍然强调,经阴道分娩后出血量超过 500 ml 时应考虑为异常,而对于累计失血量介于 500~1 000 ml 时,应根据临床情况给予高度重视和干预。医护人员还需要注意可能存在血容量不足的风险,并应考虑其出血量增多的原因及进行对因对症处理。

产后出血除了以上主要根据出血量定义外,还包括主观评估失血量多于正常标准、血红蛋白浓度下降 10%、需要输血等判断依据。有些孕产妇如合并有妊娠期高血压、贫血、胎盘早剥、身材矮小等情况,即使未达到产后出血诊断标准,也会出现严重的病理生理改变,所以关键还是要对每个孕产妇进行严密评估观察,一旦发现问题及时处理。

二、产后出血发生率

鉴于产后出血定义和出血严重程度的标准不同,产后出血发生比例的相关报道也存在较大差异。WHO 估计产后出血的发生率约为 5%(以胎儿娩出后 24 h 内出血量≥500 ml 为诊断标准)。根据澳大利亚、美国、加拿大的出院数据统计的产后出血发生率为 3%~6%,而基于输血需要的严重产后出血发生率约为 1%。Calvert 等对近年来文献报道的产后出血发生率进行荟萃分析显示,若仅仅纳入采用客观测量方法的研究,则产后出血量超过 500 ml 的发生率为 10%~28%,明显高于采用估计出血方法所报道的发生率。Marocchini 等收集了 Medline 数据库和关于孕产妇死亡率的国家报告,并把产后出血定义为产后失血量≥500 ml,严重产后出血为产后失血量≥1 000 ml,发现当失血量未被精确评估时,产后出血的发生率约为分娩孕产妇的 5%,而失血量被精确评估情况下约为 10%,严重产后出血的发生率约为 2%。国内的观察也发现,即便是没有产后出血高危因素的经阴道分娩的孕产妇,其产后 24 h 出血量超过 500 ml 的发生率都超过 15%。由于测量和收集出血量的主观因素较大,产后出血量常常被低估,因而实际的产后出血发生率可能要高于文献报道。

三、出血量评估

产后出血实际出血量的极早期正确识别,对于改善孕产妇病情转归具有重要的实际意义。出血量的准确估计有助于产后出血的早期诊断和处理。低估出血量可能导致诊治延误,高估出血量则可能导致过度治疗而伴发潜在风险和资源浪费。但根据临床经验估计失血量实际上并不容易,临床上突然大量的出血易得到重视和早期诊断,而缓慢的、持续少量或隐匿性的活动性出血易被忽视。目前常用的估计出血量的方法包括:测量法、临床评估法及 Hb/Hct 评估法等。

(一)测量法

1. 目测法

目测法是临床估计产后出血量最方便和常用的方法,但极易导致出血量被低估。有学者建议应该将目测法估计出的出血量翻倍作为实际出血量来指导临床处理。

2. 直接测量法

包括容积法、称重法、面积法。

(1)容积法:应注意羊水吸引前后吸引器瓶的刻度,必要时更换吸引瓶,应避免收集不全或血液中混入羊水造成的测量不准确,另外此法仍可能遗漏纱布上的血液。

(2)称重法:是较为客观的计算产后出血量的方法,即称重浸血前后消毒巾、纱布等重量,前后重量差值除以血液比重 1.05 即为出血量。

（3）面积法：需注意所用纱布的布类质地和厚度不同，其吸血量也不同，如 10 cm×10 cm 手术干纱布完全浸血为 10 ml；45 cm×45 cm 的干纱垫 50% 浸血为 25 ml，75% 浸血为 50 ml，100% 浸血为 75 ml。使用标准化手术铺巾和进行护理人员的培训可提高出血量评估的准确性。

（二）临床评估法

临床上突然大量的出血易得到重视，而缓慢的、持续少量或隐匿性的活动性出血很容易被忽视。但单纯根据临床经验来估计失血量往往误差很大，常用的、参考价值较大的临床评估法包括低血容量性休克分级和休克指数评估。

1. 低血容量性休克分级

正常情况下机体内有部分血液（约相当于 20% 的全身血容量）贮存在肝、脾、皮肤血窦中，充当自体血库的作用。当发生急性大量出血时，这些贮存在体内血库中的血液会迅速补充到循环血量中，加上心肺的代偿功能和动静脉系统血管收缩，所以一定范围内的失血，机体依靠自身的代偿机制完全有能力维持正常的血流动力学。绝大多数正常足月孕产妇可以耐受 1 000 ml 的出血量而不致发生血流动力学的改变。当出血量达到血容量的 20%～30%（约 1 500 ml）时，孕产妇仍可只出现轻微休克的不典型临床症状。但一旦出血超过 40%（>2 000～2 500 ml），病情将迅速恶化，并出现严重的休克征象。妊娠期血容量增加和血液稀释、心率加快、外周血管扩张致基础血压相对偏低等生理改变，或合并妊高征、产后子痫等病理改变，会掩盖产后出血的早期休克征象，并使得出血早期似乎稳定的孕产妇可以迅速转向循环衰竭。因此，对于产后出血孕产妇，要重视其生命体征的变化，避免仅依靠出血量的估测来指导临床抢救。借助产后出血的早期预警指标，如心率、血压、尿量和意识等，将有助于医护人员进行早期诊断和及时处置。如假设 70 kg 的孕妇在妊娠 30 周时的血容量为 6 000 ml，则可根据常见的临床观察指标而将失血性休克分为轻度、中度和重度，见表 3-1。

表 3-1　失血性休克临床分级和失血量

分级	失血量(ml)	失血比例	心率(bpm)	收缩压(mmHg)	尿量	意识状态
无	≤900	≤20%	<100	正常	正常	正常
轻度	1 200～1 500	20%～25%	<100	轻度低血压	正常	正常
中度	1 800～2 100	30%～35%	100～120	80～100	少尿	不安
重度	>2 400	>35%	>120	<60	无尿	意识改变

注：失血比例为失血量/全身血容量。

2. 休克指数评估

休克指数（shock index，SI）＝心率（bpm）/收缩压（mmHg）。休克指数是反映血流动力学的指标之一，可用于出血量粗略评估及休克程度分级，见表 3-2。单一的收缩压指标对失血的敏感性较差，通常在收缩压出现变化前可以丢失近 30% 的全身血容量。心动过速也是失血性休克早期征象之一，但需注意的是，心率变化并非一定与血液丢失相一致，大多只是在出血从代偿期进展为失代偿期的变化较为迅速。而 SI 变化往往出现在收缩压变化之前，并可早期反映妊娠期心血管系统病理生理变化。SI 较常规生命体征监测指标在预测收住重症监护病房（ICU）、判断产后出血预后和疗效评估等方面有更为积极的意义和优势。

表 3-2 休克指数评估的失血量

休克指数	估计出血量(ml)	占总血容量的百分比(%)
<0.9	<500	<20
1.0	1 000~1 500	20~30
1.5	1 500~2 000	30~50
≥2.0	≥2 500	≥50

休克指数也存在一定的局限性,一方面如果低血容量并非突然发生或十分严重,机体均可通过代偿机制将血压维持在接近正常水平;另一方面,持续性低血容量、回心血量严重不足或实施椎管内麻醉等因素,均可增加迷走神经活性,导致心率正常甚至严重心动过缓。

(三) Hb 和 Hct 评估

血红蛋白每下降 10 g/L,失血约 400~500 ml,Hct 下降 10%也被推荐作为诊断产后出血的一个指标。可根据公式估算失血量:

$$实际失血量=血容量\times[Hct(i)-Hct(f)]/Hct(m)+输注异体血量$$

其中 Hct(i)为术前 Hct,Hct(f)为术后 Hct,Hct(m)为两次 Hct 的均值。但血常规的检测常常被延误,根据 Hb 和 Hct 评估出血量也容易出错。如出血早期仍在机体代偿过程中,由于血液浓缩及体内血液重新分布,血红蛋白值常不能准确反映实际出血量。同样当输入大量液体或血浆后,Hb 和 Hct 被稀释下降,也会导致出血量的高估。

任何单一的出血量评估方法都存在一定的缺陷,且容易低估失血量。因此建议将几种方法联合使用,持续、重复和综合评估孕产妇生命体征、尿量、血红蛋白浓度等指标,同时结合凝血功能和内环境指标,以合理指导液体复苏和输血治疗。

第二节 产后出血常见原因和风险评估

产后出血常见原因为子宫收缩乏力、产道损伤、胎盘因素和凝血功能障碍等,可以是单一因素或合并存在,也可以互为因果,每种原因又包括各种病因和高危因素。尽管产后出血很难进行准确预测,即所有孕产妇都有发生产后出血的可能,但存在一种或多种高危因素者通常更易发生产后出血,并且某些高危因素也确实有一定的预测和警示价值。

一、产后出血常见原因

常用的且有助于记忆的产后出血四大病因即"4Ts":Tone(uterine atony,宫缩乏力)、Tissus(胎盘滞留或胎盘异常)、Trauma(软产道损伤)、Thrombin(凝血功能障碍)。最常见的原因是产后宫缩乏力,约占 70%;其次为创伤,包括生殖道撕裂伤、子宫破裂以及一些非生殖道的创伤如肝破裂等,占到了20%;胎盘因素和凝血障碍分别占到 10%和 1%。

(一) 宫缩乏力

宫缩乏力即胎盘娩出后子宫肌纤维收缩不良,是产后出血的主要原因,占 70%~80%。通常临床上遇到产后出血时,首先考虑的原因就是宫缩乏力,并且其发生率呈现逐年上升的趋势。

子宫肌纤维的解剖分布是内环、外纵、中交织。临床研究显示,产后在内源性缩宫物质的作用下,子宫通过肌肉收缩和缩复作用使胎盘娩出后的子宫体明显缩小,子宫螺旋动脉周围不同方向走行的子宫肌纤维收缩,可对肌束间扩张的子宫螺旋动脉起到有效的压迫止血作用。由于足月妊娠子宫的循环血量每分钟超过 500 ml,宫缩乏力时即可因子宫肌纤维收缩障碍,失去对血管的有效压迫,导致胎盘剥离部位发生致命性大出血,因此,控制宫缩乏力对产后出血的防治具有重要意义。

引起宫缩乏力的常见因素包括:① 全身因素:孕产妇对分娩过度恐惧和极度紧张,尤其是对阴道分娩缺乏足够信心,可以引起宫缩不协调或宫缩乏力,此种情况下临产后使用大剂量镇静剂、镇痛剂及麻醉剂等,则也可进一步增加产后宫缩乏力。② 产程因素:产程过长(造成产妇极度疲劳)或产程过快,均可引起子宫收缩乏力。③ 子宫过度膨胀:多胎妊娠、巨大儿及羊水过多等使子宫肌纤维过度伸展,产后肌纤维缩复能力差。④ 子宫肌壁损伤:多次分娩和子宫手术史等致子宫肌纤维受损,均可引起子宫收缩乏力。⑤ 子宫发育异常:子宫肌纤维发育不良,如子宫畸形或子宫肌瘤等。⑥ 其他:子痫前期、严重贫血、宫腔感染等产科并发症也可使子宫肌纤维水肿而引起宫缩乏力。

(二) 胎盘异常

胎盘异常包括前置胎盘、胎盘植入、胎盘早剥、胎盘残留、胎盘粘连等,占产后出血原因的 20% 左右。近年来,发达国家的数据显示,胎盘异常已超过宫缩乏力而成为产后出血和导致子宫切除的主要因素。

胎盘在胎儿娩出后 30 min 尚未排出者称为胎盘滞留,可能原因为宫缩乏力,或因膀胱充盈压迫子宫下段致胎盘虽已剥离但仍滞留于宫腔内,或因宫缩剂使用不当或粗暴按摩子宫等刺激引起痉挛性宫缩,由此造成子宫上、下段交界处或宫颈外口形成收缩环,并将剥离的胎盘嵌闭于宫腔内。胎盘滞留可妨碍正常宫缩而引起产后出血,积聚在宫腔内的血块还可引起宫腔增大而加重宫缩乏力,如不及时处理则容易形成恶性循环和严重后果。胎盘粘连发生的原因多与既往多次刮宫或宫腔操作,使子宫内膜损伤而引起胎盘粘连或植入,导致产后出血风险急剧增加有关,亦可能与操作手法不当有关。胎儿娩出后过早或过重按摩子宫,可干扰子宫的正常收缩和缩复,致使胎盘部分剥离、部分未剥离,已剥离面因血窦开放发生出血。既往有过剖宫产或其他子宫手术史的孕产妇,其出现前置胎盘(部分性及完全性前置胎盘)和胎盘植入(胎盘绒毛侵入子宫肌层)的风险会明显增加。由于剖宫产比例的增加,过去 10 年里"胎盘植入"的发生率从 20 世纪 80 年代的 0.8‰ 大幅上升至 3‰。一项 30 132 例孕产妇的多中心研究证实,随着剖宫产次数的增加,发生胎盘植入和输血需求(4 单位)的风险也相应增加,剖宫产 1~6 次(含 6 次以上)的孕产妇,其发生胎盘植入的风险分别为 0.2%、0.3%、0.6%、2.1%、2.3% 和 6.7%。而其中 723 名伴有前置胎盘的孕产妇,其 1~5 次(或更多次)剖宫产的胎盘植入风险更是分别高达 3%、11%、40%、61% 和 67%。无论是前置胎盘还是胎盘植入都是产后出血的危险因素,往往需要大量输血。

(三) 产道损伤

包括软产道损伤(宫颈、阴道、会阴撕裂伤)、子宫内翻、子宫破裂。常见因素包括:外阴组织弹性差,外阴、阴道炎症改变;急产、产力过强,巨大儿;阴道手术助产;软产道检查不仔细,遗漏出血点;缝合、止血不彻底等。子宫内翻少见,多因第三产程处理不当造成,如用力压迫宫底或猛力牵引脐带等。

值得注意的是,产道损伤可伴发生殖道血肿、腹腔或腹膜后出血的可能,其出血比较隐匿,不容易被发现。当产妇生命体征不稳定但未见明显的出血时应警惕是否存在这种情况。

(四) 凝血功能障碍

凝血功能障碍时,即使宫缩良好,也可导致产后大出血。常见原因有胎盘早剥、HELLP 综合征、羊水栓塞、死胎及妊娠期急性脂肪肝等引起的凝血功能障碍,少数由原发性血液疾病如血小板减少症、白血病、再生障碍性贫血或重症病毒性肝炎等引起。同时,妊娠末期的孕产妇血液呈高凝状态,分娩时胎盘剥离面血窦血栓形成等都可导致孕产妇凝血机制障碍。

（五）其他

子宫缺血缺氧导致子宫平滑肌对各类宫缩剂的敏感性下降。另外,人工引产或产程延长可使子宫肌层缩宫素受体因长时间暴露于缩宫素之后发生脱敏现象。最近的研究证实,分娩期间缩宫素的使用剂量越高或持续时间越长,则继发子宫收缩乏力并致严重产后出血的发生率将越高。

引起产后出血的原因可以是一个,也可以多个原因合并存在。如妊娠合并子痫前期产妇,分娩前可能存在血小板减少,血压剧烈波动也可导致胎盘早剥,严重者可以伴有凝血功能障碍和产后出血。同时低蛋白血症所致全身水肿(包括子宫肌层水肿)以及预防子痫硫酸镁的使用,都有可能影响子宫收缩而导致产后出血。因此临床上产后出血的防治,需要仔细检查宫缩情况、胎盘、产道及凝血功能,并针对出血原因进行积极处理。

二、产后出血风险评估

产后出血难以精确预测,但一些危险因素有一定的警示作用,如产程延长、绒毛膜羊膜炎和胎盘异常等是目前比较明确的可导致产后出血发生的危险因素(表 3-3)。然而,仍有许多不伴有相关危险因素的孕产妇亦会发生产后出血。

表 3-3　产后出血常见危险因素

时　期	风　险　因　素	病　因
分娩前	高龄产妇,年龄超过 35 岁	子宫收缩乏力
	亚洲种族	子宫收缩乏力/软产道损伤
	肥胖-体重指数(BMI)超过 35 kg/m²	子宫收缩乏力
	多胎妊娠	子宫收缩乏力/胎盘因素
	存在子宫异常(如解剖异常或子宫肌瘤等)	子宫收缩乏力
	孕妇存在血液疾病	凝血功能障碍
	● 血管性血友病(Von Willebrand disease)	
	● 特发性血小板减少性紫癜	
	● HELLP 综合征	
	● 弥散性血管内凝血(DIC)	
	曾有产后出血或胎盘滞留的病史	子宫收缩乏力/胎盘因素
	分娩开始时伴有贫血,血红蛋白低于 90 g/L	储备不足
	分娩前就存在因以下情况的出血	胎盘因素/子宫收缩乏力/凝血障碍
	● 怀疑或已证实的胎盘早剥	
	● 已证实的前置胎盘	
	子宫过度扩张	子宫收缩乏力
	● 多胎妊娠	
	● 羊水过多	
	● 巨大儿,胎儿体重超过 4 kg	
	死胎	凝血功能障碍
	急产	产道损伤/子宫收缩乏力
	产程延长或滞产	子宫收缩乏力/胎盘因素

续　表

时　期	风　险　因　素	病　因
分娩中	绒毛膜羊膜炎,分娩时发热	子宫收缩乏力/凝血障碍
	缩宫素使用不当	子宫收缩乏力
	羊水栓塞/DIC	凝血障碍
	子宫后位	产道损伤/子宫收缩乏力
	生殖道创伤,如侧切或子宫破裂	产道损伤
	阴道助产	产道损伤/子宫收缩乏力
	剖宫产——更有可能发生产后出血	产道损伤/子宫收缩乏力
	有滞留物,如胎盘、副胎盘、胎膜、血块等	胎盘因素
	羊水栓塞/DIC	凝血障碍
分娩后	药物(如麻醉药物、硫酸镁等)引起子宫收缩乏力	子宫收缩乏力
	膀胱扩张阻碍子宫收缩(留置尿管阻塞或排空障碍等)	子宫收缩乏力

由上表中的多个主要危险因素组合而成的综合评估表,被证实可以有效鉴别出 $60\%\sim85\%$ 的产后出血孕产妇。Dilla 等使用以下产后出血风险评估表(表 3-4),对 10 000 例孕产妇进行的回顾分析显示,80%的严重出血可以得到识别,但有 40%的高危组(出血高风险)孕产妇并没有发生产后出血,而 1%低风险的孕产妇却发生了严重的产后出血。这表明已有的产后出血危险因素评估工具在预测产后出血的临床价值方面仍存在一定的局限性,产后出血难以精确预测,许多不伴有相关危险因素的孕产妇同样会发生严重产后出血。该项研究也提醒医护人员应严密监测所有的孕产妇,包括最初被划分在产后出血低危组的孕产妇,以便及时发现并处理。

表 3-4　产后出血风险评估

低　风　险	中　风　险	高　风　险
非瘢痕子宫	瘢痕子宫	前置胎盘、胎盘粘连、胎盘植入、胎盘穿透
单胎妊娠	多胎妊娠	Hct<30%
产次≤4 次	产次>4 次	入院时阴道流血
既往无产后出血史	巨大子宫肌瘤	血小板计数<100×10^9/L
	绒毛膜羊膜炎	凝血功能异常
	使用硫酸镁	既往有产后出血史
	长时间使用缩宫素	生命体征不稳定(心动过速和低血压)

产后出血高危因素中的胎盘植入,一般可由经验丰富的超声科医师通过超声检查来明确诊断。超声影像多显示为胎盘后区域缺乏正常的低回声区,子宫肌层有血管浸润且血流丰富,胎盘缺损呈典型的"虫蛀状"或"奶酪状"影像。超声诊断胎盘植入灵敏度为 79%,阳性预测值为 92%。对疑有胎盘植入者,MRI 对胎盘绒毛浸润深度特别是子宫后壁胎盘的评估很重要,同时还可以对邻近器官的受累情况有更好的判断。鉴于胎盘植入的高危性,美国妇产科医师学会(ACOG)建议把胎盘植入孕产妇转到 24 h 具备产科医师和麻醉科医师,血液制品资源充足,且具备随时实施介入治疗条件的医疗机构,其产后出血的救治成功率要明显高得多。

第三节　产后出血临床特点

孕产妇围生期的病理生理特殊性,使其对出血的耐受性和代偿力增强,同时因出血隐匿致出血量经常被低估,所以临床实践中经常发生被产后出血孕产妇相对正常的生命体征假象所迷惑的情况。而且当出现明显临床症状时,可能已经达中、重度休克标准,往往为时已晚,救治也十分困难。基层医院由于受人员技术力量和血制品等条件限制,其对产后出血的识别和处理往往有所延迟,故严重不良结局的发生率也相对较高。因此,对每个孕产妇必须作全面仔细的检查、观察和分析,以免延误抢救时机。

一、妊娠期适应性改变

孕产妇多年轻体健,对出血代偿能力强,更主要的是正常妊娠母体在怀孕期间所特有的保护性母体血流动力学和血液学改变就已经为产时失血做好了准备,主要表现在 5 个方面:首先,血容量增加。妊娠末期血容量一般要比非孕期增加 40%～50%,平均约增加 1 500 ml,所以一般可以耐受丢失 1 000 ml 血液而不发生生命体征的异常变化。第二,红细胞总量增加。在营养正常的情况下,红细胞总量在妊娠末期可增加 20%～30%,增加了氧储备能力。第三,心排血量增加。心脏每搏量增高和心率增快,孕期心排血量较非孕期平均增加 30%～50%。第四,全身血管阻力下降伴随心排血量增加和血容量增加。第五,孕期纤维蛋白原和大多数凝血因子升高,产妇分娩前血液呈高凝状态。

二、产后出血临床特点

孕期特有的生理变化,使得孕产妇的产后出血有着明显不同于正常人群的特点。因此,必须熟悉产后出血的临床特点,以便于做好产后出血的诊断和预防措施,并准备好紧急应对预案。

(一)容易发生急性大出血

产后出血来源于胎盘剥离面和产道破损处开放的血管。孕早期子宫血流量约 50 ml/min,足月妊娠时超过 500 ml/min,占母体心排血量的 10%～15%,这一生理改变决定了产后一旦发生急性大出血往往病情进展迅速,几分钟内出血可以达数千毫升,手术止血困难。如得不到及时有效的处理,将很容易发生孕产妇休克、弥散性血管内凝血障碍(DIC)、多器官功能衰竭等,甚至死亡。

(二)容易低估出血量

产后出血可以表现为少量持续性出血或间断阵发性出血,也可能通过输卵管进入腹腔或流失于生殖道,包括在腹腔、外阴、阴道内各个部位形成不容易被发现的血肿,这类产妇的初期出血容易被忽视,导致出血量被低估。通常情况下 1 000 ml 以内的产后出血量,基本不会引起孕产妇生命体征的改变,但随着出血量的增加,孕产妇将出现脉搏和呼吸加快、血压下降、尿量减少、四肢变冷等临床症状。此时若因发现不及时或失血量被低估而未加以纠正,则可能很快发展为休克、多器官功能衰竭和死亡。

(三)容易发生凝血功能异常

任何原发或继发性的凝血功能障碍均能造成产后大出血,而胎儿娩出后由于子宫收缩乏力、胎盘因素(如胎盘植入、胎盘部分剥离)所致失血过多也会引起继发性凝血功能障碍。据统计,由于产后大出血所致的凝血功能障碍发病率为 0.15%～0.5%。产后出血容易引发急性凝血功能障碍的主要原因包括:① 大量失血造成凝血因子和血小板丢失。② 大量输液和输注红细胞导致凝血因子和血小板的稀释。③ 组织损伤释放炎性细胞因子和组织因子并启动凝血机制,可导致凝血因子和血小板的消耗。④ 低体温及组织氧供不足引起代谢性酸中毒均可引起凝血因子和血小板功能障碍。⑤ 低灌注引起 C 反应蛋白急剧升高,而 C 反应蛋白具有抗凝血及纤溶作用。产后出血时凝血因子的迅速消耗,尤其是纤维蛋白原,很容易导致凝血功能障碍,并且出血量与凝血功能障碍多不成比例。

三、产后出血病理生理过程

正常情况下,血液在血管内流动,不会引起出血或发生血管内凝血,这主要是有赖于完整的血管壁、完善的止血和凝血功能,包含凝血系统、纤溶系统和抗凝系统,但产后出血还有其特殊之处。

(一) 止血机制

正常情况下,子宫胎盘剥离面止血有赖于子宫正常的收缩功能和完善的止血和凝血功能,包含血小板、凝血系统、纤溶系统和抗凝系统。

1. 子宫收缩

子宫收缩和产后内外源性的宫缩物质(如缩宫素、前列腺素)是分娩时控制出血的主要机制。子宫平滑肌痉挛性收缩所产生的剪切力将胎盘从子宫蜕膜层分离剥脱,并使胎盘娩出后宫体明显缩小,子宫肌层可从孕期 0.5～1.0 cm 收缩增厚到 4～5 cm。子宫收缩使得全程穿过子宫肌层到达子宫内膜的螺旋动脉和胎盘血管受到压缩而闭合。

2. 血小板

妊娠后期血小板黏附功能增加,胎盘剥离面血管内皮损伤后,可激活血小板聚集形成血栓。激活的血小板还可释放二磷酸腺苷(ADP)、5-羟色胺、儿茶酚胺等物质,促进局部血管收缩和激活凝血瀑布式反应,最终使纤维蛋白沉积在血栓上形成血凝块,从而有效堵塞胎盘剥离面暴露的血管而止血。

3. 凝血功能

胎盘及蜕膜含大量组织因子(凝血因子Ⅲ),其与血液凝血活酶不同,不需要更多因子的激活,即可在胎盘剥离的表面很快发生血液凝固,通过血凝块形成而达到止血作用。分娩前血液高凝状态是一种保护性生理变化,有利于分娩时胎盘剥离面的快速有效止血,并减少产后出血。

(二) 病理生理过程

分娩时,子宫胎盘剥离面通过启动内源性和外源性凝血过程,在凝血因子和血小板的共同作用下形成血栓堵住血管的破口,恢复血管的密闭性,达到快速有效止血。这个生理性止血过程对微血管破裂的止血是有效的,但对合并子宫收缩乏力或胎盘植入等较大动静脉破裂出血则难以起效。因为较大的动脉、静脉里的血液流速快、流量大,无法形成有效的血栓来修补血管破口,但凝血系统还是会不遗余力地去试图完成其止血的使命,这就会造成凝血因子的大量消耗。

妊娠期的纤溶活性降低,至分娩时则有所亢进,主要是胎盘激素通过抑制血管内皮细胞中纤溶酶原激活剂所致。大出血时,凝血功能发挥作用的同时,纤溶功能也会启动来调控凝血后续过程,其后果就是纤溶亢进,并使本来就紊乱的凝血功能雪上加霜,最终导致出血不止。

大量失血最直接的后果就是血容量减少,此时机体会对这些剩余的血液进行重新分配以保证心、脑等最为重要器官的供血,即血液呈现向心性分布,由此也可导致其他组织器官灌注不足和代谢性酸中毒。而低体温与酸中毒都具有降低凝血因子及血小板止血功能的作用,导致更为严重、更加难以控制的出血。

失血性休克时,肠道低灌注发生最早,也最严重。肠黏膜屏障功能迅速减弱,原本存在于肠道的细菌、内毒素就会向肠腔外转移。同时血管破损处释放出来的炎性细胞因子产物、低体温、代谢性酸中毒等又是诱发弥散性血管内凝血、全身炎性反应综合征的重要因素。这些因素的共同作用后果就是多器官功能衰竭。

妊娠期间垂体前叶增大,血流量增加。当休克发生时,血流由垂体前叶分流至其他器官,因而容易发生缺血坏死。产后出血引发垂体缺血坏死在现代产科已经非常罕见,但是继发于垂体性腺激素的降低而导致的闭经却很常见。

但并不是所有的出血都会引起上述严重后果,出血引起的病理生理变化是个渐变过程,变化过程与出血速度、机体代偿能力以及是否得到及时治疗等因素密切相关。所以及时有效的治疗方案都应包括快速控制出血、保障重要器官灌注、改善氧供和微循环、保护正常凝血机制、恢复内环境稳定等重要措施。

第四节　产后出血防治策略

绝大多数产后出血所导致的孕产妇死亡是可避免或创造条件可避免的。但如果诊断处理不及时,则可在短时间内演变为休克、凝血功能障碍等,增加子宫切除风险,甚至严重威胁孕产妇的生命安全。因此各级医疗机构都应该制定合适的产后出血预防和处理流程,通过加强产前保健和积极处理,分娩期间严密监测和失血量评估,对孕产妇的病情做出快速及时的判断等。在兼顾病因预防和治疗的同时,重视严重产后出血的早期容量复苏和及时合理的输血治疗等措施,将十分有助于达到挽救产后出血产妇的生命和改善其预后的目的。

一、产后出血预防

全球产后出血导致的孕产妇死亡率存在巨大的地域差异,这也提示提高孕产妇的医疗保健水平对于产后出血的预防有着十分重要的意义。WHO 也一直倡导应针对性地加大低收入国家和贫困地区的围产期医疗保健力度,提高这些地区的住院分娩率和围产保健人员处理产后出血的临床水平,规范其产后出血的转诊机制和流程。

(一) 加强孕期管理

1. 预防及纠正产前贫血

初次产前检查应筛查血红蛋白,早孕期血红蛋白 $<110\ \mathrm{g/L}$ 或孕 28 周(中晚孕期)血红蛋白 $<105\ \mathrm{g/L}$ 者应筛查贫血原因。如缺铁应及时补铁,口服铁剂无效时可酌情静脉补铁。

2. 控制胎儿体重

指导产妇合理营养,适当运动,从而控制胎儿的体重,减少超重儿引起的产后出血发生率。

3. 识别产后出血危险因素

识别产后出血危险因素并将其作为指导孕妇选择分娩地点的重要参考,已知具有产后出血危险因素的孕妇宜选择在设置输血科的综合医院分娩。

(二) 加强分娩期管理

(1) 产前积极治疗基础疾病,充分认识产后出血的高危因素。高危孕妇尤其是凶险性前置胎盘、胎盘植入者应于分娩前转诊到有输血和抢救条件的医院分娩。

(2) 避免无指征剖宫产、给产妇试产机会以降低剖宫产率,从根本上减少剖宫产产后出血的发生。

(3) 积极处理第三产程已被大量循证医学证据表明是预防产后出血的最有效方法,其核心是预防性使用宫缩剂。由美国妇产科医师学会(ACOG)、世界卫生组织(WHO)及英国皇家妇产科医师学会(RCOG)制定的关于产后出血的救治协议,其核心策略是通过观察子宫收缩及生命体征来早期发现产后出血,预防性或治疗性使用宫缩剂,积极处理第三产程。随机对照研究显示,子宫按摩预防产后出血的效果明显不及使用宫缩剂,而且在使用宫缩剂后子宫按摩并不能增加预防产后出血的效果。因此在预防性使用宫缩剂后,不推荐常规进行预防性子宫按摩来预防产后出血。但助产士应在产后常规触摸宫底,了解子宫收缩情况。目前认为,产后等待新生儿呼吸功能建立并稳定,胎盘到新生儿输血停止(脐带的搏动消失或更长时间),再切断脐带,称为晚断脐或延迟断脐,对胎儿更有利。2012 年 ACOG 建议延迟结扎脐带即在胎儿娩出后至少 36～60 s 后或等脐带搏动停止后再结扎脐带。2012 年来自 WHO 孕产妇健康研究协作组的 Gulmezoglu 等的大样本随机对照研究也发现,有控制地牵拉脐带并非是积极处理第三产程中必不可少的一部分。由此可见,胎儿娩出后控制性牵拉脐带以协助胎盘娩出并非是预防产后出血的必要手段,仅在助产士熟练掌握牵拉方法且认为确有必要时选择性使用,或怀疑胎儿窒息而需要及时娩出并抢救的情况下才考虑娩出后立即钳夹并切断脐带。预防性使用宫缩剂(缩宫素、麦角新碱及米索前列醇等)才是预防产后出血最核心且必不可少的措施。当缩宫素效果不佳,且无药物使用禁忌情况下也可联合使用多种宫缩剂,如麦角新碱、卡前列素氨丁三醇等,尽快促进子宫收缩以达到止血目的,防止发生致命性大出血。《产后出血预防与处理指南(2014)》建议:积极正确地处理第三产程能够有效降低产后出血量和产后出血的危险度,为常规推荐(Ⅰ级证据);预防性使用宫缩剂是预防产后出血最重要的常规推荐措施,首选缩宫素;不推荐常规控制性牵拉脐带以协助胎盘娩出(Ⅰ级证据);不推荐常规进行预防性子宫按摩来预防产后出血(Ⅰ级证据)。

二、早期识别产后出血

早期识别产后出血的症状和体征是治疗的关键所在。临床应采取积极措施,进行风险因素的动态化评估和管理,降低诸多可控性诱因或风险因素,减缓不可控性风险因素或并发疾病的风险,最终达到减少或消除产后出血对母婴健康的影响。针对宫缩乏力、胎盘异常、软产道损伤与凝血功能异常这四大高危因素,临床应强调进行"早识别、早检查、早诊断、早治疗与早康复"的干预管理,降低产后出血发生率。另外,由于部分孕产妇仅在发生大量出血时才会出现心动过速、低血压等临床表现,对此,应考虑到孕产妇的实际失血量与预估出血量之间的差异。通常对于这类出现心动过速或低血压症状的孕产妇,其实际失血量很可能已经达到全身血容量的 25%(≥1 500 ml)。因此,对产后出血实际失血量的极早期正确识别在改善孕产妇结局方面具有重要意义。鉴于产后 2 h(有高危因素者产后 4 h)是发生产后出血的高危时段,尤其应密切观察这个时期的子宫收缩情况和出血量变化。

三、产后出血救治

产后出血的临床救治应采用多学科综合管理模式,在维持孕产妇血流动力学稳定的同时,鉴别出血原因,并进行积极对因处理。尽量选用创伤最小的治疗方法,如果失败的话再考虑使用有创治疗手段。需要强调的是,产后出血孕产妇的处理技巧应根据其自身情况和导致出血原因而进行选择。

(一) 产后出血的出血控制流程

对于产后出血的孕产妇,妇产科医师或其他医护人员首先需要考虑的是出血的来源(子宫、宫颈、阴道、尿道周围、阴蒂周围、会阴周围、肛门周围或直肠周围),这些部位都可以通过详细的体格检查后迅速判断清楚。确定出血的解剖部位后,下一步要做的就是鉴别引起出血的原因,因为不同病因引起的产后出血,其治疗方案存在着明显的差异,针对病因进行个体化干预和治疗是改善产后出血预后的关键所在。当然迅速止血是治疗产后出血的最根本、最关键措施,应根据不同部位、不同病因的出血情况采取相应的止血措施。对有活动性出血而且出血部位明确的产妇应尽快手术或介入治疗,对有活动性出血但出血部位不明确的孕产妇应迅速通过各种辅助手段查找出血部位及原因并予以处理。任何止血的延迟都可能导致孕产妇大量失血、低血压、组织缺氧、酸中毒。表3-5为HAEMOSTASIS法产后出血处理流程,其中HAEMO代表产后出血的及时处理方法,STASIS则代表严重大出血所需要的进一步治疗措施。

表3-5　HAEMOSTASIS法产后出血处理流程

HAEMOSTASIS法产后出血处理流程
H-寻求帮助,按压子宫
A-评估及复苏
E-明确病因,确保血液制品及宫缩剂的使用(包括缩宫素和麦角新碱)
M-按摩子宫
O-输注缩宫素(10 U/h)或肌内注射前列腺素(250 μg)
S-安全转运(大动脉压迫、双手压迫,同时抗休克处理的前提下)
T-球囊压迫或子宫填塞(排除软产道损伤),静脉注射氨甲环酸(1 g)
A-子宫压迫缝合(B-Lynch或其他改良缝合术)
S-血管阻断(子宫、卵巢、髂内血管)
I-血管介入,合适情况下行子宫动脉栓塞
S-经腹次子宫或全子宫切除

产后出血手术治疗方式虽然多种多样,但缺乏相关的临床研究大数据。已有的文献大多数仅为小样本的病例报道,证据质量有限,无法明确这些治疗方法孰优孰劣。由此也使得临床指南往往无法做出什么时候该使用何种止血方法的具体推荐。不同产后出血患者病情复杂多变,手术治疗应该个体化,手术方式不但取决于患者病情本身,而且还与手术医师对不同手术方式掌握的熟练程度密切相关。基于既往的研究及临床经验,提倡选择产后出血手术治疗的"四最原则",即首先选择"最快、最简单、最熟练、创伤最小"的手术方式止血,如果保留子宫手术治疗无效,则应尽早切除子宫以挽救产妇生命。

(二) 产后出血的多学科团队协作及救治流程

对于医疗保健机构而言,做好预案、加强管理是成功救治产后出血的重要前提。各地医疗机构都应结合自身条件制定规范化的产后出血救治预案并进行演练和督查。由于只有少数产后出血的孕产妇存在高危因素,而许多产后出血往往发生在无高危因素的孕产妇身上。因此,不仅要重视高危人群,对低危人群也应严密监测、及时诊断和处理。这需要救治团队都具备危机管理意识:危机发生前,做好抢救预案,早期监测相关指标;危机发生时,及时启动急救流程,预防并发症;危机发生后,及时启动多学科抢救团队,阻断恶性循环。根据产后出血的风险水平和孕龄,在分娩前制订相应的综合防治策略和计划,包括准备人员、药品、设备和血液制品等。待产分娩时需要配齐成套用品,包括治疗产后出血可能需要的药品和器械,以便有需要时立即可用。制定产后出血治疗的标准化、制度化的处理方法可以改善结局。国际医疗卫生机构认证联合委员会推荐,产科人员应定期进行临床演练,以便为应对产后出血做准备。产后出血的治疗是多方面的,需要由院内多个团队,包括产科医师、护士、麻醉科医师、输血科工作人员、实验室检验人员、外科医师及介入放射科人员共同提供医护管理。团队合作至关重要,可预先制定方案和流程图以指导团队更好地交流和共同发挥作用,促进合作。

全球几乎所有产后出血的临床诊治指南都涉及产后出血抢救时的多学科团队协作,这是提高抢救效率、降低孕产妇死亡率的重要举措。医院应该建立一支包括以下四个关键元素的产后出血抢救梯队:① 能够对孕产妇出血做出快速反应。② 能够对所有孕产妇就地识别和预防。③ 能够对产后大出血进行多学科救治。④ 能够通过报告和系统学习提高医疗质量和不断改进反应能力。产后出血救治过程中,产科医师主要负责寻找出血原因并进行相应的治疗(包括药物和手术止血),麻醉科医师负责生命体征的管理,输血科或血库负责成分血的准备,检验科负责各项重要实验室指标的监测等。多学科团队中的各个抢救环节中没有主次或者重要与次要之分,每一环节均是必不可少,而且是相互影响的。各医疗机构需制定符合医院自身条件的产后出血多学科联合抢救规范及流程图;团队成员需要具备 24 h 都能够对产后出血做出快速反应和抢救的能力;如果不具备多学科抢救条件,经评估有转诊条件者应及时转诊。

　　2015 年 12 月,法国妇产科医师协会(French College of Gynaecologists and Obstetricians,CNGOF)联合法国麻醉及重症监护学会(French Society of Anesthesiology and Intensive Care,SFAR)联合颁布了处理产后出血的临床指南,明确了麻醉团队在产后出血救治过程中的重要作用和具体负责内容。从其产后出血治疗流程图(图 3 - 1,图 3 - 2)中不难看出,麻醉科医师是管理产后出血和输血的

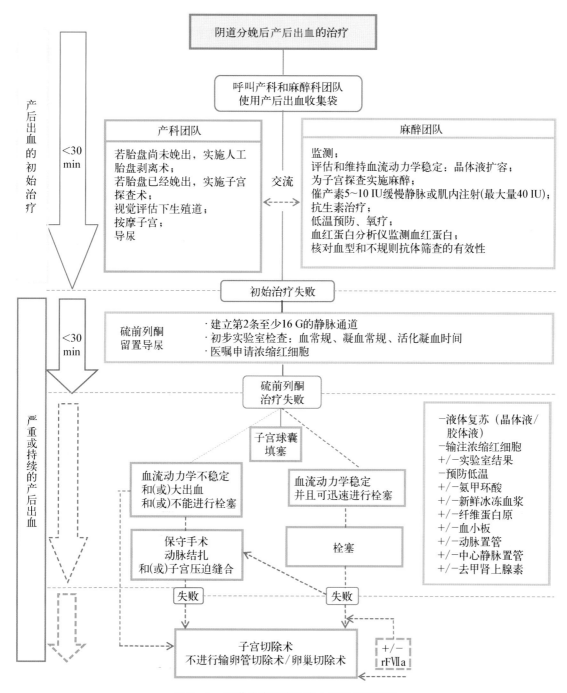

图 3 - 1　阴道分娩后产后出血的治疗流程图

备注:IU:国际单位;rFⅦa:重组活化因子Ⅶ

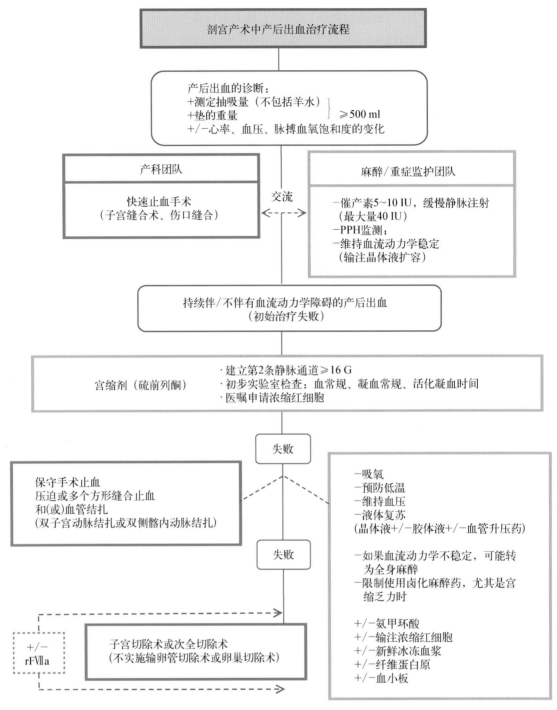

图3-2 剖宫产期间产后出血的治疗流程图

备注：PPH：产后出血；IU：国际单位；rFⅦa：重组活化因子Ⅶ

专家,在产后出血救治中起到了不可取代的作用。围术期如此,围产期也不例外。他们也是产房团队必不可少的一员,除了合理输血管理外,还可为及时处理产妇产后出血、子宫收缩不良、产道修补和胎盘残留清宫术等提供合理的麻醉和治疗措施,尤其是预见性的麻醉思维方式,为产后出血的救治提供了更有力的安全保障。无独有偶,全球其他几家妇产科医师学会,包括美国妇产科医师学会(ACOG)和英国皇家妇产科医师学会(RCOG)等,推出的关于产后出血指南中也一致认为,有关产后出血的复苏讨论重点在于液体管理和使用血液制品的指征,并强烈推荐多学科管理尤其建议与麻醉科的沟通和协作。由此也可以看出麻醉科医师在产后出血救治团队中的关键作用。麻醉科医师应充分发挥其良好的复苏训练、出血管理和危重症监测治疗的特长：包括休克诊断、早期复苏、麻醉方式的选择、血液管理、血细胞回收与监测等，并在产后出血的围术期救治中承担起更多的责任。2014 年《产后出血预防与处理指南》中也指出：病因治疗是产后出血的最重要治疗，应同时兼顾抗休克治疗，并可求助麻醉科、重症监护病房(ICU)、血液科医师等协助抢救。在抢救产后大出血时，团体协作十分重要。中华医学会麻醉学分会指南与专家共识(2014)中也提到，在高危妊娠和分娩后失血的监测中，麻醉科医师应与整个团队进行充分沟通，评估建立大静脉通道输液、准备快速输血装置、血流动力学监测装置、液体加温装置的必要性，如有需要，做好围术期的血液回收准备，但并没有列出具体的救治细则和流程。在临床具体工作中，可由麻醉科医师对产后大出血孕产妇制定周密的围产期方案，包括建立静脉通路、提供分娩镇痛/手术麻醉、生命体征的管理、实施输血及各种非外科出血疾病包括大输血并发症的预防和处理。麻醉科医师在麻醉方式和药物选择中，会充分考虑它们对子宫收缩力的影响及后续的预案。

第五节　产后出血防治展望

在英国和美国等医疗资源发达的国家，产后出血已不再是导致孕产妇死亡的首位原因，但近年来的大数据研究显示，其产后出血及由出血导致严重不良后果的发生率仍呈逐年上升趋势。美国全国住院患者样本数据分析显示，1994—2006 年期间产后出血的出院诊断率增加了 26%（从 2.3%升至 2.9%），主要与产后宫缩乏力发生率增加有关。同时，在全球大多数中等发达及欠发达国家和地区，由于宫缩剂缺乏、医疗技术落后以及产后出血救治管理缺陷等原因，使得产后出血导致的孕产妇病死率仍居高不下，与"联合国千年发展目标"中关于改善产妇保健、产妇死亡率降低 3/4 的目标仍存在较大差距。由此也说明，在全球范围内，产后出血至今仍是需要密切关注的事关孕产妇安危的重大难题。

自 21 世纪初联合国"千年发展目标"提出以来，通过近 20 年的努力，我国产后出血的防治和降低孕产妇病死率的工作取得了显著进步。全国妇幼卫生监测数据显示，1990 年全国孕产妇病死率为 88.8/10 万，2018 年下降至 18.3/10 万，较 1990 年下降了 79.4%，已比较接近发达国家(10～15)/10 万的孕产妇病死率水平，如图 3-3 所示。这其中主要的贡献来自产科出血导致的孕产妇死亡大幅减少。2000

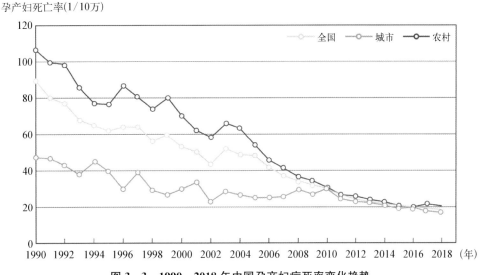

图 3-3　1990—2018 年中国孕产妇病死率变化趋势

年全国产科出血的病死率为 20.8/10 万,2017 年下降至 5.7/10 万,下降幅度为 72.6%,对全国孕产妇病死率下降的贡献比例达 45.2%。尤其是农村地区下降更为明显,2000—2017 年间下降幅度达 80.9%,对农村地区孕产妇死亡率下降的贡献比例达 52.4%。中国在包括产后出血防治和降低孕产妇病死率方面所取得的巨大成就举世瞩目。联合国千年发展目标要求到 2015 年,孕产妇病死率要在 1990 年基础上下降 3/4,中国于 2014 年提前实现,是全球为数不多的实现这一目标的国家之一。

但我国幅员辽阔,全国不同省市、不同地区的孕产妇病死率仍存在较大差异,欠发达和贫困地区的孕产妇病死率尤其是产后出血导致的孕产妇病死率仍明显高于发达地区。因此,更应该从国家政策层面进一步针对性地加大贫困地区的围产保健力度,并致力于提高这些地区的住院分娩率和围产保健人员处理产后出血的临床水平,以及规范其产后出血的转诊机制和流程,这些都需要得到当地政府和社会相关部门的大力支持。研究表明,产后出血导致不良后果的直接因素包括:① 孕产妇及家属延误做出就诊求医的决定与经济、文化落后,缺乏保健自觉性有关。② 转运途中的延误受社会资源缺乏的影响。③ 医疗处理延误受医务人员技术水平、服务态度、医疗设备影响。但这三个方面问题的解决都需要有政府部门的政策和资金支持,特别是对于低收入、偏远地区或贫困地区的孕产妇保健及医疗水平的提高、鼓励住院分娩及补助政策的落实、孕产妇个人和家庭对围产期保健重要性和知识的普及,包括加深孕产妇个人和家庭对降低流产率和剖宫产率重要性的认识、全面提高个人和家庭产后出血相关的知识技能等,都是有效降低产后出血导致孕产妇严重不良后果的关键措施。我国更是要向发达国家借鉴先进模式和管理经验,全面提高围产期的保健水平以及产后出血的救治能力。在医疗资源丰富的发达国家,与产后出血相关的病死率已经降到非常之低的水平。如英国在 1994 年至 2014 年间,直接由产后出血引起的病死率一直保持在很低的稳定水平(每 10 万例产妇 0.39~0.9)。

2016 年 1 月 1 日,中国全面实施一对夫妇可生育两个孩子的"二孩政策"。在这一政策指引下,大批高龄、既往有子宫手术史(包括剖宫产和人工流产等手术)的妇女再次生育,其产后出血的概率也将大大增加,这将给我国产科医师、麻醉科医师的工作带来极大的挑战,这一情况需要引起我们的高度重视。如何进一步降低产后出血导致的孕产妇死亡仍然是我们面临的重大难题,尤其是我国欠发达和贫困地区的产后出血救治水平亟待进一步提高。希望国内也能尽快多部门联合,组织相关专家共同制定出适合我国国情的产后出血围术期救治指南或共识。

产后出血的防治道路仍是任重而道远。

(陈安儿 曹云飞 刘兴会)

参考文献

[1] Committee on Practice Bulletins-Obstetrics. Practice Bulletin No. 183:Postpartum hemorrhage[J]. Obstet Gynecol, 2017, 130(4):e168 - e181.

[2] WHO recommendation on tranexamic acid for the treatment of postpartum haemorrhage. Geneva:World Health Organization, 2017, Licence:CC BY - NC - SA 3.0 IGO.

[3] 中华医学会妇产科学分会产科学组.产后出血预防与处理指南(2014)[J].中华妇产科杂志,2014,49(9):641 - 646.

[4] Prevention and management of postpartum haemorrhage:Green-top Guideline No. 52[J]. BJOG, 2017,124(5):e106 - e149.

[5] JOSEPH K S, ROULEAU J, KRAMER M S, et al. Investigation of an increase in postpartum

haemorrhage in Canada[J]. BJOG，2007，114(6)：751-759.

［6］ JAMES A H，PAGLIA M J，GERNSHEIMER T，et al. Blood component therapy in postpartum hemorrhage[J]. Transfusion，2009，49(11)：2430-2433.

［7］ FORD J B，ROBERTS C L，SIMPSON J M，et al. Increased postpartum hemorrhage rates in Australia[J]. Int J Gynaecol Obstet，2007，98(3)：237-243.

［8］ MCLINTOCK C，JAMES A H. Obstetric hemorrhage[J]. J Thromb Haemost，2011，9(8)：1441-1451.

［9］ PACAGNELLA R C，SOUZA J P，DUROCHER J，et al. A systematic review of the relationship between blood loss and clinical signs[J]. PLoS One，2013，8(3)：e57594.

［10］ NATHAN H L，ELAYADI A，HEZELGRAVE N L，et al. Shock index：an effective predictor of outcome in postpartum haemorrhage? [J]. BJOG，2015，122(2)：268-275.

［11］ SILVER R M，LANDON M B，ROUSE D J，et al. Maternal morbidity associated with multiple repeat cesarean deliveries[J]. Obstet Gynecol，2006，107(6)：1226-1232.

［12］ KRAMER M S，BERG C，ABENHAIM H，et al. Incidence，risk factors，and temporal trends in severe postpartum hemorrhage[J]. Am J Obstet Gynecol，2013，209(5)：449. e441-e447.

［13］ DILLA A J，WATERS J H，YAZER M H. Clinical validation of risk stratification criteria for peripartum hemorrhage[J]. Obstet Gynecol，2013，122(1)：120-126.

［14］ LALONDE A，DAVISS B A，ACOSTA A，et al. Postpartum hemorrhage today：ICM/FIGO initiative 2004-2006[J]. Int J Gynaecol Obstet，2006，94(3)：243-253.

［15］ 刘兴会,陈锰.基于大数据的产后出血临床处理[J].中国实用妇科与产科杂志,2018,34(1)：33-37.

［16］ SENTILHES L，VAYSSIÈRE C，DENEUX - THARAUX C，et al. Postpartum hemorrhage：guidelines for clinical practice from the French College of Gynaecologists and Obstetricians (CNGOF)：in collaboration with the French Society of Anesthesiology and Intensive Care (SFAR)[J]. Eur J Obstet Gynecol Reprod Biol，2015，198：12-21.

［17］ DAHLKE J D，MENDEZ - FIGUEROA H，MAGGIO L，et al. Prevention and management of postpartum hemorrhage：a comparison of 4 national guidelines[J]. Am J Obstet Gynecol，2015，213(1)：76. e1-e10.

［18］ 中华医学会麻醉学分会.2014版中国麻醉学指南与专家共识[M].北京：人民卫生出版社,2014.

［19］ CALLAGHAN W M，KUKLINA E V，BERG C J，et al. Trends in postpartum hemorrhage：United States，1994-2006[J]. Am J Obstet Gynecol，2010，202(4)：353. e1-e6.

［20］ GREEN L，KNIGHT M，SEENEY F M，et al. The epidemiology and outcomes of women with postpartum haemorrhage requiring massive transfusion with eight or more units of red cells：a national cross-sectional study[J]. BJOG，2016，123(13)：2164-2170.

第四章
产后出血救治措施

产后出血治疗措施，包括液体复苏、血液制品输注、药物治疗（包括宫缩剂、止血药）、手术治疗（如宫腔球囊填塞、B-Lynch 缝合、子宫动脉结扎或子宫切除术等），以及适当的产后出血治疗方案。其中的一些药物及非药物治疗方法都在近年来取得了显著进展，并在临床上得到推广应用，如缩宫素、麦角新碱、前列腺素类药物已成为治疗产后出血的一线药物，而宫腔球囊填塞、B-Lynch 缝合、介入治疗等非药物治疗方法也得到了广泛应用，这也使得产后出血的预后得到了显著的改善。

第一节 快速控制出血

出血导致的最直接后果是血容量不足，在此基础上会引起组织缺氧及凝血功能障碍等，所以治疗急性大出血当务之急是尽快控制出血，对于血管开放性出血应该采用损伤控制性手术，对于凝血功能障碍的应予以止血性复苏，同时实施损伤控制性复苏，减少止血过程中的失血和防止稀释性凝血功能障碍，有效切断由失血引起的病理生理改变，使病情不再继续恶化。

一、损伤控制性手术

手术治疗一般是在药物治疗失败后使用。一旦药物治疗失败，应该尽早采用损伤控制性手术，以达到迅速控制出血的目的，包括很多子宫缝合术、子宫切除、腹主动脉血管内或血管外阻断等。产后出血的手术治疗应根据不同原因进行针对性处理，常见处理方案有：① 保守治疗措施：包括清宫术、子宫按摩、子宫压迫缝合（B-Lynch 缝合、方块缝合等）、子宫内球囊填塞、软产道损伤修补、内翻子宫还纳术、盆腔血管结扎等。② 子宫切除术：在于挽救生命，保护主要脏器功能及内环境稳定。预计保守性治疗方法无效者，尽早决定将子宫和胎盘一起完整切除。③ 对于有条件的医院，术前也可采用预防性血管内球囊阻断术，以减少术中出血，并为手术操作提供清晰术野，同时也为保留子宫创造条件。对于术前未预见的凶险性前置胎盘出血，腹主动脉外压迫也可降低盆腔血流，控制出血。

二、损伤控制性复苏

出血尚未控制情况下，过于积极的液体复苏可以通过多种机制造成出血增加，凝血功能受损和组织损害。所以，对于严重产后出血孕产妇，在出血尚未得到有效控制情况下，允许在有限的短时间内，使动脉血压和器官灌注压处于低于正常水平，直至出血得到确定性控制，以控制出血和减少大量液体复苏的潜在风险。中华医学会重症医学分会 2007 年《低血容量休克复苏指南》推荐：对出血未控制的失血性休克患者，早期采用控制性复苏，收缩压维持在 80～90 mmHg，以保证重要脏器的基本灌注，并尽快止血,出血控制后再进行积极的容量复苏。大多数创伤外科患者实施损伤控制性复苏时,允许目标复苏压力为收缩压控制在 90 mmHg,MAP≥65 mmHg,低压复苏时间最好不超过 90 min。但对于孕产妇来说,妊娠中晚期多个脏器存在高流量灌注,对缺血缺氧耐受性低,特别是垂体前叶和子宫。妊娠期间垂体前叶增大,血流量增加,发生出血休克时血流由垂体前叶分流至其他器官,尽管产后出血引发垂体缺血坏死这种情况在现代产科已经非常罕见,但是继发于垂体性腺激素的降低而导致的闭经却很常见。同样,胎儿娩出后子宫的有效收缩依赖于子宫良好的灌注和氧供,子宫缺血缺氧可以导致宫缩乏力和凝血功能障碍,进一步加重出血。因此,孕产妇在产后出血救治过程中的损伤控制性复苏需要更高的收缩压,同时持续的时间更短,一般控制收缩压在 100 mmHg,同时低压复苏时间最好不超过 60 min。

三、止血性复苏

大量失血容易发生凝血功能障碍,主要原因:① 大量失血造成凝血因子丢失和消耗。② 大量的液体和红细胞输入可以继发性稀释性凝血障碍。③ 低体温和酸中毒均可导致凝血因子及血小板活性的降低。④ 急性创伤和低灌注引起 C 反应蛋白急剧升高,而 C 反应蛋白具有抗凝血及纤溶作用。种种因素所导致的后果是凝血功能障碍,加重出血,所以早期就应该重视凝血功能监测和处理,积极止血性复苏与积极控制出血同等重要。止血性复苏包括以快速恢复正常凝血功能为核心,增加新鲜冰冻血浆(FFP)和血小板等血液制品,减少晶体液的大量输注,以避免使已经缺乏的凝血因子进一步稀释。

第二节　产后出血液体复苏

由于正常情况下机体内存在约相当于 20% 全身血容量的自体内血库,所以一定范围内的失血可以通过自我调节维持血压和重要脏器的灌注,也不需要外源性输血防止机体缺氧及凝血功能障碍。产后出血出血量经常被低估,失血期间拐点明显,可从代偿期突然演变到失代偿状态,所以产后出血休克早期应尽快恢复有效循环血容量。出血一旦到休克中晚期,随着机体微循环血管大量开放和毛细血管发生渗漏,不仅容量复苏疗效不理想,而且广泛组织水肿影响灌注和氧供。

一、复苏液体种类

液体复苏治疗时可以选择晶体溶液(如生理盐水和等张平衡盐溶液)和胶体溶液(如白蛋白和人工胶体液)。目前,尚无足够证据表明晶体液与胶体液用于低血容量休克液体复苏的疗效与安全性方面有明显差异。

(一)晶体液

使用生理盐水会导致高氯性酸中毒,因此临床诊疗指南多推荐在复苏与扩容时常规使用平衡液。乳酸钠林格液含有与血浆相近的电解质,但 pH 仅 6.5,渗透压为 273 mOsm/L,肝脏乳酸代谢障碍或休克期间存在乳酸性酸中毒者,大量输注乳酸钠林格液须注意出现低渗性水肿和乳酸性酸中毒的风险。勃脉力-A(Plasmalyte-A)又称为改良醋酸林格液或复方电解质注射液,其 pH 为 7.4,渗透压为 294 mOsm/L,电解质组成和浓度更接近人体血浆,而且以醋酸盐代替乳酸盐提供碳酸氢根(HCO_3^-)前体,大量应用不会引起乳酸堆积,有利于纠正酸中毒,因此更适用于失血性休克患者的早期容量复苏。由于其不含钙离子,也可以同一静脉通路在输血前后输注,也可与血液制品混合输注。

（二）胶体液

由于晶体液在血管内维持时间短，输注后很快进行血管内外再分布，而且绝大部分会分布到血管外间隙。因此，低血容量休克时若以大量晶体液进行复苏，可导致血浆蛋白稀释，胶体渗透压下降，从而出现组织水肿，影响组织氧供。而胶体液在血管内停留时间长，对血容量的扩充起效更快速且作用更持久，所以低血容量休克液体复苏时，一般采用晶胶复合。除血浆外可供选择的胶体液包括白蛋白、羟乙基淀粉、明胶、右旋糖酐等，人工胶体在使用安全性方面需要关注过敏反应，潜在具有一定的剂量相关性肾功能和凝血功能影响，因此使用应限制在处方剂量范围内。白蛋白是天然血浆蛋白质，分子量为66～69 kDa，构成正常人体血浆胶体渗透压的75%～80%，在容量复苏过程中也常被选择用于液体复苏，但由于白蛋白为血浆制品，资源有限，并有传播血源性疾病的潜在风险，且价格较人工胶体昂贵，并有传播血源性疾病的潜在风险，所以使用上也受一定限制。

二、补液速度及补液量

根据出血量、出血速度和血流动力学监测指标等进行调节，一般维持收缩压＞100 mmHg 和尿量＞30 ml/h。多个指南对产后出血早期液体复苏推荐输液总量一般不超过 3 500 ml，其中补充晶体液一般不超过 2 000 ml，胶体液一般不超过 1 500 ml。当患者存在输血指征时，应及时输注血制品，同时对于血流动力学不稳定、出血不可控制或止血效果不理想的患者，输血指征应适当放宽。但在严重产后出血无法及时获得血液制品的情况下，还是应该保证重要脏器灌注为首要目标，不应该限制液体输入，从而为获得血制品或者转诊争取时间。对于快速大量失血时血流动力学不稳定或液体复苏效果不佳时，除了尽快启动输注血液制品外，还应使用血管活性药物（如去甲肾上腺素、去氧肾上腺素等）以保证心脑等重要器官的灌注。

第三节　产后出血输血治疗

血液制品的输注是抢救严重产后出血过程中非常关键的措施，其主要目的是提高血红蛋白浓度以保证组织氧供和补充凝血因子纠正凝血功能障碍。产后出血直接导致产妇死亡病例中，50%以上与不规范治疗相关，包括没有认识到出血的危险因素，没有准确评估出血严重程度，没有迅速决策输血治疗。患者是否需要输血、输什么、输多少，都需要一个指导原则，这个原则就是输血指征。输血指征是从无数临床输血实践和科学研究总结而来，同时又对临床输血起着重要的指导作用。由于相关临床大数据研究证据有限，目前对于输注红细胞、血浆、血小板、冷沉淀和纤维蛋白原等的指征、输注量和输注比例，尚无针对产科患者的统一标准。但输血是一把"双刃剑"，在起到治疗作用的同时，还会给患者带来一系列的不良反应。2018 年《全血和成分血使用》指出输血的通则是：① 不可替代原则：只有通过输血才能缓解病情和治疗患者疾病时，才考虑输血治疗。② 最小剂量原则：临床输血剂量应考虑输注可有效缓解病情的最小剂量。③ 个体化输注原则：临床医师应针对不同患者的具体病情制定最优输血策略。④ 安全输注原则：输血治疗应以安全为前提，避免对患者造成额外伤害。⑤ 合理输注原则：临床医师应对患者进行输血前评估，严格掌握输血适应证。⑥ 有效输注原则：临床医师应对患者输血后的效果进行分析，评价输注的有效性，为后续的治疗方案提供依据。同时，《临床输血技术规范（2019 版征求意见稿）》指出：临床用血应当遵循不可替代、最小剂量和个体化输注原则，紧急用血时应当遵循生命权第一原则。

一、红细胞

输注红细胞的目的是提高血液携氧能力,改善慢性贫血或急性失血导致的缺氧症状。红细胞输注包括输注异体红细胞和自体红细胞。

(一)异体红细胞

目前尚缺乏产科患者输注红细胞的指征,也没有发表关于产科患者不同血红蛋白浓度输注策略的随机对照临床研究。

1. 输注指征

大多数输血指南将 Hb<70 g/L 作为输注红细胞的指征是鉴于血流动力学稳定、血容量基本正常或低血容量已被纠正的情况下。对于急性产后出血患者来说,由于绝大多数孕产妇为青壮年,是否需要输注红细胞,除了参考 Hb 指标外,更多地需要结合临床表现、出血速度、出血是否可控,以及止血效果等进行综合考虑。

(1)血流动力学是否稳定:产后出血往往具有致命性和不可预测性,对于不能控制的活动性出血,如果按照输血指征再启动输血往往会错过最佳的治疗时机。因此对于不能短时间内有效控制的出血,应尽快启动输血,不应将 Hb 作为输注红细胞成分的唯一指征。《全血和成分血使用》建议将红细胞输注指征分为血流动力学稳定的患者和活动性出血患者,其中活动性出血患者由临床医师根据出血情况及止血效果决定是否输注红细胞。美国妇产科医师学会(ACOG)2017 年《产后出血实践公告》指出当出血量达到或者超过 1 500 ml 且持续出血并伴有生命体征的异常(心动过速和低血压)时,应该迅速准备启动输血治疗。

(2)Hb 目标值:对于产科患者来说,为保证机体充足的氧供,避免不良预后,需要维持更高的 Hb 目标值,鉴于以下考虑:① 由于妊娠期间垂体前叶增大,血流量增加,当发生休克时,血流由垂体前叶分流至其他器官,因而容易发生缺血坏死,从而继发垂体性腺激素降低导致希恩综合征。② 子宫平滑肌的有效收缩也依赖于充分的氧供,输血不及时子宫缺血缺氧加重子宫收缩乏力出血,面临止血困难,甚至切除子宫风险。③ 产后出血患者术中采用宫腔球囊填塞和子宫动脉上行支结扎等保守治疗,往往还会面临后续出血风险,由于子宫胎盘剥离面大,一旦发生出血,往往出血量大,速度快。因此,多个指南推荐针对产后出血输血指征应适当放宽,多数建议维持 Hb>80 g/L,包括中华医学会妇产科学分会产科学组 2014 年《产后出血预防与处理指南》建议输注红细胞的指征为 Hb<70 g/L,如果出血凶险且出血尚未完全控制或继续出血的风险大,可放宽输血指征,维持 Hb>80 g/L 为宜;2015 年法国妇产科医师学院(CNGOF)联合法国麻醉及重症监护学会(SFAR)共同颁布的关于产后出血临床指南建议维持 Hb>80 g/L。

综上,产后出血患者维持 Hb 目标值为 80 g/L,将 Hb<80 g/L 作为血流动力学稳定或出血已经控制情况下输注红细胞的指征(排除后续出血风险也可以将输血指征设为 Hb<70 g/L)。但对于出血尚未控制或继续出血风险大的患者,应根据出血情况及止血效果决定是否输注红细胞,可以采取更高的 Hb 水平,甚至不受 Hb 限制。

2. 输注剂量

患者未出现活动性出血时,红细胞使用剂量根据病情和预期 Hb 水平而定,输注 1 U 红细胞可使体重 60 kg 的成年人 Hb 水平提高约 5 g/L(或使 Hct 提高约 0.015)。患者处于活动性出血时,红细胞输注剂量取决于失血量、失血速度及组织缺氧情况。

(二)自体红细胞

术中回收式自体输血技术已成功应用于剖宫产手术中并被众多研究证明安全有效,也被多个指南推荐用于产后出血高危产妇。回收式自体输血作为简便经济的节约用血措施,在产科应用可以减少或避免输注同种异体红细胞,尤其适用于预计有明显失血(如前置胎盘和胎盘植入等)或拒绝接受异体输血的孕产妇,当然紧急血液回收在产后大出血的救治中可发挥重要作用。由于产后出血具有不可预测性和致命性,而异体血液制品是稀缺资源,红细胞储存时间较短且数量有限,同时存在输血反应风险,所以有条件的医院和分娩量相对较大的医院均应该开展回收式自体输血,同时需要常规配备自体血回收装置及 24 h 管理该设备的专业人员。

二、血浆和冷沉淀

血浆和冷沉淀用于补充凝血因子,预防或治疗凝血因子缺乏引起的出血或出血倾向。对于产后出血患者,积极纠正凝血功能与控制出血同等重要,因为子宫胎盘剥离面止血有赖于子宫正常的收缩功能、完善的止血和凝血功能。

(一)血浆

2018 年《全血和成分血使用》建议:血浆输注宜参考凝血功能检测结果及临床出血情况。PT 大于正常范围均值的 1.5 倍和(或)APTT 大于正常范围上限的 1.5 倍,或 INR 大于 1.7 时可考虑输注血浆。凝血试验结果不易获取时,由临床医师根据患者出血情况决定是否输注血浆。输注剂量由临床状况和患者体重决定,通常成人为 10～20 ml/kg。

由于传统凝血功能检测需要 30～60 min,孕产妇一旦发生产后出血,容易进展到凝血功能障碍,所以应根据出血情况尽早决定是否输注血浆,有条件的单位应配备血栓弹力图(thromboelastogram,TEG)和旋转式血栓弹力图(rotational thrombelastometry,ROTEM)等床旁凝血功能检测。尽管血浆不适用于单纯扩充血容量和升高蛋白浓度,但是输注血浆不仅可以补充凝血因子还有助于容量复苏。

(二)冷沉淀

2018 年《全血和成分血使用》中冷沉淀输注指征为大量输血或 DIC 伴纤维蛋白原水平<1.0 g/L 时,可输注冷沉淀凝血因子。创伤、产科和心脏手术患者纤维蛋白原维持在 1.5～2.0 g/L。输注剂量和频率取决于纤维蛋白原消耗速度、恢复时间和半衰期。纤维蛋白原在无其他消耗(如出血、DIC 等)的情况下半衰期大约是 4 天。通常成人每 5～10 kg 输注 2 U(1 U:由 200 ml 全血分离的血浆制备,且符合 GB 18469 质量要求)。

血浆虽然含有一定的纤维蛋白原,但浓度低,通过输注血浆不可能纠正低纤维蛋白原血症,当纤维蛋白原<1 g/L 时应考虑输注冷沉淀或纤维蛋白原浓缩剂。冷沉淀是补充纤维蛋白原和纤维结合蛋白的重要来源,输注时不需要交叉配血,每单位冷沉淀含纤维蛋白原 1.5～2.5 g 及凝血因子Ⅷ 80～100 IU。妊娠期纤维蛋白原的浓度成倍增加,孕产妇的纤维蛋白原浓度低于 1.5 g/L 时,虽然还是非妊娠妇女的正常值,但是已经提示孕产妇病情危重了。2016 年欧洲麻醉科医师学会《围术期严重出血管理指南》指出:建议对出血的孕产妇评估纤维蛋白原水平,当血浆纤维蛋白原低于 2 g/L 时可预测有发生严重产后出血的风险。分娩时血小板计数动态下降或低于 100×10^9/L,特别同时伴有血浆纤维蛋白原低于 2.9 g/L 是预测产后出血风险的指标。Charbit 等研究发现,进行性产后出血时如基础纤维蛋白原浓度低于 2 g/L,则发展成严重产后出血的阳性预测值为 100%,而纤维蛋白原浓度大于 4 g/L 时,发展成严重产后出血的阴性预测值为 85%～90%。2015 年 CNGOF 联合麻醉及 SFAR 共同颁布的关于产后出血的临床指南指出,在活动性产后出血的情况下,建议纤维蛋白原水平维持在≥2 g/L。可以在实验室

结果回报之前就开始红细胞、纤维蛋白原和新鲜冰冻血浆的输注。

综上，大量出血尚未控制时，可以按照大量输血方案补充凝血因子，但等出血控制后，可以转为床旁凝血功能检测指导下的目标输血方案，维持纤维蛋白原目标值为 $1.5\sim2.0\,g/L$，详细内容见第十三章和第二十章。

三、血小板

《全血和成分血使用》中输注血小板目的是预防或治疗因血小板数量减少或功能异常而引起的出血或出血倾向，适用于血小板数量减少或功能异常引起的凝血功能障碍。急性失血患者，血小板输注指征为血小板计数 $\leqslant50\times10^9/L$。患者无活动性出血时，输注剂量取决于患者输注前血小板数及预期达到的血小板数。通常成人每次输注一个治疗剂量。患者处于活动性出血时，血小板的输注剂量取决于患者的出血情况及止血效果。输注一个单位血小板（200\,ml 全血分离，10 个单位相当于一个治疗剂量），成人（70\,kg）可升高 $4\times10^9/L\sim8\times10^9/L$ 血小板。

大多数指南推荐血小板计数 $<50\times10^9/L$，应考虑输血小板，使血小板计数维持在 $(50\sim100)\times10^9/L$。当患者伴有活动性出血，压迫和电凝止血无反应或无效时，输注血小板的阈值应提升至 $75\times10^9/L$。Miller 等指出了血小板的重要性，当其大约为 $75\times10^9/L$ 或更低时，可能出现出血倾向（表 4-1）。单一供体浓缩血小板容积为 $200\sim250\,ml$，输注后会增加循环中血小板计数 $(30\sim60)\times10^9/L$。

表 4-1　血小板数量和出血概率的相关性

血小板数量（$\times10^9/L$）	患 者 数 量	出血患者数量
>100	21	0
$75\sim100$	14	3
$50\sim75$	11	7
<50	5	5

对于产后出血的孕产妇来说，当出血尚未控制时应维持血小板 $\geqslant75\times10^9/L$，当出血已经控制同时后续出血风险较小，可以维持血小板 $\geqslant50\times10^9/L$。

四、其他

包括纤维蛋白原浓缩剂、凝血酶原复合物和重组活化凝血因子Ⅶ等，这些物质具有容量小，浓度高，不需要交叉配血，有助于降低输血相关性急性肺损伤，缺点是价格相对较高，在产后出血治疗中的应用尚存在一定分歧，详见第八章和第十五章。

五、大量输血方案（massive transfusion protocols，MTP）

目前尚无公认的 MTP，来自创伤和战地患者的救治经验认为积极输注红细胞和早期补充凝血因子可以改善预后，提高生存率。大多数 MTP 推荐红细胞、血浆和血小板达到一个相同比例，近似于全血替代治疗。ACOG 推荐当需要大量输血（24\,h 内输注红细胞 $\geqslant10\,U$ 或 1\,h 内输注红细胞达 4\,U 且仍需继续输血或输血量已达全身血容量）时，建议红细胞、血浆和血小板按照固定比例进行输注，最常用的比例为 1∶1∶1。来自斯坦福大学医学中心的 MTP 是浓缩红细胞 6\,U∶FFP 4\,U 及单一供体浓缩血小板 1\,U（6∶4∶1）。有些医疗中心在这个方案的基础上增加了冷沉淀 $6\sim10\,U$，详见第十三章。对于需要大量输血的产后出血孕产妇,较高的冰冻血浆与红细胞的比例能带来较低的介入治疗及手术需要,得到更高的收益。

第四节　产后出血药物治疗

对于产后出血的防治,药物治疗是一个很重要的环节,其中主要为加强子宫收缩的药物和止血类药物的应用。

一、加强子宫收缩的药物

产后出血最常见原因是子宫收缩乏力,其次是胎盘因素、产道损伤以及凝血功能障碍。因此,促进子宫收缩的药物在治疗产后出血中起着至关重要的作用,也是治疗子宫收缩乏力的一线治疗措施。

(一) 常用宫缩剂

促进子宫收缩的药物可分为三类:缩宫素、麦角新碱和前列腺素类。

1. 缩宫素

缩宫素是最常用的子宫收缩药物,也是预防和治疗产后出血的一线药物。缩宫素作用机制是选择性促进子宫平滑肌及乳腺管平滑肌收缩,具有引发及加强宫缩的作用,其作用相对比较温和。缩宫素通过与缩宫素受体结合而发挥作用,随着孕周的增大,缩宫素的受体增多,子宫对缩宫素越敏感。受体的分布密度按照宫体、子宫下段、宫颈递减,故缩宫素主要对宫体起作用。小剂量缩宫素可使子宫平滑肌张力增高、收缩力加强、收缩频率增加,但仍然保持节律性、对称性和极性,临床上主要用于引产;缩宫素剂量增大,将引起子宫肌张力持续增高乃至舒张不完全,最后发生强直性收缩,临床上用于产后止血。但因缩宫素有受体饱和现象,无限制加大用量反而效果不佳,并可出现不良反应,故 24 h 总量应控制在 60 U 内。

缩宫素作为治疗产后出血的最常用药物,可以降低约 60% 的产后出血。预防性静脉滴注或肌内注射缩宫素(10 IU)一直是效果最好、不良反应较少的促宫缩治疗方案。最近 Begley CM 系统评价了预防性应用缩宫素的治疗效果,发现在第三产程中使用 3~10 IU 的缩宫素可以至少减少 500 ml 的失血量。在 2015 年法国妇产医师学院(French College of Gynaecologists and Obstetricians, CNGOF)颁布的产后出血指南中指出,无论何种分娩方式,缩宫素均为一线预防性药物(A 级),并建议采用 5~10 IU 缓慢静脉或肌内注射(A 级)。有关缩宫素的使用时机:是在延迟脐带结扎后或是在胎儿前肩娩出后或胎盘娩出后使用尚无足够的研究支持,也无缩宫素使用时机与产后出血危险因素关联的研究。特别提出的是,并未发现延迟脐带结扎后使用缩宫素会增加产后出血的发生风险。世界卫生组织、美国妇产科学会等机构推荐促宫缩药物最好在胎儿完全娩出后使用。

缩宫素用于预防和治疗产后出血时,可肌内注射或静脉给药。缩宫素静脉滴注立即起效,但半衰期很短,滴注完毕后其效应逐渐减退,故需持续静脉滴注;肌内注射开始起作用比较慢,但是维持时间比较长。缩宫素治疗产后出血的常用方法为:缩宫素 10 IU 肌内注射或子宫肌层或子宫颈注射,以后 10~20 IU 加入 500 ml 晶体液中静脉滴注,给药速度根据患者的反应调整,常规速度 250 ml/h,约 80 mU/min。静脉滴注能立即起效,但半衰期短(1~6 min),故需持续静脉滴注。相对肌内注射和静脉注射途径来说,研究表明在胎儿娩出 1 min 内,通过脐带静脉推注缩宫素可更有效减少第三产程时间及失血量。

缩宫素相对安全,但在应用过程有如下注意事项:① 缩宫素最好能冷藏保存。② 因缩宫素有受体饱和现象,无限制加大用量效果不佳,反而容易出现不良反应,因此一般 24 h 总量应控制在 60～80 U 以内。③ 缩宫素无明显禁忌证,不良反应比较少见,但大剂量应用时可引起水钠潴留和心血管不良反应。要特别注意的是:快速静脉注射没有稀释的缩宫素,可导致产妇显著的短暂性低血压、心动过速或心律失常。这种影响对大多数产妇不会导致严重后果,但对于高位椎管内阻滞、低血压或心动过缓、大出血的剖宫产患者,可能造成严重低血压,甚至心搏骤停。缩宫素的心血管不良反应与剂量相关,多数学者认为,每次以＜5 U 缓慢静脉注射,或以一定剂量稀释后静脉点滴,对血流动力学影响较轻。临床上还有相当数量的产科医师习惯于一次性大剂量应用缩宫素,比如 20 U 宫体注射,再加 20 U 静脉注射,这种用法是完全不符合用药原则的。

2. 卡贝缩宫素

属于一种人工合成的新型制剂,其与临床上常规使用的缩宫素在分子结构上有着明显的不同,但临床和药理特性与缩宫素类似,也是与子宫平滑肌的缩宫素受体结合而发挥作用。与传统的缩宫素比较,卡贝缩宫素的稳定性更强,亲和力更显著,半衰期(约 40 min)较传统缩宫素长 4～10 倍,明显弥补了传统缩宫素半衰期短的缺点。研究表明,在剖宫产手术中,尤其对于双胎妊娠等合并高危因素的产妇,卡贝缩宫素比缩宫素能更有效预防产后出血,并减少额外宫缩剂量及血制品输入。卡贝缩宫素的优势就是单次给药、维持时间长、使用便捷。用药后可迅速达到作用高峰,持续时间相对更长,强度较其他缩宫素更强,止血也更迅速;主要的缺点就是价格较昂贵。

应用卡贝缩宫素的指征:用于硬膜外麻醉或腰麻下的选择性剖宫产术后以预防子宫收缩乏力和产后出血。用法:剖宫产胎儿娩出后,缓慢地在 1 min 内单剂量静脉注射 100 μg。静脉注射卡贝缩宫素后恶心、腹痛、瘙痒、面红、呕吐、低血压、头痛和震颤等不良反应发生率为 10%～40%。应用卡贝缩宫素的注意事项还包括:① 需要在 2～8℃冷藏保存。② 对于急诊剖宫产、全麻下剖宫产,或产妇有明显的心脏病、高血压、凝血系统疾病或肝、肾和内分泌疾病的情况使用卡贝缩宫素还没有明确的研究结论,但对于伴有血管疾病的孕产妇,尤其是冠状动脉疾病,须谨慎使用。③ 经阴道分娩后给予卡贝缩宫素治疗也还没有进行适当的研究,其剂量还未确定。④ 单剂量注射 100 μg 卡贝缩宫素后,在一些孕产妇可能没有产生足够的子宫收缩,此时不能重复给予卡贝缩宫素,但可联合其他子宫收缩药物如麦角新碱等进一步治疗。

3. 麦角新碱

对于子宫平滑肌具有高度的选择性,对子宫底和子宫颈部都有很强的收缩作用,且持续时间通常达 2～4 h。用法一般选择肌内注射,单次剂量为 0.2 mg,必要时 2～4 h 可重复注射,最多不超过 5 次。麦角新碱促进子宫收缩的效果明显,可以明显减少产后出血量,在预防产后出血中的应用已有较长历史,多国指南将其推荐为预防产后出血的一线药物。虽然因为各种原因,麦角新碱一度在我国停产 10 余年,但是现在已经重新恢复生产,它将再次成为我国预防产后出血的重要药物,提倡积极使用以降低我国产后出血的发生率。一项纳入 9 332 例产妇的荟萃分析表明,使用缩宫素-麦角新碱合剂与单独使用缩宫素相比,能够显著降低产后出血(产后出血量≥500 ml)的风险(OR 0.82,95% CI 0.71～0.95)。英国皇家妇产科医师学会(RCOG)在 2016 年的指南中推荐:产后出血高危人群可联合使用缩宫素＋麦角新碱来预防产后出血。基于该大数据研究结果及英国指南推荐,提倡产后出血高危人群联合使用缩宫素和麦角新碱预防产后出血。

高血压、子痫前期、外周血管疾病和缺血性心脏病是麦角新碱使用的禁忌证。另外,静脉给予麦角生物碱可能与较高的恶心、呕吐发病率相关,故不推荐静脉使用。

4. 卡前列素氨丁三醇

为前列腺素 F2α 衍生物(15-甲基 PGF2α),能引起全子宫协调有力的收缩,是治疗产后出血的二线药物,主要用于常规处理方法无效的子宫收缩乏力引起的产后出血(常规处理方法应包括静脉滴注缩宫素和子宫按摩),国内 2014 年的指南建议在高危孕产妇可直接作为第三产程的预防性用药。通常为 0.25 mg 子宫肌层内注射,可以每 15～20 min 重复给予,最大达到 8 次剂量(2 mg)。不良反应主要是由于全身平滑肌收缩反应,导致支气管收缩、胃肠道平滑肌痉挛(恶心呕吐、腹泻),低血压、通气-血流比失调、肺内分流和低氧血症也有报道。

5. 米索前列醇

米索前列醇(15-脱氧-16 羟甲-16-甲基前列腺素 E₁)是一种合成的前列腺素 E₁ 的衍生物,可引起全子宫有力收缩。该药的优点包括室温下较稳定、不良反应小和价格低廉。除了口服给药也可以通过舌下含服、阴道、直肠给药。米索前列醇还具有吸收迅速、起效时间短、持续时间延长的优点。但口服给药会影响药物的依从性,也限制了该药的使用范围。因此,目前临床上大多采用直肠给药,以弥补口服给药的缺陷。当缺乏缩宫素或应用缩宫素效果不佳而又缺乏卡前列素氨丁三醇时,可以考虑应用米索前列醇预防和治疗产后出血。不良反应包括腹泻、恶心呕吐、发热和寒战等。

(二) 其他促宫缩药物

卡前列甲酯栓是一种前列腺素 F2α 的衍生物,对子宫平滑肌有较强的收缩作用,尤其对于妊娠晚期的子宫最为敏感。该药具有给药方式简单、起效快、持续时间较长、引起子宫收缩作用较强等优点。卡前列甲酯栓对于宫缩乏力造成的产后出血具有较满意的效果,值得应用。使用时可将卡前列甲酯栓 2 枚(1 mg)置入阴道内,贴附于阴道前壁下 1/3 处,约 2 min。卡前列甲酯栓易受体温的影响变软甚至融化,并通过黏膜快速吸收。卡前列甲酯栓可引起腹泻、恶心、呕吐、腹痛及面部潮红等不良反应,停药后上述反应均可消失。对于合并心血管疾病、哮喘及严重过敏体质、青光眼孕产妇应禁用。

归纳起来,国内预防产后出血时使用最广泛的宫缩剂是缩宫素和麦角新碱。卡贝缩宫素是一类长效宫缩剂,其对产后出血具有较好的预防效果和安全性。许多发达国家和我国的发达地区,均已将该药常规用于剖宫产产后出血的预防治疗。但国外的相对落后地区及我国的不少基层医院,缩宫素、麦角新碱或米索前列醇仍是预防产后出血的首选药物。除了缩宫素以外,还有 3%～25% 的孕产妇会用到二线促宫缩药物,15-甲基前列腺素 F2α 以及米索前列醇,但目前尚未发现最有效的二线促宫缩药物。

二、止血类药物

产后出血治疗中如使用宫缩剂止血失败,或者出血可能与创伤相关,可考虑使用止血类药物。另外,临床检查如发现子宫质硬、收缩佳,但仍有阴道大量出血,在排除胎盘因素及软产道损伤后,也可考虑应用止血类药物治疗产后出血,如氨甲环酸、钙剂等。

1. 氨甲环酸(tranexamic acid,TXA)

氨甲环酸(TXA)属于赖氨酸类似物的抗纤溶剂,在围术期包括创伤患者中的使用可以减少出血及输血的可能。其中最令人瞩目的是 *Lancet* 杂志 2010 年发表的一篇关于在创伤患者中使用 TXA 的多中心研究,结果显示,对于创伤后 8 h 内有大出血或大出血风险的患者,TXA 能显著降低病死率和出血所致的死亡率。TXA 能与纤溶酶和纤溶酶原上的纤维蛋白亲和部位的赖氨酸结合部位(LBS)强烈吸附,阻抑了纤溶酶、纤溶酶原与纤维蛋白的结合,从而强烈抑制由纤溶酶所致的纤维蛋白分解,因此理论上 TXA 也有助于减少产后出血量,并可用于产后出血治疗。国内杨慧霞教授曾在 10 多年前进行了有关氨甲环酸的前瞻性多中心随机对照研究,研究结果表明该药在治疗产后出血方面有效。2011 年,英国指南推荐 TXA 作为难治性产后出血的可选治疗方法。近年来,TXA 在产科领域的应用逐渐增加,大量研究报道,TXA 能有效降低产后出血量和发生严重产后出血的机会,且并不增加术后血栓栓塞的发生率。鉴于产后出血的严重性以及高危孕妇发生产后出血风险增加,应考虑在产后出血高危孕妇中常规使用 TXA 预防产后出血。

产后出血伴随的纤溶亢进现象和早期控制纤溶状态的重要性得到越来越多的证据证实。纤溶活性一般在怀孕期间减少,在产后增加,分娩 3 h 左右达高峰。纤溶亢进也可能是一些并发症的表现,如休克和羊水栓塞。纤溶亢进可抵消血凝块的形成,并导致凝血因子的消耗,尤其是纤维蛋白原。限制纤溶亢进已被建议作为产后出血获得性凝血障碍治疗的第一步。WHO 强烈推荐对临床诊断的产后出血(阴道分娩或剖宫产)在常规治疗之外早期(分娩后 3 h 内)静脉使用 TXA,以减少出血量,并明显降低产科出血所致的死亡率。WHO 给出的氨甲环酸治疗产后出血指导建议包括:① 用药方案:固定剂量 1 g 静脉注射(给药浓度 100 mg/ml,给药速度 1 ml/min,给药时间超过 10 min),如果 30 min 后仍有出血或者第一剂注射后 24 h 内再次发生出血,则可以再静脉注射 1 g。② 参考时间点:以胎儿娩出时间作为开始使用氨甲环酸的 3 h 时间窗参照点。如果胎儿娩出的具体时间不清楚,则可以最精确的估计时间作为参照点。因产后出血导致的死亡多发生在胎儿娩出后的最初 2~3 h,所以要取得临床效果,尽早给予 TXA 将十分关键。③ 超时用药的效果:胎儿娩出 3 h 以后应用 TXA 未发现有临床获益,不支持在胎儿娩出 3 h 以后应用 TXA。④ 纳入产后出血的常规治疗:应该考虑将使用 TXA 纳入产后出血的常规治疗方案中。TXA 的管理应被视为标准产后出血治疗包的一部分,包括液体复苏、药物治疗(宫缩剂)、生命体征监测、非手术(例如双手压迫、宫内球囊压塞、非气动抗休克服、主动脉压迫)和手术干预(例如动脉结扎或子宫切除术)或适应当地的产后出血治疗方案。⑤ 适应证:所有产后出血患者均应考虑使用 TXA,无论出血是否源自生殖道创伤或其他原因。⑥ 禁忌证:对于抗纤溶治疗(包括 TXA)有明确禁忌的患者(如妊娠期间已知的血栓栓塞事件),应避免使用 TXA。⑦ 不管卫生系统资源的多少,TXA 都应被视为挽救生命的干预措施并在产后出血救治中可方便获得。

2. 钙剂

钙离子本身就是凝血因子Ⅳ,其对凝血功能至关重要,而且子宫收缩也依赖于正常钙离子浓度。2017 年欧洲麻醉学会(ESA)的围术期输血指南建议:在大量输血时,应监测钙水平,如果钙离子浓度过低,或出现低钙血症的症状和体征时,可通过静脉补充钙剂,以维持血中钙离子>0.9 mmol/L(注意与血生化总钙区分)。过去曾主张每输注枸橼酸血 1 000 ml,应静脉常规注射 10% 葡萄糖酸钙 10 ml 以防枸橼酸盐中毒。但目前认为,在大量快速输血中,如果输血速度不超过每 5 min 一单位,且产妇反应良好,可不必常规补钙。因钙剂过量可造成高血钙,对产妇有害无益,因而最好在实时监测下补钙。葡萄糖酸钙比较温和,对静脉的刺激较轻,可以在清醒的产妇中使用。氯化钙外渗可导致组织坏死,一般主张通过中心静脉给氯化钙,外周静脉给药需缓慢推注。快速推注氯化钙时,可导致产妇心电图 ST 段下降。

第五节　产后出血非药物治疗

针对产后出血的不同病因进行个体化干预和治疗是改善预后的关键所在。如对于子宫收缩乏力引起的产后出血,通常推荐使用子宫按摩、双手按压或促宫缩药物进行干预。而对于难治性的宫缩乏力性产后出血,可能要用到除药物治疗以外的二线治疗方案诸如子宫按摩或压迫法、宫腔内球囊填塞、子宫压迫缝合术、盆腔血管结扎术、经导管动脉栓塞术、子宫切除术等止血方法。胎盘组织残留可以通过体格检查或床旁超声辅助诊断,通常采用手法移除或钳刮取出。而对于凝血酶异常的孕产妇,则应充分评估其凝血功能,结合实验室检查结果输注相应的血或蛋白制品。

一、针对宫缩乏力的治疗

在配合应用宫缩剂的情况下,可采用子宫按摩或压迫法、宫腔填塞术、子宫压迫缝合术、盆腔血管结扎术、经导管动脉栓塞术、子宫切除术等非药物治疗手段。

(一) 子宫按摩或压迫法

子宫按摩或压迫法是处理产后出血最简单的应急方法,无须任何器械,只需产科医师的一双手,可分为经腹部按摩法和经腹、经阴道联合压迫法,按摩时间以子宫恢复正常收缩并能保持收缩状态为止。这两种方法适用于产后子宫收缩乏力或前置胎盘产后子宫下段不收缩所致产后出血者。

1. 经腹部按摩法

一手在耻骨联合上方按压子宫,另一手拇指在子宫底部前方,其余4指在子宫底部后方,均匀有力地按摩子宫底以刺激宫缩,并压迫宫体迫使宫腔内积血排出。若是子宫下段收缩乏力出血,则采用一手拇指和4指放在子宫下段两侧,抓住子宫下段进行按摩。

2. 经腹、经阴道联合压迫法

一手戴消毒手套并涂抹聚维酮碘后,伸进阴道并向上挤压子宫,另一只手放在腹部宫底部,与阴道内的手相对应压迫子宫,可分为下述2种手法:① 将一手伸入阴道内握紧子宫颈部,或置于后穹隆,另一手在腹壁将宫底向下推压,使宫颈和宫体重叠压紧。该法对子宫下段的压迫作用明显,更适用于前置胎盘所致的产后出血。② 一手伸入阴道,做握拳状置于前穹隆顶住子宫前壁,另一手自腹壁推压宫体后壁并使宫底前屈,2只手相对紧压宫体。该法主要着力点在子宫体,更适用于宫缩乏力所致的产后出血。

按摩或压迫中要反复评价患者情况,定时测量阴道出血量。评价有效的标准是子宫轮廓清楚、收缩有皱褶、阴道或子宫切口出血减少。按摩或压迫时间以子宫恢复正常收缩并能保持收缩状态为止,有时可长达数小时。按摩或压迫时要配合应用宫缩剂以达到止血目的。

(二) 宫腔填塞术

宫腔填塞是最传统的止血方法,根据填塞的材料不同,分为宫腔纱条填塞和宫腔球囊填塞两种方法。

1. 宫腔纱条填塞

剖宫产术中遇到子宫收缩乏力,经按摩子宫和应用宫缩剂加强宫缩效果不佳时;前置胎盘或胎盘粘连导致剥离面出血不止时,直视下填塞宫腔纱条可起到良好的止血效果。经阴道宫腔纱条填塞法,因操作困难,常填塞不紧反而影响子宫收缩,一般不采用。

2. 宫腔球囊填塞

宫腔球囊填塞可用于阴道分娩或剖宫产术中,一般注入生理盐水 250~300 ml。临床观察显示,使用宫腔球囊填塞术可以明显减低阴道分娩后因控制产后出血采用的侵入性手术(盆腔血管结扎、动脉栓塞、子宫切除术等)的使用率。

(三) 子宫压迫缝合术

剖宫产术中子宫收缩乏力、胎盘因素或凝血功能障碍引起的产后出血,经按压子宫和宫缩剂治疗无效,应考虑使用子宫压迫缝合术。最为经典的是 B-Lynch 缝合术,实施前将子宫从腹壁切口托出,用两手托出并按压子宫体,观察出血情况,判断缝合成功的概率。加压后出血明细减少或停止,成功可能性大。B-Lynch 缝合术应尽早应用,以尽量减少产后出血。并且由于其操作简单,疗效肯定,且不需要特殊设备和条件,也很适合在基层医院应用和推广。

有些情况下,单纯的 B-Lynch 缝合并不能达到十分有效的止血,需与其他的止血或手术方式相结合,如胎盘植入局部楔形切除术或者"8"字缝扎宫壁内活动性出血点,以及子宫下段波浪式加压缝扎加子宫血管结扎术等。近年也因此衍生出多种改良的子宫压迫缝合术,如 Hayman 缝合术、CHO 缝合术、Pereira 缝合术等,可根据不同情况选择不同的缝合术。在一些难治性病例中,还可以联合使用子宫内填塞和子宫加压缝合术。

(四) 子宫动脉栓塞(UAE)或结扎盆腔血管或行子宫切除术

在压迫或子宫内填塞或二者措施都不能充分控制出血的情况下,可以计划采用子宫动脉栓塞(UAE)或结扎盆腔血管或行子宫切除术。① 子宫动脉栓塞术:适应证通常是血流动力学稳定,具有持续性缓慢出血,并且在较小侵入性治疗(促宫缩药物、子宫按摩、子宫压迫和手动清除血凝块)失败情况下实施。详见本章第四节。② 盆腔血管结扎术:包括子宫动脉结扎和髂内动脉结扎,主要适用于经各种常规治疗及药物治疗无效,且患者相对年轻,强烈要求保留子宫时,可采用此种方法阻断子宫血液供应,以达到止血的目的。当小侵入性处理如子宫收缩剂(伴或不伴填塞措施)或 UAE 后仍无法控制产后出血后,则有指征进行剖腹探查术。在阴道分娩的情况下,通常选择腹部垂直正中切口,其具有优化暴露并降低手术出血的风险。在剖宫产的情况下,可以使用现有的手术切口。血管结扎的主要目的是减小血液流向子宫的脉搏压力。通常首选结扎双侧子宫动脉上行支(O'Leary 缝法),该法实现了减少血液流向子宫的目标,并且具有快速而容易进行的优点。为了进一步减少流向子宫的血流,可以采用相同的缝法缝合子宫卵巢韧带内的血管。子宫血管结扎术适用于难治性产后出血,尤其是剖宫产术中子宫收缩乏力或胎盘因素的出血,经宫缩剂和按摩子宫无效,或子宫切口撕裂而局部止血困难者。髂内动脉结扎术手术操作困难,需要对盆底手术熟练的妇产科医师操作。适用于子宫颈或盆底渗血、子宫颈或阔韧带出血、腹膜后血肿、保守治疗无效的产后出血,结扎前后需准确辨认髂外动脉和股动脉,必须小心,勿损伤髂内静脉,否则可导致严重的盆底出血,故此方案临床实际采用并不多。③ 子宫切除术:经积极抢救无效、危及产妇生命时,应果断行子宫次全切除或子宫全切除术,以挽救产妇生命。正确掌握子宫切除手术时机,对成功抢救产后出血至关重要,稍有犹像则很有可能失去抢救时机,这就要求决策者具有果断正确的判断能力。一般而言对于子宫收缩乏力、前置胎盘、植入胎盘等引起的产后出血,在经其他保守治疗无法解除这些病因或无法恢复病理改变,而且介入性治疗无效时,子宫切除是最确切的治疗。错过手术的最佳时机,再去进行行子宫切除,很有可能遇到诸如创面渗血、组织水肿、解剖不清等困难,增加手术难度,延长手术时间,加重患者 DIC、继发感染或多脏器衰竭的发生。

二、针对胎盘因素的处理

胎盘因素引起的产后出血约占 20%,包括胎盘剥离不全、胎盘剥离后滞留、胎盘嵌顿、胎盘粘连、胎盘植入、胎盘和(或)胎膜残留等。

(一) 胎盘滞留

胎盘滞留指胎儿娩出后 30 min 内不能娩出全部的胎盘,如超过 30 min,产后出血的风险就会显著增加。胎盘滞留的风险包括胎盘滞留史、早产、分娩时使用缩宫素、子痫前期和初产妇。阴道分娩时的胎盘滞留发生率约为 3.3%。

胎儿娩出后,疑有胎盘滞留时,立即做宫腔检查。若胎盘已剥离则应立即取出胎盘。胎盘和胎膜残留可行钳刮术或刮宫术。若胎盘粘连,可试行徒手剥离胎盘后取出。若剥离困难疑有胎盘植入,停止剥离,根据孕产妇出血情况及胎盘剥离面积行非手术治疗或子宫切除术。值得强调的是,手法清除胎盘和检查胎盘时,手法要正确、轻柔,勿强行撕拉,以防胎盘残留、子宫损伤或子宫体内翻的发生。清除胎盘后,可使用缩宫素提高子宫收缩力,而且应该严密观察患者,及时发现再次出血的证据。有些情况下,产科医师会要求松弛子宫以利于手法清除胎盘。此时麻醉科医师可采用快速序贯诱导的全身麻醉,给予大剂量卤化吸入麻醉剂以松弛子宫。等效的七氟烷和地氟烷都能产生相同的剂量依赖性的抑制子宫收缩力作用。1.5 MAC(最小肺泡有效浓度)的吸入麻醉药可使子宫收缩力降低 50%左右。这种全身麻醉诱导和卤化吸入麻醉技术可快速松弛子宫,而当子宫不需要松弛时,只要停止吸入麻醉药就能迅速恢复子宫收缩。当然,全麻诱导本身也会给产妇带来通气失败、插管失败和(或)误吸的风险。另一种可用于松弛子宫的替代药物就是硝酸甘油。硝酸甘油能产生可靠的平滑肌舒张功能,起效迅速且血浆半衰期短(2~3 min)。硝酸甘油已经在各种产科急诊中使用,且没有发生明显的不良反应。Peng 等描述,静脉给予硝酸甘油 500 μg 后,成功剥离了 15 例滞留胎盘。DeSimone 等使用了更小剂量的硝酸甘油(50~100 μg),得到了类似的结果,所有患者都不需要实施全麻诱导,且还可以通过舌下给予硝酸甘油喷雾或片剂给药。

(二)胎盘植入

植入性胎盘是指胎盘全部或部分侵入子宫壁,不易与子宫剥离。根据滋养细胞侵入子宫肌层深度的不同,病理学家们将植入性胎盘谱系疾病划分为三个亚型:① 胎盘粘连,指绒毛组织仅黏附于子宫浅肌层表面。② 胎盘植入,指绒毛组织侵入子宫深肌层。③ 穿透性胎盘植入则指绒毛组织穿透子宫壁达子宫浆膜层甚至侵入子宫比邻器官,大多数为膀胱。

胎盘组织残留和继发性宫缩乏力仍是全球范围内引起产妇大出血尤其是产后大出血的最常见原因,且已有证据表明胎盘植入的发病率正在逐渐上升,这主要是源于剖宫产率的增加。既往剖宫产史是发生胎盘植入的独立危险因素,可明显增加前置胎盘和胎盘植入的风险,二者之间存在显著的统计学相关性。美国 1994—2007 年间的统计显示,由于异常胎盘而实施的围产期子宫切除增加了 20%,且与育龄妇女的重复剖宫产率上升密切相关。但剖宫产手术史并非造成植入性胎盘谱系疾病的唯一病因,任何影响子宫内膜完整性的有创操作或疾病诸如吸刮术、徒手剥离胎盘、产后子宫内膜炎和宫腔镜手术、子宫内膜消融术和子宫动脉栓塞术均与再次妊娠时发生植入性胎盘病变密切相关。不过随着全球范围内骤然上升的剖宫产率,由其他原因造成的植入性胎盘孕产妇仅占到了总发病原因的很小比例。

分娩过程中,产科医师可发现有些患者阴道分娩后难以剥离胎盘,此时首先要怀疑胎盘植入。任何试图徒手剥离或清除植入性或粘连性胎盘的行为均会引起大量出血,并且与孕产妇病死率密切相关。但一般要在剖腹探查时才能做出明确的诊断。胎盘植入的产前明确诊断则十分有利于分娩期间的及时正确处理和大出血的有效防治,可明显降低分娩时的失血量和血液制品输入以及孕产妇的严重并发症和病死率。超声筛查是一项有效的手段,可以筛查前置胎盘和(或)既往剖宫产患者,而且是确诊胎盘植入的主要影像学方法。在超声不能完全确诊胎盘植入时,MRI 可能有助于确诊。

已知胎盘植入的大多数孕产妇应该进行择期剖宫产,一般选择在胎儿足月前。若孕产妇一般情况良好,无活动性出血;胎盘植入面积小、子宫壁厚、子宫收缩好、出血量少者,可先采用保守治疗方法,包括局部切除、宫腔纱条填塞、髂内动脉或子宫动脉栓塞术等治疗。非手术保守治疗过程中应用彩色多普勒超声密切监测胎盘大小及周围血流变化、观察阴道出血情况以及是否有感染,如出血增多或感染,应用抗生素同时行清宫或子宫切除术。如有活动性出血、病情加重或恶化、穿透性胎盘植入时应切除子宫。需要注意的是,胎盘全部植入时可无活动性出血或出血较少,此时忌强行剥离胎盘而造成大量出血,最安全的处理是切除子宫。如瘢痕子宫合并前置胎盘时,尤其是胎盘附着于子宫瘢痕处(凶险性前置胎盘)时,应做好充分的术前准备或转诊至有条件的医院。

(三)凶险性前置胎盘

凶险性前置胎盘为附着于子宫下段剖宫产瘢痕处的前置胎盘,常常合并有胎盘植入,出血量大。此处将其单独列出是强调要引起足够的重视。如果保守治疗措施如局部缝扎或楔形切除、血管结扎、压迫缝合、子宫动脉栓塞等无法有效止血,应早期做出切除子宫的决策,以免发展为失血性休克和多器官功能衰竭而危及产妇生命。对于有条件的医院,也可采用预防性髂内动脉球囊阻断术,以减少术中出血。可以参考第十六章。

三、针对产道损伤的处理

产道损伤主要是指分娩所致的软产道损伤,是产科常见的并发症之一,也是产后出血的重要原因之一,多发生在初产妇,尤其是高龄初产妇。按部位分别称为会阴、阴道裂伤、宫颈裂伤、子宫破裂等,其中以会阴、阴道裂伤最常见,子宫内翻和子宫破裂较少见,但后果最为严重。

(一)软产道损伤

最常见的分娩损伤是会阴、阴道和宫颈的裂伤和血肿,一般没有不良后果,但有些分娩时的裂伤和血肿可导致严重的出血。迅速识别和及时治疗这种损伤,能最大限度降低发病率和死亡率。因此,对于所有阴道流血的患者(即使子宫收缩很好),都应怀疑有软产道损伤。要仔细检查这些患者的宫颈和阴道。超声、计算机断层扫描(CT)和(或)MRI有助于判断血肿的位置和范围。

外阴血肿通常涉及阴部动脉分支,这种损伤的标志是极度疼痛或继发于失血的低血容量表现。阴道血肿多来源于分娩时的软组织损伤,可能涉及子宫动脉降支的出血,使用产钳或真空吸出胎儿会增加这种损伤的风险。研究显示,初产、高龄产妇和胎儿出生体重超过 4 000 g 是阴道血肿的危险因素,其他的危险因素包括第二产程延长、多胎妊娠、子痫前期和外阴-阴道静脉曲张。

对于软产道的损伤,应充分暴露手术视野,在良好照明下,查明损伤部位,注意有无多处损伤,缝合时注意恢复解剖结构,并应在超过裂伤顶端 0.5 cm 处开始缝合。发现血肿尽早处理,可采取切开清除积血、缝扎止血或碘伏纱条填塞血肿压迫止血(24~48 h 后取出)。广泛裂伤的修复和阴道血肿的引流多需要较深的镇痛或麻醉,但应根据裂伤或血肿影响的区域、手术要求、患者出血量/血流动力学状态,以及手术的紧急性来选择麻醉技术。

(二)子宫内翻

子宫内翻(uterine inversion)是指子宫底部向宫腔内陷入、甚至自宫颈翻出的病变,这是一种分娩期少见而严重的并发症,多数发生在第三产程,如不及时处理,往往因休克、出血导致产妇在 3~4 h 内死亡。子宫内翻可以是急性,也可以是慢性的,但只有急性的围产期内翻才会需要产科和麻醉科医师参与抢救。子宫内翻的危险因素包括:子宫收缩乏力、短脐带、子宫畸形、第三产程过于激进的产科管理(包括宫底压力不当或脐带过度牵拉)。子宫内翻可以是子宫部分或全部由内向外翻转,而使用缩宫剂可能会把部分翻转变成完全翻转。

及时发现并明确诊断子宫内翻是治疗的基础。大多数子宫内翻表现为出血和阴道内团块,其诊断是显而易见的，但某些情况，如不完全性内翻不会突出于阴道口，也很容易导致漏诊或延迟诊断。因此，所有产后出血和低血压的患者都要怀疑子宫内翻。子宫内翻孕产妇在诊断和治疗的过程中常合并严重的疼痛、出血、感染和休克等临床表现，所以积极地缓解疼痛，控制出血、感染和休克是进行子宫内翻治疗的前提。影像学技术如 B 超对明确子宫内翻很有意义。

而一旦确诊子宫内翻，需立即复位子宫。早期诊断和迅速纠正，能极大地降低子宫内翻相关的发病率和死亡率。孕产妇如无严重休克或出血、子宫颈环尚未缩紧，可立即将内翻子宫体还纳。但有时候收缩良好的子宫可妨碍子宫的立即复位，子宫的成功复位往往需要子宫松弛。文献报道，硝酸甘油有利于松弛子宫并复位子宫，但可能需要相当大的剂量，如静脉给予 $200\sim250~\mu g$ 硝酸甘油，此时麻醉科医师多需要加大静脉补液和辅助应用血管收缩剂来维持循环稳定。也可采用卤化类吸入麻醉药实施全身麻醉来松弛子宫，并为开腹还原子宫内翻做准备。如经阴道还纳失败，可改为经腹子宫还纳术，如果患者血压不稳定，在抗休克同时行还纳术。一旦子宫复位，理想的子宫状态是坚硬且收缩良好，所以在子宫复位后首先应该输注缩宫素等缩宫类药物，并可考虑宫腔球囊填塞以避免子宫再次内翻。

也可根据患者的全身状况、子宫内翻的时间、感染程度、有无生育要求、是否合并其他生殖系统肿瘤等，选择经腹或经阴道行部分或全子宫切除术。

（三）子宫破裂

子宫破裂是指子宫体部或子宫下段于分娩期或妊娠期发生裂伤，为产科严重并发症，可威胁母婴生命（主要死于出血和感染、休克）。随着产科质量的提高，城乡妇幼卫生保健网的建立和逐步健全发生率显著下降，现城市医院已很少见到，而农村偏远地区仍时有发生。子宫破裂多发生于难产、高龄多产和子宫曾经手术或有过损伤的产妇。既往子宫手术（如剖宫产或子宫肌瘤切除术）可增加子宫破裂的风险，但剖宫产后子宫破裂的发生概率仍然很低（不超过 1%）。表 4 - 2 列出了与子宫破裂相关的其他疾病。

表 4 - 2　与子宫破裂相关的风险

产科疾病
既往子宫手术
引产
大剂量缩宫素引产
前列腺素诱导
经产（>5）
胎盘粘连
先天性子宫异常（如双角子宫）
孕妇合并症
结缔组织疾病
创伤
产科
使用产钳和旋转
内倒转术
宫底压力过度
非产科
钝性损伤
穿透伤

子宫破裂绝大多数发生于妊娠 28 周之后，以分娩期最多见，常因阻塞性分娩引起。发生子宫破裂的孕产妇病死率约为 5%，婴儿病死率可高达 50%～75%甚至更高。根据破裂的原因，可分为无瘢痕子

宫破裂和瘢痕子宫破裂。几乎50%确诊的子宫破裂发生于无剖宫产史的患者。典型的子宫切口瘢痕破裂(纵切口包括子宫基底肌肉层)可导致更严重的致残率和死亡率。

子宫瘢痕导致的子宫破裂虽可发生在妊娠后期,但多数在临产后,一般先兆不明显,仅有轻微腹痛,子宫瘢痕处有压痛,此时要警惕可能亦有瘢痕裂开,但因胎膜尚未破裂,故胎位可摸清,胎心好,如能及时发现并进行处理母婴预后好。诊断完全性子宫破裂一般困难不大,根据病史、分娩经过、临床表现及体征可做出诊断。凡对产妇临产后进行认真观察者,在先兆子宫破裂时即可明确诊断。若已发生破裂,往往有不恰当地使用缩宫素史,产程中发生剧痛,患者有休克及明显的腹部体征,诊断可立即明确。但有时子宫破裂的多样化表现也可导致诊断困难,尤其是对子宫后壁的破裂诊断较困难时,可做阴道检查,必要时可借助于腹腔穿刺。不完全性子宫破裂只有在严密观察下方能发现。个别晚期妊娠破裂者,只有出现子宫破裂的症状和体征时方能确诊。

子宫破裂的治疗包括:修复子宫、动脉结扎和子宫切除。一旦确诊子宫破裂,应立即开腹行手术修补或行子宫切除术。也可选择行双侧子宫动脉上行支结扎、双侧子宫动脉下行支结扎、双侧卵巢子宫血管吻合支结扎。动脉结扎的缺点在于可能控制不了出血,还延误了最终决定性的治疗。

四、针对凝血功能障碍的处理

一旦确诊为凝血功能障碍,尤其是DIC,应迅速补充相应的凝血因子,包括新鲜冰冻血浆、冷沉淀、纤维蛋白原,以及血小板等血制品。

第六节 产后出血介入治疗

介入治疗是利用超声、数字减影血管造影(DSA)、计算机断层摄影(CT)、磁共振(MRI)等现代医学影像导向技术,定向地对病变所在器官和组织进行诊断及治疗的方法,它属于介入放射学,是与内科药物治疗、外科手术治疗并驾齐驱的第三大治疗体系。近年来介入治疗在产后出血的治疗中取得了突破性的进展,也为需要保留生育功能的患者提供了一种全新的治疗方法。对于预计术中可能发生不可控性急性大出血的孕产妇,术前预置血管内球囊导管并在胎儿娩出后实施血管内球囊阻断技术,可以减少术中出血速度和出血量。对于药物和手术治疗未能止血的难治性产后出血,经动脉导管栓塞术也是一种有效的治疗手段。

一、血管内球囊阻断技术

血管内球囊阻断技术是在数字减影血管造影(DSA)引导下,将球囊导管置于主要供血动脉以阻断血供,起到减少术中出血、提供术野清晰和缩短手术时间的作用。这一技术已有应用于产后出血的研究报道,并显示可明显减少出血量及减少出血相关并发症,但该技术也存在一些问题或并发症,目前对于其在产科应用的范围、阻断血管选择、阻断时间以及并发症预防方面也无统一的标准或共识。

(一)理论基础

子宫血供主要来自子宫动脉,还有一小部分来自卵巢动脉。子宫动脉起自髂内动脉前分支,卵巢动脉起自肾动脉以下的腹主动脉。妊娠期间左右两侧的子宫动脉血流可能不同,胎盘侧子宫动脉的血管直径和血流量均比对侧增加,并与对侧的子宫动脉、阴道动脉和卵巢动脉相吻合,形成丰富侧支循环。另外,子宫供血也可以有来自骶正中动脉、髂外动脉等异位供血。

血管内球囊阻断操作通常在介入放射科或 DSA 杂交手术室进行,通过股动脉穿刺,在 DSA 系统显影下将球囊导管置于供血动脉,如髂内动脉、髂总动脉或腹主动脉。血管内球囊阻断辅助凶险性前置胎盘伴胎盘植入剖宫产手术,是近年来应用逐渐增多的预防产科出血的一种有效方法,操作简单,控制出血效果明显,并为保留子宫创造条件。球囊阻断下,手术视野清晰,子宫创面得以快速精确的缝合,避免了术中对周围组织的损伤。但并非所有孕产妇均能采用血管内球囊阻断技术达到完全有效止血及降低子宫切除率的目的,许多时候需要配合娴熟的手术操作技能,并可能联合术后子宫动脉栓塞,才能最大程度地达到治疗效果。提高血管球囊阻断技术应用的有效性和安全性,关键在于选择合适的病例、球囊放置位置正确、有指征地预防性阻断且阻断充分、把握阻断时间以及监测并发症的发生。

(二)适应证和禁忌证

1. 适应证

生命体征稳定,对估计可能发生严重出血的胎盘植入患者。

2. 禁忌证

生命体征不稳定、不宜搬动的孕产妇;合并有其他脏器出血的 DIC;严重的心、肝、肾和凝血功能障碍等的患者。

(三)时机选择

血管内球囊阻断技术可在择期剖宫产术前预防性放置或在剖宫产术中大出血时紧急放置阻断,胎儿娩出后扩张球囊阻断血流,既不影响胎儿血供,又可以避免胎儿娩出后可能发生的难以控制的出血。

(四)阻断平面选择

目前血管内球囊阻断技术已逐渐由髂内动脉发展至髂总动脉,最终转向腹主动脉阻断。根据盆腔血管的供应范围,胎盘植入程度及范围的判断,选择合适的血管阻断平面,既可达到止血的要求又不至于累及广泛的部位而出现其他并发症。一般将盆腔血管的阻断平面分为腹主动脉、髂总动脉、髂内动脉和子宫动脉 4 个平面。放置血管内球囊的难易度、减少出血的效果依次是腹主动脉优于髂总动脉、髂内动脉。腹主动脉球囊预置只需在一侧外周动脉植入导管,操作相对简单易行,X 线暴露时间短,甚至在紧急情况下,可经超声引导完成。阻断平面越高,止血效果当然越好,有利于手术操作,并为保留子宫创造机会。但就并发症的发生率及其严重程度而言,腹主动脉球囊阻断最高,髂内动脉球囊阻断最小。因此,技术难度、减少出血的效果、可能的并发症需要进行权衡,平衡这三个因素及进行充分的病例选择十分关键。

1. 腹主动脉平面

腹主动脉供应双侧肾脏、盆腔及下肢的供血,其范围超过盆腔的血供,从理论上推测腹主动脉阻断后对盆腔止血效果应该是最好的,但因其同时供应肾脏和下肢的血液,为避免对肾脏的影响,阻断的平面要求:① 定位准确,即球囊定位于肾动脉和腹主动脉分叉之间(双肾动脉水平下,腹主动脉分叉近端 2～3 cm 处)。② 为避免下肢缺血时间过久,阻断的时间一般不宜超过 45～60 min。腹主动脉阻断主要适用于极度凶险的穿透性胎盘植入,估计出血部位主要为子宫下段、宫颈、阴道及膀胱底部,而阻断髂内或子宫动脉效果有限,所以选择腹主动脉阻断术。

2. 髂总动脉平面

髂总动脉供应盆腔及下肢的血供,远离双肾脏及卵巢的血液供应,其分支范围主要在盆腔,从理论上推测髂总动脉阻断后对盆腔止血效果也应该比较理想,但因其在骨盆入口处分为左、右两侧髂总动脉,需要预置双侧球囊;同时也存在下肢缺血时间过久的影响,其阻断的时间一般也不宜超过 45～60 min。髂总动脉阻断,虽然不像腹主动脉阻断有预置部位精确的要求,但对阻断的时间限制是一样的,主要适用于严重凶险的穿透性胎盘植入和估计出血部位主要为子宫下段、宫颈、阴道及膀胱底部,以及阻断子宫动脉效果有限的患者。

3. 髂内动脉平面

髂内动脉供应盆腔及其内脏的血液(不包括卵巢,卵巢血供从腹主动脉发出),且盆腔内有广泛的血管吻合支,髂内动脉可以长时间阻断,阻断后可减少绝大部分盆腔的血液供应,同时降低了远端血管血栓形成及下肢供血不足等风险,对于保留子宫的产后出血患者还可在剖宫产术后进行子宫动脉栓塞。其缺点是:① 导管定位于髂内动脉的难度相对较高,而且需要放置双侧髂内动脉,操作时间和胎儿及母体射线暴露时间长。② 侧支循环丰富和子宫动脉变异,胎盘附着处异常血管增生,导致大出血的不仅仅是动脉,还有异常增生的粗大密集的静脉丛,阻断双侧髂内动脉很难达到止血目的。③ 双侧髂内动脉球囊导管如果不在杂交手术室内置入,转运中可能发生移位风险。

4. 子宫动脉平面

子宫动脉为双侧髂内动脉前干的分支,主要供应宫体、宫颈及阴道上段的血供,也可以长时间阻断。理论上其阻断后可以大大减少子宫的血液供应,且不影响盆腔其他脏器的血供,但由于子宫动脉侧支循环丰富,且部分子宫存在异位血管,如卵巢动脉和或髂外动脉参与供血,单纯阻断双侧子宫动脉的止血效果较阻断腹主动脉、髂总动脉或髂内动脉差,且由于阻断双侧子宫动脉需要超选择性插管,耗时长,胎儿及母体所受射线暴露剂量也增加,主要应用于放弃胎儿的引产前准备或治疗产后出血。

（五）操作实施

目前应用较多的为预防性球囊阻断术,方法为局麻下采用 Seldinger 技术行右侧股动脉穿刺,穿刺成功后置入动脉外鞘管,先行腹主动脉造影,根据不同的阻断平面选取合适直径的球囊,将球囊置于相应的血管(腹主动脉、髂总动脉、髂内动脉),术中胎儿娩出后立即以适当压力充盈球囊阻断血管。既不影响胎儿血供,又可以避免胎儿娩出后可能发生的难以控制的出血。腹主动脉及髂总动脉球囊阻断术根据双侧足背动脉搏动或末梢血氧饱和度的变化来充盈球囊,球囊阻断安全时限一般为 45～60 min,如手术需要延长阻断时间,则需间歇恢复血流 10～15 min,以防止长时间缺血导致的下肢缺血性病变及缺血再灌注损伤。髂内动脉球囊阻断术可以长时间进行阻断,但是考虑到阻断时间越长,球囊的近端血液会产生血栓,球囊拔除时把血栓带出至髂外而导致下肢血栓,所以建议间断性进行球囊充填。

合适球囊的选择也尤为重要,与动脉内径相等的球囊血流阻断效果较为满意,球囊扩张时压迫血管内膜,球囊直径较大压迫时间过长,可造成血管内膜损伤,诱发动脉壁内血栓形成,造成患者住院时间延长和经济费用增加。球囊直径小不能完全阻断血流,达不到术中有效减少出血量的目的,影响手术效果。患者术前应常规行 MRI 平扫,不仅有助于诊断并评估病情的严重程度,还可以测量腹主动脉直径,便于选择合适球囊。

（六）预期效果

大多数学者认为球囊阻断术具有微创性、准确性、易操作性、不良反应小和患者恢复快等特点,能提供清晰术野、减少术中术后出血量、缩短手术时间及降低子宫切除率,是一种有效、安全的减少产后出血的方法,但也有报道,即使术前预防性应用了血管内球囊阻断,因为深部盆腔侧支开放导致出血更难控制,仍有个别患者存在严重失血和切除子宫的可能。由于预置血管内球囊技术在产科止血中应用的研究难以做到大样本的随机对照研究,且患者病情严重程度性个体差异较大,目前由于潜在的风险和可用的证据尚不足以强烈推荐使用,还需更积累更多的病例资料证明其安全性和有效性。对于严重病例不能仅借助或依赖血管介入的方法,仍需要多技术联合止血,甚至切除子宫以保障孕产妇生命安全。

（七）并发症

相关并发症包括母体的损伤以及胎儿安全性影响。

1. 母体损伤

包括穿刺点的感染或出血、血肿形成、假性动脉瘤，与无菌操作技术、凝血功能及局部压迫时间等相关。术后球囊导管拔出后应压迫穿刺部位10~15 min，再进行加压包扎6 h，制动12 h，防止局部血肿及假性动脉瘤形成。由于孕产妇在孕晚期处于高凝状态，血管球囊预置和阻断本身即是血栓形成的独立危险因素。阻断时间过短不能达到有效的止血效果，阻断时间长虽有利于止血，但侧支循环建立可能会削弱止血效果，且时间过长增加并发症的风险，一些患者可能发生严重的血管血流中断和下肢缺血。另外，医院如不具备杂交手术室条件，则需先在介入放射科放置球囊，再转运至手术室行剖宫产，在此过程中可发生球囊移位而导致相应并发症。其他并发症还有球囊导管或动脉导管置入失败、导管导丝折断、急性肾功能衰竭、卵巢功能损害和造影剂过敏等。

2. 胎儿安全性

预置血管内球囊导管，可致胎儿面临暴露于射线辐射的风险，因胎儿组织对辐射损伤更易感。足月胎儿接受大剂量射线的危害主要在于增加儿童癌症的发生率，但文献报道100 mGy以下的射线剂量不会造成明显影响。国际辐射防护委员会（International Commission on Radiation Protection，ICRP）认为吸收剂量<100 mGy不会造成胎儿发育功能障碍。尽管目前国内外报道的预置血管内球囊导管操作时间因熟练程度不同而存在巨大差别，但绝大多数远低于120 min。即使在120 min左右，辐射剂量也不超过50 mGy，远低于导致胎儿疾病发生的最低射线剂量标准，因而对胎儿是安全的。为减少胎儿X线暴露时间，也可根据妊娠期MRI结果测量腹主动脉直径判断放置球囊的管径和充盈的大小，或通过监测足趾氧饱和度或足背动脉血压变化判断球囊充盈的阻断效果，从而可避免为确定球囊阻断效果而进行的再次造影。另外，置入动脉导管（球囊不充气）也可能导致致命性的胎儿心动过缓，并需要实施紧急分娩。因此，美国母胎医学学会（Society of Maternal-Fetal Medicine，SMFM）推荐为以下孕产妇放置预防性髂内动脉球囊导管：经过仔细考虑的、强烈要求保留生育能力的妇女，拒绝使用血液制品的患者，胎盘植入手术无法切除的患者。

二、经动脉介入栓塞术

此方法适用于有条件的医院，包括子宫动脉栓塞术、髂内动脉栓塞术和卵巢动脉栓塞术。临床最常用的技术是子宫动脉栓塞术。

（一）理论基础

女性生殖器官主要由双侧髂内动脉及卵巢动脉参与供血，而髂内动脉为终末支，这为产后出血介入治疗的实施提供了较为理想的血管解剖学基础。产后出血介入治疗就是通过插管到髂内动脉，造影显示出血部位后，将栓塞剂注入病区血管内，阻断血流，可以迅速而彻底地止血。栓塞剂不但可在血管内引起血小板凝集和纤维蛋白沉积，形成血栓，达到闭塞出血动脉的目的，而且导致出血器官-子宫内的动脉压明显降低，血流减慢，有利于血栓形成。同时由于子宫血供减少，子宫平滑肌纤维缺血缺氧而导致收缩加强，达到间接控制出血的效果。

（二）适应证和禁忌证

1. 适应证

产妇生命体征稳定，因各种原因所致的产后出血经系统的非手术治疗无效均可考虑实施该手术，包括：子宫收缩乏力性产后出血、胎盘植入性产后出血、严重的软产道撕伤、凝血功能障碍所致的产后出血。

2. 禁忌证

生命体征不稳定、不宜搬动的产妇；合并有其他脏器出血的 DIC；严重的心、肝、肾和凝血功能障碍；对造影剂过敏者。

（三）实施方法

以 Seldinger 技术完成股动脉插管。先行盆腔造影，再行双侧髂内动脉及子宫动脉造影，显示出血部位及出血侧子宫动脉，大量造影剂外溢区即为出血处。迅速将导管插入至出血侧的髂内动脉前干，行髂内动脉栓塞术或子宫动脉栓塞术，二者均属经导管动脉栓塞术的范畴。固定导管，向该动脉注入带抗生素的明胶海绵颗粒或明胶海绵条或明胶海绵弹簧钢圈后，直至确认出血停止，DSA 造影证实已止血成功即可，不要过度栓塞。同法栓塞对侧。

因子宫供血呈明显的双侧性，仅栓塞一侧子宫动脉或髂内动脉前干将导致栓塞失败。临床研究结果表明术中发生的难治性产后出血以髂内动脉结扎术来代替子宫动脉栓塞时，往往出血难以停止而导致子宫切除。剖宫产术后或顺产后发生的顽固性出血可选择子宫动脉栓塞术和髂内动脉栓塞术。对于复发出血者，根据前次动脉栓塞的范围及程度决定再次接受动脉栓塞治疗。

目前产后大出血以子宫动脉出血最为常见，而优先选择子宫动脉栓塞术可直接栓塞出血血管，把组织出血控制在最小范围，止血迅速彻底，为治疗产后大出血最直接有效的方法。在患者情况允许条件下，优先选择栓塞双侧子宫动脉。遇到出血灶有子宫动脉外的髂内动脉分支参与供血者，应同时栓塞相应髂内动脉。若子宫动脉痉挛，子宫动脉插管困难者以及出血靶血管不确定时，为争取时间尽快止血，可仅栓塞两侧髂内动脉。部分患者经导管造影显示有卵巢动脉出血者，行卵巢动脉栓塞术需慎重考虑，栓塞的程度及栓塞的部位需要进一步探讨。

（四）栓塞材料的选择与应用

明胶海绵栓塞剂是可溶性的中效栓塞物质，可根据需求任意将其制成不同大小的颗粒、条状等，使用方便，且无毒、无抗原性的可吸收材料，在栓塞血管内可触发外源性凝血系统引起血小板凝集、纤维蛋白沉积，从而有效的止血。在栓塞后 2～3 周即可被吸收，血管复通。明胶海绵进入血管后吸水膨大只能栓塞至末梢动脉，不能栓塞毛细血管前动脉及毛细血管床，这样既可使毛细血管前小动脉及其分支持续闭塞达有效止血，又能保证前毛细血管平面侧支循环的畅通，使子宫等脏器获得少量血供，不致出现缺血坏死。

另外，PVA 微粒（500～700 μm 或更大颗粒）是长效栓塞剂，单用明胶海绵栓塞物进行子宫动脉栓塞不能彻底止血者，需要 PVA 微粒和明胶海绵进行子宫动脉栓塞，达到有效的止血目的。弹簧钢圈用于较大血管栓塞效果较好，主要用于髂内动脉栓塞。

（五）疗效评价

目前用盆腔内动脉栓塞技术治疗产后出血在国外已广泛应用，成功率高达 85%～95%。这种技术治疗的主要优点是：① 可直接看到动脉出血点，阻断远端动脉出血，实时评估止血效果，止血迅速而彻底。② 操作时间短、创伤小、恢复快、可重复、不良反应小。③ 保留了子宫和生育能力，避免了开腹手术，易被生育年龄的妇女所接受。缺点是：① 需要临时通知介入科放射人员，操作者需要具备丰富的插管经验和娴熟的技能。② 如果不在 DSA 手术室则需转运患者至介入放射科。③ 当动脉栓塞术治疗疗效不佳时，可能还是需要行子宫切除术。

（六）并发症

1. 栓塞术后综合征

低热可能为造影剂和栓塞剂的反应，如果出现高热提示有合并感染的可能。下腹疼痛为血管阻断后局部组织器官缺血所致,疼痛大多能忍受,不需特别处理。

2. 异位栓塞

膀胱动脉被栓塞可致尿痛和血尿;过度栓塞或异位栓塞可致臀部疼痛红肿及下肢麻木等。

3. 月经减少、闭经或卵巢功能减退

由于子宫动脉有卵巢支供应卵巢,部分栓塞剂可进入卵巢形成卵巢栓塞,因此在栓塞剂的选择时尽量栓塞直径大或条状栓塞剂来完成栓塞。对于有卵巢动脉参与供血的,栓塞卵巢动脉需要慎重考虑。

4. 栓塞后感染及子宫坏死

子宫内动脉之间有丰富的侧支循环,而使用明胶海绵颗粒不会造成末梢栓塞,栓塞后不会导致子宫的坏死。术中进行严格的无菌操作,一般不会出现子宫的感染。

产后出血的介入治疗已在临床上取得了可喜的效果,其最大优点就在于创伤小,危险性低,康复快,疗效可靠,可保留生育能力等。随着各种新技术的普及,采用微创技术来治疗产后出血将是今后的发展趋势,甚至可望预防性应用于有潜在出血倾向的患者。随着剖宫产率的升高,产后出血的发病率有上升趋势。因此,介入治疗在产后出血的防治方面必将获得长足的发展。但这一技术在产后出血的应用,目前尚缺乏系统的、大样本的循证医学研究结论,也需要进一步加大远期随访以充分论证此种治疗方法的有效性及可行性。

(胡明品　梅海炳　刘兴会)

参考文献

［1］ 中华医学会重症医学分会.低血容量休克复苏指南[J].中国实用外科杂志,2007,27(8)：581－587.

［2］ 中华医学会妇产科学分会产科学组.产后出血预防与处理指南(2014)[J].中华妇产科杂志,2014,49(9)：641－646.

［3］ Committee on Practice Bulletins-Obstetrics. Practice Bulletin No. 183：Postpartum hemorrhage[J]. Obstet Gynecol, 2017, 130(4)：e168－e181.

［4］ 中华人民共和国国家卫生健康委员会.全血和成分血使用[S].2018－09－26.

［5］ SENTILHES L, VAYSSIÈRE C, DENEUX－THARAUX C, et al. Postpartum hemorrhage：guidelines for clinical practice from the French College of Gynaecologists and Obstetricians (CNGOF)：in collaboration with the French Society of Anesthesiology and Intensive Care (SFAR)[J]. Eur J Obstet Gynecol Reprod Biol, 2015, 198：12－21.

［6］ 严海雅,吴云,叶松,等.剖宫产术中回收式自体输血的回顾性分析[J].中华麻醉学杂志,2016,36(11)：1297－1301.

［7］ YAN H Y, HU L Q, WU Y, et al. The association of targeted cell salvage blood transfusion during cesarean delivery with allogeneic packed red blood cell transfusions in a maternity hospital in China[J]. Anesth Analg, 2018, 127(3)：706－713.

［8］ KING M, WRENCH I, GALIMBERTI A, et al. Introduction of cell salvage to a large obstetric unit：the first six months[J]. Int J Obstet Anesth, 2009, 18(2)：111－117.

［9］ PARRY N, JUNGHANS C, SKELTON V, et al. Audit of cell salvage use in obstetric patients：adding experience[J]. Int J Obstet Anesth, 2010, 19(2)：238－239.

［10］ MORIKAWA M, KURAMOTO A, NAKAYAMA M, et al. Intraoperative red cell salvage during obstetric surgery in 50 Japanese women[J]. Int J Gynaecol Obstet，2015，128(3)：256 – 259.

[11]　MAVRIDES E，ALLARD S，CHANDRAHARAN E，et al. Prevention and management of postpartum haemorrhage：Green-top Guideline No. 52[J]. BJOG，2017，124(5)：e106 – e149.

[12]　KOZEK – LANGENECKER S A，AHMED A B，AFSHARI A，et al. Management of severe perioperative bleeding：guidelines from the European Society of Anaesthesiology：First update 2016[J]. Eur J Anaesthesiol，2017，34(6)：332 – 395.

[13]　KLEIN A A，BAILEY C R，CHARLTON A J，et al. Association of Anaesthetists guidelines：cell salvage for peri-operative blood conservation 2018[J]. Anaesthesia，2018，73(9)：1141 – 1150.

[14]　CHARBIT B，MANDELBROT L，SAMAIN E，et al. The decrease of fibrinogen is an early predictor of the severity of postpartum hemorrhage[J]. J Thromb Haemost，2007，5(2)：266 – 273.

[15]　MILLER R D，ROBBINS T O，TONG M J，et al. Coagulation defects associated with massive blood transfusions[J]. Ann Surg，1971，174(5)：794 – 801.

[16]　VASLEF S N，KNUDSEN N W，NELIGAN P J，et al. Massive transfusion exceeding 50 units of blood products in trauma patients[J]. Tranma，2002，53(2)：291 – 295.

[17]　BURTELOW M，RILEY E，DRUZIN M，et al. How we treat：Management of life-threatening primary postpartum hemorrhage with a standardized massive transfusion protocol[J]. Transfusion，2007，47(9)：1564 – 1572.

[18]　STOTLER B，PADMANABHAN A，DEVINE P，et al. Transfusion requirements in obstetric patients with placenta accrete[J]. Transfusion，2011，51(12)：2627 – 2633.

[19]　仇艺，谢涵. 卡贝缩宫素对阴道分娩产后出血的预防作用[J]. 复旦大学学报(医学版)，2014，41(1)：102 – 105.

[20]　BRZOZOWSKA M，LISIECKI D，KOWALSKA – KOPREK U，et al. Comparison of carbetocin and oxytocin effectiveness for prevention of postpartum hemorrhage after caesarean delivery[J]. Ginekol Pol，2015，86(2)：107 – 112.

[21]　WOMAN Trial Collaborators. Effect of early tranexamic acid administration on mortality，hysterectomy，and other morbidities in women with post-partum haemorrhage（WOMAN）：an international，randomised，double-blind，placebo-controlled trial[J]. Lancet，2017，389(10084)：2105 – 2116.

[22]　WHO recommendation on tranexamic acid for the treatment of postpartum haemorrhage. Geneva：World Health Organization，2017. Licence：CC BY – NC – SA 3. 0 IGO.

[23]　B – LYNCH C，COKER A，LAWAL A H，et al. The B – Lynch surgical technique for the control of massive postpartum hemorrhage：an alternative to hysterectomy? Five cases reported[J]. Br J Obstet Gynecol，1997，104(3)：372 – 375.

[24]　ENDLER M，GRUNEWALD C，SALTVEDT S. Epidemiology of retained placenta：oxytocin as an independent risk factor[J]. Obstet Gynecol，2012，119(4)：801 – 809.

[25]　JAUNIAUX E，BHIDE A，KENNEDY A，et al. FIGO consensus guidelines on placenta accreta spectrum disorders：Prenatal diagnosis and screening[J]. Int J Gynecol Obstet，2018，140(3)：274 – 280.

[26]　Committee on Obstetric Practice. Committee opinion no. 529：placenta accreta[J]. Obstet Gynecol，

2012, 120(1): 207 - 211.

[27] REVERT M, ROZENBERG P, COTTENET J, et al. Intrauterine balloon tamponade for severe postpartum hemorrhage[J]. Obstet Gynecol, 2018, 131(1): 143 - 149.

[28] KONE M, KONAN BLE R, SENI K, et al. Internal iliac arteries ligation for intractable obstetrical hemorrhage in Africa[J]. Gynecol Obstet Fertil, 2009, 37(6): 476 - 480.

[29] ERIKSSON L G, MULIC - LUTVICA A, JANGLAND L, et al. Massive postpartum hemorrhage treated with transcatheter arterial embolization: technical aspects and long-term effects on fertility and menstrual cycle[J]. Acta Radiol, 2007, 48(6): 635 - 642.

[30] MCCOLLOUGH C H, SCHUELER B A, ATWELL T D, et al. Radiation exposure and pregnancy: when should we be concerned? [J] Radiographics, 2007, 27(4): 909 - 917.

第五章
输血相容性检测试验

输血相容性检测试验主要包括常用红细胞血型血清学检测试验、特殊红细胞血型血清学检测试验和血小板血型血清学检测试验。本章主要阐述常用红细胞血型血清学检测试验,包括 ABO 血型鉴定试验、RhD 血型鉴定试验、红细胞不规则抗体筛查和鉴定试验以及交叉配血试验。

第一节 血 液 标 本

输血相容性检测通常采用静脉血标本,正确采集符合质量要求的血液标本是确保检验结果准确、可靠的前提。临床医护人员、标本运送人员、实验室检测人员应了解血液采集检测过程中各个环节可能对检验结果造成的影响,并取得受检者的积极配合,真正做到从受检者准备、血液采集前准备、血液采集和运送到实验室接收、检测整个流程每一环节的规范化、标准化操作,保证采集、检测的标本能真实反映受检者当前血型血清学的免疫学状况。

一、血液标本采集

血液标本的正确采集是检验前质量控制的关键环节,是获得准确可靠的检验结果的前提。而输血相容性检测标本的正确采集不仅是确保输血安全有效的基础,更关乎着患者的生命和健康。

(一)受检者准备

受检者进行血液采集前 24 h 应避免饮食高脂肪食物以避免乳糜血影响检测结果;应用右旋糖酐、白蛋白和脂肪乳剂等药物治疗者,应在输注药物前采集血液标本;应用肝素类药物治疗者应在鱼精蛋白中和后采集。血液采集前还应避免剧烈运动,一般情况下需休息 15 min 后再进行血液采集;采血时还需保持血液循环通畅;采前医护人员应向患者作适当解释,以消除受检者疑虑和恐惧。

(二)标本采集前准备

静脉血标本由临床具有资质的医护人员采集,遵医嘱准备标本采集所需的消毒器材、一次性注射器或一次性采血针、含有乙二胺四乙酸(ethylenediamintetra-acetic acid,EDTA)抗凝剂的真空管、标本条形码或检验申请单。采集交叉配血试验标本的,还需持《临床输血申请单》,输血申请单应当由主治医师及以上职称的医师填写,并经上级医师审核。血液采集前首先应当面确认受检者身份,如受检者姓名、性别、出生日期、住院号/门(急)诊号、床号等信息,有条件的可通过核对腕带的方式确认。采集血型鉴定与交叉配血试验标本应由两名医护人员到床边共同核对确认。确认无误后将标本条形码或检验申请单上标有患者姓名、住院号/门(急)诊号、科别、床号以及申请序号的标签粘贴在真空管上。

（三）标本采集

（1）血液标本采集部位通常采用肘部静脉，优先选择肘正中静脉，依次为贵要静脉、头静脉，如肘静脉不明显也可选手背静脉或内踝静脉等。

（2）医护人员按照静脉采血操作规程采集 3～5 ml 血液备用。

（四）标本采集注意事项

（1）标本采集前或近期使用青霉素、头孢菌素、非那西丁、氨基比林、甲基多巴、磺胺、右旋糖酐、肝素等药物可能会影响检验结果，应及时告知实验室检测人员。

（2）采血护士 1 次只能采集 1 名受检者的标本，不得对多名受检者同时采集，采集完毕并在患者床旁核对无误，确保标本与受检者的唯一性，防止受检者识别和标识发生错误。一般情况下交叉配血与初次血型鉴定不能使用同一标本，且不得同一批次采集，以防标本采集错误造成严重输血差错、事故。

（3）采血时，应避开水肿、血肿部位、瘢痕部位、动静脉瘘管或有任何导管的同侧手臂，并尽量避开静脉输液、输血的同侧手臂。

（4）静脉采血时，止血带压迫时间宜小于 1 min，若止血带压迫超过 2 min，大静脉血流受阻而使毛细血管内压上升，可有血管内液与组织液交流，影响检测结果。

（5）用于输血相容性检测的受血者血液标本应当是输血前 3 天之内采集；对于反复多次输血患者，要求使用当次输血前 24 h 内采集的血液标本，以防红细胞不规则抗体漏检导致溶血性输血反应（hemolytic transfusion reactions，HTRs）。

二、血液标本的运送

输血相容性检测标本采集后应立即送检，临床科室不应保存相关标本。有检验申请单的标本应与检验申请单一并送检，交叉配血试验标本必须与《临床输血申请单》一并送检。血液标本送检应由医务人员或经培训授权的专职人员运送，也可以用经过性能评估验证的气动物流传输系统运送。血液标本应置密封、坚固的专用容器运送，确保标本运送安全。

三、标本的接收

输血科（或血库）工作人员收到标本，应双方逐项核对标本是否符合项目要求。同步递交《临床输血申请单》或《检验申请单》的，需逐项核对申请单内容是否正确、完整，签字、审批是否符合程序，《临床输血申请单》还应审核输血指征是否符合要求。验收完毕双方签名。验收合格的标本，建立信息系统的医院可直接在 LISS 系统标本接收工作站扫入条码，未建立信息系统的医院，则手工记录标本具体信息及接收时间。验收不合格的标本，如标本信息与申请单相应内容不一致、标本量过少、标本抗凝不全、标本发生严重溶血（非原发病所致）、乳糜（因代谢障碍导致的除外）以及血液标本在运送中发生容器破裂、外溢等情况，输血科（或血库）可拒收，但应及时通知临床科室重新采集和提供。

四、标本保存与处理

输血科（或血库）对接收的标本在用于血液相容性检测前须充分离心，原则上在检测前室温保存。标本预处理后应及时进行相关检测，不能及时检测的标本应置 2～8℃ 条件下保存。已完成输血相容性检测的血液标本（包括供血者标本）在 2～8℃ 条件下至少保存 7 天。废弃样本按《医疗卫生机构医疗废物管理办法》进行处置。

第二节　ABO 和 RhD 血型鉴定

自 1900 年奥地利病理学家卡尔·兰德施泰纳(Karl Landsteiner，1868—1943)发现人类第一个血型系统即 ABO 血型系统，至 2017 年 7 月被国际输血协会(International Society of Blood Transfusion，ISBT)认可的人类红细胞血型抗原共为 346 个，其中 308 个分属 36 个人类红细胞血型系统。36 个血型系统中又以 ABO 血型系统和 Rh 血型系统最为重要，对临床输血有重要意义。

ABO 血型系统具有其他血型系统所没有的两个独特性质。一是血清中常存在反应强的抗体，而红细胞上缺乏与之相应的特异性抗原；二是许多组织细胞上也有规律地存在着 A、B、H 抗原，以及分泌型个体的分泌液中存在着 A、B、H 血型物质。因此 ABO 血型系统是临床输血和器官移植中最为重要的血型系统。

Rh 血型系统是目前人类发现的血型系统中最为复杂的血型系统，在临床输血中其重要性仅次于 ABO 血型系统，其所表达的血型抗原多达 50 多种，但与临床关系密切、具有较大临床意义的仅是其中的 5 个，即 D、E、C、c、e。这 5 个抗原被称为 Rh 血型系统的主要抗原。通常情况下，由于 D 抗原的抗原性最强，出现频率高，临床意义较大，故目前输血前红细胞 Rh 血型鉴定一般只检测 D 抗原。根据是否存在 D 抗原，可将红细胞表型分为 RhD 阳性和阴性。而在 RhD 阳性表型中，除正常表达 D 抗原外，也存在多种 D 抗原弱表达的情况，即 D 抗原变异体，包括弱 D 和部分 D 等。对于临床患者而言，D 变异型宜视为 RhD 阴性对待。

一、ABO 血型鉴定试验

根据红细胞膜表面有无 A 抗原和(或)B 抗原，血清中有无抗-A 和(或)抗-B，将红细胞 ABO 血型分为 A 型、B 型、AB 型和 O 型。我国《输血技术操作规程(输血科部分)》规定，ABO 血型鉴定必须进行正反定型。正定型(也称红细胞定型)，是指用已知的抗-A 和抗-B 血型定型试剂测定红细胞表面有无相应的 A 抗原和(或)B 抗原；反定型(也称血清定型)，是指用已知的 A_1 型、B 型和 O 型试剂红细胞测定血清(或血浆)中有无相应的抗-A 和(或)抗-B。根据受检者红细胞表达的 A、B 抗原及血清(或血浆)中的抗-A、抗-B 情况判断 ABO 血型，只有在正反定型结果匹配一致，才能确定红细胞 ABO 血型，若正反定型结果不一致，需增加辅助试验以确定 ABO 血型。临床常用 ABO 血型检测方法有玻片法、试管法、微板法、微柱凝集法、基因检测等，本节主要介绍临床最常用的试管法和微柱凝集法。

(一) 试管法

1. 原理

用已知的 IgM 抗-A、抗-B 血型定型试剂检测红细胞表面 ABO 抗原，即正定型；用已知 ABO 血型的试剂红细胞检测同一标本血清(或血浆)中的抗-A 和(或)抗-B，即反定型。

2. 仪器、试剂与耗材

台式低速离心机、血型血清学专用离心机、试管架、显微镜、抗-A、抗-B 血型定型试剂(单克隆抗体)、生理盐水、2%～5% A_1 型、B 型、O 型试剂红细胞、透明硬试管(规格 75 mm×12 mm 或 75 mm×10 mm)、一次性塑料滴管、玻片、记号笔等。

3. 操作步骤

(1) ABO 血型正定型试验：① 取两支洁净试管，分别标上抗-A、抗-B，并根据标记分别各加入 1 滴抗-A、抗-B 血型定型试剂，再各加 1 滴 2%～5% 的被检红细胞悬液(用生理盐水配制)。② 轻轻混合试管内容物，立即用血型血清学专用离心机以 1 000 g 离心 15 s，或遵照离心机说明书要求离心。③ 将试管从离心机中取出,拿成锐角,缓慢轻摇,使液体反复冲刷细胞扣,当红细胞不再附着在试管壁上时,继续缓慢振摇,观察试管内是否形成均匀的红细胞悬液或凝集块。④ 怀疑为弱凝集的应转移至显微镜下观察结果。⑤ 记录观察到的凝集强度或溶血程度,并通过 ABO 反定型试验进一步验证正定型结果。

(2) ABO 血型反定型试验:① 取三支洁净试管,分别标上 A_1c、Bc、Oc,向每支试管中各加 2 滴被检血浆(或血清),再根据试管标记分别各加入 1 滴 2%～5% A_1、B、O 型试剂红细胞悬液。② 轻轻混合试管内容物,立即以 1 000 g 离心 15 s,或遵照离心机说明书要求离心。③ 将试管从离心机中取出,拿成锐角,缓慢轻摇,使液体反复冲刷细胞扣,当红细胞不再附着在试管壁上时,继续缓慢振摇,观察试管内是否形成均匀的红细胞悬液或凝集块。④ 怀疑为弱凝集的应转移至显微镜下观察结果。⑤ 记录观察到的凝集强度或溶血程度,并与正定型结果进行相互验证。

4. 结果判读

(1)结果判读标准:① 阳性结果:红细胞形成凝集或发生溶血。② 阴性结果:红细胞无溶血,肉眼及镜下红细胞均匀分布,未见凝集。

(2)试管法红细胞凝集强度评分标准:见表 5-1。

表 5-1　试管法红细胞凝集强度评分标准

凝集强度	评分结果	描　　述
4+	12	红细胞凝集成一大块,血清清晰透明
3+	10	红细胞凝集成数大块,血清尚清晰
2+	8	红细胞凝块分散成许多小块,周围可见到游离红细胞
+	5	肉眼可见大颗粒,周围有较多游离红细胞
±	3	镜下可见数个红细胞凝集在一起,周围有很多游离红细胞
MF	2	混合外观凝集(mixed field),镜下可见少数红细胞凝集,而绝大多数红细胞仍呈分散分布
pH	/	表示部分溶血,有一些红细胞残留
H	/	表示完全溶血,无残留红细胞
—	0	镜下未见凝集,红细胞均匀分布

(3)结果解释:临床上,将红细胞膜表面具有 A 抗原者称为 A 型,具有 B 抗原者称为 B 型,具有 A 和 B 抗原者称为 AB 型,不具有 A 抗原和 B 抗原称为 O 型。一般血清(或血浆)中 A 型者具有抗-B,B 型者具有抗-A,AB 型者无抗-A、抗-B,O 型者具有抗-A 和抗-B,如表 5-2 所示。

表 5-2　ABO 血型正反定型格局

正定型(红细胞定型)			反定型(血清定型)			受检者 ABO 血型
血型定型试剂＋受检者红细胞			受血者血清＋试剂红细胞			
抗-A	抗-B	抗-AB	A_1 细胞	B 细胞	O 细胞	
+	—	+	—	+	—	A
—	+	+	+	—	—	B
—	—	—	+	+	—	O
+	+	+	—	—	—	AB

5. 正反定型不一致原因分析

ABO 血型鉴定会受到年龄、疾病、遗传、药物等诸多因素的影响,致使正反定型结果不一致。所谓正反定型结果不一致,就是在应用常规血清学试验方法检测 ABO 血型的红细胞定型和血清定型,结果不能得到相互印证,包括抗原、抗体反应的不凝集和弱凝集结果。

出现正反定型结果不符时,首先应重复试验,仍不符的重新采集血标本再重复试验,如仍不符的,则除实验技术因素外还应考虑生理性因素、临床治疗和疾病因素等对受检标本检测结果的影响,分析处理出现不符的可能原因。

(1) 实验技术因素可能包括但不限于:① 血液标本错误、试剂漏加或误加、试剂污染或失效、试验器材不洁净、离心过度或不足、试验时间过短或过长、试验温度过高或过低以及结果记录或判断错误等,均可造成假阴性、假阳性结果。② 血型定型试剂效价太低、亲和力不强等均可使凝集反应强度减弱以及红细胞悬液浓度过高或过低,导致抗原抗体比例不适当,出现前带或后带现象,均可造成假阴性结果。③ 各种原因引起的红细胞溶血,误判为不凝集;部分溶血时,可溶性血型物质中和了相应的抗体,或者患者血清中血型物质过多,中和了相应抗体,均可导致假阴性结果。

(2) 排除实验技术因素后,还需要考虑患者是否存在以下特殊病理、生理现象,必要时进行相应验证试验:① 冷凝集素使受检者红细胞自身凝集,在进行血型鉴定时应使用 37℃ 生理盐水洗涤红细胞(至少 3 次)或者 45℃ 热放散红细胞后,再进行正定型检测。② 受检者红细胞被细菌或细菌酶污染产生的假凝集,可置于 37℃ 孵育 10 min 后观察结果,此种凝集在 4～37℃ 随着温度的升高,凝集程度逐渐减弱,在 37℃ 时最弱或消失。③ 结肠癌、直肠癌、革兰阴性杆菌感染导致获得性类 B 抗原使正反定型不一致,可用酸化红细胞方法去除类 B 抗原物质。④ ABO 正定型时出现"混合外观凝集"现象,应排除 ABO 血型不合骨髓或外周血干细胞移植术后血型转换期、近期曾输过异型血使患者血液标本成为不同型别的红细胞混合物以及嵌合体血型体内有两群红细胞等。⑤ 受检者血清蛋白紊乱,如巨球蛋白血症、多发性骨髓瘤、高黏滞血症等,血浆中存在大分子物质常引起红细胞呈缗钱状排列,使用生理盐水稀释或置换,可使假凝集消失。⑥ 受检者血清中缺乏应有的抗-A 或抗-B,如丙种球蛋白缺乏症,或抗体活性低,出现反定型试验凝集结果较弱,可将试管于室温放置 5～10 min 增加反应时间,以促进弱抗体与对应血型抗原结合,再次离心观察结果。如果反应仍然很弱,可加大血浆(或血清)量(可加至 8 滴)。如果室温增强手段没有获得预期结果,可以采取 4℃ 放置 5～10 min,但需要采取相同方式处理 O 细胞,O 细胞没有出现凝集,结果有效;若出现弱凝集时,应在显微镜下观察结果,以排除假凝集;同时还可延长离心时间等方法来促进抗原抗体反应。⑦ ABO 血型系统以外的不规则抗体干扰引起正反定型不一,如冷抗体型自身抗体以及其他未知的同种抗体等。冷自身抗体干扰,可用 O 型标准红细胞吸收血清中的 ABO 以外抗体,去除 ABO 以外抗体干扰,待 O 型红细胞完全不凝集后再鉴定血型;其他未知同种抗体可通过抗体筛查和鉴定来确定抗体特异性。⑧ 新生儿和小于 4 个月的婴儿,由于血型抗体产生不完全,可不进行反定型检测,以正定型结果为准。⑨ ABO 亚型。当怀疑 ABO 正反定型不一由 ABO 亚型所致,可增加相应的试验,如正定型增加红细胞与抗-A_1、抗-H 和抗-AB 试剂的反应;反定型增加血浆(或血清)与 A_2 细胞、O 细胞及自身红细胞的反应。必要时可通过吸收放散试验检测红细胞上的弱 A 和弱 B 抗原,还可通过检测唾液中的血型物质来推测 ABO 亚型。总之,ABO 正反定型不一致时,综合分析上述可能导致正反定型不一致的原因,必要时可结合直接抗人球蛋白试验(direct antiglobulin test, DAT)、吸收放散试验、唾液血型物质检测、中和抑制试验、抗体增强技术和基因检测技术,甚至家系调查等以获得正确的 ABO 定型结果。

6. 注意事项

(1) 建议使用有国家食品药品监督管理总局(China food and drug administration,CFDA)正式批

准文号的商品化的抗-A、抗-B血型定型试剂。单克隆抗-A、抗-B血型定型试剂的质量应符合抗-A血型试剂对A_1、A_2、A_2B血型红细胞的凝集效价分别≥1:128、1:32、1:16和抗B血型试剂对B血型红细胞的凝集效价≥1:128,且均不得低于国家参考品的同步测定结果。特异性应符合抗-A血型试剂与A_1、A_2B血型红细胞产生凝集,与B、O血型红细胞不产生凝集;抗-B血型试剂与B血型红细胞产生凝集,与A_1、O血型红细胞不产生凝集,且均不应出现溶血和其他不易分辨的现象。亲和力应符合抗-A血型试剂与A_1、A_2、A_2B血型红细胞出现凝集的时间分别≤15 s、30 s、45 s;抗-B血型试剂与B血型红细胞出现凝集的时间≤15 s,且在3 min内凝集块应达到1 mm^{2}以上。

（2）试剂使用前应仔细阅读说明书并检查试剂的贮存条件是否符合要求、是否变质失效;试剂用量、被检红细胞悬液的浓度和用量要遵照试剂说明书。

（3）试验过程通常先加血清,后加红细胞,注意离心力、温度、红细胞浓度及抗原抗体的比例对试验结果的影响。

（4）注意血浆纤维蛋白块对凝集反应结果判读的影响。

（5）注意患者所使用药物对检测标本的影响:如果使用右旋糖酐、聚乙烯吡咯烷酮(polyvinyl pyrrolidone, PVP)等治疗,应注意将红细胞洗涤;如果受血者使用肝素治疗,则应尽量在使用硫酸鱼精蛋白中和之后,再留取血液标本。

（6）在进行ABO血型鉴定时,红细胞上A和(或)B抗原的鉴定,反应结果应出现4+凝集,若凝集强度＜3+凝集;血清中抗-A和(或)抗-B鉴定,反应结果应出现≥3+凝集,若凝集强度＜2+凝集以及正定型为O型,反定型抗-A、抗-B凝集强度差价≥2+凝集,应当分析其原因,可能为亚型或抗原减弱或抗体减弱。

（二）微柱凝集法

1. 原理

微柱凝集免疫分析技术是微珠过滤技术和抗原抗体免疫反应相结合的产物,利用微柱内介质(凝胶或玻璃珠)的分子筛效应来区分凝集反应中游离红细胞和凝集红细胞。微柱内的介质在一定离心力的作用下只允许游离红细胞通过,沉淀于底部,即为阴性反应;凝集的红细胞因体积大于分子筛孔径而被阻滞,不能通过微柱介质层,滞留于微柱介质的顶部或介质的中间,即为阳性反应。ABO血型鉴定微柱中分别充填IgM类抗-A、抗-B单克隆抗体试剂,用于检测红细胞上A、B抗原,从而使操作简化,并且结果清晰明了易于判读。

2. 仪器、试剂与耗材

台式低速离心机、微柱凝集卡专用离心机、微柱凝集卡专用孵育器、移液器和吸头、试管架、ABO血型鉴定微柱凝集卡、生理盐水、0.8%～1% A_1型、B型试剂红细胞、透明硬试管、一次性塑料滴管、记号笔等。

3. 操作步骤

由于不同生产厂家的微柱凝集卡使用要求不同,必须严格按照厂商提供的ABO血型鉴定微柱凝集卡使用说明书进行使用。

（1）分别用移液器将受检者0.8%～1%红细胞悬液50 μl加入在微柱凝集卡的抗-A、抗-B以及对照孔中。

（2）分别用移液器将受检者血浆(或血清)50 μl加于微柱凝集卡的A_1c、Bc孔中,再分别加入A_1、B试剂红细胞各50 μl于对应孔中做ABO反定型鉴定。

（3）立即用专用离心机离心5 min,取出肉眼判定结果。

4．结果判读

（1）结果判读标准：① 阴性结果：红细胞全部沉在微柱介质的底部，形成一个平整的红细胞聚集带。② 阳性结果：红细胞发生溶血或凝集（浮在介质表面或散布在介质之中）。

（2）微柱凝集法红细胞凝集强度判读标准见图5-1：① 4＋：凝集的红细胞全部集中在介质的顶部，基本上处于同一平面上。② 3＋：凝集的红细胞绝大部分集中在介质的顶部，在上半部分处有少量凝集红细胞，呈"拖尾"状态。③ 2＋：凝集的红细胞分布于整个柱体，微柱底部可见少量红细胞。④ 1＋：凝集的红细胞绝大部分集中在介质的下半部分，微柱底部可见少量红细胞。⑤ ±：红细胞在介质的底部形成一个粗糙的聚集带，聚集带的上方可见少量凝集红细胞。⑥ 双群（double pack，DP）：在介质的顶部和底部分别出现一条红细胞聚集带。⑦ 溶血（hemolysis，H）：红细胞溶解，作为阳性结果对待。介质呈透明暗红色。⑧ －：红细胞全部沉在微柱介质的底部，形成一个平整的红细胞聚集带。

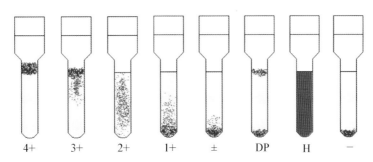

4+　　3+　　2+　　1+　　±　　DP　　H　　－

图 5-1　微柱凝集卡反应结果示意图

（3）结果解释：综合正反定型结果，参照试管法进行ABO血型判定。如对照孔为阳性则表明实验结果不可信，应查找原因。

5．注意事项

（1）微柱凝集卡应严格按照制造商的使用说明书要求的贮存条件保存。

（2）试验前应检查微柱凝集卡封口是否严密、微柱凝集卡液面是否干涸、微柱介质中是否有气泡，如有上述情况则不能使用，使用前必须经专用离心机离心；撕开微柱凝集卡上的锡纸时，注意避免柱间特异性抗体试剂的交叉污染。

（3）红细胞悬液的配制应标准化；离心后应立即判读结果，不要将微柱凝集卡水平放置；同时由于红细胞在微柱中的运行轨迹可能不典型，所以判读结果时，需要从卡的正反两面进行判读。

（4）对照孔（Ctl/Control孔）反应必须为阴性。如为阳性，则结果不可靠，需用生理盐水洗涤红细胞3次后重复试验；如在微柱孔中出现溶血现象，提示为红细胞抗原抗体阳性反应，也不排除其他原因所致溶血，故对此标本要认真分析，应向上级主管技术人员报告并讨论。

（5）标本被细菌污染、标本太陈旧、标本抗凝不完全以及血浆纤维蛋白、某些白血病大量白细胞以及其他颗粒性物质均可能出现假阳性结果；而抗原或抗体量太少，抗原、抗体比例不当，离心力过大或离心时间过长，漏加试剂等均可引起假阴性反应。

（6）其他因素如IgM意外抗体、患者有近期异型输血史、骨髓移植或干细胞移植，先天性免疫球蛋白缺乏、长期大量应用免疫抑制剂等可导致血型抗体减弱或消失，血清中存在IgM自身免疫性血型抗体、冷凝集效价增高、多发性骨髓瘤、免疫球蛋白异常等等均可影响检测结果，造成血型定型困难。

（7）红细胞上A和（或）B抗原鉴定，反应结果应出现4＋凝集，若凝集强度＜3＋凝集；血清中抗-A和（或）抗-B鉴定，反应结果应出现≥3＋凝集，若凝集强度＜2＋凝集以及正定型为O型，反定型抗-

A、抗-B 凝集强度差价≥2＋凝集,应分析其原因,可能为亚型或抗原减弱或抗体减弱。

(三) ABO 血型的临床意义

ABO 血型系统是临床输血和器官移植中最重要的血型系统。ABO 血型不合的输血可以引起急性溶血性输血反应(acute hemolytic transfusion reaction,AHTR)。IgM 性质的抗-A 和(或)抗-B 引起的溶血是血管内溶血,可发生休克、弥散性血管内凝血(disseminated intravascular coagulation,DIC)和急性肾功能衰竭,严重者甚至死亡。IgG 性质的抗-A 和(或)抗-B 可以通过胎盘,因此 ABO 血型不合的妊娠(尤其是母亲为 O 型,胎儿为 A 型或 B 型),可能发生 ABO 新生儿溶血病(hemolytic disease of the fetus and newborn,HDFN),导致新生儿黄疸、贫血、水肿、肝脾肿大等甚至死胎或新生儿死亡的严重后果。ABO HDFN 在第一胎即可发生,分娩次数越多,发病率越高,且一次比一次严重。若母亲怀第一胎前曾接受过类似 A 型或 B 型物质的刺激,母体内已经产生了抗胎儿红细胞的免疫抗体,第一胎就可发生 ABO HDFN。其次,胎儿的很多组织及体液均可含有 A 或 B 的血型物质,在怀孕时可能进入母体,刺激母体产生相应的免疫抗体,使母亲怀第一胎时即可发生 HDFN。由于 ABO 血型抗原不仅存在于红细胞上,还存在于许多组织细胞上,所以在器官移植中也意义重大。

二、RhD 血型鉴定试验

Rh 血型系统主要有 D、C、c、E、e 5 种抗原,在体内形成的天然抗体极少,主要是免疫性抗体。使用抗-D、抗-E、抗-C、抗-c 和抗-e 5 种抗体(单克隆或多克隆)检测红细胞上的 Rh 抗原,可有 18 种表现型。在临床上,由于 D 抗原的抗原性最强,出现频率高,临床意义较大,故一般只检测 D 抗原。凡受检红细胞和抗-D 血清凝集者为 RhD 阳性,不凝集者为 RhD 阴性。

(一) 试管法

1. 原理

利用 IgM 抗-D 血型定型试剂在盐水介质里能同时与红细胞膜上的 D 抗原决定簇结合形成凝集。通过离心作用可加速凝集反应,出现肉眼可见的红细胞凝集颗粒,根据是否出现凝集可判断红细胞膜上是否存在 D 抗原。

2. 仪器、试剂与耗材

台式低速离心机、血型血清学专用离心机、试管架、显微镜、抗-D 血型定型试剂(单克隆 IgM 抗-D 或 IgM＋IgG 混合型抗-D)、生理盐水、透明硬试管、一次性塑料滴管、玻片、记号笔等。

3. 操作步骤

(1) 取 2 支洁净试管,做好标记,分别各加入抗-D 血型定型试剂、阴性对照试剂 1 滴;然后再加入 2％～5％受检红细胞悬液各 1 滴。

(2) 轻摇试管,使内容物混匀后,立即用血型血清学专用离心机以 1 000 g 离心 15 s,或按抗-D 血型定型试剂说明书要求离心。

(3) 将离心后的试管拿成锐角,缓慢轻摇使液体反复冲刷红细胞扣,当红细胞不再附着在试管壁上时,继续缓慢振摇,直到形成均匀的红细胞悬液或凝集块,肉眼观察并记录结果。

4. 结果判读

(1) 结果判读标准:同本章节 ABO 血型鉴定试验试管法。

(2) 结果解释:① 对照管不凝集,试验管凝集≥2＋,没有混合外观,报告为 RhD 阳性。若试验管凝集≤1＋,则需要额外的实验来检测与抗-D 的弱反应。② 试验管及对照管均不凝集,可判断为阴性结果。③ 对照管凝集，结果无效。需查找原因，重复试验，必要时增加辅助试验。

5. 注意事项

（1）试剂使用前应仔细阅读说明书并检查试剂的贮存条件是否符合要求、是否变质失效；试剂用量、被检红细胞悬液的浓度和用量要遵照试剂说明书。

（2）对于献血者、孕妇和母亲是 RhD 阴性的新生儿、RhD 抗原初筛阴性时，还需要进一步做 RhD 阴性确认试验。

（3）使用 IgM＋IgG 抗-D 血型定型试剂检测受血者时，应采用盐水法检测，不能直接采用间接抗人球蛋白方法检测。

（4）对照管阳性时，可能是异常蛋白干扰、IgG 或 IgM 自身抗体干扰所致，可以采用常温生理盐水洗涤、37℃温盐水洗涤或 45℃振荡孵育和洗涤来消除干扰。

（二）微柱凝集法

1. 原理

同本章节 ABO 血型鉴定试验微柱凝集法。

2. 仪器、试剂与耗材

台式低速离心机、微柱凝集卡专用离心机、微柱凝集卡专用孵育器、移液器和吸头、试管架、RhD 血型鉴定微柱凝集卡、生理盐水、透明硬试管、一次性塑料滴管、记号笔等。

3. 操作步骤

由于不同生产厂家的微柱凝集卡使用要求不同，必须严格按照厂商提供的 RhD 血型鉴定微柱凝集卡使用说明书进行使用。

（1）分别用移液器将受检者 0.8%～1%红细胞悬液 50 μl 加入在微柱凝集卡的抗-D 以及对照孔中。

（2）立即用专用离心机离心 5 min，取出肉眼判定结果。

4. 结果判读

（1）结果判读标准：同本章节 ABO 血型鉴定试验微柱凝集法。

（2）结果解释：① 对照孔阴性，受检孔红细胞沉淀在介质柱孔底，报告为 RhD 阴性。但对于献血者、孕妇和母亲是 RhD 阴性的新生儿还需要进一步做 RhD 阴性确认试验。② 对照孔阴性，受检孔凝集≥2＋，没有混合外观，报告为 RhD 阳性。若受检孔凝集＜2＋，没有混合外观，转入试管法复查≥2＋，报告为 RhD 阳性；若受检孔凝集≤1＋，则需要额外的实验来检测与抗-D 的弱反应。③ 对照孔阳性，则表明试验结果不可信，应查找原因。必要时用试管法重复试验。

5. 注意事项

（1）标本抗凝不完全，可出现假阳性结果；受检红细胞被免疫球蛋白致敏或标本血清中含有引起红细胞凝集的因子，也可造成假阳性。

（2）改变离心时间、离心力，也可能出现假阳性或假阴性结果。

（3）如果应用不抗凝血标本，血清析出应充分，排除纤维蛋白干扰，制备的红细胞悬液，不能含有凝块。

（4）离心过程中要防止孔间污染，干扰结果。

（5）如果对照孔表现为阳性，则提示结果不可靠，应使用生理盐水洗涤红细胞并重新配制悬液重新检测；如果对照孔结果变为阴性，则可以判读结果。

（6）微柱凝集法 RhD 血型鉴定试验通常都是与 ABO 血型鉴定试验共用微柱凝集卡，共用对照孔，两个试验同步进行。

（三）临床意义

在临床输血中，Rh 血型系统的意义仅次于 ABO 血型系统。Rh 血型系统中以 D 抗原的抗原性最强。Rh 抗体多为 IgG 性质的抗体，主要通过输血和（或）妊娠免疫产生，在体内可持续存在数年，如果再次接触该抗原，发生免疫应答使抗体迅速产生并在短时间内达到高峰。Rh 抗体一般不结合补体，若引起 HTRs，通常为迟发性血管外溶血。Rh 阴性患者如输入 Rh 阳性血液即可刺激机体产生抗-Rh 抗体，当再次输入 Rh 阳性血液时就可发生 HTRs；如 Rh 阴性妇女曾孕育过 Rh 阳性胎儿，当输入 Rh 阳性血液时也可发生 HTRs。

母婴 Rh 血型不合可发生 HDFN，Rh 血型不合的 HDFN 中以 D 抗原不合最为多见，临床表现也最严重。Rh HDFN 一般都发生在第 2 胎及以后。Rh 阴性的母亲孕育了 Rh 阳性的胎儿，分娩时若少量的胎儿红细胞进入母体，刺激母体产生抗-Rh 抗体，当母亲再次孕育 Rh 阳性胎儿时，此种抗体便可通过胎盘进入胎儿血液循环，溶解破坏胎儿红细胞，继发贫血、水肿、肝脾肿大和出生后短时间内出现进行性高胆红素血症等临床表现。若 Rh 阴性妇女在孕前曾输注过 Rh 阳性血液或曾有过 Rh 阳性胎儿流产史（妊娠 2 个月以上）、引产、羊水穿刺等损伤使胎儿红细胞进入母体，则这些孕妇第一胎即可发生 HDFN。其次也有极少数 Rh 阴性孕妇，因其母亲是 Rh 阳性者，在孕妇尚为胎儿时因其母亲的少量 Rh 阳性血通过胎盘进入其体内，使其发生了初次免疫应答，当其孕育第一胎 Rh 阳性胎儿时，只要有少量的胎儿血进入孕妇体内即可发生再次免疫应答，产生足量的 IgG 抗体，引起 HDFN，即所谓的"外祖母学说"。

Rh 阴性孕妇妊娠间隔、胎次、抗原进入体内次数以及接收过 Rh 阳性血液输注的次数和数量与 Rh HDFN 发生的早晚和临床表现的严重程度密切相关。Rh 血型不合者如同时伴有 ABO 血型不合时，较少发生 Rh HDFN，这主要是此种情况下胎儿红细胞进入母体后很快地被母体的抗-A 和（或）抗-B 破坏并清除，刺激母体产生抗体的时间较短，反而有可能避免了 Rh HDFN 的发生。

第三节　红细胞不规则抗体筛查和鉴定试验

随着输血技术、血型血清学检测技术的逐步提高及输血流程的不断完善，由血型鉴定错误引起的 AHTR 发生率显著减少。目前，不规则抗体所致的溶血性输血反应、血型鉴定困难及交叉配血困难等发生率逐年升高，甚至危及受血者生命安全，并且造成血液资源的浪费。

不规则抗体也称意外抗体，是指不符合 ABO 血型系统 Landesteiner 法则的血型抗体，即抗-A、抗-B 以外的血型抗体。不规则抗体分为天然抗体、同种抗体及自身抗体 3 种类型。天然抗体是指个体偶然与自然环境中的某些血型抗原类似物接触而产生的抗体（如抗-M、抗-P1），其多数以 IgM 或 IgG 形式单独存在，少数则以 IgM 和 IgG 形式共同存在；同种抗体是指个体因输血、注射（或输注）血液制品、妊娠以及移植等明显的免疫过程而产生的抗体，常以 IgG 形式单独存在，少数同种抗体以 IgM 和 IgG 形式共同存在，这类抗体往往与具有相应抗原的同种异基因红细胞发生凝集反应；自身抗体是个体因药物或疾病等因素致使自身免疫系统紊乱，产生了针对自身红细胞抗原的抗体。其中，IgM 类自身抗体均属于冷抗体，而 IgG 类自身抗体则有冷抗体及温抗体之分。这类抗体不仅与自身红细胞凝集，通常也与多数人的红细胞发生凝集反应。此外，ABO 亚型抗体也属于不规则抗体。

输血前抗体筛查和鉴定试验的目的是发现有临床意义的抗体，即能引起各类免疫性输血反应、

HDFN 及使输入的红细胞存活时间缩短且在 37℃ 有反应的特异性抗体。对孕产妇而言,在产前或输血前进行不规则抗体筛查及鉴定,提前预防 HDFN 或选择不含相应抗原的血液进行输注,是防治 HDFN 和降低输血不良反应发生,确保优生优育和输血安全有效的重要措施。临床输血技术规范明确规定,对有输血史、妊娠史或短期内需要接受多次输血的患者必须进行不规则抗体筛查。

一、红细胞不规则抗体筛查试验

通常选择 2 组或 3 组具有能覆盖常见的、有临床意义的血型抗原的 O 型红细胞,采用盐水法筛查 IgM 型抗体;采用盐水抗人球蛋白法、LISS 抗人球蛋白法、聚乙二醇(poly-ethylene glycol,PEG)抗人球蛋白法、酶法、聚凝胺法以及微柱凝集抗人球蛋白法等筛查 IgG 型抗体。本节主要介绍临床目前最常用的盐水介质法和微柱凝集抗人球蛋白法。

(一) 盐水介质法

1. 原理

利用 IgM 类不规则抗体可在室温盐水介质中与具有对应抗原的红细胞发生凝集反应的特性,用 2 组或 3 组已知抗原的抗筛细胞以及受检者自身红细胞和血浆(或血清)在盐水介质中反应,筛查受检者血浆(或血清)中是否存在红细胞不规则抗体,如果受检者血浆(或血清)中存在不规则抗体,则与筛查红细胞所携带的对应抗原将出现阳性反应。

2. 仪器、试剂与耗材

台式低速离心机、血型血清学专用离心机、试管架、显微镜、2%～5% 不规则抗体筛选红细胞试剂(Ⅰ、Ⅱ、Ⅲ号)、生理盐水、透明硬试管(规格 75 mm×12 mm 或 75 mm×10 mm)、一次性塑料滴管、玻片、记号笔等。

3. 操作步骤

(1) 取 4 支洁净试管,分别标上 Ⅰ、Ⅱ、Ⅲ 及自身对照。

(2) 每支分别各加 2 滴被检者血浆(或血清),再根据标记分别各加入 1 滴 2%～5% 不规则抗体筛选红细胞试剂和自身红细胞。

(3) 轻轻混合试管内容物,立即用血型血清学专用离心机以转速 1 000 g 离心 15 s,或遵照离心机说明书要求离心。

(4) 观察有无凝集或溶血,必要时显微镜下观察,并记录结果。

4. 结果判读

(1) 结果判读标准:同本章第二节 ABO 血型鉴定试验试管法。

(2) 结果解释:① 自身对照管及 Ⅰ、Ⅱ、Ⅲ 管均无凝集或溶血,表明未检出 IgM 不规则抗体。② 自身对照管无凝集或溶血,Ⅰ、Ⅱ、Ⅲ 管中至少有 1 管出现凝集或溶血,表明受检者血浆(或血清)含有 IgM 同种抗体。③ 自身对照管及 Ⅰ、Ⅱ、Ⅲ 管均凝集,表明受检者血清(或血浆)含有自身抗体或同时伴有 IgM 同种抗体。④ 盐水介质试验阴性结果,不除外 IgG 类意外抗体存在。

5. 注意事项

(1) 建议在标本采集 24 h 内完成试验,放置时间过久,可能造成抗体减弱导致漏检。对补体依赖性抗体的检测不适用血浆标本;如果应用不抗凝血标本,血清析出应充分,排除纤维蛋白干扰;溶血、严重脂浊或污染的血标本不得用于抗体筛查试验。

(2) 不规则抗体筛选红细胞试剂严禁在室温长时间存放。建议每日取出所用量后,及时将剩余试剂放在 2~6℃,且必须在效期内尽快使用。试剂细胞如发生凝集或出现严重溶血则不应使用。

（3）盐水介质法通常只能检出 IgM 类抗体,所以不能常规单独采用盐水介质法检测红细胞不规则抗体。

（4）抗体筛查为阴性,并不意味着受检血清中一定没有不规则抗体,一些低频抗体或有剂量效应的弱抗体可能会因实验条件和所选谱细胞抗原不足而漏检。

（二）微柱凝集抗人球蛋白法

1. 原理

应用微柱孔代替普通试管,微柱孔内加入颗粒介质(凝胶或玻璃珠),并在反应介质中预先添加抗人球蛋白抗体。由于颗粒介质具有分子筛作用,红细胞抗原与对应 IgG 抗体结合后,在抗人球蛋白抗体搭桥作用下形成红细胞凝集团块。通过离心作用,未结合抗体的游离红细胞可穿过介质,到达底部,即为阴性反应;而发生抗原抗体反应出现凝集的红细胞被阻止在介质上层或散布于介质中,即为阳性反应。

2. 仪器、试剂与耗材

台式低速离心机、微柱凝集卡离心机、微柱凝集卡孵育器、移液器、0.8%~1%不规则抗体筛选红细胞试剂(Ⅰ、Ⅱ、Ⅲ号)、微柱凝集抗人球蛋白卡、低离子盐溶液(low ionic salt solution, LISS)、一次性吸头、一次性塑料滴管、记号笔等。

3. 操作步骤

由于不同生产厂家的微柱凝集抗人球蛋白卡使用要求不同,必须严格按照厂商提供的微柱凝集抗人球蛋白卡使用说明书进行使用。

（1）取微柱凝集抗人球蛋白卡一卡,分别在Ⅰ、Ⅱ、Ⅲ孔中加入对应的 0.8%~1%不规则抗体筛选红细胞试剂各 50 μl。

（2）将 50 μl 受检者血浆(或血清)分别加入Ⅰ、Ⅱ、Ⅲ孔中。

（3）置于免疫微柱孵育器中 37℃孵育 15 min。

（4）置于卡式专用离心机离心 5 min。

（5）离心结束后,立即取出肉眼观察结果并记录。

4. 结果判读

（1）结果判读标准:同本章第二节 ABO 血型鉴定试验微柱凝集法。

（2）结果解释:① 自身对照孔及Ⅰ、Ⅱ、Ⅲ管均阴性,表明未检出 IgG 意外抗体。② 自身对照孔阴性,Ⅰ、Ⅱ、Ⅲ孔中至少有 1 孔阳性,表明受检者血清(或血浆)含有意外抗体。③ 自身对照孔及Ⅰ、Ⅱ、Ⅲ孔均阳性,表明受检者血清(或血浆)含有自身抗体或同时伴有同种抗体。

5. 注意事项

（1）建议在标本采集 24 h 内完成试验,放置时间过久,可能造成抗体减弱导致漏检。对补体依赖性抗体的检测不适用血浆标本;如果应用不抗凝血标本,血清应析出充分,排除纤维蛋白干扰;溶血、严重脂浊或污染的血标本不得用于抗体筛查试验。

（2）不规则抗体筛选红细胞试剂严禁在室温长时间存放。建议每日取出所用量后,及时将剩余试剂放在 2~6℃,且必须在效期内尽快使用。试剂细胞如发生凝集或出现严重溶血则不应使用。

（3）离心过程中要防止孔间污染,干扰结果的判断。

（4）一些 IgM 意外抗体也可以在微柱凝集抗人球蛋白试验中表现为阳性结果,若要确认或区分抗体类型,还需增加盐水介质试验,或使用巯基试剂处理受检血浆(或血清)重复试验。

（5）抗体筛查为阴性，并不意味着受检血清中一定没有抗体，一些低频抗体或有剂量效应的抗体可能会因实验条件和所选谱细胞抗原不足而漏检。

二、红细胞不规则抗体鉴定试验

红细胞不规则抗体筛查结果为阳性，应进行抗体鉴定试验，以确定其特异性，便于找到对应抗原阴性的供者血液，确保输血疗效与安全。不规则抗体鉴定试验原理与不规则抗体筛查试验基本相同，操作步骤相近。抗体鉴定试验试剂谱细胞一般是由8～20单人份的已知血型表型的O型红细胞配套组成，具有各种不同的红细胞抗原成分，根据谱细胞的反应格局来鉴定常见抗体特异性。鉴定的方法有盐水介质法、盐水抗人球蛋白法、LISS抗人球蛋白法、PEG抗人球蛋白法、聚凝胺法、微柱凝集抗人球蛋白法、酶法等，本节主要介绍临床最常用的盐水介质法和微柱凝集抗人球蛋白法。

（一）盐水介质法

1. 原理

IgM类不规则抗体可在室温盐水介质中与具有对应抗原的红细胞发生凝集反应，使用一组由10～16单人份的已知血型表型的O型红细胞可以在盐水介质条件下鉴别出受检者血液中IgM类不规则抗体特异性。

2. 仪器、试剂与耗材

台式低速离心机、血型血清学专用离心机、试管架、显微镜、2％～5％抗体鉴定细胞（谱细胞）、生理盐水、透明硬试管（规格75 mm×12 mm或75 mm×10 mm）、一次性塑料滴管、玻片、记号笔等。

3. 操作步骤

（1）依据谱细胞的人份数（n）取相应数目的洁净试管，分别标记序号1、2、3、……n，另取一支洁净试管标记为自身对照。

（2）每管各加入被检血浆（或血清）2滴，再分别于1～n号试管内对应加入2％～5％抗体鉴定细胞各1滴，自身对照管加入1滴2％～5％自身红细胞悬液。

（3）轻轻混合试管内容物，立即用血型血清学专用离心机以转速1 000 g离心15 s。

（4）观察有无凝集和溶血，必要时显微镜下观察并记录结果。

4. 结果判读

（1）结果判读标准：同本章第二节ABO血型鉴定试验试管法。

（2）结果分析与解释：试验中任意一管或多管出现凝集，表示有IgM不规则抗体存在。若为单一抗体，对照细胞谱反应格局表即可判断抗体特异性；当无法确定为单一抗体时，可用排除法限定抗体特异性范围，并通过吸收、放散试验分离各种特异性抗体。

5. 注意事项

（1）应在标本采集48 h内完成试验，放置时间过久，可能造成抗体减弱导致漏检。对补体依赖性抗体的检测不适用血浆标本；如果应用不抗凝血标本，血清析出应充分，排除纤维蛋白干扰；溶血、严重脂浊或污染的血标本不得用于抗体鉴定试验。

（2）谱细胞严禁在室温长时间存放。建议每日取出所用量后，及时将剩余试剂细胞放在2～6℃，且必须在效期内尽快使用。试剂细胞如发生凝集或出现严重溶血则不应使用。

（3）盐水介质法通常只能检出IgM类抗体，所以不能常规单独采用盐水介质法鉴定红细胞不规则抗体特异性，需要与能够鉴定出IgG类抗体的方法组合使用。

（4）盐水介质法抗体鉴定为阴性，并不意味着受检血清中一定没有 IgM 抗体，一些低频抗体可能会因所选谱细胞抗原不足而漏检，必要时可增加谱细胞数量。

（5）盐水介质法出现弱阳性结果或无相符反应格局时，可以通过室温（或 4℃）孵育一定时间后，离心观察结果，提高有剂量效应的弱抗体的检出率。

（二）微柱凝集抗人球蛋白法

1. 原理

同本节红细胞不规则抗体筛查微柱凝集抗人球蛋白法。

2. 仪器、试剂与耗材

台式低速离心机、微柱凝集卡离心机、微柱凝集卡孵育器、移液器、0.8%～1%抗体鉴定细胞（谱细胞）、微柱凝集抗人球蛋白卡、LISS 液、一次性吸头、一次性塑料滴管、记号笔等。

3. 操作步骤

由于不同生产厂家的微柱凝集抗人球蛋白卡使用要求不同，必须严格按照厂商提供的微柱凝集抗人球蛋白卡使用说明书进行使用。

（1）取微柱凝集抗人球蛋白卡 2 卡，依据谱细胞的人份数（n）分别标上 1～n，在每孔中分别加入对应的 0.8%～1%谱细胞各 50 μl。

（2）将 50 μl 受检者血清（或血浆）分别加入 1～n 孔中。

（3）置于免疫微柱孵育器中 37℃孵育 15 min。

（4）置于卡式专用离心机离心 5 min。

（5）离心结束后，立即取出肉眼观察结果。

4. 结果判定

（1）结果判定标准：同本章第二节 ABO 血型鉴定试验微柱凝集法。

（2）结果分析与解释：试验中任意一孔或多孔出现凝集，表示有意外抗体存在，对照谱细胞反应格局表判断抗体特异性。当无法确定为单一抗体时，可用排除法限定抗体特异性范围，并通过吸收放散方法分离各种特异性抗体，若不能将抗体分离时，应考虑复合抗体的可能性。如与所有谱细胞反应，自身对照阴性，有以下几种情况：① 与谱细胞反应强度不一致，可能存在混合抗体、复合抗体。② 可能存在高频抗体。③ 可能是针对谱细胞的药物性抗体，如针对某些保存剂中药物的抗体。如与所有谱细胞反应，自身对照阳性，有以下几种情况：① 存在自身抗体。② 不规则抗体和自身抗体同时存在，可通过自身吸收放散试验来进一步确定。③ 假凝集：某些高分子物质、血清蛋白异常、低离子强度及酸性环境等均可造成红细胞假凝集。而与谱细胞不反应，自身对照阳性，则有以下几种情况：① 自身抗体：少量自身抗体吸附到了自身红细胞上，造成自身对照阳性，而无游离自身抗体存在，与谱细胞无反应发生。② 不相容红细胞输注：患者的抗体可能完全被吸附到输入的红细胞上，造成血清中没有可检出的抗体，而表现出自身对照阳性的细胞应该为输入的红细胞。

5. 注意事项

同本节红细胞不规则抗体筛查微柱凝集抗人球蛋白法。

三、抗体筛查和鉴定的影响因素

1. 抗体筛查和鉴定细胞

（1）由于血型抗原的复杂性，采用一组谱细胞进行抗体鉴定有一定的局限性，有可能漏检低频抗体、低亲和力和低效价抗体或无法确定联合抗体的特异性,因此有时须使用多套不同的谱细胞,鉴定不同特异性的抗体。

(2) 由于在不同人种、同一人种不同民族、同一民族不同区域的人群中血型抗原的分布频率均不相同,致使上述血型抗原相对应的血型抗体种类及分布也具有多态性及复杂性。国内外不同地区人群或同一地区不同群体中不规则抗体检出率及抗体特异性分布也存在一定差异。因此,临床上很难找到完全涵盖所有抗原的谱细胞,试剂选择时应结合本地区人群血型抗原和意外抗体分布特点,并尽量满足以下要求:① 由 10～16 人份 O 型红细胞组成一套谱细胞,应包含 D、C、c、E、e、M、N、S、s、Mia、Mur、Jk^a、Jk^b、Di^a、Di^b、K、k、P1、Fy^a、Fy^b、Le^a 和 Le^b 等抗原,能鉴定 Rh、MNS、P1PK、Lewis、Kell、Kidd、Duffy、Diego 等血型系统的常见抗体。② Rh、MNS、Kidd、Duffy 等血型系统常具有"剂量效应"现象,其中抗-E、抗-C、抗-M、抗-S 更易表现出"剂量效应",因此试剂红细胞上相应的抗原应尽量为纯合子。③ 能鉴定大多数单一抗体和多种混合抗体,能区分复合抗体和混合抗体(如复合抗-Ce 与混合抗-C 和抗-e)。④ 应标明 Rh 基因型(如 R1R1,R1R2 等)。⑤ 注明一些重要的低频率抗原及高频率抗原是阴性还是阳性。

(3) 试剂细胞储存时,某些抗原可能变性,也不能保证所有抗原阳性的细胞都与含有相应抗体的被检血清反应。

2. 实验方法

抗体筛查和鉴定所针对的抗体可以是 IgM 型抗体,也可以是 IgG 型抗体,因此检测的方法必须包括盐水介质检测法和非盐水介质检测法。非盐水介质检测法包括:盐水抗人球蛋白法、LISS 抗人球蛋白法、PEG 抗人球蛋白法、聚凝胺法、微柱凝集抗人球蛋白法、酶法等。除盐水介质法外,非盐水介质法可按抗体的血清学特点和实验的具体条件选择其中一种。但必须考虑到凝集试验的反应条件、检测凝集的方法、增强剂(如低离子介质、白蛋白、聚乙二醇)的使用,都会影响到凝集反应的强度,影响抗体检出的灵敏度和特异性。

聚凝胺法比较敏感,但不同厂家的聚凝胺试剂对抗体的检出率存在一定的差别,并且聚凝胺法仍是介质反应法,并不能检出所有的 IgG 类抗体,同时聚凝胺对部分 IgG 类抗体偶有漏检现象,如对 Kell 血型系统的抗体检测效果不理想,对抗-K 敏感性低,容易发生漏检;酶法可以增强某些抗原抗体反应活性,对 Rh、Kidd、P1PK、I、Lewis 等血型系统较敏感,尤其对 Rh 血型系统更为显著,但也会改变某些血型系统的抗原构型破坏其抗原性,导致抗原抗体反应减弱或消失,如 M、N、Fy^a、Fy^b、Xg^a、JMH、Ch 等抗原,加之酶不易保存,应用受限。传统的盐水抗人球蛋白法是检测 IgG 抗体的经典方法,敏感性高、特异性强,但操作较复杂,反应时间长,易受人为因素的影响,临床上不便开展。微柱凝集抗人球蛋白法既保留了传统抗人球蛋白试验准确的特点,又具有样本用量少、操作简便、重复性好、安全、快速、灵敏,结果容易判断且易于保存的优点,已成为输血前检查的常用方法。

总而言之,选择不规则抗体鉴定技术应力求:尽可能多地检测出有临床意义的抗体;尽可能少地检测出无临床意义的抗体;尽可能快速地完成抗体检测。

3. 自身抗体干扰同种抗体的鉴定

自身抗体尤其是温自身抗体,对输血安全的最大威胁在于干扰输血前抗体检测,掩盖具有临床意义的同种抗体的存在。文献报道自身抗体阳性患者同种抗体的存在率可高达 11%～40%,因此排除自身抗体的干扰是确保受检者输血前同种抗体检测的关键。当同种抗体和自身抗体同时存在时,可通过自身红细胞或同种红细胞吸收除去自身抗体以及将受检者血清倍比稀释至自身抗体效价为 0 等方法去除游离自身抗体干扰来进一步确定同种抗体特异性。

4. 抗体特异性的确定

灵活运用盐水法、微柱凝集法、抗人球蛋白法、酶法、聚凝胺法、白蛋白介质法、低离子强度介质法等各种检测技术,再结合中和抑制试验、吸收放散试验等血清学检测手段,并选择多套不同格局的谱细胞、采用不同的温度、不同的 PH 进行鉴定,同时检测自身红细胞上相应的血型抗原,综合分析抗体的特异性。

四、临床意义

在一般人群中,不规则抗体的检出率为 0.3%~2%,但在多次妊娠和(或)输血的人群中,不规则抗体的检出率则明显增高。

不规则抗体所导致 HDFN 的发生率较 ABO 血型不合等其他原因所致的 HDFN 发生率低,但是却具有发病早、进展快、病程重、危害大的临床特点。女性因输血或妊娠可能会接触异己血型抗原,产生 IgG 类不规则抗体和记忆性 B 淋巴细胞,当其由于妊娠或输血等原因再次接触同一抗原时,则会产生大量 IgG 类不规则抗体,而该类抗体可通过胎盘进入胎儿血液循环并破坏其红细胞,导致胎儿发生贫血、黄疸、水肿等,甚至可危及母胎或母婴安全。目前随着"全面二孩政策"的实施,使妇女妊娠机会增加,不规则抗体发生率也随之增加,从而致使 HDFN 的发生率增高。另外,不规则抗体所致 HDFN 患儿的后遗症发生率及病死率较 ABO 血型不合所致 HDFN 者高。

在不规则抗体中,Rh 血型系统产生的不规则抗体引起 HDFN 发生最为常见,任何 Rh 系统 IgG 抗体都能够引起 HDFN,其中以抗-D 最为多见,抗-E、抗-c 或抗-e、抗-C 引起的 HDFN 较少。虽然 RhD 抗原性比 RhE 抗原性更强,抗-D 的检出率本应高于抗 E,但由于我国早已实施 D 抗原的常规检测及同型输注,由输血引起的抗-D 逐渐下降。而 E 抗原的免疫原性仅次于 D 抗原,在人群中抗原的阴性分布率约占 52%,由于目前尚未作为常规检测和同型输注以及"全面二孩政策"实施使妇女妊娠机会增加,以致因输注 RhE 血型不合的血液或母婴 RhE 血型不合的妊娠而产生免疫性抗-E 抗体呈上升趋势,近年陆续有文献报道抗-E 是最多见的 Rh 血型同种抗体,在输血及妊娠患者中具有重要的意义,临床应引起重视。

另外已有研究显示,抗-M、抗-N、抗-S、抗-s、抗-U 可引发 HDFN,并且其所致 HDFN 的发生率仅次于 ABO 及 Rh 血型不合所致 HDFN;抗-Di^a、抗-Di^b、抗-Jk^a、抗-Jk^b、抗-JK3、抗-K、抗-Mur、抗-Fy^a、抗-Hro、抗-Le^a 等也可引发 HDFN。

HTRs 是临床常见的输血不良反应,是因输注不相合的血液制剂(红细胞、血浆、血小板等)使受血者发生无效输血或溶血反应。目前由 IgG 类不规则抗体引起的 HTRs 发生率呈逐年升高趋势,其引起 HTRs 的主要作用机制为:患者既往因输血或妊娠而产生的不规则抗体可随时间延长而在机体内逐渐衰减,使不规则抗体筛检试验呈假阴性结果,而当患者接受输血治疗时再次接触相应抗原,可使机体迅速发生免疫反应,导致 HTRs 发生。有研究结果显示,抗-D、抗-E、抗-e、抗-c、抗-M、抗-Le^a、抗-Le^b、抗-Jk^a、抗-Fy^b 等不规则抗体所致的 HTRs 最为常见;抗-Rh、抗-Kell、抗-Kidd、抗-Duffy 等导致患者发生 HTRs 的风险较大;抗-Yt^a、抗-Ge、抗-Lu^b 等偶尔引起 HTRs;抗-M、抗-A1、抗-H/HI、抗-P 等若在 37℃ 条件下具有活性,方可引起 HTRs;抗-Knop、抗-Chido/Rodgers 等极少引起 HTRs。另外不规则抗体除了导致 HDFN,某些血型系统抗体如 Rh 系统、MNSs 系统、P1PK 系统等抗体甚至可致孕妇反复流产。

总之,不规则抗体是引起新生儿溶血病和溶血性输血不良反应的重要原因,因此对于存在妊娠史、输血史的患者进行不规则抗体筛查是预防新生儿溶血病和保证输血安全有效的重要手段和关键环节。

第四节　交叉配血试验

交叉配血试验也称配合性试验,主要是检测受血者血清(或血浆)中有无破坏供血者红细胞的抗体,使受血者和供血者的血液中没有不相配合的抗原、抗体成分。主要包括两部分:一是主侧配血试验,即受血者血清(或血浆)与供血者红细胞的相容性试验;二是次侧配血试验,即供血者血清(或血浆)与受血者红细胞的相容性试验。

交叉配血试验所针对的抗体包括 IgM 抗体和 IgG 抗体,因此检测的方法应包括盐水介质检测法和非盐水介质检测法。非盐水介质检测法包括:盐水抗人球蛋白法、LISS 抗人球蛋白法、PEG 抗人球蛋白法、聚凝胺法、微柱凝集抗人球蛋白法、酶法等。交叉配血的方法虽然很多,但各有其优缺点。选择交叉配血的技术方法应尽可能多地检测出具有临床意义的抗体,包括不配合的 IgM 抗体和 IgG 抗体,最大限度地减少抗体的漏检,防止溶血性输血反应的发生。除盐水介质法外,非盐水介质法可按抗体的血清学特点和实验的具体条件选择其中一种。但必须考虑到凝集试验的反应条件、检测凝集的方法、增强剂(低离子介质、白蛋白、PEG 等)的使用,都会影响到抗原抗体反应的凝集强度,影响反应的灵敏度和特异性。本节主要介绍临床最常用的盐水介质法、聚凝胺法和微柱凝集抗人球蛋白法。

一、常用检测方法

(一) 盐水介质法

1. 原理

盐水介质交叉配血试验是根据 IgM 抗体在盐水介质中可与红细胞上对应抗原结合产生肉眼可见凝集的特点,将供血者红细胞与受血者的血清(或血浆)、供血者血清(或血浆)与受血者红细胞在盐水介质中进行抗原抗体反应,以检测受血者(或供血者)血液中是否存在针对供血者(或受血者)红细胞抗原的 IgM 抗体。

2. 仪器、试剂与耗材

台式低速离心机、血型血清学专用离心机、试管架、显微镜、生理盐水、透明硬试管(规格 75 mm×12 mm 或 75 mm×10 mm)、一次性塑料滴管、玻片、记号笔等。

3. 操作步骤

(1) 取受、供血者的红细胞分别用生理盐水(必要时,生理盐水洗涤 1～3 次)配制成 2%～5%红细胞悬液。

(2) 取洁净试管 2 支,标记主侧和次侧。

(3) 主侧管加入 2 滴受血者血浆(或血清)和 1 滴供血者 2%～5%的红细胞悬液;次侧管加入 2 滴供血者血浆(或血清)和 1 滴受血者 2%～5%的红细胞悬液。

(4) 轻轻混合试管内容物,立即用血型血清学专用离心机以转速 1 000 g 离心 15 s。

(5) 轻轻摇动试管,观察结果。

(6) 疑为弱凝集反应时应转移至显微镜下观察并记录结果。

4. 结果判读

(1) 结果判读标准:同本章第二节 ABO 血型鉴定试验试管法。

（2）结果解释：① 主侧和次侧均无凝集和（或）溶血表示盐水介质法配血相合。② 主、次侧任何一侧或两侧同时出现凝集或溶血，则表明配血不相合，需要进一步查找不相合原因。

5. 注意事项

（1）盐水介质交叉配血试验是临床输血前最基本的相容性试验，能检测 IgM 类血型抗体，包括一些不具有临床意义的抗体，如冷凝集素抗-Ⅰ及抗-HI 等，一般不能检测出 IgG 类血型抗体。通常情况下不能单独使用盐水介质进行交叉配血试验，以防止 IgG 类不规则抗体漏检。

（2）盐水介质交叉配血试验出现不相合时，应重新对供血者、受血者 ABO 血型进行鉴定，以排除ABO 血型鉴定错误；同时宜增加自身对照试验，采用受血者自身血清（或血浆）与其自身红细胞进行相容性试验，检测受血者血清（或血浆）中是否存在异常蛋白或自身抗体、红细胞被致敏等情况干扰配血结果。

（3）注意试验过程中温度、离心力、离心时间、红细胞浓度、抗原抗体比例、试管摇动力度等因素对试验结果的影响。

（4）注意药物治疗对交叉配血结果的影响，如患者接受右旋糖酐、PVP 等治疗应对红细胞进行洗涤；如接受肝素治疗应用硫酸鱼精蛋白中和；如怀疑存在血清中补体对试验结果的干扰，可预先进行补体灭活。

（5）为防止冷凝集素引起的凝集反应，应严格控制实验室温度在 20～24℃ 范围内，以免影响结果判断。

（二）聚凝胺法

1. 原理

红细胞表面带有大量的负电荷，以避免其产生自发性凝集。当红细胞悬浮在电解质溶液时，阳离子会被红细胞的负电荷所吸引，红细胞被扩散的双层离子云围绕形成 Zeta 电位，Zeta 电位决定红细胞之间的排斥作用。聚凝胺技术首先利用低离子介质溶液降低反应介质的离子强度，减少红细胞周围的阳离子云，促进抗原和抗体结合。然后加入聚凝胺试剂溶液，它是一种高价阳离子季铵盐多聚物，液相中产生的正电荷能中和红细胞膜表面唾液酸带有的负电荷，使红细胞 Zeta 电位降低，缩短红细胞间的距离，在离心力作用下，红细胞发生可逆性、非特异性聚集。最后通过加入带有负电荷的柠檬酸盐悬浮液，其负电荷具有能中和聚凝胺阳离子的作用，使红细胞非特异性聚集散开，结果为阴性；当红细胞上有IgG 抗体结合时，其特异性凝聚是不可逆的，加入悬浮液后仍呈现肉眼可见的凝集现象，即为阳性结果。

2. 仪器、试剂与耗材

台式低速离心机、血型血清学专用离心机、试管架、显微镜、低离子介质溶液（LIM）、凝聚胺试剂溶液（Polybrene Reagent）、柠檬酸盐悬浮液（Resuspending）、生理盐水、透明硬试管（规格 75 mm×12 mm 或 75 mm×10 mm）、一次性塑料滴管、玻片、记号笔等。

3. 操作步骤

（1）取供、受血者的红细胞用生理盐水配制成 2%～5% 红细胞悬液。

（2）取洁净试管 2 支，分别标明主侧和次侧。

（3）在主侧管中加入受血者血清（或血浆）2 滴和供血者 2%～5% 红细胞悬液 1 滴，次侧管中加入供血者血清 2 滴和受血者 2%～5% 红细胞悬液 1 滴。

（4）每管加入一定量的低离子溶液（LIM 液的添加剂量以及是否需要室温孵育，请参照试剂使用说明书），混匀后，每管再加入 2 滴凝聚胺溶液，并混匀。

（5）以 1 000 g 离心 15 s，弃上清液，不要沥干，让管底残留约 0.1 ml 液体，轻摇试管，肉眼观察有无凝集，如无凝集必须重做试验。

（6）每管中加入 2 滴悬浮液。

（7）轻轻摇动试管混匀，60 s 观察凝集是否消失，有无溶血现象。

（8）疑为弱凝集反应时，可倒在玻片上在显微镜下进一步观察并记录结果。

4. 结果判读

（1）结果判读标准：同本章第二节 ABO 血型鉴定试验试管法。

（2）结果解释：① 主侧和次侧管均无溶血，红细胞凝集散开，表明供血者和受血者血液聚凝胺介质交叉配血相合。② 主侧或（和）次侧管内出现溶血或红细胞凝集不散开，表明供血者和受血者血液聚凝胺介质交叉配血不相合。

5. 注意事项

（1）凝聚胺法对 Kell 血型系统的抗体（例如抗-K）敏感性低，容易发生漏检。

（2）试验过程中加样不准、反应时间不够、离心力不够及观察结果时振摇过重或观察时间超过 60 s 都会造成假阴性；可疑试验结果需在显微镜下观察，增加了结果判断的不确定性；对弱反应容易漏检，但假阳性相对较少。

（3）在冬天室温较低情况下，某些患者血清中可能含有冷凝集素等因素，可导致假阳性结果的出现，建议在加入悬浮液前，可将试管立即置入 37℃ 水浴中，轻轻摇动试管混匀，并在 60 s 内观察结果。

（4）某些治疗过程、药物可影响本法交叉配血试验结果：① 透析、介入、体外循环等治疗后患者血清（或血浆）中含大量肝素，可能会干扰试验结果，需多加入凝聚胺溶液以中和肝素。② 消化道出血患者使用的酚磺乙胺（止血敏），因酚磺乙胺在水溶液中带负电荷，能使红细胞 Zeta 电位上升，致可逆凝集反应抑制，多加入凝聚胺溶液也无法排除干扰，遇到此类患者，应在使用酚磺乙胺 4～6 h 后，重新采集血液标本做交叉配血试验或直接选择其他试验方法。

（三）微柱凝集抗人球蛋白法

1. 原理

同本章第三节不规则抗体筛查试验微柱凝集抗人球蛋白法。

2. 仪器、试剂与耗材

同本章第三节不规则抗体筛查试验微柱凝集抗人球蛋白法。

3. 操作步骤

由于不同生产厂家的微柱凝集抗人蛋白球卡使用要求不同，必须严格按照厂商提供的微柱凝集抗人球蛋白卡使用说明书进行使用。

（1）取微柱凝集抗人球蛋白卡一卡，分别标上主侧、次侧。

（2）在主侧孔中加入受血者血清（或血浆）50 μl 和供血者 0.8%～1% 红细胞悬液 50 μl；次侧管中加入供血者血清 50 μl 和受血者 0.8%～1% 红细胞悬液 50 μl。

（3）置于免疫微柱孵育器中 37℃ 孵育 15 min。

（4）置于卡式专用离心机离心 5 min。

（5）离心结束后，立即取出肉眼观察结果并记录。

4. 结果判读

（1）结果判读标准：同本章第二节 ABO 血型鉴定微柱凝集法。

（2）结果解释：① 主侧或（和）次侧孔均无凝集和溶血，表明供血者和受血者血液微柱凝集抗人球蛋白介质交叉配血相合。② 主侧或（和）次侧孔内出现红细胞凝集或（和）溶血，表明供血者和受血者血液微柱凝集抗人球蛋白介质交叉配血不相合，需要进一步查找原因。

5. 注意事项

（1）该方法具有操作标准化、标本用量少、重复性好、敏感度高、结果判读客观且可长期保存、自动化程度高等优点；但孵育、离心时间较长，通常不适用于急诊条件下的交叉配血试验。

（2）试验前应检查介质卡封口是否严密，介质卡液面是否干涸，介质中是否有气泡，如存在此类情况则不能使用。介质卡使用前必须离心。

（3）标本血清中未完全去除纤维蛋白或存在补体的干扰、标本抗凝不完全，或被细菌污染，标本保存时间过长或出现红细胞破碎等均可能出现假阳性结果。

（4）交叉配血试验主侧不相合可能是由于受血者血清（或血浆）中含有不规则抗体或供血者红细胞 DAT 阳性；次侧不相合可能是由于供血者血浆中含有意外抗体或受血者红细胞 DAT 阳性。出现不相合结果时，应加做自身对照试验，检测受血者血清（或血浆）中是否存在异常蛋白或自身抗体、红细胞被致敏等情况干扰配血结果。

（5）建议离心后立即判读结果，不要将卡水平放置。

（6）此法在 37℃ 条件下可能会漏检某些低效价的 IgM 抗体，当怀疑有此类抗体影响交叉配血时，应增加盐水介质交叉配血。

二、交叉配血不合原因分析

（一）主侧配血不合原因

（1）受血者血清蛋白紊乱（如巨球蛋白血症），可引起缗钱状凝集；以及使用右旋糖酐、PVP 等高分子聚合物治疗也可引起假凝集。

（2）受血者血清（或血浆）中存在自身抗体或（和）同种免疫抗体以及药物性免疫抗体、类同种抗体等，与供血者红细胞发生了特异性凝集反应。

（3）健康献血者也会通过"天然"途径、妊娠、输血等免疫途径产生同种免疫抗体以及服药、病毒感染、自身免疫性疾病等因素导致其直接抗人球蛋白试验阳性，致交叉配血不合。

（二）次侧配血不合原因

（1）供血者血清（或血浆）中存在意外抗体，与受血者红细胞发生了特异性凝集反应。

（2）受血者红细胞被免疫性抗体致敏导致抗人球蛋白试验阳性。

（3）微柱凝集法交叉配血时，某些白血病患者红细胞中掺杂的大量白细胞会堵塞微柱凝集孔导致未凝集的红细胞不能沉到微管底部，呈现假阳性结果。

三、临床意义

输血是临床挽救患者生命不可替代的治疗手段，输血前进行准确的血型定型、不规则抗体筛查和鉴定以及交叉配血试验是保证临床输血安全和有效的重要措施。当交叉配血不合时，应首先排除技术和责任上的因素，并了解患者病史、用药史、输血史及其他因素，其次应进行重复性试验，综合分析配血不合的可能原因，选择正确的配血方法及时为患者提供配合的血液，确保患者输血疗效与安全。

（倪建萍　邓　刚　屈　煜）

参考文献

［1］　汪德清,宫济武,李志强,等.输血技术操作规程(输血科部分)[M].北京：人民卫生出版社,2016.

［2］　汪德清,于洋.输血相容性检测实验室质量控制与管理[M].北京：人民军医出版社,2011.

［3］　临床输血规范流程协作组.输血相容性试验标准检测流程[J].中国输血杂志,2012,25(9)：815 – 817.

［4］　中华人民共和国卫生部.临床输血技术规范(2000 年)[S].2000：1 – 2.

［5］　胡丽华.检验与临床诊断输血分册[M].北京：人民军医出版社,2009.

［6］　胡丽华,王学锋,阎石.临床输血学检验技术[M].北京：人民卫生出版社,2015.

［7］　DANIELS G L，FLETCHER A，GARRATTY G，et al. Blood group terminology 2004：from the International Society of Blood Transfusion committee on terminology for red cell surface antigens[J]. Vox Sang，2004，87(4)：304 – 316.

［8］　临床输血规范流程协作组.红细胞 ABO 疑难血型检测分析与记录流程[J].中国输血杂志,2014,27(2)：127 – 129.

［9］　傅启华,王学锋,向东.临床输血学[M].上海：上海交通大学出版社,2014.

［10］　李笃军,王新光,陈海霞,等.输血前不规则抗体筛查对临床安全输血的意义[J].临床血液学杂志(输血与检验版),2015,28(1)：103 – 104.

［11］　张曼,魏春梅,杨尖措.不规则抗体在临床输血治疗中的研究进展[J].国际输血及血液学杂志,2016,39(5)：448 – 451.

［12］　YU Y，WANG Y，SUN X L，et al. Prevalence and specificity of red blood cell alloantibodies in patients from China during 1994 – 2013[J]. J Exp Hematol，2015，23(6)：1734 – 1741.

［13］　池泉,郭永建,田兆嵩.红细胞血型抗体与输血安全[J].中国输血杂志,2008,21(8)：649 – 654.

［14］　杨秀华,杨惠宽,黄建云,等.不规则抗体筛查分布及其临床意义[J].中国输血杂志,2014,27(9)：899 – 902.

［15］　RAO P V，LU X，STANDLEY M，et al. Proteomic identification of urinary biomarkers of diabetic nephropathy[J]. Diabetes Care，2007,30(3)：629 – 637.

［16］　赵桐茂.人类血型遗传学[M].北京：科学出版社,1987.

［17］　AABB Technical Manual. 11th edition. American Banks Bethesda，USA，2008：16，469.

［18］　兰炯采,贠中桥,陈静娴.输血免疫血液学实验技术[M].北京：人民卫生出版社,2011.

［19］　LETENDRE P L，WILLIAMS M A，FERGUSON D J. Comparison of a commercial hexad-imethrine bromide method and Low-ionic-strength solution for antibody with special reference to anti-K[J]. Transfusion，1987，27(2)：138 – 141.

［20］　郭长义,宋雪冬,宋任浩.5 种不规则抗体筛查方法的检测阈值比较[J].临床血液学杂志(输血与检验版),2014,27(6)：1042 – 1044.

［21］　SO C C，WONG K F，YU P H，et al. Alloimmunization in Chinese with warm autoimmune haemolyticanaemia-incidence and characteristics[J]. Transfus Med，2000，10(2)：141 – 143.

［22］　杨慧.孕妇不规则抗体筛查预防非 ABO 新生儿溶血病[J].上海预防医学,2016,28(1)：68 – 69.

［23］　USMAN A S，MUSTAFFA R，RAMLI N，et al. Hemolytic disease of the fetus and newborn caused by anti-E[J]. Asian J Transfus Sci，2013，1(7)：84 – 85.

［24］　何燕京,王秋实,白英哲.534 例 Rh 血型系统同种抗体回顾性分析[J].中国输血杂志,2017,30(3)：285 – 288.

［25］ MO Z，LI H，HUANG L，et al. Prevalence and specificity of RBC alloantibodies in the general hospitalised population in Guangxi［J］. Transfus Medic，2015，25(5)：313－319.

［26］ XU P，LI Y，YU H. Prevalence，specificity and risk of red blood cell alloantibodies among hospitalised Hubei Han Chinese patients［J］. Blood Transfus，2014，12(1)：56－60.

［27］ KACZMAREK R，BUCZKOWSKA A，MIKO TAJEWICZ K，et al. P1PK，GLOB，and FORS blood group systems and GLOB collection：biochemical and clinical aspects. Do we understand it all yet? ［J］. Transfus Med Rev，2014，28(3)：126－136.

［28］ 张勇萍，杜娟，杨世明，等. 4397 例孕产妇 ABO 和 RhD 血型检测及不规则抗体的分析［J］. 细胞与分子免疫学杂志，2016，32(5)：680－682.

［29］ 胡丽华. 临床输血检验：2 版［M］. 北京：中国医药科技出版社. 2010.

［30］ 杨成民，刘进，赵桐茂. 中华输血学［M］. 北京：人民卫生出版社，2017.

［31］ 国家药典委员会. 中华人民共和国药典［M］. 北京：中国医药科技出版社，2015.

［32］ 桂嵘，张志昇，王勇军. 输血相容性检测及疑难病例分析［M］. 北京：人民卫生出版社，2018.

第六章
围术期成分输血

第一节　常用成分血液及制备

一、成分血液种类及储存要求

(一) 成分血液种类

(1) 全血(whole blood)：是指采用特定方法将符合要求的献血者体内一定量外周静脉血采集至塑料血袋内，与一定量的保养液混合而成的血液制剂。

(2) 悬浮红细胞(red blood cells in additive solution)：是指采用特定的方法将采集到多联塑料血袋内全血中的大部分血浆分离出后，向剩余物加入细胞添加液制成的红细胞成分血。

(3) 去白细胞悬浮红细胞(red blood cells in additive solution leukocytes reduced)：是指使用白细胞过滤器清除悬浮红细胞中几乎所有的白细胞，并使残留在悬浮红细胞中的白细胞数量低于一定数值的红细胞成分血；或使用带有白细胞过滤器的多联塑料血袋采集全血，并通过白细胞过滤器清除全血中几乎所有的白细胞，将去白细胞全血中的大部分血浆分离出后，向剩余物内加入红细胞添加液制成的红细胞成分血。

(4) 浓缩红细胞(red blood cells)：是指采用特定的方法将采集到多联塑料血袋内全血中的大部分血浆分离出后剩余部分所制成的红细胞成分血。储存温度 2～6℃，含 ACD-B、CPD 红细胞保存液保存期为 21 天，含 CPDA-1 红细胞保存液保存期为 35 天。

(5) 洗涤红细胞(washed red blood cells)：是指采用特定的方法将保存期内的全血、悬浮红细胞用大量等渗溶液洗涤，去除几乎所有血浆成分和部分非细胞成分，并将红细胞悬浮在氯化钠注射液或红细胞添加液中所制成的红细胞成分血。

(6) 冰冻红细胞(frozen red blood cells)：是指采用特定的方法将自采集日期 6 天内的全血或悬浮红细胞中的红细胞分离出，并将一定浓度和容量的甘油与其混合后，使用速冻设备进行速冻或直接置于-65℃以下条件保存的红细胞成分血。

(7) 冰冻解冻去甘油红细胞(deglycerolized red blood cells)：是指采用特定的方法将冰冻红细胞溶解后，清除几乎所有的甘油，并将红细胞悬浮一定量的氯化钠注射液中的红细胞成分血。

(8) 单采血小板(apheresis platelets)：是指使用血细胞分离机在全封闭的条件下自动将符合要求的献血者血液中的血小板分离出并悬浮于一定量血浆内的单采成分血。

(9) 新鲜冰冻血浆(fresh frozen plasma，FFP)：是指采集后储存于冷藏环境中的全血，最好在 6 h(保养液为 ACD)或(保养液为 CPD 或 CPDA-1)内，但不超过 18 h 将血浆分离出并速冻呈固态的成分血。

(10) 冰冻血浆(frozen plasma)：是指采用特定的方法在全血的有效期内,将血浆分离出并冰冻呈固态的成分血,或从新鲜冰冻血浆中分离出冷沉淀凝血因子后将剩余部分呈固态的成分血。

(11) 病毒灭活新鲜冰冻血浆(使用亚甲蓝-光化学法灭活病毒)(fresh frozen plasma methylene blue treated and removed)：是指采集后储存于冷藏环境中的全血,最好在 6 h(保养液为 ACD)或(保养液为 CPD 或 CPDA-1)内,但不超过 18 h 将血浆分离出,速冻前采用亚甲蓝病毒灭活技术进行病毒灭活并速冻呈固态的成分血。

(12) 病毒灭活冰冻血浆(使用亚甲蓝-光化学法灭活病毒)(frozen plasma methylene blue treated and removed)：指采用亚甲蓝病毒灭活技术对在全血的有效期内分离出的血浆或从新鲜冰冻血浆中分离出冷沉淀凝血因子后进行病毒灭活并冰冻呈固态的成分血。

(13) 冷沉淀凝血因子(cryoprecipitatedantihemophilic factor)：是指采用特定的方法将保存期内的新鲜冰冻血浆在 1～6℃ 融化后,分离出大部分的血浆,并将剩余的冷不溶解物质在 1 h 内速冻呈固态的成分血。

(14) 辐照全血或红细胞成分血(irradiated whole blood or red blood cells components)：是指使用照射强度 25～30 Gy 的 γ 对全血或红细胞成分进行照射,使全血或红细胞成分中的 T 淋巴细胞失去活性所制成的全血或红细胞成分。

(15) 辐照血小板(irradiated platelets)：是指使用照射强度 25～30 Gy 的 γ 对血小板进行照射,使血小板中的 T 细胞失去活性所制成的血小板。

(二) 成分血液储存要求

(1) 全血储存温度 2～6℃,含 ACD-B、CPD 血液保存液保存期 21 天,含 CPDA-1(含腺嘌呤)血液保存液保存期 35 天。

(2) 悬浮红细胞储存温度 2～6℃,含 ACD-B、CPD 红细胞保存液保存期 21 天,含 CPDA-1 或 MAP 红细胞保存液保存期 35 天。红细胞保存液为 0.9% 氯化钠溶液保存期 24 h。

(3) 去白细胞悬浮红细胞储存温度 2～6℃,含 ACD-B、CPD 红细胞保存液保存期 21 天,含 CPDA-1 或 MAP 红细胞保存液保存期 35 天。红细胞保存液为 0.9% 氯化钠溶液保存期 24 h。

(4) 浓缩红细胞储存温度 2～6℃,含 ACD-B、CPD 红细胞保存液保存期 21 天,含 CPDA-1 红细胞保存液保存期 35 天。

(5) 洗涤红细胞储存温度 2～6℃,添加液为 0.9% 氯化钠溶液保存期 24 h。

(6) 冰冻红细胞储存温度(含 20% 甘油) -120℃ 以下,(含 40% 甘油) -65℃ 以下,保存期为自采血之日起 10 年。

(7) 冰冻解冻去甘油红细胞储存温度 2～6℃,添加液为 0.9% 甘油氯化钠溶液的保存期为 24 h。冰冻解冻去甘油红细胞在保存期内宜尽早使用。

(8) 单采血小板储存温度 20～24℃,并持续轻缓振荡保存,储存于普通血袋时保存期为 24 h,储存于血小板专用血袋时保存期为 5 天。当密闭系统变为开放系统,保存期为 6 h,且不超过原保存期。当数个单采血小板汇集到同一个血袋,须保持可追溯性,汇集后保存期 6 h,且不超过原保存期。当无专用血小板保存设备进行持续轻缓振荡时,保存期为 24 h,且不超过原保存期。

(9) 新鲜冰冻血浆储存温度低于 -18℃,保存期自血液采集之日起 1 年,解冻后 2～6℃ 保存、24 h 内输注。

（10）冰冻血浆储存温度低于−18℃，保存期自血液采集之日起4年，解冻后2~6℃保存、24 h内输注。

（11）病毒灭活新鲜冰冻血浆储存温度低于−18℃，保存期自血液采集之日起1年，解冻后2~6℃保存、24 h内输注。

（12）病毒灭活冰冻血浆储存温度低于−18℃，保存期自血液采集之日起4年，解冻后2~6℃保存、24 h内输注。

（13）冷沉淀凝血因子储存温度低于−18℃，保存期自血液采集之日起1年，解冻后宜尽早输注，解冻后2~6℃保存、24 h内输注，解冻并在开放系统混合后4 h输注。

（14）辐照全血或红细胞成分血储存温度2~6℃，冰冻解冻去甘油红细胞不需辐照处理，全血或红细胞成分应在采集后14天内辐照，辐照后保存期为14天。

（15）辐照血小板储存温度20~24℃，并持续轻缓振荡保存，辐照后保存期为5天。

二、成分血液制备

（一）制备环境

（1）制备环境应当卫生整洁，定期消毒。

（2）应尽可能以密闭系统制备成分血液。

（3）用于制备成分血液的开放系统，制备室环境应达到10 000级、操作台局部应达到100级（或在超净台中进行）。

（4）制备需要冷藏的血液成分时，应尽可能缩短室温下的制备时间。

（二）制备设备

（1）设备数量及功能应能满足制备工作的要求。

（2）应建立和实施设备的确认、维护、校准和持续监控等管理制度，实施唯一性标识及使用状态标识，以确保设备符合预期使用要求。

（三）制备物料

（1）物料应能满足制备工作的需要。

（2）物料质量及其生产和供应方的资质应符合相关法规的要求。

（3）物料使用前，应检查有效期、外观质量等，确认符合质量要求后方可使用。对不合格物料应进行标识、隔离，防止误用。

（四）起始血液

（1）用于制备成分血液的起始血液应符合国家有关全血及成分血质量要求。

（2）起始血液的保存和运输应当符合国家有关规定的要求。

（3）接收起始血液时，应核对数量，检查外观、血袋标签等内容，确认符合质量要求后方可用于成分血液制备。

（五）制备方法

1. 离心

（1）根据所制备成分血液要求和离心机操作手册，确定离心转速、加速和减速、离心时间和温度等参数，编制离心程序。

（2）制备血小板的离心温度为22±2℃。制备其他成分血液的离心温度为4±2℃。

（3）离心程序应经过确认，应能分离出符合质量要求的血液成分。

（4）对已经投入常规使用的离心程序变更实施控制，定期检查核对，防止被非授权修改。

（5）每批血液制备的离心记录应包括离心操作者签名和所采用的离心程序。

2. 分离

（1）离心结束后，从离心机中取出离心杯，从离心杯中取出血袋，避免振动，进行目视检查，观察离心效果、血袋及其导管有无渗漏，离心杯中有无血迹，如有破损应查找渗漏点。血袋破漏的，应作消毒和报废处理。

（2）将血袋置于分浆夹或血液分离机。将不同分层的成分血液转移至密闭系统的转移联袋中，以最大限度收集目的成分（红细胞、血小板、血浆等），并且使不需要的其他成分残留量最小的方式进行分离和转移。

3. 速冻

（1）速冻是保存凝血因子Ⅷ的关键加工步骤，冷冻速率和血浆中心温度是2个关键参数。

（2）应当使用专用设备，按操作说明书进行冷冻操作。

（3）应当将拟速冻的血袋逐袋平放，而不应重叠堆放。

（4）应当将新鲜冰冻血浆和冷沉淀凝血因子快速冻结，最好在60 min内将血浆中心温度降至−30℃以下。

（六）制备标识

（1）使用联袋制备时，在原袋和转移袋分离之前，应当检查每个血袋上献血条码的一致性。宜采用计算机系统进行核对，以避免人为差错。

（2）需要连接新血袋（过滤、分装等）时，应当保证每一血袋献血条码一致。宜采用按需打印方式产生标签，粘贴完毕，经计算机系统核对无误后，给予断离。

（3）应当对血液制备过程中发现的疑似不符合品进行标识和隔离，以进一步调查和判断。

（七）制备目视检查

（1）在接收、离心、分离、热合及交付的各个环节应对每袋血液进行目视检查。

（2）目视检查内容主要有：是否有渗漏、标签是否完整、血液外观是否正常。

（3）目视检查发现异常的，应给予标识、隔离及进一步处理。

（八）制备质量记录

（1）制备记录主要有：血液交接、制备，设备使用与维护，制备环境控制，医疗废物处理等。

（2）制备记录应可追溯到起始血液、制备人员、制备方法、制备环境、使用设备和物料。

（3）制备记录宜以电子记录为主，以手工纸面记录为补充。

（九）多联袋制备成分血液

1. 悬浮红细胞和冰冻血浆的制备

（1）第1次重离心后将尽可能多的血浆转移至转移袋。将红细胞保存液袋内的红细胞保存液转移至红细胞袋，充分混合即为悬浮红细胞。

（2）核对血袋上的献血条形码，如一致则热合断离，生成1袋悬浮红细胞和1袋血浆。

（3）血浆红细胞混入少量即可将血浆袋热合断离。如血浆红细胞混入量较多，应当经过第2次重离心后，把上清血浆转移至已移空的红细胞保存液袋，热合断离（如欲制备冷沉淀凝血因子，则不热合断离）。

（4）将血浆速冻，低温保存。

2. 悬浮红细胞、浓缩血小板和冰冻血浆的制备（富血小板血浆法）

（1）第1次轻离心后将富含血小板血浆转移至转移袋，将红细胞保存液袋内的红细胞保存液转移至红细胞袋，充分混合即为悬浮红细胞。

（2）核对血袋上的献血条形码，如一致则热合断离，生成1袋悬浮红细胞和1袋富血小板血浆。

（3）将富含血小板血浆袋重离心，上清为血浆，沉淀物为血小板。留取适量血浆，将多余的血浆转移至已经移空的红细胞保存液袋，热合断离，生成1袋浓缩血小板和1袋血浆。

（4）将血浆袋速冻，低温保存。将浓缩血小板袋在室温静置1～2 h，待自然解聚后，轻轻均匀血袋，制成浓缩血小板混悬液，在22±2℃的环境下振荡保存。

3. 悬浮红细胞、浓缩血小板和冰冻血浆的制备（白膜法）

（1）第1次重离心后，将血浆转移至第1个转移袋，将适量血浆及白膜层转移至第2个转移袋，将红细胞保存液袋内的红细胞保存液转移至红细胞袋，充分混合即为悬浮红细胞。

（2）核对血袋上的献血条形码，如一致则热合断离悬浮红细胞袋和血浆袋。

（3）将白膜成分袋和1个空袋一起进行轻离心，将富含血小板血浆（上层）转移至空袋，制成浓缩血小板，热合断离，弃去白细胞袋。

4. 冷沉淀凝血因子制备

（1）离心法：取出待制备冷沉淀的新鲜冰冻血浆，置4±2℃冰箱中过夜融化或在4±2℃水浴装置中融化。当血浆基本融化时，取出血浆，在4±2℃的环境下重离心。将大部分上层血浆移至空袋，制成冰冻血浆。将留下的20～30 ml血浆与沉淀物混合，制成冷沉淀凝血因子。

（2）虹吸法：将新鲜冰冻血浆袋（A袋）置于4±2℃水浴装置中，另一空袋（B袋）悬于水浴箱外，位置低于血浆袋，两袋之间形成一定的高度落差。血浆融化后，随时被虹吸至B袋中，当融化至剩下40～50 ml血浆与沉淀物时，闭合导管，阻断虹吸。将血浆与沉淀物混合，制成冷沉淀凝血因子（A袋）。将A袋和B袋（冰冻血浆）热合断离。

5. 洗涤红细胞制备

待用洗涤溶液联袋提前放置冷藏保存，无破损渗漏，溶液外观正常，在有效期内。将合格的红细胞悬液用作制备洗涤红细胞悬液的起始血液，无破损渗漏，血液外观正常，在有效期内。使用无菌接合机将待洗涤的红细胞悬液袋导管和洗涤溶液联袋进行无菌接合连通。将洗涤溶液移至红细胞袋内，每单位红细胞中加入的液体量约为100 ml，夹紧导管，混匀。按照制备红细胞的离心程序进行离心操作。离心后将血袋取出，避免震荡，垂直放入分浆夹中，把上清液转移至空袋内，夹紧导管。重复前面步骤，洗涤3次。将适量（每单位红细胞中加入约50 ml）保存液（生理盐水或红细胞保存液）移入已完成洗涤的红细胞，混匀。热合，贴签，入库。如果是在开放环境制备，应严格遵从无菌操作。如果在开放环境制备或最后以生理盐水混悬，洗涤红细胞保存期为24 h。如果是在闭合无菌环境中制备且最后以红细胞保存液混悬，洗涤红细胞保存期与洗涤前的红细胞悬液相同。

6. 去除白细胞制备

应当使用白细胞过滤技术去除全血或红细胞悬液中的白细胞。根据白细胞过滤器生产方说明书的要求进行过滤操作。应当在密闭环境（使用白细胞过滤多联血袋或无菌接合技术）制备。应当在采血后2天内（采血次日为第1天）完成白细胞过滤。检查待滤过血液的外观，并充分混匀后进行过滤。如果在进行白细胞过滤操作前，血液已经处于保存温度（4±2℃），需要在室温进行过滤时，室温应为18～

25℃,而且应当尽快放回至既定保存温度的环境中,从取出到放回的时间应<3 h。如果在白细胞过滤后,将血液转移至不属于原联体血袋的其他血袋,应当建立与实施标识控制机制,保证过滤后血液的正确标识。

7. 冰冻红细胞制备

(1)红细胞甘油化:取拟冰冻保存的全血或悬浮红细胞,离心去除上清液,用无菌接合技术将红细胞转移至容量适当的、适宜于冰冻保存的转移袋内。在无菌条件下,缓慢滴加复方甘油溶液至红细胞袋内,边加边振荡,使其充分混匀。在室温中静置平衡 30 min,置−65℃以下保存。

(2)冰冻红细胞的解冻:从低温冷冻保存箱中取出冰冻红细胞,立即放入 37~40℃恒温水浴箱中,轻轻振动使其快速融化,直至冰冻红细胞完全解冻。

(3)洗涤除去甘油:将专用洗涤盐液袋与解冻红细胞袋无菌接合,采取渗透压梯度递减方法洗涤。最后 1 次的洗涤上清液应无明显溶血迹象。使用自动化设备制备冰冻和解冻红细胞时,按照设备使用说明书进行操作。

8. 血浆病毒灭活制备(亚甲蓝光化学法)

根据设备操作说明书设置医用血浆病毒灭活光照柜的参数。根据血浆的规格选择相应病毒灭活血袋。用无菌导管连接设备或百级净化台内按无菌操作技术将血浆袋与病毒灭活血袋连接。将血袋悬挂于支架上,打开导管夹,使血浆经"亚甲蓝添加元件",流入光照袋。在医用血浆病毒灭活光照柜中进行光照。光照处理后的血浆经病毒灭活装置配套用输血过滤器过滤,滤除亚甲蓝和绝大部分白细胞,即得病毒灭活血浆。

9. 血液辐照

辐照室应符合国家有关电离辐射防护与辐射源安全标准的要求。按辐照仪使用说明书设置辐照参数。血液辐照最低剂量为 25 Gy,血液任何位点的辐照剂量不宜超过 50 Gy。红细胞在采集后 14 天内可辐照,辐照后可再储存 14 天。血小板在保存期内均可辐照,辐照后可保存至从采集算起的正常保存期限。粒细胞宜在采集后尽快辐照,辐照后宜尽快输注。在辐照过程中应严格区分未辐照和已辐照血液的标识。冰冻解冻去甘油红细胞和血浆不需辐照处理。

第二节 红细胞成分血合理输注

一、红细胞成分血种类

红细胞成分血是由全血去除部分血浆制备而成。从 200 ml 全血制备的各种红细胞制品为 1 单位。红细胞成分血输注需根据患者具体病情,选用不同红细胞成分血进行输注,其主要功能提高血液携氧能力。目前,临床上应用较多的红细胞成分血有悬浮红细胞、去白细胞悬浮红细胞、浓缩红细胞、洗涤红细胞、冰冻红细胞、冰冻解冻去甘油红细胞、辐照红细胞等。

二、红细胞成分血适应证

(一)急性失血

1. 根据循环失血量判断红细胞的输血需求

(1)血容量减少 15%(成人失血量约 750 ml),应用晶体液补充血容量,无须输血,除非患者原有贫血或伴有严重的心脏或呼吸系统疾病，心肺功能代偿差。

（2）血容量减少 15%～30%（成人失血量为 750～1 500 ml），需要输注晶体液或人造胶体液，不一定需要输血，除非患者原有贫血、心肺功能代偿差或继发出血。

（3）血容量减少 30%～40%（成人失血量为 1 500～2 000 ml），应用晶体液或人造胶体液快速扩容，可输注红细胞。

（4）血容量减少 40%以上（成人失血量大于 2 000 ml），应用输注晶体液或人造胶体液快速扩容，需要输注红细胞。

2. 根据 Hb 浓度、Hct 及患者病情决定红细胞输注

（1）Hb>100 g/L 和（或）Hct>0.30 时，可不输注红细胞。

（2）Hb<60 g/L 和（或）Hct<0.18 时，需要输注红细胞，结合失血的速度决定红细胞输注量。

（3）Hb 在 60～100 g/L 和（或）Hct 0.18～0.30 时，根据患者组织缺氧与耗氧情况、心肺代偿功能等情况综合评估考虑是否需输注红细胞。

（4）自身免疫性溶血性贫血患者 Hb<40 g/L，根据组织缺氧与耗氧情况、心肺代偿功能等情况综合评估考虑是否需输注红细胞。

（5）珠蛋白合成障碍性贫血患者 Hb<130 g/L，可输注红细胞。

（6）伴有心肺疾患如心肌梗死、肺心病、先天性心脏病，严重感染和实施肿瘤放化疗等患者，输注指征可适当放宽。

（7）曾有输血过敏反应史、IgA 缺乏症、晚期肝肾疾病与高钾血症等患者宜输注洗涤红细胞；曾有输血后非溶血性发热反应、需反复多次输血等患者宜输注去白细胞悬浮红细胞；先天性或后天性（肿瘤放化疗后）免疫力低下和造血干细胞移植等患者宜输注辐照红细胞；RhD 抗原阴性和其他稀有血型等患者可输注冰冻解冻去甘油红细胞。

（8）红细胞成分输注后宜及时观察患者贫血改善情况，检测 Hb 值等，实时调整输注剂量。

（二）围术期

（1）术中失血应首先使用晶体液或人造胶体液来维持有效循环血容量和血压。

（2）患者有大量失血或缺血表现时应及时测定 Hb 或 Hct。

（3）年轻或健康患者 Hb<60 g/L 时通常需要输注红细胞。

（4）Hb 介于 60～100 g/L 时应根据患者的年龄、心肺代偿功能及氧耗情况是否需要输注红细胞。

（5）Hb>100 g/L 时不必输注红细胞。

（三）慢性贫血

慢性贫血应积极寻找贫血病因，针对病因治疗比输血更为重要。只要可以采用其他替代治疗手段，就不应轻易输注红细胞。在决定输注红细胞前，首先要考虑患者是否已耐受 Hb 的降低，轻度贫血完全可以通过机体的代偿来保证组织供氧。一般认为，Hb<60 g/L 时并伴有明显的贫血症状时需要输注红细胞。

三、各种红细胞成分血临床应用

（一）悬浮红细胞

悬浮红细胞是临床上应用最广泛的红细胞成分血。由于悬浮红细胞在制备过程中移去了大部分血浆，使血浆引起的不良反应减少。悬浮红细胞采用了专门针对红细胞保存而设计的添加剂悬浮，使红细

胞在体外保存效果更好,静脉输注时较流畅,一般不需在输注前另外加入生理盐水进行稀释。悬浮红细胞的适用范围广,适用于临床大多数需要提高血液携氧能力的患者。

(二) 去白细胞悬浮红细胞

去白细胞悬浮红细胞不仅起到预防非溶血性发热性输血反应的作用,还可预防人类白细胞抗原(HLA)同种免疫、白细胞病毒(如 CMV、人类 T 细胞病毒)感染,因此被广泛用于多次妊娠或反复输血产生非溶血性发热性输血反应的患者、准备做造血干细胞移植和其他器官移植的患者、需要长期反复输血的患者、免疫功能低下易感染 CMV、EBV 病原微生物的患者等。

(三) 浓缩红细胞

浓缩红细胞特点为:① 提高机体携氧能力。② 由于去除了全血中大部分的血浆,降低了输血引起循环超负荷风险。③ 去除血浆的同时,也将大部分全血保存液中的枸橼酸、钠、钾、氨等成分移出,使患者代谢负担减轻。④ 浓缩红细胞内残余的白细胞、血小板成分,发生同种免疫和非溶血性发热性输血反应的概率与全血相同。目前,浓缩红细胞主要用于存在循环超负荷高危因素的患者,如充血性心力衰竭患者及新生儿换血治疗。

(四) 洗涤红细胞

洗涤红细胞适用于对血浆成分过敏的患者、IgA 缺乏的患者、非同型造血干细胞移植的患者、高钾血症及肝肾功能障碍的患者、新生儿输血、宫内输血及换血等。采用开放式洗涤的红细胞制品,血液被污染的概率高,通常要求在洗涤后尽快输注,因故未能及时输注的只能在 4℃条件下保存 24 h。

(五) 冰冻解冻去甘油红细胞

由于冰冻解冻去甘油红细胞制备成本昂贵、工艺复杂且制备过程长,目前主要用于稀有血型患者及特殊情况患者的自体红细胞长期保存与使用等。

(六) 辐照红细胞

辐照红细胞是对各种红细胞成分血进行特殊的辐照处理,杀灭有免疫活性的淋巴细胞,达到预防 TA-GVHD 的目的。主要适用于宫内换血和宫内输血、已知或疑似免疫缺陷的儿科患者、先天性细胞免疫缺陷症(如 SCID、先天性胸腺和甲状旁腺发育不全)和霍奇金病、粒细胞输注、Ⅰ级或Ⅱ级亲属间输血(不受亲缘关系远近及患者免疫状态限制)、人类白细胞抗原(HLA)配型的血液成分输注、接受移植手术的患者输血、患者正在接受抑制 T 细胞功能的治疗(如嘌呤核苷类药物氟达拉滨、苯达莫司汀、咪唑硫嘌呤等)等患者输血。

四、红细胞成分血使用剂量和方法

(一) 使用剂量

需要根据每个患者的具体情况而定,如患者年龄、贫血程度、对贫血耐受能力等。一般来说,一个体重 60 kg、血容量正常的贫血患者,输注 1 单位红细胞可提高 Hb 浓度 5~10 g/L 或 Hct 0.015~0.03,但经去白、洗涤、过滤等过程制备的红细胞成分血丢失约 10%~30% 的红细胞,在计算用量时应作适当调整。更合理办法是在输血前和输血后 24 h 测定患者的 Hb 或 Hct,然后根据测定结果调整红细胞成分血的输注剂量。

(二) 使用方法

输注前充分混匀,用标准输血器进行输注,根据病情决定输注速度。成人可按 1~3 ml/(kg·h)速度输注,但心血管疾病患者输血时应减慢输注速度,以免发生循环超负荷,而急性大量失血患者应加快输注速度。

（三）使用原则

浓缩红细胞、悬浮红细胞按照 ABO 同型且交叉配血相容性原则进行输注。洗涤红细胞、冰冻解冻去甘油红细胞按照交叉配血主侧相容性原则输注，优先选择 ABO 同型输注。

五、红细胞成分血临床疗效判断

观察输注红细胞成分血后贫血症状的改善及输血前、后 Hb 浓度和红细胞计数的变化。如果给患者输注一定量的红细胞成分血后，Hb 浓度升高程度与预计值相差较大，或者不升反降，在排除活动性出血情况下，应考虑可能出现了溶血性输血反应，需密切注意病情变化，并测定血和尿中游离 Hb、血清非结合胆红素浓度，重新进行交叉配血和不规则抗体筛选等。

六、红细胞成分血使用注意事项

（一）新生儿溶血病患者红细胞成分血选择

对于 ABO 新生儿溶血病患者，应选用 O 型洗涤红细胞加 AB 型血浆。Rh 血型不合的新生儿溶血病需要输注红细胞时，应使用 ABO 血型同患儿、Rh 血型同母亲的血液（保存 5～7 天内）。

（二）避免洗涤红细胞的滥用

洗涤红细胞由于去除了绝大部分血浆和大部分的白细胞、血小板及细胞破碎残留物，具有许多优点，但也有不足之处：① 由于只去除了 80% 以上的白细胞，起不到预防 HLA 同种免疫和白细胞病毒感染的作用。② 采用开放式洗涤的红细胞，经过反复多次的洗涤，增加了血液被微生物污染的机会。③ 制备过程中会丢失部分红细胞，直接影响输注疗效。④ 部分洗涤红细胞不能长时间保存。⑤ 制备成本高、时间长、难以满足急救治疗的需要。因此，临床使用洗涤红细胞时，包括 O 型洗涤红细胞，应严格掌握适应证，避免滥用。

第三节　血小板合理输注

一、血小板种类

血小板制品种类有两种，一是单采血小板，临床上主要使用；二是从全血中分离制备的浓缩血小板。当使用的剂量相同时，二者具有相似的止血效果。血小板输注目的是预防或治疗因血小板或功能障碍引起的出血。

二、血小板适应证和禁忌证

（一）适应证

适用于血小板计数减少和（或）功能低下引起的出血的治疗性输注或具有潜在性出血倾向的预防性输注。

1. 治疗性血小板输注

血小板数量减少或功能异常而导致的出血，输注血小板以达到迅速止血目的。临床主要有以下几种情况：① 血小板生成障碍引起血小板减少，常见于各种原因引起的骨髓抑制或骨髓衰竭，使血小板生成减少,导致出血。血小板计数和出血程度是决定是否输注血小板的主要依据,当血小板计数低于$(5\sim 20)\times 10^9/L$时,常有自发性出血,多需要进行治疗性血小板输注。② 稀释性血小板减少:因库存全血或红细胞中无有功能的血小板,大量输血时会引起稀释性血小板减少。稀释性血小板减少程度可根据患者自体血容量被替换数来推测。一般来说,输注一个循环血量的血液,患者血小板剩余$35\%\sim 40\%$。虽然稀释性血小板减少可能导致微血管出血,但接受$1\sim 2$个循环血量的输血很少发生这种情况,只有当继续输血,血小板进一步被稀释而致血小板计数更低时,有出血倾向或伴有出血时才需要输注血小板。③ 血小板功能异常引起的出血:如血小板无力症、血小板病和阿司匹林类药物所致血小板功能障碍等,虽然血小板计数正常,但功能异常。当这些患者出现威胁生命的大出血时,需要输注血小板以及时控制出血。

2. 预防性血小板输注

指通过输注血小板使各种血小板生成障碍患者(如恶性血液病、再生障碍性贫血、淋巴瘤、骨髓移植等)的血小板计数提高到某一定安全水平,防止出血。一般认为,下列情况需要预防性输注血小板:① 血小板计数$<20\times 10^9/L$,伴有导致血小板消耗或破坏增加的因素时,如感染、发热、脾肿大、DIC 等。② 血小板计数$<10\times 10^9/L$,病情稳定、无发热、出血、血管异常。③ 血小板计数$<5\times 10^9/L$,无论有无出血症状,均须输注血小板,因这种患者很容易发生内脏出血,特别是严重的颅内出血,一旦发生出血,后果严重。提高预防性血小板输注的阈值,不但会使血小板的使用量增加,而且使同种免疫反应和病毒传播的风险增加。血小板计数低下的患者硬膜外麻醉、经皮肤的导管置入、支气管活检、腹部手术时,要将血小板计数提升到$50\times 10^9/L$以上,以确保手术或检查过程的顺利、安全。对于关键部位的手术,如脑部手术、内眼的手术等,血小板计数要提高到$100\times 10^9/L$或以上。

3. 特殊情况血小板输注

包括:① 存在其他止血异常(如遗传性或获得性凝血障碍等)或存在高出血风险因素(如发热、败血症、贫血、肿瘤放化疗后等),血小板计数$<30\times 10^9/L$时,应输注。② 急性大出血后大量输血和(或)大量输注晶体液或人工胶体液导致稀释性血小板减少;伴有明显出血和体外循环、膜肺等情况下引起的急性血小板减少,血小板计数$<50\times 10^9/L$时和(或)血小板功能异常时,应输注。③ 血栓弹力图(thromboelastogram, TEG)显示 MA 值降低伴有明显出血,应输注。④ 内科系统疾病患者实施各种有创操作前血小板计数应达到下列安全参考值,否则应输注,包括:轻微有创操作时,血小板计数$>20\times 10^9/L$;留置导管、胸腔穿刺、肝活检、经支气管活检时,血小板计数$>50\times 10^9/L$;脑膜腔穿刺(腰穿)时,血小板计数$>50\times 10^9/L$;成人急性白血病患者血小板计数$>20\times 10^9/L$,大多可承受腰穿而无严重出血并发症;骨髓穿刺和活检操作前一般无须输注血小板。⑤ 需反复输血的患者宜选择输注去白细胞单采血小板;由于免疫因素导致血小板输注无效的患者宜输注 HLA 配合型单采血小板;先天性或后天性(如肿瘤放化疗后等)免疫功能严重低下的患者宜输注辐照或去白细胞单采血小板;造血干细胞移植的患者宜输注 HLA 配合型辐照单采血小板。⑥ 由于免疫因素导致血小板输注无效并可能伴危及生命的出血时,在无 HLA 配合型单采血小板情况下,可适当放宽一次性输注未经 HLA 配型的血小板成分剂量。⑦ 血栓性血小板减少性紫癜和肝素诱导血小板减少症等应慎用血小板成分。⑧ 血小板输注后宜及时观察患者出血改善情况,通过血小板计数增加校正指数(CCI)和(或)血小板回收率(PPR)和(或)血栓弹力图(TEG)检测等,实时调整输注剂量。

(二) 禁忌证

1. 血栓性血小板减少性紫癜(TTP)

患者血小板计数极低,可能是由于血栓的形成造成血小板的大量消耗所致。虽然患者临床表现为血小板减少,除危及生命的出血之外,一般不宜输注血小板,因为血小板输注后可促进血栓形成而使病情加重,TTP的首选治疗措施为血浆置换。

2. 免疫性血小板减少紫癜(ITP)

原发性或特发性ITP患者,体内存在血小板自身抗体,输入的血小板会很快被破坏,经常输注血小板不但效果差,而且容易引起同种免疫反应,使以后真正需要输注血小板挽救生命时造成血小板输注无效。ITP患者输注血小板的指征是:① 血小板明显减少($<20 \times 10^9$/L),伴有无法控制的危及生命的出血,或伴有中枢神经系统出血者。② 脾切除治疗的术前或术中渗血不止,或患者血小板计数极低而又需要紧急手术者。

3. 药物诱发的血小板减少和脾功能亢进引起的血小板减少

除非发生威胁生命的大出血,一般不输注血小板,因这类患者输注的血小板可能大量滞留在脾内或很快从循环中清除,不仅可能起不到提高患者血小板计数的作用,而且增加了发生同种免疫和其他输血不良反应的风险。

三、血小板使用剂量和方法

(一) 使用剂量

输注剂量取决于血小板输注前患者的血小板计数和预期要达到的血小板计数以及患者是否出血或同种免疫等情况。国家标准为1个治疗剂量的血小板含量血小板数≥2.5×10^{11}个,通常成人每次输注1个治疗剂量,一般情况下,成人(70 kg)大约可升高血小板计数4×10^9/L～8×10^9/L,儿童(18 kg)大约可升高血小板计数17×10^9/L;婴幼儿输注血小板剂量5～10 ml/kg,可升高血小板计数40×10^9/L～80×10^9/L。严重出血或已产生同种免疫者应加大输注剂量。患者处于活动性出血时,血小板的输注剂量取决于患者的出血情况及止血效果。儿童患者应根据患儿年龄和病情将1个治疗量的血小板分2～4次输注。对于新生儿患者,一次可输注成人剂量的1/15～1/10,容量控制在20～30 ml,2～3天输注1次。

(二) 使用方法

输注前轻摇血袋,使血小板和血浆充分混匀,输注时使用Y型标准输血器,以患者可以耐受的最快速度输注,输注过程中严密监测病情变化,婴幼儿、老年及心功能不全等患者,则应酌情减慢输注速度。

(三) 使用原则

按照ABO同型原则输注,出血危及生命且无同型血小板时,可考虑输注次侧相容性血小板。血小板输注无效时,可开展血小板配型选择相容性血小板。血小板应一次足量输注。

四、血小板输注疗效判断

血小板输注疗效可根据实验室指标和临床疗效来判断。实验室通常以检测输注后血小板计数升高及血小板存活情况作为血小板输注疗效的评价标准。一般认为,预防性血小板输注需观察血小板计数是否增加,而治疗性血小板输注需观察输注后出血是否减轻或停止,血小板计数增加与否不作为疗效评价的唯一指标,因为止血需消耗血小板。

五、影响血小板输注疗效因素

(一) 血小板的质量

采集的血小板数量不足、离心损伤、不合适的保存温度和振荡频率、保存容器的通透性能差、运输过程和输注过程操作不当等因素,均会影响血小板的输注效果。

(二)非免疫因素

脾功能亢进、严重感染、发热、药物作用、DIC 等病理性因素,均可使血小板破坏或消耗增加而影响输注效果。

(三)免疫因素

同种免疫反应是引起血小板输注无效的主要原因。血小板表面具有许多不同抗原,包括 HLA 抗原、人类血小板抗原(HPA)、ABH 抗原,其中 HLA 抗原的同种免疫作用是导致血小板输注无效的最主要免疫因素,占 70%～80%。

第四节　血浆制品合理输注

一、血浆制品种类

我国血浆制品种类主要有新鲜冰冻血浆(FFP)、病毒灭活新鲜冰冻血浆、冰冻血浆和病毒灭活冰冻血浆,临床上应用较广泛的是 FFP 和冰冻血浆。

二、血浆制品适应证和禁忌证

(一)适应证

(1)单个凝血因子缺乏:对于单个凝血因子缺乏患者,可使用 FFP 或冰冻血浆补充相应的凝血因子。如 FFP 可用于遗传性或获得性因子Ⅷ缺乏伴出血患者,冰冻血浆和 FFP 可用于遗传性因子Ⅸ缺乏(血友病 B)伴出血的患者。

(2)肝病患者获得性凝血功能障碍:多数凝血因子在肝脏合成。严重肝脏疾病的患者,由于肝脏合成凝血因子功能下降,特别是Ⅱ、Ⅶ、Ⅸ、Ⅹ因子可能明显减少,多伴有凝血功能障碍。可用 FFP 或冰冻血浆输注以补充缺乏的凝血因子。

(3)大量输血引起的凝血功能障碍:大量输血时由于凝血因子稀释性减少引起凝血障碍,可通过输注 FFP 补充多种缺乏的凝血因子。

(4)口服抗凝剂过量引起出血:凝血因子Ⅱ、Ⅶ、Ⅸ和Ⅹ,抗凝血因子蛋白 C,蛋白 S 和蛋白 Z 均是维生素 K 依赖因子,而双香豆素类抗凝药物,如华法林可干扰维生素 K 的羧化作用,抑制肝脏对这些凝血因子的合成。该药使用过量时容易造成出血现象。治疗方法除注射维生素 K 外,还可通过输注 FFP 补充凝血因子,以达到止血目的。

(5)抗凝血酶Ⅲ(antithrombin Ⅲ,AT-Ⅲ)缺乏:AT-Ⅲ是血浆中存在的一种丝氨酸蛋白水解酶抑制物,含量约为 300 mg/L,是血液凝固的主要抑制物质,肝素可加速其抑制作用,原发性或获得性 AT-Ⅲ缺乏均增加血栓形成的风险,影响肝素疗效。服用避孕药、创伤、手术或肝病患者可出现 AT-Ⅲ缺乏,可输注 FFP 或冰冻血浆给予补充。

(6)血栓性血小板减少性紫癜(TTP):TTP 是一种少见的微血栓出血综合征,由于血浆中缺乏血管性血友病因子裂解酶(vWF cleaving protease,vWFcp)引起的以广泛微血栓形成为特点的血栓性疾病,其治疗除使用激素、抗血小板药物、脾切除等手段外,血浆置换或血浆输注通过补充 vWFcp 也是有效治疗手段之一。血浆置换时常用 FFP 做置换液,单纯静脉输注 FFP 也可以起到一定的缓解病情作用,尤其对复发性患者较好。

（7）血浆置换：一般情况下,置换液不主张大量使用 FFP,而使用晶体液、胶体液和白蛋白等溶液,以减少输血风险。但血浆置换量大或伴有凝血因子缺乏等情况,需选用一定量的 FFP。

（8）大面积烧伤：血浆是比较理想的胶体液,含钠量高于生理盐水,肺阻力和肺水肿增加不显著,同时还可以补充免疫球蛋白等成分。如 5% 白蛋白不易获得,则可在液体复苏治疗中应用部分冰冻血浆。

（9）DIC：因血小板和大量凝血因子消耗,可以用 FFP 进行补充治疗。必要时可联合应用血小板和冷沉淀治疗。

（二）禁忌证

（1）血浆过敏：对于因输血发生血浆蛋白过敏患者,应避免输注血浆,先查明过敏原因后有针对性地选择合适血浆输注。

（2）扩容：血浆有潜在输血传播疾病风险,且可能发生过敏反应及其他输血不良反应,临床上常用扩容制品,如人造胶体液等。

（3）补充白蛋白：对于肝硬化腹水、肾病综合征、营养不良及恶性肿瘤恶病质等患者,都可出现低蛋白血症,但不宜采用输注 FFP 或冰冻血浆以达到补充白蛋白或补充营养目的。因血浆中白蛋白浓度低,不仅不能有效提高患者血浆白蛋白浓度,或减少腹水作用,还可能增加水钠潴留和发生输血不良反应风险。

（4）增强免疫力：尽管血浆中含有一定量免疫球蛋白,但不可通过输注血浆达到提高患者非特异性免疫力作用,反而可增加免疫缺陷病患者被感染风险。对于需要输注外源性免疫球蛋白患者,应选用免疫球蛋白制品。

（5）严重心肾功能不全患者：心功能不全患者,输注血浆后可能加重循环负荷引起的心力衰竭,如果需要补充凝血因子时宜首选浓缩制品。血浆中含有一定量的蛋白,严重肾功能不全患者需要严格控制蛋白摄入量,盲目输注可加重病情。

三、血浆制品使用剂量和方法

（一）使用剂量

输注剂量取决于患者具体病情,一般情况下,凝血因子达到 25%～50% 时基本能满足止血要求。FFP 中因子Ⅷ含量应≥0.7 IU/ml,由于每袋 FFP 中含有凝血因子的量差异较大,因此,输注 FFP 补充凝血因子时,需动态观察输注后的止血效果。一般成人患者常规剂量按 10～20 ml/kg 体重计算,婴幼儿患者常规剂量按每千克体重 10～15 ml/kg 计算,但其具体剂量取决于临床症状和实验室检查结果,大手术或大出血患者可提高剂量至 60 ml/kg。FFP 和冰冻血浆均有一定扩容作用,对于血容量正常、心功能不全、婴幼儿和老年等患者,容易导致循环负荷过重,应严格控制血浆输入量,最好选择更合适的浓缩凝血因子制品。

（二）使用方法

血浆输注前不要求进行交叉配血,原则上应选择 ABO 血型同型或相容性输注。血浆输注时,应采用标准输血器,输注速度应从慢到快逐步调节,一般以 5～10 ml/min 为宜。对于心功能不全、婴幼儿、老年等患者,输注速度应减慢。对于失血性休克、严重血容量不足患者,输注速度可加快,可以在补充凝血因子同时起到迅速扩容的作用。大手术过程中,在中心静脉压及血压的动态监测过程中,血浆的输注速度可加快。

（三）使用原则

按交叉配血次侧相容性原则输注,献血者不规则抗体筛查阴性的血浆可直接进行 ABO 相容性输注。优先选择 ABO 同型血浆。

（四）输注指征

血浆输注宜参考凝血功能检测结果及临床出血情况。PT 大于正常范围均值的 1.5 倍和（或）APTT 大于正常范围上限的 1.5 倍，或 INR 大于 1.7 时可考虑输注血浆。凝血试验结果不易获取时，由临床医师根据患者出血情况决定是否输注血浆。华法林治疗患者发生颅内出血时建议给予血浆输注。

四、血浆制品输注不良反应及风险

（一）不良反应

（1）存在同种异体抗原和抗体问题：由于个体的遗传基因型不同，血细胞和血浆蛋白的抗原不同，机体输入血浆后，机体会产生相应的抗体。

（2）过敏反应：常见是荨麻疹。

（3）引起心力衰竭和低钙血症：输注 FFP 剂量过大或速度过快时，可使心脏负荷过重而导致心力衰竭。由于 FFP 中含有枸橼酸盐抗凝剂，枸橼酸盐与人体血浆中的钙离子发生反应，生成枸橼酸钙而消耗了血中的钙，导致低钙血症。

（二）传播疾病的风险

（1）输注没有病毒灭活的血浆，存在一定的疾病传播风险。尽管血液经过严格的筛查，但由于检测技术和筛查项目的局限性，不可能达到完全预防输血传播疾病的目的。

（2）对于血浆输注传播疾病的预防，主要是严格掌握输注指征，避免或减少血浆输注。

五、血浆制品输注注意事项

（1）冰冻血浆应在专用血浆融化仪中融化，边融化边摇动血袋，不能在室温下自然融化，以免大量纤维蛋白析出。融化后的冰冻血浆为黄色、半透明，并有少量悬浮血小板和白细胞，如果发现血浆有颜色异常、凝块、气泡时不得输注。

（2）冰冻血浆融化后须立即输注，不可再次冰冻，10℃放置不超过 2 h，4℃放置不超过 24 h。

（3）Rh 阴性献血者血浆，可能存在抗-D 而导致 Rh 阳性患者红细胞溶血，因此不能将 Rh 阴性献血者血浆用于 Rh 阳性患者，除非已检测献血者血浆中不存在抗-D。

第五节　冷沉淀凝血因子合理输注

一、冷沉淀凝血因子主要成分

冷沉淀凝血因子主要成分含有Ⅷ因子、纤维蛋白原（fibrinogen，Fg）、纤维结合蛋白（fibronectin，Fn）、血管性血友病因子（von Willebrand factor，vWF）和Ⅸ、Ⅱ、Ⅴ、Ⅹ、Ⅺ因子等。

二、冷沉淀凝血因子适应证

（一）血友病 A 及获得性因子Ⅷ缺乏症

适用于儿童、轻型成人血友病 A 及其他原因引起的Ⅷ因子缺乏症（获得性Ⅷ因子缺乏症）患者。冷沉淀凝血因子中的Ⅷ因子浓度相对 FFP 高，200 ml 全血中制备的冷沉淀凝血因子含有Ⅷ因子≥40 IU，每单位容量为 20～30 ml。对于中、重度血友病 A 患者,每次需要补充大量Ⅷ因子,宜首选冻干Ⅷ因子浓缩剂或基因重组的Ⅷ因子浓缩剂。

(二) 血管性血友病

血管性血友病(von Willebrand disease, vWD)治疗首选冷沉淀凝血因子。vWD 主要是 vWF 的量缺乏或质的缺陷导致,输注冷沉淀凝血因子补充外源性的 vWF,可有效地改善出凝血症状。

(三) 纤维蛋白原缺乏症

先天性纤维蛋白原缺乏症、低纤维蛋白原血症、异常纤维蛋白原血症或纤维蛋白原消耗增多(如胎盘早剥、死胎滞留等)患者,由于体内纤维蛋白原含量降低或质量缺陷,均可引起不同程度的出血。此时,首选纤维蛋白原浓缩剂治疗;在没有纤维蛋白原浓缩剂时,可选用冷沉淀凝血因子。

(四) 获得性纤维结合蛋白缺乏症

纤维结合蛋白是重要的调理蛋白,在严重创伤、烧伤、严重感染、皮肤溃疡和肝功能衰竭时,血浆纤维结合蛋白水平可明显下降。冷沉淀凝血因子制品可用于获得性纤维结合蛋白缺乏症患者。

(五) 局部使用促进创口、溃疡修复

冷沉淀凝血因子中富含纤维结合蛋白,也可在局部外用,以促进创口、溃疡组织的修复。局部喷洒主要用于角膜溃疡、大面积创面、伤口及部分难愈合的溃疡面,但可增加输血传播疾病的风险。

三、冷沉淀凝血因子使用剂量和方法

(一) 使用剂量

(1) 输注剂量和频率取决于纤维蛋白原消耗速度、恢复时间和半衰期,纤维蛋白原在无其他消耗(如出血、DIC 等)的情况下半衰期大约是 4 天。临床应用时根据具体病情和临床经验进行估算,通常成人每 5～10 kg 输注 2 U,婴幼儿输注 2～4 U/kg。

(2) 甲型血友病轻度出血 10～15 U/kg、中度出血 20～30 U/kg 和重度出血 40～50 U/kg。

(3) 纤维蛋白缺乏症患者,成人每次输注 16 U 冷沉淀凝血因子,使血中纤维蛋白原水平维持在 0.5～1.0 g/L。

(4) 血管性血友病,剂量以 2 U/10 kg 体重输注,每日 1 次,输注 3～4 天,如手术患者发生迟发性出血时,连续输注 7～10 天。

(5) FⅧ因子缺乏症伴有出血时,剂量以 2 U/10 kg 体重输注,2～3 周输 1 次,即可达到止血目的。

(二) 使用方法

由于冷沉淀凝血因子中Ⅷ因子不稳定,融化后可快速失去活性。因此融化后必须尽快输注。冷沉淀凝血因子中 vWF、纤维蛋白原、因子ⅩⅢ和纤维结合蛋白等活性较稳定,但融化后也应在 4 h 内输注完毕。输注冷沉淀凝血因子时,应采用标准输血器静脉滴注。输注冷沉淀凝血因子袋数较多时,可数袋汇总并用生理盐水稍加稀释静脉滴注,也可采用 Y 型输液器由专人负责在床边进行换袋处理。在患者可以耐受情况下,宜快速输注。

(三) 使用原则

按照交叉配血次侧相容性原则输注,献血者不规则抗体筛查阴性的冷沉淀凝血因子可直接进行 ABO 相容性输注。

(四) 输注指征

大量输血或 DIC 伴纤维蛋白原水平<1.0 g/L 时,可输注冷沉淀凝血因子。创伤、产科和心脏手术

患者纤维蛋白原维持在 1.5～2.0 g/L。

四、冷沉淀凝血因子疗效判断

在判断疗效时主要依靠观察患者出血表现是否得到改善,有关止血功能的实验室检测指标有重要参考价值。如止血效果不理想,在患者血容量尚能容许可范围内,可适当加大冷沉淀凝血因子的输注量。在容量负荷增加困难时,对于血友病 A、纤维蛋白原缺陷患者,最好改用单一凝血因子浓缩制品。

五、冷沉淀凝血因子注意事项

(1)原则上冷沉淀凝血因子选择 ABO 同型输注。紧急情况下需不同型相容性输注时,可参考不同型血浆输注的相容性选择原则。

(2)新生儿或早产儿输注时,最好同型输注,因冷沉淀凝血因子含有低效价的抗 A 或抗 B 抗体。

(3)融化温度不宜超过 37℃,以免引起Ⅷ因子丧失活性。融化后不得存放,更不宜再次冷冻保存。

(4)因其黏度大,输注时最好少量枸橼酸钠溶液稀释,以免发生凝血块而堵住针头。

(5)制备冷沉淀凝血因子的血浆,虽已经过严格 HBsAg、抗- HCV、抗- HIV 及梅毒血清学等病原学检测,但依然存在漏检可能,又没有病毒灭活处理。因此,随着输注次数的增加,发生输血传播疾病风险也不断增高。

(钟发德　倪建萍　屈　煜)

参考文献

[1]　付涌水,钱开诚,陆志刚.临床输血:3 版[M].北京:人民卫生出版社,2013.

[2]　邓永福,杨明清.临床输血实用新技术[M].北京:人民军医出版社,2007.

[3]　王振芳,张志玲,李莉芬.最新医院输血手册[M].北京:人民军医出版社,2007.

[4]　中华人民共和国卫生部,中国国家标准化管理委员会.全血及成分血质量要求[S].GB18469 - 2012,2012 - 7 - 1.

[5]　中华人民共和国国家卫生和计划生育委员会.血站技术操作规程[S].2016 - 3 - 1.

[6]　中华人民共和国卫生部.临床输血技术规范[S].2000 - 10 - 1.

[7]　中华人民共和国卫生部.血液储存要求[S].WS399 - 2012,2012 - 12 - 3.

[8]　中华人民共和国卫生部.血液运输要求[S].WS/T400 - 2012,2012 - 12 - 3.

[9]　中华人民共和国国家卫生健康委员会.内科输血[S].WS/T 622 - 2018,2018 - 9 - 26.

[10]　中华人民共和国国家卫生健康委员会.全血和成分血使用[S].WS/T 623 - 2018,2018 - 9 - 26.

第七章

输 血 反 应

自人类发现 ABO 血型以来,输血已经作为临床实施重大手术和危急重症救治时的重要治疗措施之一。但输血是一把双刃剑,由于血液的复杂性和多样性,输血存在发生输血反应的潜在风险。

第一节 概 述

中华人民共和国国家卫生健康委员会在 2018 年 9 月颁布《输血反应分类》行业标准,规范了输血反应相关术语和定义,同时也规定了输血反应分类。

一、术语和定义

(1) 输血反应/输血并发症:指与输血具有时序相关性的不良反应,不良反应的原因可能是不良事件,也可能是患者与所输注血液相互作用。

(2) 急性/速发性输血反应(acute/immediate transfusion reactions,ATR/ITR):指发生在输血过程中、输血即刻至输血后 24 h 内的输血反应。

(3) 慢性/迟发性输血反应(chronic/delayed transfusion reactions,CTR/DTR):指发生在输血结束后 24 h 至 28 天的输血反应。

(4) 输血传播性感染/输血感染性反应(transfusion-transmitted infections,TTI/transfusion-transmitted infectious reactions,TTIR):指病原体通过输血过程从献血者体内进入到受血者体内并引起相应的感染或疾病。

(5) 输血非感染性反应(transfusion-transmitted non-infectious reactions,TTNIR):指与输血具有时序相关性的非病原体引起的不良反应。

二、输血反应分类

输血反应按照有无感染因素参与分为输血传播性感染/输血感染性反应和输血非感染性反应。

(一) 输血传播性感染

输血前无相应病原体感染病史,无临床症状,血清标志物检测阴性,但输血后出现相应病原体感染症状,且从患者体内分离出病原体与献血者体内的病原体具有高度的同源性。

(1) 输血传播细菌感染:包括革兰阳性球菌感染、革兰阴性杆菌感染、厌氧菌感染,以及上述未涉及的细菌感染。

(2) 输血传播病毒感染:包括病毒性肝炎、获得性免疫缺陷综合征、巨细胞病毒感染、EB 病毒感染、人类细小病毒 B19 感染、成人 T 细胞白血病/淋巴瘤、西尼罗河病毒感染，以及上述未涉及的病毒感染。

（3）输血传播寄生虫感染：包括疟疾、巴贝西虫病、克氏锥虫病，以及上述未涉及的寄生虫感染。

（4）输血传播其他病原体感染：包括梅毒、克-雅氏病变异型、真菌感染，以及上述未涉及其他病原体感染。

（二）输血非感染性反应

包括过敏反应、溶血性输血反应（包括急性/速发型溶血性输血反应和慢性/迟发型溶血性输血反应）、迟发性血清学输血反应、非溶血性发热反应、输血后紫癜、输血相关移植物抗宿主病、输血相关急性肺损伤、输血相关呼吸困难、输血相关循环超负荷、输血相关性低血压、铁超负荷、肺血管微栓塞、空气栓塞、大量输血相关并发症（包括凝血功能障碍、枸橼酸盐中毒、高钾血症、低钙血症、高氨血症、酸碱平衡失调和低体温），以及上述未涉及的输血非感染性反应。

随着招募低危献血人群和血液筛查技术的不断完善，以及核酸检测的普及，输血传播性感染（如肝炎病毒、HIV 和梅毒等）的发生率已显著下降，输血非感染性反应已逐渐成为异体输血致死的主要原因。本章简要介绍输血非感染性反应。

第二节　输血非感染性反应

输血非感染性反应主要包括过敏反应、溶血性输血反应、迟发性血清学输血反应、非溶血性发热反应、输血后紫癜、输血相关移植物抗宿主病、输血相关急性肺损伤。对输血非感染性反应中大量输血相关并发症特地作为一节进行介绍。

一、过敏反应

过敏反应（allergic reaction）是指在输入血浆和含有血浆的血液成分而引起的一种变态反应性输血反应，是一种较为常见的输血反应。

（一）病因和发病机制

过敏反应是变应原与体内已存在抗体间相互作用所致。在一些情况下，输入来自具有遗传性过敏体质的献血者的抗体也会发生。部分可见于先天性 IgA 缺乏的患者。过敏反应发生与受血者、供血者和血液制剂三方面均有关系。

（1）受血者：受血者缺乏 IgA 或某一 IgA 亚型，多次输血或妊娠后产生同种异型 IgA 抗体，当再次输入相应 IgA 时，发生抗原抗体反应，近年来认为这是过敏反应的最主要原因。

（2）供血者：某些献血者血浆中存在特殊抗体，受血者输注此类血液制品后被动获得该抗体，被动免疫引发过敏反应。

（3）血液制剂：血液存储过程中释放累积一些与过敏反应相关的生物活性因子，或供者血液中含有引起患者过敏的药物、食物蛋白，以及其他成分。

一般认为过敏反应是血浆蛋白导致，与受血者是否为过敏体质和容易被动致敏等因素有关。受血者血液中的 IgE 抗体与输入的供者血液中的抗原发生反应，导致肥大细胞和嗜碱性粒细胞脱颗粒，释放出过敏毒素，如组胺、前列腺素、细胞因子、嗜酸性粒细胞趋化因子中性粒细胞化学趋化因子、血小板活化因子等引起皮肤、呼吸道、心血管和胃肠道的过敏表现。

(二) 临床表现

过敏反应可分为局部性或全身性过敏反应。轻者只表现为局限性或全身皮肤瘙痒、红斑、荨麻疹、血管神经性水肿,严重者表现为以支气管痉挛、喘鸣、喉头水肿、呼吸困难、发绀和低血压休克为主的严重过敏反应,甚至死亡。

(三) 诊断

输血过程中或输血终止后 4 h 内受血者出现下列临床表现:结膜水肿、嘴唇/舌/悬雍垂水肿、皮肤红斑和眶周水肿、面部潮红、低血压、局部血管神经性水肿、斑丘疹、皮肤瘙痒、呼吸困难、支气管痉挛、荨麻疹等。

(四) 治疗

(1) 单纯荨麻疹:严密观察,减慢输血速度,给予抗组胺药物或类固醇类药物。

(2) 重度反应:立即停止输血,保持静脉通道通畅,有支气管痉挛者皮下注射肾上腺素,静脉注射氢化可的松、氨茶碱等;有喉头水肿时,应立即气管插管或气管切开,以免窒息;有过敏休克者,应积极进行抗休克治疗。

(五) 预防

(1) 对已知既往有输血过敏反应史患者,可以在输血前给予抗组胺药物或类固醇药物。

(2) 降低血液成分中的血浆含量可以起到一定的预防作用。

(3) 对有抗- IgA 或限定特异性抗- IgA 的患者输血时,应选用洗涤红细胞和洗涤血小板。

(4) 应选择无过敏反应史,1 周内未服用过或注射任何药物献血者的血液;对有生育史或有输血史的献血者,应检查血浆内有关抗体,对抗- IgA 或抗- HLA 阳性者,采血工作人员应劝其不要献血。

二、溶血性输血反应

患者接受免疫学不相容的供者血液,导致供者或自身红细胞在体内发生异常破坏、溶解而引起的反应称为溶血性输血反应,包括以下情况:① 输入的供者红细胞与受者血浆不相容。② 输入的供者血液中含有与受者红细胞不相容的红细胞血型抗体。③ 输入多个供血者的血液制品,不同供者间的红细胞和血浆不相容。溶血性输血反应的严重程度与输入不相容红细胞的量、血浆中同种抗体的效价、抗原和抗体的特性、激活补体的能力、补体浓度、单核-吞噬细胞系统的功能以及输血速度等相关。

溶血性输血反应按照发生时间分为急性溶血性输血反应(acute hemolytic transfusion reactions, AHTR)和迟发性溶血性输血反应(delayed hemolytic transfusion reactions, DHTR);按照病理生理学机制又将溶血反应分为血管内溶血和血管外溶血。AHTR 多为血管内溶血,DHTR 多为血管外溶血。当患者体内抗体效价较高时,DHTR 也可合并血管内溶血。

(一) 急性溶血性输血反应(AHTR)

AHTR 常发生在输血过程中、输血后即刻或输血后 24 h 内。由于输入血液与患者间的免疫不相容性导致红细胞裂解和(或)清除加速,常由 IgM 抗体引起,多为血管内溶血,最常见于 ABO 血型不相容性输血。

1. 病因及发生机制

常见病因主要有:① ABO 血型不合:这是引起严重溶血反应的最主要原因。ABO 血型不合输血时,人体内存在天然高效价 ABO 同种抗体(抗- A、抗- B)会和输入红细胞上的 ABH 抗原发生抗原抗体反应,激活补体,破坏红细胞,引起血管内溶血。绝大多数 ABO 血型不合溶血反应是由于人为差错引起,也可能由于技术方面或其他方面的原因引起。② A 亚型不合:少数 A2 型患者血浆中存在抗-A1,输入 A1 型红细胞可能发生溶血。③ Rh 血型不合:大多数为 DHTR,只有在少数情况下 Rh 阴性患者近期接受过 Rh 不相容输血,血浆中免疫抗体效价较高时,再次输入 Rh 不相容血液会引发急性溶血反应。由于国人约 30% RhD 阴性实为 RhD 弱阳性,即 Del 血型,所以与欧美白种人相比,国人抗-D 引起的溶血反应相对少见。④ 其他稀有血型不合:如 Lewis、MNs、Kell、kidd 和 Duffy 等血型不合最为常见,多数表现为血管外溶血,偶尔也会发生严重的血管内溶血。⑤ 紧急情况下 ABO 非同型输血:如大量 O 型红细胞输给 A、B、AB 型患者,若 O 型血中抗-A 或抗-B 效价较高,可以破坏受血者红细胞,从而出现溶血反应。小剂量 O 型红细胞输给 A、B、AB 型患者,由于目前常用的悬浮红细胞中所含血浆量很少,输入受者体内被很快稀释,罕见溶血反应。⑥ 献血者之间血型不合:一次大量或短期内输入不同献血者的血液时,可能由于献血者之间的血型不合引起溶血,或者输入血浆中存在不相容同种抗体使受者红细胞迅速破坏。⑦ 受者自身红细胞缺陷:受血者患自身免疫性溶血性贫血时,血液中的自身抗体也可破坏输入的异体红细胞导致溶血。随着输血技术和血型血清学检测技术的逐步提高,以及输血流程的不断完善,由血型鉴定错误引起的 AHTR 发生率显著减少,而不规则抗体所致的溶血性输血反应发生率逐年升高。

AHTR 发生的免疫机制为输入不相容红细胞或血浆时,血浆中的血型抗体与红细胞膜上的血型抗原结合成抗原抗体复合物,激活补体连锁反应全过程,最后由 C5b~C9 形成攻膜复合物穿透红细胞膜形成小孔,红细胞因细胞内容物外流或水分进入细胞内,造成细胞溶解,血浆及尿中出现游离血红蛋白。引起 AHTR 的抗体大多为 IgM,少数为 IgG。AHTR 过程产生的补体,特别是过敏毒素 C3a 和 C5a 以及其他炎症介质如组胺、5-羟色胺,细胞因子如白细胞介素 IL-1、IL-6、IL-8、肿瘤坏死因子等会引起低血压、休克、支气管痉挛和发热等临床表现。抗原抗体反应可引起血小板释放反应和凝血因子的活化触发内源性凝血系统,导致弥散性血管内溶血。AHTR 时的低血压、肾脏血管收缩和肾小动脉内微血栓形成等造成肾脏缺血,抗原抗体复合物存积在肾脏也可造成肾脏损害。

2. 临床表现

患者多于输血后数分钟至数小时出现烦躁、发热、寒战、呼吸困难、腰背剧痛、胸前压迫感、心动过速、血压下降、血红蛋白尿(酱油色尿)和黄疸等,严重的 AHTR 大多为 ABO 血型不合输注,只要输入 10~15 ml(不相容血液)即可出现症状,严重者可以引起休克,肾功能衰竭,甚至死亡。全麻状态下的患者,可能仅仅表现为难以解释而且难以纠正的术野渗血或出血不止,以及不明原因的低血压。

3. 诊断

主要根据患者的临床表现和实验室检查诊断 AHTR。

(1)在输血中或输血终止后 24 h 内,新发下列任一症状或体征:腰背痛、发冷/寒战、弥散性血管内凝血、鼻衄、发热、血尿、低血压、少尿/无尿、静脉穿刺部位疼痛和(或)渗出、肾功能衰竭。

(2)实验室检查可以发现血细胞比容下降、血浆中出现游离血红蛋白、血浆结合珠蛋白降低、乳酸脱氢酶增高,6~8 h 后血清胆红素可能增高。

(3)核对患者血标本和血袋上的标签,以及所有交叉配血记录,并和以前血型及抗体筛查记录进行比较。输血后标本经离心后,肉眼观察血清中有无游离血红蛋白,并注意和输血前标本进行对比。直接抗人球蛋白试验阳性则提示可能发生了溶血。对患者输血前后的血标本、献血者留样血标本与血袋残余血再次进行红细胞 ABO 和 RhD 血型鉴定,核查有无血型错误或不相符合。再次对献血者与患者输血前后血标本进行血液交叉配血试验,包括盐水介质、酶介质和抗人球蛋白介质;倘若发现患者血清中有某种不相合的抗体,应测定其效价及鉴定抗体特异性。

(4)排除其他原因引起的急性溶血,如细菌污染、储存血液受到物理、化学和药物等损伤引起的溶血,以及自身免疫性溶血性贫血和先天性溶血性疾病等引起的急性溶血。

4. 治疗

一旦考虑 AHTR,根据临床表现、输入不相合血液量进行相应处理。如果症状和体征轻微,只需要观察和一般对症支持治疗。如果溶血反应严重,应立即启动紧急抢救流程。

(1)一般治疗:立即停止输血,更换输血器,维持静脉通路。核对患者信息与交叉配血报告单上记录是否一致,并通知输血科,同时抽取血标本及剩余血袋血液送输血科进一步核查。

(2)补液扩容:积极进行容量复苏,纠正低血压和防止肾功能衰竭。可选用生理盐水维持血压和尿量 100 ml/h,维持 18~24 h。可适当给予呋塞米,少尿或无尿者可行血液透析。

(3)碱化尿液:可选用 5% 碳酸氢钠 125~250 ml 静脉滴注。

(4)大剂量糖皮质激素:甲泼尼龙静脉滴注,快速达到峰值,直至酱油色尿颜色变淡。同时注意保护胃肠黏膜,防止应激性溃疡。

(5)血管活性药物:可选用小剂量多巴胺或多巴酚丁胺治疗低血压,改善肾脏灌注。

(6)换血疗法:发生 ABO 血型不合引起的严重溶血时,可进行换血疗法。没有条件换血也可以进行血浆置换治疗。

5. 预防

AHTR 大多由人为差错所致,应准确核对受血者身份、血标本和血液制品标签信息以及交叉配血记录;加强输血过程质量管理,确保从输血申请、样本采集、运送接收、交叉配血发血到输血整个过程准确无误。

(二)迟发性溶血性输血反应(DHTR)

常发生在输血结束后 24 h 至 28 天。患者输血后体内产生针对红细胞血型抗原的不规则抗体,当再次输血时,体内不规则抗体可与输入红细胞相互作用,导致红细胞裂解和(或)清除加速。常由 IgG 抗体引起,多为血管外溶血,最常见于 Rh 血型不相容输血。

1. 病因及发病机制

DHTR 几乎都是回忆性抗体反应。机体因输血第一次接触红细胞抗原发生初次免疫应答,免疫抗体的产生及效价增加需要较长的诱导期(数周甚至数月),因此当初次免疫抗体产生时,大多数输入的红细胞已经不复存在,一般不会发生溶血。初次免疫产生的抗体水平随后也会下降,并可能无法测得,再次输血前血清学检查显示抗体筛查阴性及交叉配血相容。再次输入含有先前致敏抗原的红细胞,即可引起回忆性免疫应答,记忆细胞激活后迅速增殖分化,几天内产生大量抗体,使供者红细胞加速破坏、生存期缩短。输血后因初次免疫反应导致 DHTR 的现象偶然也可能发生。

DHTR 多由 Rh、MNS、Kidd、Duffy、Kell、Lewis、Diego 等血型系统抗体引起。大多为 IgG 型抗体,一般不激活补体或仅能部分激活补体反应至 C3b 阶段,所产生的炎性介质水平低,被 IgG 抗体和(或)补体片段 C3b 致敏的红细胞随血流经过肝脾时,被网状内皮系统的巨噬细胞吞噬破坏而从循环中清除消失。由于红细胞是逐步破坏的,不会引起血管活性物质的大量释放和凝血系统的明显活化,临床症状表现并不明显,多表现为输血后黄疸或红细胞输注无效。

2. 临床表现

DHTR 以血管外溶血为主,临床反应症状一般较轻,但也有反应严重甚至致死的。溶血一般发生在输血后 3~10 天,主要表现为不明原因的发热、血红蛋白下降、黄疸,很少有血红蛋白血症及血红蛋白尿、肾衰竭和 DIC。患者体内可出现输血前没有的同种抗体,直接抗人球蛋白试验阳性。

3. 诊断

由于 DHTR 临床症状较轻,发生时间与输血时间往往间隔较久,易被临床忽视。其诊断很大程度取决于血型血清学检测技术的灵敏性以及医护人员对本病的认识程度。实验室检查有:① 输血后 24 h 至 28 天内直接抗球蛋白试验阳性。② 输注红细胞放散液同种抗体检测阳性。③ 受血者血浆中有新检测到红细胞同种抗体。④ 输血后患者血红蛋白升高没有达到预计值或者迅速降低到输血前的水平。⑤ 其他原因不能对球形红细胞形态进行解释。

4. 治疗

DHTR 治疗的关键在于及时明确诊断。一旦明确诊断,治疗措施取决于输入抗原阳性血液的量及抗体的效价和特异性。症状轻者可对症处理,重者可按急性溶血性输血反应处理,贫血严重者可输相应抗原阴性的红细胞。

5. 预防

DHTR 重在预防,主要措施如下。

(1) 输血前应详细了解患者的病史,尤其输血史和妊娠史。

(2) 由于 Rh 血型系统抗原性较强,产生免疫性抗体的频率较高,因此每次输血前应常规做 ABO、Rh 血型鉴定。对有输血史或妊娠史的患者,输血前应做不规则抗体筛查。一旦发现不规则抗体阳性,有条件应鉴定不规则抗体特异性,并将结果记录到患者永久病历。今后输血即使该抗体阴性,也应选择相应抗原阴性的血液进行交叉配血和输血。

(3) 对反复输血的患者,应每间隔 24~72 h 进行抗体筛检,以防止回忆反应产生的抗体漏检。

(4) 输血前除盐水介质交叉配血试验外,必须同时采用聚凝胺法或微柱凝集抗人球蛋白法进行交叉配血试验,以便发现不规则抗体。

三、迟发性血清学输血反应

迟发性血清学输血反应(delayed serological transfusion reactions,DSTR)是指患者输血后体内出现具有临床意义的红细胞血型的不规则抗体,常可维持数月至数年,外周血血红蛋白值变化可不明显。

(一)病因及发病机制

截至 2017 年 7 月,国际输血协会(The International Society Blood Transfusion,ISBT)认可的红细胞血型抗原总数为 346 个,其中有 308 个主要抗原分属于 36 个血型系统,最重要和最为人们熟知的仍是 ABO 和 Rh 两个血型系统。目前临床仅检测 ABO 和 RhD 血型,尚有更多的红细胞抗原未能检测,因此妊娠或输血暴露就有可能引起红细胞抗原同种免疫而产生不规则抗体,其发生机制和时间进程与 DHTR 相似。最常见的抗体是 Rh、Kell、Duffy、Kidd、MNS 和 Diego 血型系统引起,仅表达为出现新的红细胞抗体,区别于 DHTR 的是无明显溶血相关临床表现。

(二)临床表现

与 DHTR 相比,迟发性血清学输血反应发生率更高,二者都有相似的血清学结果,但 DSTR 患者没有溶血的临床症状,仅在输血后 24 h 至 28 天可在循环中检测到新出现的有临床意义的红细胞抗体。

(三)诊断

DSTR 主要表现为血清学改变,可于输血后 24 h 至 28 天在循环中检测到新出现的红细胞不规则抗体,但不表现出如低血红蛋白血症、黄疸、酱油尿等溶血反应临床症状,因此不宜被发现。通常实验室检测直接抗球蛋白试验阳性或新发现红细胞不规则抗体筛查阳性。

(四)治疗

DSTR 因为无溶血相关表现,一般无须处理。由于不规则抗体阳性可引起血型鉴定、交叉配血和用血困难,因此 DSTR 患者应该被告知不规则抗体检测结果,并向其提供相关医疗文书予以保存,供今后就医参考。

四、非溶血性发热反应

非溶血性发热反应(febrile non-hemolytic transfusion reactions,FNHTR)是指在输血中或输血结束后 4 h 内,患者基础体温升高 1℃以上或伴有寒战,无原发病、过敏、溶血与细菌污染等所致发热证据。

(一)病因及发生机制

FNHTR 主要是由于输注了含有白细胞的血液成分与患者体内已有的抗体发生免疫反应和(或)血液储存过程中白细胞释放的可溶性细胞因子所致,大多数与多次输入 HLA 不相合的白细胞、血小板有关。多次输血或妊娠,使受血者产生同种抗体,当再次接受输血,发生抗原抗体反应,释放出内源性致热原,通过前列腺素 E2 介导,作用于下丘脑体温调节中枢,引起体温升高。

(二)临床表现

FNHTR 多见于反复输血患者,常发生在输血开始后 15 min 至输血结束后 4 h 内,突发发热,体温可高达 38~41℃,常伴有寒战、头痛、全身不适、恶心呕吐等。

(三)诊断

通常采取排他性诊断,没有特殊检查。发热反应和输血有时序相关性,在输血中或输血终止后 4 h 内发生,且有发热(口腔温度≥38℃或较输血前变化超过 1℃或发冷、寒战,排除其他原因引起的发热,包括患者发热性基础疾病如感染或肿瘤等)、药物反应、输液反应、血液制品细菌污染、溶血性输血反应或输血相关性急性肺损伤等。

(四)治疗

发生发热反应时立即停止输血,保持静脉通畅,查找原因,及时排除溶血反应及细菌污染。确定为 FNHTR,给予对症处理,包括高热可给予物理降温和解热药如对乙酰氨基酚,严重时谨慎使用糖皮质激素。

(五)预防

输少白细胞血液成分可以预防或极大程度减少 FNHTR 的发生。一般采用去白细胞滤器对全血或红细胞、血小板等血液成分进行过滤,可以去除白细胞及某些细胞因子和补体。

五、输血后紫癜

多见于输血后 5~10 天,主要是由于患者体内血小板特异性抗体与献血者血小板上相应抗原结合形成抗原抗体复合物,导致患者血小板破坏。可出现外周血血小板数明显减少,皮肤瘀点和(或)瘀斑,是一种自限性疾病。

(一)病因及发生机制

存在某种血小板特异性抗原阴性的患者经妊娠或输血被致敏,产生相应抗体,当患者再次接受这种抗原阳性的血小板时,患者体内血小板特异性抗体与献血者血小板上相应抗原结合形成抗原抗体复合物,进而导致输入的血小板和自身血小板破坏,引起急性、免疫性、暂时性血小板减少综合征。临床多发于 HPA-1a 阴性患者,接受输血者产生针对血小板特异性抗原的同种抗体抗 HPA-1a 抗体,其余少数为 HPA-2、BaKa、BaKb、Pena。还有一种情况是,PLA1 阳性患者输注含有抗-PLA1 的血液制品也会出现输血后紫癜。

（二）临床表现

输血后 5~10 天,患者出现高热、寒战,同时伴有全身皮肤黏膜广泛出血点、瘀斑,甚至血尿、便血等出血症状,严重者出现内脏及颅内出血,严重的血小板减少（Plt<10×10^9/L）。此病具有自限性,多数患者 5~12 天后恢复,也有持续 1 个月以上者。

（三）诊断

血小板计数明显减少且无其他情况可以解释原因,骨髓巨核细胞数正常或增多,血小板生成良好。实验室检测到针对某一血小板抗原（常见 HPA-1a/PLA1）的同种抗体,同时患者自身血小板该抗原为阴性,即可诊断输血后紫癜。注意鉴别药物性或免疫性血小板减少性紫癜。

（四）治疗

输血后紫癜为自限性疾病,患者多于 21 天内完全恢复。严重时仍需支持治疗,可选择血浆置换、大剂量免疫球蛋白和大剂量短疗程激素治疗。

（五）预防

为了预防和治疗输血后紫癜的发生,应积极提倡血小板抗体筛选。对临床有输血史及妊娠史或短期内需要接受多次输血患者,应在输血前进行血小板抗体筛选和鉴定。既往发生过输血后紫癜的患者,应尽量避免输入含 HPA-1a 抗原的血液制品。

六、输血相关移植物抗宿主病

输血相关移植物抗宿主病（transfusion-associated graft versus host disease, TA-GVHD）是指具有免疫活性的淋巴细胞输注给免疫功能缺陷或免疫功能抑制的患者,在其机体内存活、增殖,并攻击宿主组织细胞。TA-GVHD 虽然发病率低,但病死率可达 90% 以上,而且容易漏诊和误诊,并缺乏特异性的治疗手段,是一种致命性的输血并发症,常因感染而死亡。

（一）病因及发病机制

在正常情况下,受血者把输入的供血者白细胞视为异物加以排斥,使供血者的淋巴细胞在体内不能增殖、分化。因此在一般情况,输血并不发生 TA-GVHD。Gelly 等提出了发生 TA-GVHD 的 3 个条件：① 受者的免疫功能低下,不能排斥移植物。② 供、受体之间存在组织相容性。③ 输入血液中含有一定数量具有免疫活性的淋巴细胞。在这种情况下,受血者并不能将供者的淋巴细胞视为异己物质,输入的淋巴细胞未能被受血者的免疫系统识别和清除,反而增殖并攻击受血者的组织细胞。

（二）临床表现

一般在症状出现后 1~3 周迅速死亡,可出现发热、皮疹、肝功能损害（AST、ALT、碱性磷酸酶、胆红素升高）、全血细胞减少、胃肠道症状、骨髓增生低下,且造血细胞减少及淋巴细胞增多等。

（三）诊断

1. TA-GVHD 临床表现

由于缺乏特异性,症状极不典型,易与药物反应、感染及放化疗不良反应相混淆,目前普遍存在

TA - GVHD 的漏检或误诊。询问输血史、皮肤组织活检、HLA 定型、基因分析等可帮助诊断。证实患者血液中或组织中存在来源于供者的淋巴细胞,是唯一能够确诊 TA - GVHD 的方法。

2. 实验室检查

外周血三系细胞减少可伴或不伴有胆红素和氨基转移酶升高等肝功能异常的表现。供、受者细胞基因或 DNA 分析证实有嵌合体细胞存在,但持续时间很短,一般在输血后 12 周内。也可进行 PCR 检测。

3. 组织病理活检

(1) 肝细胞空泡变性,小胆管坏死,肝门处有单核、淋巴细胞浸润。

(2) 骨髓造血细胞减少,淋巴增多伴纤维化。

(3) 皮疹部位表现为基底部细胞的空泡变性,表皮与真皮质分离并有水泡形成,单核、淋巴细胞浸润至真皮上层,表皮质过度角化或角化不良。

(四) 治疗

TA - GVHD 至今仍无有效的治疗措施,重在预防。

(五) 预防

目前缺乏有效的治疗手段,病死率极高。高危患者尽量避免同种异体输血,尤其是来自直系亲属献血;尽量避免新鲜血液成分输注;使用辐照血液成分;使用去白细胞血液成分可以起到一定的预防作用。

七、输血相关急性肺损伤

输血相关急性肺损伤(transfusion-related acute lung injury,TRALI)是输血中或输血后 6 h 内出现急性呼吸困难伴进行性低氧血症,血氧分压/吸入氧浓度(PaO_2/FiO_2)≤300 mmHg,胸部 X 线示双肺部浸润,且无输血相关性循环超负荷及输血引起的严重过敏反应和细菌污染反应等表现。TRALI 起病急、病情重、病死率高,已成为输血导致死亡的主要原因之一。

(一) 病因及发病机制

输入含有受血者白细胞抗原相应的抗- HLA 抗体、抗粒细胞特异性抗体的全血或含有血浆的血液成分,发生抗原抗体反应,使肺血管内皮细胞受损,液体外渗进入肺间质和肺泡,导致急性呼吸功能不全或肺水肿。所有异体血液成分均可导致 TRALI。

(二) 临床表现

TRALI 的特征性临床表现是在输血期间或在输血后短时间内出现呼吸窘迫、低氧血症,两肺可无异常或闻及干湿啰音、哮鸣音、管状呼吸音或水泡音等,影像学检查可见双肺浸润而心影轮廓正常。

(三) 诊断

(1) 急性呼吸窘迫:输血过程或输血后 6 h 内出现急性呼吸窘迫,输血前不存在急性肺损伤,也不能用输血前原发疾病解释,排除输血相关循环超负荷或心源性肺水肿。

(2) 胸片双侧肺部浸润:早期可无异常或轻度间质改变,表现为边缘模糊的肺纹理增多,继而出现斑片状阴影,逐渐融合成大片状浸润阴影,其中可见支气管充气征。通常心脏无扩大征象及无肺血管充血表现。

(3) 低氧血症:在常规吸氧情况下,PaO_2 仍进行性下降,PaO_2/FiO_2≤300 mmHg 或在吸空气情况下 SpO_2<90%。

(四) 治疗

一旦怀疑 TRALI,应立即停止输血,以支持治疗为主,包括充分氧疗,积极纠正低氧血症,可以根据病情需要,选择无创持续气道正压通气或气管插管呼吸机支持治疗,甚至体外膜肺氧合治疗;通过液体或血管活性药物治疗以维持血压稳定和脏器灌注。

(五)预防

预防 TRALI 的最重要措施是降低患者暴露于异体血液制品的风险。TRALI 所涉及的供者,应拒绝或推迟其今后捐献血小板单采或血浆单采等,检测女性供者 HLA 抗体。再次输血时,宜输注去白细胞红细胞或洗涤红细胞预防 TRALI,但预防效果不确定。

八、输血相关呼吸困难

输血相关呼吸困难是指输血结束后 24 h 内发生呼吸窘迫,不符合 TRALI、输血相关循环超负荷或过敏反应诊断依据,且不能用患者潜在或已有疾病解释。目前输血相关呼吸困难的病理生理机制尚未完全明确。

(一)临床表现

主要表现为输血结束后 24 h 内患者出现呼吸功能不全症状,即患者呼吸费力,有呼吸频率、节律、深度的改变。双肺听诊无异常,胸部影像通常无肺部浸润及心影增大征象。

(二)诊断

诊断输血相关呼吸困难需同时满足以下两项:① 输血 24 h 内出现呼吸困难:主观感到呼吸困难;客观上呼吸节律、频率、深度的改变。② 排除 TRALI、输血相关循环不超负荷及严重过敏性输血反应引起的呼吸困难。

同时排除患者本身可能患有其他疾病引起的呼吸困难。

(三)治疗

通常可以不予干预,或以支持治疗为主,包括充分氧疗,必要时可以根据病情需要,选择无创持续气道正压通气或气管插管呼吸机支持治疗。

九、输血相关循环超负荷

输血相关循环超负荷(transfusion-associated circulation overload,TACO)是由于输血速度过快和(或)输血量过大或患者潜在心肺疾病不能有效接受血液输注容量等所致急性心功能衰竭。可出现发绀、气急、心悸、听诊闻及湿性啰音或水泡音等表现。

(一)病因及发生机制

由于快速大量输血输液,使患者血容量的增加超过了心脏的负荷能力;或患者存在心肺功能不全、肾功能受损等情况,对容量负荷增加的耐受性较差。TACO 多发生于老年人、婴儿、严重贫血等患者,此类人群容易发生急性左心功能不全和肺水肿。

(二)临床表现

呼吸困难、端坐呼吸、烦躁不安、口唇发绀、咳大量泡沫样或血性泡沫样痰、表情恐惧、大汗淋漓、两肺布满湿啰音、颈静脉怒张、少数出现心律不齐、休克等。

(三)诊断

根据临床表现、实验室检查、影像学、心电图、超声心动图等不难做出诊断。输血中或输血后 6 h 内出现以下新发症状或原有症状恶化:急性呼吸窘迫症状(呼吸困难、端坐呼吸、发绀);B 型钠尿肽水平升高;中心静脉压升高(CVP);左心衰竭症状和有输血输液过多的征象;胸片显示肺水肿征象等,但应与

TRALI 和严重变态反应等相鉴别。

（四）治疗

（1）立即停止输血。

（2）急性心力衰竭处理：让患者采取坐位或半坐位，双下肢下垂，减少静脉回流；静脉给予呋塞米和洋地黄类强心药。

（3）急性肺水肿处理：吸氧，结合乙醇雾化消泡效果更佳，必要时气管插管正压通气；硝酸甘油或硝普钠等血管扩张药，降低前后负荷。

（五）预防

输血前准确评估患者心肺功能和肾功能，以及液体出入量平衡情况。对于老年人和婴儿等对容量负荷耐受性差的患者，应控制输血速度和输血量，并严密观察。

十、输血相关性低血压

输血相关性低血压是指在输血过程中或输血终止后 1 h 内出现唯一血压下降表现，其收缩压下降（≤90 mmHg 或较基础血压下降≥40 mmHg）或脉压差减少（<20 mmHg）。

（一）病因及发生机制

输血相关性低血压反应的原因尚未明确。间接证据支持其发生可能与使用带有负电荷的床旁去白细胞滤器使用和缓激肽释放有关，正在服用血管紧张素转换酶抑制剂（ACEI）血压下降更加显著。

高危人群：① 高血压史患者。② 正在服用 ACEI 类药物的患者。③ 经由带负电荷的床旁白细胞滤器输血的患者。④ 进行血浆分离患者。

（二）临床表现

输血开始后出现不能解释收缩压或舒张压至少降低 40 mmHg，或伴有皮肤潮红、腹痛、恶心、意识丧失、呼吸窘迫甚至休克，停止输血后立即缓解。

（三）诊断

输血中或输血终止后 1 h 发生收缩压下降≥40 mmHg 和收缩压≤90 mmHg，排除其他所有可出现低血压的不良反应，如过敏反应、溶血反应、脓毒症输血反应、TRALI 等不良反应。

（四）治疗

一旦发生输血相关性低血压反应，应立即停止输血，并以生理盐水维持静脉通道，且发生过低血压的血液制品禁止再用，一般无须使用升压药。

（五）预防

（1）有过输血相关性低血压反应病史的患者，再次输血时密切关注并缓慢输注，如果考虑其与去白细胞滤器相关，应更换其他滤器或不用滤器。也可以使用洗涤红细胞。

（2）服用 ACEI 类药物高血压患者，在其持续输血治疗前建议换另一类降压药物，并且避免使用带负电荷的透析设备或床旁去白细胞滤器。

十一、铁超负荷

铁超负荷（iron overload）是指长期多次输血可导致患者体内铁超负荷，且存积于机体实质细胞中，导致心、肝和内分泌腺等器官组织损害和皮肤色素沉着等表现。

(一)病因及发生机制

每单位红细胞含铁 100 mg，每日人体排泄铁约 1 mg。长期输血患者，特别是血红蛋白病、慢性再生障碍性贫血或白血病等患者，体内不断有铁存积。体内蓄积的铁开始储存在单核-吞噬细胞系统，随着这些部位的饱和，铁可以存积于机体实质细胞中，称为含铁血黄素沉着症。引起广泛组织损害，累及受累器官功能障碍，称为继发性血色病。

(二)临床表现

类似于特发性血红素沉着症表现，铁沉积于靶器官，影响心脏、肝脏和内分泌器官，引起这些器官功能障碍，表现肝功能损伤，重者肝硬化和肝功能衰竭、性腺功能减退、糖尿病、心包炎、慢性心力衰竭、心律失常。铁存积在皮肤可使皮肤色素沉着。

(三)诊断

除病史和临床表现外，血清铁升高，血清转铁蛋白饱和度升高，血清铁蛋白升高。

(四)治疗

铁过载的治疗主要是去除体内多余的铁。确诊患者可以皮下注射铁螯合剂去铁胺，其作用机制是通过铁螯合剂与铁离子特异性结合，形成大分子复合物而从尿、粪便中排出，从而防止体内铁负荷过重和铁沉着于各器官，预防并发症。

(五)预防

需要长期输注红细胞的患者，输注年轻红细胞，尽量减少输血量或延长输血间隔。

十二、肺血管微栓塞

肺血管微栓塞（microembolization of pulmonary vessels）是由于血液成分在贮存过程中，白细胞、血小板与纤维蛋白等形成的微聚体通过标准孔径输血滤器，输入患者机体后引起肺血管栓塞导致急性肺功能不全等。

(一)病因及发生机制

血液贮存 1～2 天后，血液中血小板、白细胞、细胞碎片、变性蛋白及纤维蛋白等形成大小不等的微血栓，贮存时间越长，微血栓越多，输血时这些微栓可以通过孔径为 170 μm 的标准输血器而进入体内。这种微血栓可阻塞毛细血管，大量输入会广泛阻塞肺毛细血管，导致肺功能不全。

(二)临床表现

(1) 栓子较小，栓塞范围不大，可无明显临床症状或轻微症状，仅表现为心率增快、气促和胸痛等。

(2) 栓子较大，可出现肺梗死，患者突然表现烦躁不安、呼吸急促、剧烈胸痛、血氧饱和度下降、口唇发绀、颈静脉怒张、两肺哮鸣音或心脏奔马律等。

(三)诊断

大量输血后，特别是库存血，患者突然表现烦躁不安、极度呼吸困难、胸痛、严重缺氧、发绀或死亡，血气分析提示低氧血症，胸部 X 线或 CT 提示小且多发性栓塞，甚至肺梗死症状，心电图提示：肺动脉主干栓塞时有肺波 P 型。

(四)治疗

一般卧床休息，密切监测生命体征，吸氧、镇痛、止咳等对症治疗；有休克症状者抗休克治疗；伴有心力衰竭者给予强心药。轻者可给予阿司匹林，重者予肝素、华法林等抗凝治疗，必要时给予溶栓治疗。

（五）预防

输血时加用微聚体过滤器；选用去白细胞血液成分，如去白红细胞或洗涤红细胞等；患者血中有高效冷凝集素时，可将血液复温后输注。

十三、空气栓塞（air embolism）

由于输血过程中空气通过输血管路进入患者机体静脉系统所致。

（一）病因及发生机制

常见原因：① 静脉破损，患者吸气使胸腔呈负压，空气在压力作用下由静脉破损处进入循环。② 输注液体通路中导管连接处不紧或破损，输血输液过程中，空气进入循环。③ 输液或输血更换血袋时，管道空气未排尽，或加压输血输液时，袋内空气进入循环。

发生机制：输血引起的空气栓塞一般为静脉栓塞，空气栓子进入静脉系统后经肺动脉转运至肺，阻塞肺毛细血管，进而影响气体交换，引起肺动脉高压、右心血量增加、肺血流减少，左心室前负荷和心排量随之减少，进而引起心律失常、右心功能衰竭等。空气栓子进入动脉后，可阻塞血管引起远端器官缺血缺氧。冠状动脉栓塞后，可引起心肌缺血梗死。

（二）临床表现

空气栓塞目前比较少见，但一旦发生，病死率极高，多为开放系统加压输血或更换输液器间发生。一定量的空气迅速进入血液循环，形成气泡阻塞心脏和血管，影响心肺功能。空气从静脉系统进入右心后，出现呼吸困难、气促、发绀、胸痛、低氧血症、心律失常和右心衰竭等症状，全麻患者出现呼气末 CO_2 压力突然下降，同时血氧饱和度降低，心前区可闻及"水车"音或"齿轮"音，严重情况下可致死。

（三）诊断

评估患者是否存在空气栓塞潜在因素，其次空气栓塞起病较急，术中监测 $PetCO_2$ 突然下降，血氧饱和度降低，血压下降，颈静脉怒张等右心衰竭表现，同时心前区可闻及"水车"音或"齿轮"音，可考虑栓塞。辅助检查有助于确诊，经胸超声心动图或经食管超声心动图，可检查出心内小于 0.5 ml 的气泡，是敏感度最高的技术。

（四）治疗

（1）高度怀疑空气栓塞时，立即停止所有操作，加压吸氧，头低左侧卧位。如有中心静脉导管，可考虑超声引导下抽吸心内的空气栓子。

（2）对症治疗，包括纯氧吸入，必要时进行气管插管机械通气；给予血管活性药物维持血流动力学稳定；有动脉栓塞者，尽快进行高压氧舱治疗。

（五）预防

空气栓塞的发病较突然和严重，后续处理效果甚微，经常导致死亡和重残，因此预防十分重要。输血前应检查好输血器具，更换输液器时，排空管道内气体，避免加压输液。

第三节　大量输血相关并发症

大量输血指 24 h 内输血量达到患者自身血容量，或 3 h 内输血超过自身血容量的 50%。严重大量出血时往往需要大量输血进行抢救，输血品种和数量较多，因此可能引起大量输血相关并发症，包括凝血功能障碍、枸橼酸盐中毒、高钾血症、低钙血症、高氨血症、酸碱平衡失调和低体温。

一、凝血功能障碍

由于外伤和严重失血等原因,患者输入大量库存血及容量复苏后,易出现凝血功能障碍、酸中毒、低体温等大量输血的常见并发症,凝血功能障碍最为常见且涉及多方面因素,包括血小板减少、凝血因子稀释、电解质失衡等,目前认为及早纠正凝血功能紊乱对大量输血患者抢救成功与否有重要影响。

(一)病因及发生机制

患者出凝血过程中大量凝血因子和血小板的丢失和消耗,大量液体输入导致血液稀释,输注的血液制品中血小板和不稳定凝血因子含量随着保存期延长而下降,输注的血液制品中含有具有抗凝作用的枸橼酸盐,以及患者低体温和酸中毒等,这些因素均可导致大量输血患者发生凝血功能障碍。

(二)临床表现

患者输血后出现术野渗血、血尿、牙龈出血、皮肤瘀点瘀斑,全麻状态下可出现不明原因创面渗血,同时实验室检查可出现 PT、APTT 延长、纤维蛋白原浓度下降,以及血小板减少等。

(三)诊断

患者术前无凝血功能障碍,大量补液及输血后术野出现渗血、牙龈出血、皮肤出现瘀斑,同时实验室检查显示凝血功能异常。

(四)治疗

(1)出血性休克治疗首要为控制出血,抗休克治疗,液体复苏时应避免过多晶体液输注,防止低灌注。术中及输血过程中保温,防止低体温发生。

(2)成分输血:患者大量失血时早期补充凝血因子,及时纠正凝血功能障碍。

(3)血小板$<50\times10^9/L$,或出现微血管出血症状如黏膜、陈旧性创面出血等补充血小板。

(4)Fib<1 g/L,尽早补充冷沉淀或纤维蛋白原浓缩剂。

(5)补充钙剂纠正低钙血症。

(五)预防

积极治疗出血原因,对于严重创伤休克和大出血等患者进行大量输血时,给予早期补充凝血因子和纠正创伤早期凝血功能障碍,及时启动大量输血方案。输血期间及输血前后检测患者各项凝血指标,必要时及时进行干预。

二、枸橼酸盐中毒

全血及血液成分大多采用以枸橼酸盐为主要成分的抗凝剂。大量输血或实施血液成分置换时,可导致患者血浆中枸橼酸盐浓度达到 1 g/L,引起枸橼酸盐中毒。

(一)病因及发生机制

全血及成分血液制品大多采用枸橼酸盐作为抗凝剂,正常情况下,人体组织细胞对枸橼酸盐的代谢能力很强,10 min 内能清除 95%,同时当血液中枸橼酸盐含量迅速增加时可刺激甲状旁腺素,释放钙离子入血,维持血钙水平。但短时间大量输血时,血浆中的枸橼酸盐达到 1 g/L,超过机体代偿,易引起枸橼酸盐中毒,大量枸橼酸钠进入体内并与钙离子结合,导致低钙血症,使心肌收缩力下降。

(二)临床表现及诊断

主要表现为低钙血症的相关症状,患者出现感觉异常、口周和指端麻木、颤抖、手足抽搐、焦虑、出血倾向,严重者惊厥、心律不齐等。

（三）治疗

一旦出现枸橼酸盐蓄积和低钙血症表现，立即减慢输血速度，静脉注射 10% 葡萄糖酸钙 10 ml，同时测定血浆钙离子水平，防止盲目补钙或经验性补钙导致医源性高钙。静脉补钙时，应注意避开输血通路，以免引起血液凝固。

（四）预防

避免大量输入低温库存血，对存在肝肾功能障碍患者输注大量血液时，应监测酸碱平衡和血浆钙离子浓度。

三、高钾血症

高钾血症（hyperkalemia）是指全血和红细胞成分中血钾离子浓度随保存时间延长逐渐增高。大量输注保存期相对较长的全血和红细胞成分时，可导致患者机体血钾离子浓度明显增高。

（一）病因及发生机制

低温保存的血液制品由于细胞膜上维持钾钠平衡的 $Na^+ + K^+ + ATP$ 泵障碍，K^+ 从红细胞内逸出，大量输血后短时间内患者可能出现血钾升高。特别是血钾本来就高的患者，如尿毒症或者严重创伤合并肾功能不全等患者，以及婴幼儿肾脏保钠排钾及维持酸碱的功能尚未成熟，大量输血时均易发生高钾血症。

（二）临床表现及诊断

大量输入库存血后，轻度高钾血症可出现肌肉轻度震颤，手足感觉异常；重者出现肌肉软弱无力，腱反射减弱或消失，心律失常，心电图表现为 T 波高尖等，血 K^+ 测定即可明确诊断。由于输入体内后 K^+ 重新进入红细胞，大量输入的枸橼酸盐代谢产生碳酸氢钠，可引起碱中毒，也造成 K^+ 向红细胞内转移，因此，输血后也可以出现低钾血症，应加以明确诊断。

（三）治疗

（1）停止输保存时间长的全血或红细胞，症状较轻者减缓输血速度。

（2）5% 碳酸氢钠 100～250 ml 快速静脉滴入，或 10% 葡萄糖酸钙 10 ml 静脉缓慢注射，或 10% 葡萄糖加胰岛素静脉滴注。

（3）严重者腹膜透析或血液透析。

（四）预防

大量输血时选择输注贮存时间＜7～10 天的红细胞，或选择洗涤红细胞。

四、低钙血症

全血及血液成分大多采用以枸橼酸盐为主要成分的抗凝剂，大量输血或实施血液成分置换时，易引起患者血钙离子浓度明显降低。

（一）原因与发生机制

（1）目前国内血液抗凝剂主要是应用枸橼酸和枸橼酸钠，其输入到患者体内经过三羧酸循环，最终形成碳酸氢钠。当输入的枸橼酸和枸橼酸钠超过机体对其代谢速度和代偿能力，过剩枸橼酸根离子与血中游离钙结合形成"可溶性络合物"，导致低钙血症。

（2）大量输入低温的库存血，使得体温下降。肝脏在低体温时，不能代谢枸橼酸和枸橼酸盐，因此低体温常伴低钙血症。

（3）钙离子作为凝血因子Ⅳ参与体内凝血途径和共同凝血途径，大出血时凝血过程消耗钙，同时大量的库存血输入使钙离子稀释，造成低钙血症。

（二）临床表现及诊断

大量输血时，低钙血症常常同时伴有枸橼酸盐中毒，主要临床表现为低钙血症相关症状，可出现口周和指端麻木和刺痛、颤抖、头昏、焦虑、抽搐、腱反射亢进等，严重时可出现惊厥、心律失常，心电图显示QT间期延长。实验室检查血钙离子浓度即可明确诊断，血清钙浓度<2.2 mmol/L时为低钙血症。

（三）治疗

缓慢静脉注射10％葡萄糖酸钙10 ml或5％氯化钙20 ml，注射时可有全身发热感。静脉补钙时检测血钙浓度，避免高钙血症。

（四）预防

避免低温，输血输液过程中可使用加温设备；减少输注库存期过长的血液制剂；输血时速度不易过快。

五、高氨血症

全血和红细胞成分中血氨随保存时间延长逐渐增高。大量输注保存期较长的全血和红细胞成分时，可导致患者机体血氨浓度明显增高。

（一）病因及发生机制

新鲜全血在(4±2)℃保存21天后，血氨浓度可以增加数倍。大量的输入库存血，可导致患者体内血氨浓度显著增高。肝功能正常患者，血氨可通过鸟羧酸循环代谢成无毒物质，肝功能不全、肝昏迷、肝衰竭等患者，氨代谢作用下降，输注大量保存期较长的全血和红细胞成分时，可导致患者机体血氨浓度明显增高，出现高氨血症。

（二）临床表现及诊断

患者可出现扑翼震颤、肌张力增高、腱反射亢进、精神紊乱、昏睡、昏迷等症状，典型的病例均有脑电图改变等。血氨测定可以明确诊断。

（三）治疗

（1）积极消除诱因，停止输血。

（2）无蛋白质饮食，不能进食者给予鼻饲。

（3）保持患者大便畅通。

（4）口服新霉素或甲硝唑。

（5）谷氨酸钠加入葡萄糖中静脉滴注。

（6）纠正水、电解质和酸碱平衡失调。

（7）昏迷患者保护脑细胞功能，疑有颅内压增高，可用脱水剂甘露醇。

（8）保持呼吸道通畅，深昏迷患者行气管切开。

六、酸碱平衡失调

全血和红细胞成分保存液中含有枸橼酸盐，红细胞成分随保存时间延长乳酸生成增加，大量输注时可导致患者机体酸碱平衡失调。

（一）病因及发病机制

全血和红细胞保存液中含有枸橼酸盐，其随着保存时间的延长，乳酸生成增加，使血pH逐渐下降，出现酸碱平衡失调。

(二)临床表现及诊断

(1)大量输血患者常伴有一过性代谢性酸中毒,倘若肝功能良好及组织灌注正常,其酸中毒可迅速得到纠正。

(2)在输血后几小时,大量枸橼酸盐代谢后生成碳酸氢钠,可导致机体代谢性碱中毒,故对大量输血患者,须慎用碱性药物。

(三)治疗

(1)一过性代谢性酸中毒,一般机体均能代偿,可密切观察,切忌用碱性药物。

(2)代谢性碱中毒在轻度及中度时,也不需特殊处理,只需给予足量的生理盐水静脉滴入,即可使肾排出碳酸氢盐而得以纠正。重症患者除给予生理盐水外,可给予氯化铵。

七、低体温

快速大量输注温度低于患者体温的全血和血液成分后,可能发生低体温。轻者可发生静脉痉挛,重者可发生凝血功能障碍和心律失常等。近年来虽然临床治疗中采取了相应的措施,但低体温在大量输血过程中仍有发生。失血量大、休克时间长、输注大量低温液体或血液制品、环境温度低等均可导致低体温。

(一)病因及发生机制

由于快速大量输入温度低于机体温度的血液成分,使受血者体温降低。低体温会影响受血者的机体代谢,也是大量输血后凝血功能障碍的重要原因。低体温可造成血红蛋白氧离曲线左移,血红蛋白释放氧的能力降低,导致组织缺氧;酶活性降低,亦引起凝血功能障碍;肝酶活性降低,肝脏枸橼酸盐代谢能力降低,加重低钙血症;血液通过中心静脉快速输入,局部低体温和局部低血钙都可能引发致命心律失常;乳酸代谢减弱加重代谢性酸中毒。

(二)临床表现及诊断

主要临床表现为发冷、寒战,严重者可出现心律不齐等体征,体温监测即可发现低体温,以食道中心温度为佳。

(三)预防

缓慢输血,输血前将血液加温或使用血液加温仪,温度控制在32℃(切勿>38℃);患者术中或输血过程中使用温毯,输血肢体保暖。

(李 茹 周春波 徐铭军)

参考文献

[1] 中华人民共和国国家卫生健康委员会. 输血反应分类[S]. 2018 - 09 - 26.

[2] 陈小伍,于新发,田兆嵩. 输血治疗学[M]. 北京:科学出版社,2012:722 - 728.

[3] CHAPMAN C E, STAINSBY D, JONES H, et al. Ten years of hemovigilance reports of transfusion-related acute lung injury in the United Kingdom and the impact of preferential use of male donor plasma [J]. Transfusion, 2009, 49(3):440 - 452.

[4] OZIER Y, MULLER J Y, MERTES P M, et al. Transfusion-related acute lung injury: reports to the French Hemovigilance Network 2007 through 2008[J]. Transfusion, 2011, 51(10):2102 - 2110.

［5］ GELLY K J，KERR R，RAWLINSON S，et al. Transfusion-associated graft vs. host disease in a patient with high-grade B-cell lymphoma. Should cellular products for patients with non-Hodgkin's lymphoma be irradiated? ［J］. Br J Haematol，2000，110(1)：228 – 229.

［6］ CHOI E S，AHN W S，LEE J M，et al. A laboratory study of the effects of processing blood through a cell salvage device and leucocyte depletion filter on levels of pro-inflammatory cytokines and bradykinin［J］. Anaesthesia，2013，68(12)：1259 – 1265.

［7］ CREWS W S，KAY J K，HERMAN J H. Washed RBCs prevent recurrent acute hypotensive transfusion reactions［J］. Am J Pathol，2014，141(2)：285 – 287.

［8］ PAGANO M B，NESS P M，CHAJEWSKI O S，et al. Hypotensive transfusion reactions in the era of prestorage leukoreduction［J］. Transfusion，2015，55(7)：1668 – 1674.

［9］ 胡旭梅,赵海涛,王敬波,等.大量输血对严重失血患者凝血功能和电解质平衡的影响［J］.山西医药杂志,2015,(17)：2030 – 2032.

［10］ 傅启华,王学锋,向东.临床输血学理论与实践［M］.上海：上海交通大学出版社,2014.

［11］ 曹伟,黄长顺,陈骏萍,等.血液保护学［M］.杭州：浙江大学出版社,2008.

［12］ 李志强.简明临床输血理论与实践［M］.上海：上海世界图书出版公司,2010.

［13］ 杨成民,刘进,赵桐茂.中华输血学［M］.北京：人民卫生出版社,2017.

第八章
血浆制剂临床应用

血浆制剂是从正常献血者血浆中分离制备,并有明确临床应用意义的血浆蛋白制品的总称,包括纤维蛋白原浓缩剂、凝血酶原复合物(prothrombin complex concentrates, PCC)、重组活化凝血因子Ⅶ、白蛋白、纤维蛋白胶、抗凝血酶Ⅲ浓缩剂、蛋白 C 浓缩剂、免疫球蛋白等。本章主要介绍前五种制剂的制备、性质、适应证和临床应用等。由于使用血浆制剂的输注容量比血浆小,因此可减少相应输注容量和输注时间,降低循环负荷,同时更为重要的是血浆制剂在生产过程中加入了去除/灭活病毒的工艺,其安全性方面要明显高于血浆。

第一节　纤维蛋白原浓缩剂

纤维蛋白原占血浆凝血因子的 $80\%\sim90\%$,在出血和血液稀释过程中,纤维蛋白原消耗最快,因此早期检测并积极纠正纤维蛋白原尤为重要。在纤维蛋白原浓缩剂中纤维蛋白原浓度为 20 g/L,相当于其在新鲜冰冻血浆中(2~3 g/L)的 10 倍,它不需要交叉配血、不良反应少、储藏使用方便(适合在手术室、产房和重症监护病房等备用),能有效地避免患者循环超负荷,同时减少经输血传播疾病的风险。

一、制备方法

从多人份混合血浆分离纯化层析得到中间组分,经溶解添加稳定剂,除菌过滤分装,低压冻干得到纤维蛋白原浓缩剂。目前市场上的纤维蛋白原浓缩剂经过二步病毒灭活(S/D法及 100℃,30 min 干热法),可进一步降低因含有病毒等未知病原体而引起血源性疾病传播的风险,但同时也会导致人纤维蛋白原体内生物活性下降和免疫原性改变,故建议仅在无其他有效治疗方法又确实需要补充纤维蛋白原的情况下经权衡利弊后使用。

二、制品性质

(一) 所含的成分
纤维蛋白原浓缩剂是一种无菌、无防腐剂、低压冻干的浓缩剂。含纤维蛋白原、蔗糖、枸橼酸钠、甘氨酸。

(二) 药代动力学性质
纤维蛋白原在输注后与内源性纤维蛋白原一样被消除和降解。在先天性纤维蛋白原缺乏患者中,其平均血浆半衰期为 2.7 天(2.5~3.7 天),平均清除率为 0.91 ml/(kg·h)[0.84~1.22 ml/(kg·h)]。纤维蛋白原通过蛋白降解、凝血过程中消耗和其他未知途径进行分解代谢。

（三）安全性与耐受性

纤维蛋白原浓缩剂的安全性和耐受性均很好，已有临床研究报告未见其出现明显的严重不良反应。动物实验也显示，在血栓形成鼠模型中，使用 100 mg/kg 或 250 mg/kg 的纤维蛋白原浓缩剂，均未发现在静脉瘀滞期出现血栓形成的迹象。目前的临床和药物研究均未有涉及因使用纤维蛋白原浓缩剂而导致血栓的报道。

（四）保存期

纤维蛋白原浓缩剂可储存于 2～25℃ 的室温，有效期是 5 年。复溶后，在 25℃ 的室温下其物理化学性能最多能稳定 8 h。

三、适应证

（一）先天性纤维蛋白原缺乏

纤维蛋白原浓缩剂是低（无）纤维蛋白原血症和异常纤维蛋白原血症患者最佳的替代治疗方法。与其他替代治疗方法相比，它的主要优点是已经进行了病原体灭活处理，且容量小，可以快速提升血浆纤维蛋白原水平，过敏反应风险低。

（二）获得性纤维蛋白原缺乏

主要为产后大出血、弥散性血管内凝血和创伤出血等。

四、剂量和用法

（一）剂量

常用初始剂量为 30～60 mg/kg，每日 1 次。对于二线预防用药，可每 1～2 周 1 次。但是，为了保证有充足的纤维蛋白原补充并防止过量，临床使用剂量应个体化，并可根据出血的程度和检测到的纤维蛋白原水平进行调整。纤维蛋白原需要量也可由以下公式计算：

$$剂量(g) = 0.07 × 需增加的纤维蛋白原浓度(g/L) × (1 - 血细胞比容) × 体重(kg)$$

（二）用法

输注前，1～2 g 纤维蛋白原浓缩剂用灭菌水复溶为 20 mg/ml。使用前先将本品及灭菌注射用水预温至 30～37℃，然后按瓶签标示量注入预温的灭菌注射用水，置 30～37℃ 水浴中，轻轻摇动使制品全部溶解（切忌剧烈振摇而使蛋白变性）。输注速度一般以 2～3 ml/min 为宜。

五、不良反应

纤维蛋白原浓缩剂安全性好，已有的临床报道未见明显不良反应，少见的有畏寒、发热，少数过敏体质患者会出现过敏反应。

六、相关指南推荐

纤维蛋白原浓缩剂已被美国 FDA 批准。妊娠期妇女存在生理性的血浆高纤维蛋白原浓度，而血浆纤维蛋白原低下则被认为是严重产后出血的重要预测指标，而且无论是何种原因的产后出血，都有相似的预测价值。对于严重产后出血，多个国家的指南均推荐积极补充凝血因子，并建议维持纤维蛋白原浓度在 1.5～2.0 g/L 以上。

国家卫生行业标准 2018 年《全血和成分血使用》指南建议：大量出血时血浆纤维蛋白原水平＜1.5 g/L，或无活动性出血时血浆纤维蛋白原水平＜1.0 g/L 时使用，初次输注的纤维蛋白原浓缩剂剂量为 250 mg/kg，在无纤维蛋白原浓缩剂时也可以输注冷沉淀。而在创伤、产科和心脏手术患者，纤维蛋白原应维持在 1.5～2.0 g/L，且有特异性纤维蛋白原浓缩剂可供使用时，冷沉淀凝血因子不宜作为首选治疗方案。

中华医学会麻醉学分会 2017 年《围术期血液管理指南专家共识》中关于大出血药物辅助治疗的建议：血浆纤维蛋白原水平＜1.5 g/L 或血栓弹力图提示功能性纤维蛋白原不足时，可使用纤维蛋白原。纤维蛋白原浓缩剂初次输注的剂量为 25～50 mg/kg。

欧洲麻醉科医师学会（ESA）2016 年《围术期严重出血管理指南》指出：纤维蛋白原＜1.5～2 g/L 时，可诊断为获得性低纤维蛋白血症，会增加手术出血的风险。建议使用纤维蛋白原治疗时，初始剂量为 25～50 mg/kg。同时建议对出血的产妇评估纤维蛋白原水平，当纤维蛋白原＜2 g/L 时预测有发生严重产后出血的风险。分娩时血小板计数动态下降或血小板计数＜100×10^9/L，特别是同时伴有血浆纤维蛋白原浓度＜2.9 g/L 的情况，是预测产后出血风险的指标。但不建议预防性使用纤维蛋白原替代疗法，只考虑用于伴有低纤维蛋白血症的产后出血患者。

美国妇产科医师学会（ACOG）2017 年《产后出血实践公告》：纤维蛋白原浓缩剂被批准用于治疗先天性纤维蛋白原缺失患者的急性出血。目前纤维蛋白原治疗产后出血和弥散性血管内凝血的数据还很有限，因此其仅被推荐用于已接受多批次标准的大量输血方案输血治疗的患者，同时在使用前先应咨询当地或地区输血治疗专家。

英国皇家妇产科医师学会 2015 年《产后出血输血指南》：纤维蛋白原浓缩物没有被批准用于非先天性出血的疾病。因此，它在产后出血中的使用仅限于临床试验。

第二节　凝血酶原复合物

由血浆制备的凝血酶原复合物（PCC）含有凝血因子 Ⅱ、Ⅶ、Ⅸ、Ⅹ 及少量的内源性抗凝蛋白 C 和蛋白 S，主要用于防治因上述因子缺乏而导致的出血。其优点是无须解冻或血型鉴定，且能降低容量超负荷、输血相关性肺损伤和过敏反应的风险。本品中 4 种凝血因子都在肝脏合成，为维生素 K 依赖性凝血因子。

一、制备方法

目前 PCC 制备主要采用离子交换层析法，即在大量的混合新鲜血浆中，先去除抗纤维蛋白酶和因子 Ⅺ，然后制备冷沉淀，再在上清液中经离子交换层析制备 PCC。PCC 在制备过程中都加入了病毒去除和病毒灭活步骤，如 S/D 法或冻干终品 100℃ 30 min 水浴灭活脂包膜和非脂包膜病毒，保证输注的安全性。

二、制品性质

各种制备技术生产的 PCC 中所含的凝血因子及其浓度是不一致的，有些制品含有 Ⅱ、Ⅸ、Ⅹ 3 种凝血因子，有些制品则含 Ⅱ、Ⅶ、Ⅸ、Ⅹ 4 种凝血因子。抗凝物质、维生素 K 依赖性凝血因子、蛋白 C 和蛋白 S 浓度也不同。PCC 所含的凝血因子的浓度比正常新鲜冰冻血浆中的凝血因子浓度高 25 倍。

三、适应证

本品主要用于治疗先天性和获得性凝血因子 Ⅱ、Ⅶ、Ⅸ、Ⅹ 缺乏症（单独或联合缺乏）包括：① 凝血因子 Ⅸ 缺乏症（乙型血友病），以及凝血因子 Ⅱ、Ⅶ、Ⅹ 缺乏症。② 抗凝剂过量、维生素 K 缺乏症。③ 肝病导致的出血患者需要纠正凝血功能障碍时。④ 各种原因所致的凝血酶原时间延长而拟作外科手术患者，但对凝血因子 Ⅴ 缺乏者可能无效。⑤ 治疗已产生凝血因子 Ⅷ 抑制物的甲型血友病患者的出血症状。⑥ 逆转香豆素类抗凝剂诱导的出血。

四、用法和剂量

（一）用法

本品专供静脉输注，应在临床医师的严格监督下使用。

用前应先将本品及其稀释剂预温至 20～25℃，按瓶签标示量注入预温的稀释剂，轻轻转动直至本品完全复溶（注意勿使产生很多泡沫）。复溶后用带有滤网装置的输血器进行静脉滴注。

（二）剂量

使用剂量随因子缺乏程度而异，一般按体重输注 10～20 IU/kg。重复使用时间，凝血因子 Ⅸ 缺乏者每隔 24 h；凝血因子 Ⅱ 和凝血因子 Ⅹ 缺乏者每隔 24～48 h；凝血因子 Ⅶ 缺乏者每隔 6～8 h，可减少或酌情减少剂量输用，一般历时 2～3 天。在出血量较大或大手术时可根据病情适当增加剂量。凝血酶原时间延长患者如拟作脾切除者，要先于手术前用药，术中和术后根据病情决定。

五、不良反应

须严格控制适应证，对本品过敏者禁用。

尚无系统规范的不良反应观察资料。快速滴注时可引起发热、潮红、头疼等不良反应，缓解或停止滴注，上述症状即可消失。偶有报道因大量输注导致弥散性血管内凝血、深静脉血栓形成和肺栓塞等并发症。有血栓形成史患者接受外科手术时应权衡利弊，慎用本品。

六、相关指南推荐

2017 年中华医学会麻醉学分会《围术期血液管理专家共识》中关于大出血药物辅助治疗的建议：若出现明显渗血和凝血时间延长，建议使用凝血酶原复合物（20～30 IU/kg）。曾接受口服抗凝药治疗的患者，在运用其他凝血药处理围术期严重渗血前，应给予凝血酶原复合物和维生素 K。

2016 年欧洲麻醉科医师学会《围术期严重出血管理指南》指出：建议输注凝血因子浓缩剂来治疗获得性凝血因子缺乏的患者，因其具有高效和传染风险小的优点。

2015 年英国皇家妇产科医师学会《产后出血输血指南》：目前尚无孕妇和产后出血的随机对照试验，指南不推荐 PCC 作为常规治疗或实践应用。

2017 年美国妇产科医师学会《产后出血实践公告》：PCC 是由人血浆提取的维生素 K 依赖性凝血因子浓缩物。它们是维生素 K 拮抗剂（如华法林）诱导的获得性凝血因子缺乏的一线紧急治疗方法。凝血酶原复合物有不同的类型，如包含 3 种凝血因子（Ⅱ、Ⅸ、Ⅹ因子）的类型和包含 4 种凝血因子（Ⅱ、Ⅶ、Ⅸ、Ⅹ因子）的类型。目前使用 PCC 和纤维蛋白原浓缩剂治疗产后出血和弥散性血管内凝血的数据还很有限，因此其仅被推荐用于已接受多批次标准大量输血方案输血治疗的患者，同时在使用前应咨询当地或地区输血治疗专家。

第三节　重组活化凝血因子Ⅶ

凝血因子Ⅶ是分子量在60 kD左右的维生素K依赖蛋白,是外源性凝血级联反应的前体,在凝血过程中参与外源性凝血途径。与内源性凝血途径相比,外源性凝血途径简捷,且凝血过程迅速。重组活化凝血因子Ⅶ(recombinant activated factor Ⅶ, rFⅦa)是凝血因子Ⅶ的活化型,在止血过程中可绕过凝血因子Ⅷ和Ⅸ而引起血液凝固。当大量促凝血因子被消耗时,有必要补充凝血因子Ⅶ。

一、制备方法

凝血因子Ⅶ在血浆中含量很低,从血浆中分离纯化凝血因子Ⅶ成本较高昂。目前通过基因工程技术,利用仓鼠肾细胞(BHK细胞)表达生产重组活化凝血因子Ⅶ(rFⅦa)。丹麦的诺和诺德公司开发生产的rFⅦa在1996年获准欧洲上市,我国目前已经有进口rFⅦa,注册商品名"诺其"。

二、制品性质

rFⅦa为无菌白色冻干粉末,以无菌注射用水重溶后,应为无色清亮液体,每毫升含rFⅦa 30 000 IU(0.6 mg),不含防腐剂。

三、适应证

主要用于以下情况:① 凝血因子Ⅷ或Ⅸ的降解物>5 BU的先天性血友病患者。② 预计对注射凝血因子Ⅷ或凝血因子Ⅸ具有高记忆应答的先天性血友病患者。③ 获得性血友病患者。④ 先天性FⅦ缺乏症患者。⑤ 具有GPⅡb-Ⅲa和(或)HLA抗体、既往或现在对血小板输注无效或不佳的血小板无力症患者。⑥ 大出血患者的难治性出血等。

四、输注方法和剂量

配成溶液后静脉注射,应立即使用。

临床上针对出血的严重程度及止血效果,使用剂量推荐范围为35~120 μg/kg,输注间隔可调整。

五、不良反应

对本品中含有的活性成分或小鼠仓鼠牛蛋白过敏者禁用。

在组织因子表达强度可能高于正常的病理情况下,使用本品有发生血栓事件或导致弥散性血管内凝血的潜在风险。

六、相关指南推荐

rFⅦa优点是生物利用度高,10~40 min即可扭转凝血障碍,缺点是半衰期较短(2 h)、成本高和血栓栓塞的风险。rFⅦa的FDA标签将其使用范围限于获得性或遗传性缺乏凝血因子Ⅶ、Ⅷ或Ⅸ的患者,其他使用都是标签外的。尽管已有rFⅦa用于产后出血消耗性凝血功能障碍的成功报道,但证据目前仅限于经验之谈和病例报道,也并非是产科出血的一线用药。一般在手术出血被控制和血制品已经输注后、仍存在难治性凝血功能障碍时才考虑使用，并且为获得最佳止血效果，首先应使体温、酸中毒、钙、血小板和纤维蛋白原等被调控在理想范围（血小板计数>50×10^9/L，血浆纤维蛋白原浓度>0.5～1 g/L，体温>32℃，pH>7.2 和正常血钙浓度）。rFⅦa 的一般推荐剂量 70～90 μg/kg。

中华医学会麻醉学分会 2017 年《围术期血液管理专家共识》中关于大出血时的药物辅助治疗建议：严重渗血时，若常规治疗手段均失败，可考虑使用 rFⅦa，它还可用于治疗合并低温或酸中毒的凝血障碍，其使用剂量为 90～120 μg/kg，可反复使用。

欧洲麻醉科医师学会（ESA）2016 年《围术期严重出血管理指南》指出：不建议预防性使用 FⅦa，因为它会增加致命性血栓形成的风险。建议在 rFⅦa 的适应证内使用 rFⅦa，因为在适应证外使用 rFⅦa，其减少输血要求和降低死亡率的有效性未得到证明，而且还有可能增加动脉血栓的发生率，其费用也较高。

英国皇家妇产科医师学会（RCOG）2015 年《产后出血输血指南》建议：使用 rFⅦa 可被认为是治疗危及生命的产后出血手段之一，但不应耽误或替代如血管栓塞治疗或手术治疗等有效抢救措施或转诊到上级医疗机构的时机。

美国妇产科医师学会（ACOG）2017 年《产后出血实践公告》：重组活化凝血因子Ⅶ是一种维生素 K 依赖性丝氨酸蛋白酶，在凝血中起着关键作用。美国食品与药品管理局批准的重组活化凝血因子Ⅶ使用指征，仅限于血友病 A 和血友病 B 患者。重组活化凝血因子Ⅶ在原发性产后出血中的作用存在争议。据报道，它可显著改善产科出血患者的止血功能，但也可导致危及生命的血栓，其发生概率估计为 2%～9%。使用重组活化凝血因子Ⅶ不是产后出血的一线治疗药物，应该在已接受多批次标准的大量输血方案输血治疗、并与当地或地区专家进行讨论后再考虑使用。

第四节　白　蛋　白

肝脏是人体血浆白蛋白唯一的合成器，白蛋白合成后被直接分泌到血液循环中。白蛋白提供的胶体渗透压占血浆总胶体渗透压的 80%，在维持血管内外液体动态平衡中起着重要作用。另外在结合和转运、新陈代谢、酸碱平衡、抗氧化、维持微血管完整性等方面也起着非常重要的作用。

一、制备方法

（一）低温乙醇分离法

用冰冻血浆在低温下融化，清除冷沉淀物，然后进行低温乙醇血浆蛋白分离获得白蛋白组分，再提纯后经病毒灭活处理制得。最终产品的标签上必须注明白蛋白浓度（10%、20%或 25%）。

（二）基因重组法

经过近 20 年的努力，生产重组人白蛋白获得成功，采用基因重组方法生产的人白蛋白有望近期应用于临床。

二、制品性质

（一）血浆来源的白蛋白性质

白蛋白为单一多肽链，分子量 65～68 kD，含大量的亲水性残基，是血浆中主要的水溶性蛋白，半衰期约 25 天。

（二）基因重组人白蛋白的性质

近期Ⅰ期临床试验显示,基因重组人白蛋白与人源血浆白蛋白,两种产品之间的安全性和耐受性没有显著性差异。

三、适应证

（1）失血创伤、烧伤引起的休克。

（2）脑水肿及损伤引起的颅压升高。

（3）肝硬化及肾病引起的水肿和腹水。

（4）低蛋白血症的防治。

（5）新生儿高胆红素血症。

（6）用于心肺分流术、烧伤的辅助治疗,血液透析的辅助治疗和成人呼吸窘迫综合征。

四、剂量和用法

（一）剂量

白蛋白使用剂量可按下列公式计算。

$$剂量(g)＝[期望白蛋白浓度(g/L)－现有白蛋白浓度(g/L)]×血浆容量(L)$$

使用剂量由医师酌情考虑,一般因严重烧伤或失血等所致休克,可直接注射本品5～10 g,隔4～6 h重复注射1次。

（二）用法

白蛋白溶液快速输注可引起循环超负荷,所以要注意输注速度。每瓶白蛋白必须在输注开始后的4 h内输完。

白蛋白在使用前应当检查混浊度。推荐使用标准输血器。

（三）不合理应用

临床上很多情况下会出现白蛋白减少,但低蛋白血症未必需要输注白蛋白。相当多的情况下,白蛋白输注是用来扩张血容量的,这就导致了适应证扩大和产品滥用。白蛋白常见的误用情况有:血透中血压支持、治疗肝肾综合征、增加药物效率、急性或慢性胰腺炎、术中急性等容血液稀释、新生儿的容量治疗(除非用10 ml/kg晶体液扩容无效)。

五、不良反应

（一）轻微不良反应

轻微不良反应是输注白蛋白发生率最高的不良反应,可能与白蛋白自身的过敏反应有关,或是与白蛋白容量扩张的功能有关。轻微的不良反应包括寒战、发热、恶心、呕吐、流涎等。

（二）循环超负荷

常用的10％和20％人血白蛋白制品,均含有白蛋白、钠、其他血浆蛋白以及稳定剂,这些物质有快速输注可以增加胶体渗透压、血管内容量和增加钠超负荷的风险。因此,在使用白蛋白制品,特别是高浓度的白蛋白制品时,可能会出现循环超负荷的情况,应注意采取预防措施,防止肺水肿和心力衰竭。

(三)病原体感染

因原料来自人血浆,虽然对原料血浆进行了相关病原体的筛查,并在生产工艺中加入了去除和灭活病毒的措施,但理论上仍存在传播某些已知和未知病原体的潜在风险。

六、相关指南推荐

2016年欧洲麻醉科医师学会《围术期严重出血管理指南》指出:相对于晶体液,使用胶体液(人血白蛋白和羟乙基淀粉)维持血流动力学稳定,不易引起组织水肿。但由于胶体液可致纤维蛋白原和血小板聚集等不良反应,严重出血患者输注胶体液,可加重稀释性凝血功能障碍。2000年,美国大学医院联合会(The University Hospital Consortium,UHC)的《人血白蛋白、非蛋白胶体及晶体溶液使用指南》中指出,对于出血性休克,晶体溶液可以作为首选药物用于扩张血容量。输入4 L晶体液后2 h无效,可考虑非蛋白胶体液。如对非蛋白胶体液有禁忌,可以考虑使用5%白蛋白。在进行血液透析过程中出现休克表现,也适用上述处理原则。而对于非出血性休克,晶体溶液可作为一线治疗药物;临床研究尚未证实胶体溶液用于治疗败血症更有效;当存在毛细血管渗漏伴肺水肿或严重的外周水肿时,应先给予4 L晶体溶液,若无效,则应换用非蛋白胶体溶液。如果非蛋白胶体溶液的应用存在禁忌,则换用白蛋白。对于败血症的患者,应慎用非蛋白胶体和白蛋白。

第五节　纤维蛋白胶

纤维蛋白胶,又称为纤维蛋白黏合剂,是一种使用方便、可吸收的血浆制品。其最早应用于伤口止血,同时它还具有促进伤口愈合、封闭组织缺损、防止组织粘连和药物缓释的作用,已被外科医师认为是一个重要的外科用药。本节主要介绍异体纤维蛋白胶的使用情况。

一、制备方法

同种异体来源的纤维蛋白胶与其他血制品一样是从多个献血者捐献的混合血浆中提取,然后经S/D法进行病原体灭活而制得。纤维蛋白胶有两个主要成分,分别吸到单独的注射器内。第一个成分主要为纤维蛋白原,第二个成分为凝血酶和氯化钙。使用时将纤维蛋白原组分与凝血酶组分混合即为纤维蛋白胶。

二、制品性质

各种商品化纤维蛋白胶的成分各不相同,而纤维蛋白原和凝血酶二者含量的差异直接影响着纤维蛋白胶的凝血特性以及其在不同手术中的止血效果。如果纤维蛋白原含量高,则纤维蛋白胶的凝固效果好;而凝血酶含量高,则纤维蛋白胶的凝固速度快。另外,某些纤维蛋白胶加入了凝血因子(如凝血因子ⅩⅢ),可增强血凝块的张力强度和稳定性,从而增加止血效果。纤溶药物可引起纤维蛋白胶的生物降解,因此可在使用纤维蛋白胶时结合使用抗纤溶药物如6-氨基己酸或氨甲环酸,以减少其内在及外在的降解效应。

三、手术中的应用

目前主要用于腹部外科、剖宫产等手术中,发挥止血、封闭、吻合等作用。在妇产科手术中的应用,可解决手术粘连问题,有效预防粘连形成。

四、使用方法

(一) 使用前处理

纤维蛋白胶的使用前处理要按照生产厂家的说明进行。简而言之,把颜色编号瓶(黑色瓶的凝血酶和蓝色瓶的纤维蛋白原),加温数分钟。加温后,把氯化钙注射到含凝血酶的瓶中(选择哪种剂型的凝血酶,应根据需要早期形成凝块还是延迟形成凝块而定)再加温 1 次,仅需少量的凝血酶-氯化钙溶液就足以促进纤维蛋白形成。为了减慢纤维蛋白形成的过程,可以用一个一次性注射器抽取 0.9 ml 平衡盐溶液,再抽取 0.1 ml 凝血酶-氯化钙溶液,配成 1∶10 的稀释液。

(二) 纤维蛋白胶的使用方法

纤维蛋白原组分和凝血酶组分可同时或依次用于创伤部位,主要使用方法如下。

(1) 双注射器:将溶解的纤维蛋白原和凝血酶分别吸入针头部位相通的两个注射器中,当其中一个注射器回抽时,纤维蛋白原与凝血酶在注射器前部等体积混合,形成纤维蛋白胶后,快速注射到治疗部位,或者两个注射器同时注射,两种组分在到达使用部位前于针头处混合。需注意的是,在应用纤维蛋白胶之前,治疗区应保持相对干燥和清洁。使用后,轻压纤维蛋白胶 3 min 以加固黏合。这种方法尤其适用于小创伤。

(2) 喷雾器:由气体推进器相连的多腔管组成,纤维蛋白原和凝血酶被同时喷于创伤部位,形成纤维蛋白膜,这种方法适用于大面积慢性渗血。

(3) 体内输送器:体内输送器有多种类型和型号,操作需按生产商提供的说明书进行,多用于胸部和腹部的手术部位。

(4) 纤维蛋白敷料:这是一种外科用黏性敷料块,由胶原、纤维蛋白原和凝血酶分层冻干在一起制成,该剂型适用于不易缝合也不易用电凝止血的组织出血。

(三) 注意事项

(1) 警惕病原体的传播:该制品与其他血制品一样,有传播病原体的风险。由于病毒的检测存在窗口期,为了保证该制品没有携带病毒,目前纤维蛋白胶都是从当前病毒检测指标阴性献血浆者 3 个月前所献的新鲜冰冻血浆中制备而成。

(2) 处理污染组织:当纤维蛋白胶用于污染组织时会促进粘连的形成,应该在使用前清除组织污染物。

五、不良反应

纤维蛋白胶可迅速有效地止血,但其使用存在以下几种潜在的并发症。

(一) 输血传播性疾病

人源性纤维蛋白胶与其他血制品一样,尽管制品通过严格的检测和经病原体灭活处理,但仍有传播某些病原体的潜在风险。如人类细小病毒 B19 仍然不能用巴氏消毒法完全灭活,因此用混合血浆制备的纤维蛋白胶仍具有一定风险。

(二) 异种免疫反应

纤维蛋白胶如采用小牛凝血酶可能引起异种免疫反应。主要症状包括过敏反应和低血压等。使用人源性/重组凝血酶可消除该不良反应。

（三）细菌感染

当患者伤口或者用药部位发生细菌污染时,纤维蛋白胶可为细菌提供良好的富含蛋白质的生长介质,从而增加患者发生细菌感染的风险。纤维蛋白胶联合应用抗生素可减少并治疗细菌感染。

（四）凝固偏位

纤维蛋白胶在使用时可能会凝固到非预期部位,如在心脏手术中使用时,纤维蛋白胶可凝固偏位于胸腔引流管。纤维蛋白胶如误注入动脉系统后,则可发生危险的栓塞以及血管内凝固。此外,在利用长导管注射纤维蛋白胶至用药部位时,常会遇到阻力问题,注射时需较大推力,若推力不足则纤维蛋白胶在导管内流速过慢易引起导管内凝固。因此,若需经长导管用药时,应降低纤维蛋白胶的黏度,防止导管内凝固的发生。

纤维蛋白胶已被认为是最理想的止血剂或黏合剂,并应用于心血管外科、神经外科、泌尿外科、耳鼻喉科和眼科等。但目前尚无产科的应用资料。

（周巧云　王立中　曹云飞）

参考文献

［1］ 陈会友,陈小伍,于新发.简明输血治疗［M］.北京：科学出版社,2012.

［2］ DELANEY M, WENDEL S, BERCOVITZ R S, et al. Transfusion reactions：prevention, diagnosis, and treatment［J］. Lancet, 2016, 388(10061)：2825-2836.

［3］ 杨成民,刘进,赵桐茂.中华输血学［M］.北京：人民卫生出版社,2017.

［4］ 曹伟,黄长顺,陈骏萍,等.血液保护学［M］.杭州：浙江大学出版社,2008.

［5］ KOZEK-LANGENECKER S A, AHMED A B, AFSHARI A, et al. Management of severe perioperative bleeding：guidelines from the European Society of Anaesthesiology：First update 2016［J］. Eur J Anaesthesiol, 2017, 34(6)：332-395.

［6］ Committee on Practice Bulletins-Obstetrics. Practice Bulletin No. 183：Postpartum hemorrhage［J］. Obstet Gynecol, 2017, 130(4)：e168-e181.

［7］ 邓钦尹,漆洪波.英国皇家妇产科医师学会《产科输血 2015 版》要点解读［J］.中国实用妇科与产科杂志,2016,32(9)：868-872.

［8］ 连庆泉,姚尚龙.产科麻醉学理论与实践［M］.北京：人民卫生出版社,2017.

第九章

自 体 输 血

自体输血技术是一项重要的血液保护措施。该技术可减少输血相关的感染和输血错误,防止同种异体免疫,同时降低异体输血的需求。

第一节 概   述

一、定义和分类

(一) 定义

自体输血是指采集患者自身的血液或血液成分,经过贮存或一定的处理,在术中或术后的某个时间回输给患者本人的一种输血方法。

(二) 分类

自体输血可分为贮存式自体输血、稀释式自体输血、回收式自体输血、成分式自体输血。

已有资料多将自体输血分为贮存式自体输血、稀释式自体输血和回收式自体输血三种方式。成分式自体输血方式的提出是基于以下考虑:

1. 已有三种自体输血方式的局限性

(1) 贮存式自体输血:采集的是全血,置4℃储血冰箱内保存后,采血量和保存时间有限,而且全血保存的血小板及不稳定的凝血因子容易失去其生理活性,导致血液中大量有效成分损耗。

(2) 稀释式自体输血:术前采集,采血量和价值比较有限,产科患者术前往往存在稀释式贫血和高血容量。

(3) 回收式自体输血:术中或术后应用,最后获得的仅仅是红细胞成分,而血浆及血小板在清洗后几乎被完全清除,因而回输大量的洗涤后红细胞会导致患者稀释性凝血功能障碍。回收式自体输血在肿瘤和感染等患者中的应用尚存在争议。

2. 成分式自体输血概念

成分式自体输血是通过分离技术将自体血液分离为浓缩红细胞、贫血小板血浆(platelet-poor plasma,PPP)、富血小板血浆(platelet-rich plasma,PRP)三种成分,分别或全部采集,也可以分开保存和回输。成分式自体输血有助于提高自体血的使用效率,是对其他三种自体输血方式的有益补充。

3. 成分式自体输血的优点

(1) 节约自体血:① 一血多用:将自体全血分离为浓缩红细胞、PPP、PRP,制品浓度高、疗效好。② 输注灵活:根据需要分别保存,在不同时段分别输注浓缩红细胞、PPP、PRP。

（2）提高血液质量：不同血液成分保存条件不同，全血保存条件并不适合所有的血液成分：① 保存温度：贮存式自体输血，全血采集与红细胞单采的目标都是贮存红细胞，4±2℃适宜保存红细胞，但并不适合保存血小板（22℃）和血浆（凝血因子Ⅷ和Ⅴ不稳定，需在−18℃保存）。② 保养液：同一成分在不同保养液中，保存期有差异，如红细胞在 CPDA‑1 添加液中可保存 35 天，而在 AS‑3 添加液中可保存 42 天。两种添加剂中都有红细胞营养成分及红细胞膜稳定剂，可延长红细胞的寿命，但对其他成分无保存作用。红细胞在 0.9% 氯化钠中则只能保存 24 h。③ 血袋：离体血小板需要在 22±2℃ 振荡条件下保存，普通血袋只能保存 24 h，血小板专用血袋则可保存 5 天。

（3）适应证扩大：采集全血需 Hb/Hct、血小板计数（platelet count，Plt）、血浆纤维蛋白原（fibrinogen，Fib）含量三个指标达标，而成分式自体输血采集只需要单一指标达标即可：① 采集全血需 Hb 在 110 g/L 以上，血浆单采 Hb 可以降至 100 g/L。② 采集全血需 Plt 在 $100×10^9$/L 以上，红细胞单采 Plt 可以降至 $80×10^9$/L。③ 采集全血需 Fib 在 2 g/L 以上，红细胞单采 Fib 可以降至 1.5 g/L。

（4）安全性更高：① 红细胞单采：与全血采集比较，因采集容量少，对机体生理影响小。② 血浆单采：与全血采集比较，因未采集红细胞，对机体氧供影响小。③ 不良反应少：全血贮存后损害产物多，如细胞碎屑、钾、钠、氨、乳酸等，易发生"保存损害"，回输后机体代谢负担重。单采红细胞贮存，由于成分单一，代谢产物少，"保存损害"相对较小。

4. 可操作性

（1）设备操作简便：Haemonetics MCS＋全自动细胞分离机单针穿刺操作，自动控制抗凝剂用量，操作时在大屏幕下动态显示操作过程中的参数，及时掌握采集红细胞后患者 Hct 的下降程度，便于随时调整采集红细胞的量。

（2）实施对象：① 患者：传统的贮存式或稀释式自体输血采集的是全血，而贮存式或稀释式成分自体输血则进行浓缩红细胞、贫血小板血浆、富血小板血浆成分的采集，将一种或几种成分单独保存，分别回输。② 健康人群：随着血液资源的日趋紧张，笔者建议进行健康人群的理论转变，可以参照脐血库保存策略，鼓励健康人群（特别是稀有血型健康人群）为自己献血，并存入自体血库银行。健康人群可以多次为自己献血，采血量大。红细胞和血浆冰冻保存可达 10 年。

二、自体输血原则

（一）贯穿围术期

出血量较大的手术，应在围术期综合采用多种自体输血方法，才能最大限度地避免异体输血。包括：① 术前：贮存式自体输血，根据贮血量，提前 1 周、2 周或 4～5 周。② 术中：稀释式、成分式、回收式自体输血。③ 术后：术后回收式自体输血。

（二）联合应用

（1）各种自体输血方式的联合应用：贮存式自体输血、稀释式自体输血、回收式自体输血、成分式自体输血四种方法，可以两种或多种方法联合应用。

（2）自体输血与其他血液保护技术联合应用：与药物/材料或控制性降压等方法联合应用。同时需注意保暖及手术体位的调整等。

（三）开源与节流并重

1. 开源

（1）增加绝对血量：回收式自体输血回收自体丢失红细胞、贮存式自体输血事先贮存血液、重组人红细胞生成素(EPO)促进红细胞生成,都可增加绝对血量。

(2)增加相对血量:适度的血液稀释、血液成分分离、控制性降压,可减少术中血液有形成分的丢失,增加相对血量。

2. 节流

(1)一般措施:① 维持体温在36℃以上。② 维持正常的钙离子水平。③ 维持正常凝血功能。

(2)药物使用:包括:① 促进子宫收缩药物:缩宫素、欣母沛、米索等。② 止血药物:氨甲环酸、纤维蛋白原浓缩剂和局部止血药。

(3)外科技术:手术医师的熟练技能和有效的外科止血技术(如B-Lynch缝合、子宫动脉上行支结扎、宫腔球囊或纱布填塞、必要时子宫切除等)。

(4)血管内介入技术:子宫动脉栓塞、腹主动脉内球囊阻断、双侧髂内或髂总动脉球囊阻断等。

三、自体输血误区

自体输血的相关概念、称谓、认知尚缺乏统一的认识,容易混淆和误解。

(一)自体输血与自身输血

用"自体"比"自身"恰当。从字义上解释:身主要指人、动物躯体的主要部分或抽象的表述,如自身修养;体则指人、动物的全部或具体的表述,如肉体。

(二)贮存式自体输血与保存式、预存式、储存式自体输血

自体血在贮存过程中会有血细胞破坏和代谢产物产生,用"贮存"表示,既包含血液在贮存过程中的变化,又表达血液的珍贵。

保存:不受损失或不发生变化,仅表示继续存在,表述不准确。

预存:仅指事前、事先保存,表述不完整。

储存:积蓄存放,包含增值,表述不正确。

贮存:① 储藏。② 贮的贝字旁表示与财物有关,表达了动态与珍贵的含义,较为贴切。

(三)稀释式自体输血与急性高容量血液稀释、急性等容量血液稀释、急性非等容量血液稀释

1. 急性高容量血液稀释

(1)没有采集自体血,与自体输血定义不符。

(2)急性高容量血液稀释为利用血管的弹性储备,在麻醉后快速输注一定量的晶胶体液,通常为血容量的20%～30%,使血管内容量高于基础血容量,从而达到血液稀释的目的,属于容量治疗范畴。

(3)自体输血为输入患者预先贮存、术前采集、失血回收的自体血。

2. 急性等容量、非等容量血液稀释

(1)稀释式自体输血过程中没必要人为割裂成等容与非等容。

(2)急性等容量血液稀释其原理就是移出部分血液的同时,输入等量的胶体液或3倍的晶体液或不同晶胶比例混合液;急性非等容血液稀释为先采集一定量的未稀释血,再补充等量的胶体液或3倍的晶体液或不同晶胶比例混合液,以后再按急性等容量血液稀释进行。

(3)稀释式自体输血容量替代的一般原则:先只出不进或多出少进,后根据血流动力学、血红蛋白(Hb)/血细胞比容(Hct)监测随时调整输液速度,可等出等进或少出多进。

(四)回收式自体输血与术野自身血回输、术中和术后血液回收、机器回收式自体输血

术野、术中和术后血液回收:表述不完整,用"患者失血回收"表达较为确切。

机器回收式自体输血：非洗涤法由于不安全，国内外均不推荐，目前基本不用。洗涤法都需用机器，无须另作标注。

四、自体输血现状与对策

（一）自体输血现状

1. 规章制度缺陷

（1）异体血在采、贮、供的操作层面有较为完善的制度和标准，自体输血则基本空白。

（2）无偿献血已制定法律、法规；贮存式自体输血等同于自我献血，却无章可循。

（3）异体血、自体血来源不同，但去向一致，反差不至于如此之大。

2. 责任主体模糊

（1）采供血机构：无偿献血对象是健康者，由采供血机构实施采血。在地市范围内，采供血机构是唯一的责任主体。自体输血对象是患者，必须在医疗单位实施，责任主体是医疗单位。

（2）采供血机构采供血早已实现精细化管理，条形码记录全过程，责任到人。而医疗单位自体输血涉及多个科室，面对的情况交叉重叠，一旦发生纠纷，人人有责。

（3）随着自体输血技术的广泛开展，责任部门及责任人定位的模糊，使医疗安全隐患凸显。

3. 人员资质混乱

（1）采供血机构：人员结构单一，规范化培训的目标明确且容易开展，有统一的资格认证制度。

（2）医疗机构：涉及输血科、麻醉科、手术室和相关手术科室，人员众多且专业不同，培训难度大，资格认证困难。目前，基本上由设备提供方的技术人员负责培训，教材多为产品说明书或厂方操作手册。

（3）无偿献血、自我献血（贮存式自体输血）都涉及血液的采、贮、供，但后者对实施人员的资质要求，医疗单位基本上各自为政，无统一标准。

（二）对策

（1）近期对策：开展自体输血"没有规矩不成方圆"，当务之急是建立起较为完善的操作规程和标准，先做到从无到有。

（2）中期对策：在临床输血范畴内，医务人员的知识更新和规范化培训，是开展和推广自体输血的关键所在。但至今尚无血液保护、自体输血的统一教材和视频资料，应尽快组织编写和出版。

（3）远期对策：由于自体输血所涉及的人员多、范围广、观念新，难以制定统一的规范与标准；同时自体输血的学科交叉明显，内容涵盖多个领域，导致系统的基础性研究缺失。因此，从长远来看，制定规章制度和技术标准、明确责任主体和责任人、充实和培训人才人员、建立和实施国家资质考试、扩充和增加设施设备等软硬件建设将是推进自体输血发展的一项系统工程。

第二节　贮存式自体输血

一、定义和分类

（一）定义

贮存式自体输血是指术前或分娩前采集患者全血或血液成分贮存在输血科（血库），在将来需要时再将贮存的血液回输给患者本人的输血方法。

（二）分类

全血贮存、成分贮存（可以分为红细胞贮存和血浆贮存）。

二、适应证和禁忌证

（一）适应证

分娩过程中可能需要输血或稀有血型、交叉配血困难等产妇，年龄＜35 岁，孕周 37～39 周，ASA Ⅰ～Ⅱ级，并且 Hb≥110 g/L（Hct≥0.33），Plt≥120×10⁹/L，凝血功能正常。

（二）禁忌证

Hb＜110 g/L（Hct＜0.33）；肝肾功能不全、妊娠合并高血压或糖尿病，有细菌、病毒感染或正在使用抗生素；合并心肺功能不全不能耐受采血者；既往有癫痫发作、献血后发生晕厥史；红细胞存在内在缺陷。

三、准备工作

由临床经治医师（包括产科医师和麻醉科医师）根据产妇全身状况、预产期日期、分娩期失血量估计等综合因素，与输血科共同制定采血计划，与产妇充分沟通实施贮存式自体输血相关事宜。

红细胞单采需专用分离设备；血浆贮存需冷冻保存。本文以全血贮存为例。

（一）人员资质

经过规范化技术培训、熟练掌握采血技术的输血科专业人员。

（二）准备工作

1. 评估和知情告知

首先对产妇进行健康咨询和体检初筛，再做血常规、凝血功能、肝肾功能、心电图、胎心监护或超声等检查，并进行风险/受益评估。然后将贮存式自体输血适宜性评估的结论告知产妇，如需使用药物进行红细胞动员，应明确告知。遵循自愿和知情同意的原则，由产妇本人和（或）委托代理人签署《自体输血治疗知情同意书》，见附录一。

2. 心理准备

产妇常存在紧张焦虑和恐惧心理，医护人员应积极心理疏导，详细讲解自体采血过程的操作步骤、可能出现的反应及益处等，消除产妇紧张情绪，取得产妇充分理解和配合。

3. 制定方案

采血方式、采血量、采血时机等由临床经治医师和输血科医师根据预产期日期、失血量估计、产妇耐受性等综合因素考虑，共同制定采血方案，由产妇本人和（或）委托代理人签署《贮存式自体输血申请单》，见附录二。

（1）采血方式：有蛙跳式、转换式、步积式三种。后两种较少应用。

1）蛙跳式：见表 9-1。适用于失血量大的手术，需术前贮存较多自体血。采血后将保存最久但仍

表 9-1　蛙跳式采血日程表

采血日期	采血袋号	回输袋号	再采血袋号
第 1 天	第 1 袋		
第 8 天	第 2 袋	第 1 袋	第 3 袋
第 15 天	第 4 袋	第 2 袋	第 5 袋
第 22 天	第 6 袋	第 3 袋	第 7 袋

在有效期内的自体贮血回输给产妇本人。一般的次序为采集完一袋新鲜血就回输保存最久的一袋贮存自体血液,以后再采集第二袋血液,目的是保持所采血液新鲜度。

2) 转换式:见表 9 - 2。

表 9 - 2　转换式采血法

	采血时间/采血次数			
	术前 3 周/第 1 次	术前 2 周/第 2 次	术前 1 周/第 3 次	术前 0 周
采血量	400 ml	800 ml	1 200 ml	
回输量		400 ml	800 ml	
保存量	400 ml	800 ml	1 200 ml	1 200 ml

3) 步积式:见表 9 - 3。

表 9 - 3　步积式采血法

采血方法	采血次数	术前 3 周	术前 2 周	术前 1 周	采血总量
方法 1	2 次	400 ml	400 ml	—	800 ml
方法 2	3 次	400 ml	200 ml	200 ml	800 ml
方法 3	3 次	400 ml	400 ml	200 ml	1 000 ml
方法 4	3 次	400 ml	400 ml	400 ml	1 200 ml

(2) 采血量:每次采血前 Hb≥110 g/L,Hct≥0.33,可按总血量的 10%～15% 采集自体血,每次 200 ml 或 400 ml。

(3) 采血时机:分娩前 1～3 周(孕 37～39 周),每周或隔周一次,每次 200～400 ml。两次采血时间间隔不少于 3 天,采血可持续到手术前 3 天。

一般红细胞更新率每日约 1%,从红细胞系定向干细胞发育至成熟红细胞约需 7 天;原始红细胞、早幼红细胞、中幼红细胞也有分裂增殖能力,在条件刺激(EPO、铁剂、缺氧等)下可加快分裂。蛋白质合成与动员、血容量恢复至正常约需 72 h。

(4) 药物:确定采血后,应给自体献血者口服铁剂(通常硫酸亚铁)来加速红细胞生成,有条件者可合用 EPO,以促进红细胞系祖细胞增殖与分化,增加术前红细胞储备量。

4. 设备、耗材

(1) 设备:快速 Hb/Hct 测定仪、采血仪(秤)、胎心监护仪、2～6℃专用贮血冰箱。

(2) 耗材:血袋(含枸橼酸-磷酸盐-葡萄糖-腺嘌呤保存液)、动脉留置针(18～20 G)、静脉留置针(16～18 G)、肝素帽、三通。

5. 监测

常规监测血压、心率、胎心监护和 Hb/Hct,有条件的可备超声监测。

四、操作步骤

(一) 准备

1. 核对

采血员应核对产妇姓名、性别、年龄、有效身份证件原件、ABO 和 Rh 血型、科别、门急诊(或住院)

号等,核查《自体输血治疗知情同意书》《贮存式自体输血申请单》《贮存式自体输血者健康情况征询表》(见附录三)。

2. 监测

常规动态监测 HR、NIBP、ECG、SpO_2。同时连续监测胎心,有条件超声监测。

3. 检查血袋

采血前检查血袋外包装有无破损、采血袋有无渗漏、霉变,有无正式批准文号,是否在有效期内等,同时检查抗凝剂有无浑浊或异物,并予以加压检查,确认合格后待用。

4. 打印标签

内容包括采血编号、产妇姓名、ABO 和 Rh 血型、科别、门急诊(住院)号、采血量、采血日期、采血者姓名或工作编号、医院名称、血液品种等,并有"仅供自体输血"明显标记。《贮存式自体输血血袋标签》见附录四。

5. 采血部位

选择粗大、充盈饱满、弹性好、不易滑动的静脉,最多选用的是正中静脉,其次是贵要静脉,头静脉由于易滑动,前二者不易触及时才选用。

(二)采血

1. 静脉穿刺

选好静脉穿刺点,以穿刺点为中心,用消毒剂自内向外螺旋式消毒皮肤,切忌往返涂拭。消毒面积不得小于 6 cm×8 cm,待干,以保证消毒剂有效作用时间。消毒后的部位若被污染,应重新消毒。放置静脉留置管(≥18 G)与带肝素帽的三通连接并接常规输液器以备采血用。如需要二次进针必须做到新针、新部位和重新消毒。另外建立一路静脉通路,用于补充液体或应急处理。

2. 称重

将血袋置于采血仪(秤)托盘上,选择血袋容量型号,采取措施防止空气进入血袋(如用止血钳、止血夹等夹闭采血导管),取下护针帽,按无菌操作要求将血袋的穿刺针刺入连接动脉或静脉通道的肝素帽,松开采血导管止血钳/夹,并迅速进行血袋归零。

3. 采血

维持静脉穿刺点与血袋的落差并启动采血仪(秤)摇摆功能,保证采血全过程血液和保存液充分混匀。保持针头位置稳定,血流通畅,固定针头位置,用敷料保护好穿刺点。

4. 采血速度

血液一经流出应立即与抗凝剂接触,并充分混合,采血全过程应保持血液流畅、不间断。嘱产妇不停地做松握拳动作,注意观察穿刺部位有无异常及血袋重量是否递增。可利用血袋高度调节采血速度,200 ml 采血时间控制<5 min,依次类推。

5. 观察

采血过程中应注意情感交流,告知血液采集后的注意事项,分散产妇的注意力,同时注意观察脸色和表情,如发现面色苍白、恶心呕吐、出冷汗等异常情况或发生局部血肿、针头阻塞时应立即终止采血,会同经治医师及时采取相应措施。

6. 观察血流

血液采集过程中必须将血液与抗凝剂保存液充分均匀混合。密切注意血流是否通畅,如发现血流不畅时应检查:针头斜面是否贴住血管壁、是否全部进入血管内或针头是否刺穿血管、止血带压力不足或过高(正常压力应保持在 40～60 mmHg)引起表浅静脉充盈不良或深部静脉回流受阻等,应及时处理,防止凝血、血量不足等现象。

7. 监测采血量

当采集的血液足量时,采血仪(秤)会发出"嘟嘟"报警声。查看显示屏数字足量时,用止血钳或夹子在距针尾约 1 cm 处夹住采血导管,止血钳应夹到极限,防止松脱。血袋热合按《热合机操作规程》要求执行。

8. 记录

(1)血袋标签:填写血袋标签上的相关信息,并粘贴于血袋空白面的正中,同时要求产妇签名确认《贮存式自体输血血袋标签》,见附录四。

(2)产妇信息:采血结束必须再次核查产妇身份、血袋信息、《贮存式自体输血者健康情况征询表》中的产妇姓名、血型、标识和采血信息,确保准确无误,将《贮存式自体输血者健康情况征询表》交于经治医师保存在病历中。

(3)采集信息:填写《贮存式自体输血采集工作记录》(见附录五)表单中涉及的采血信息。

(三)保存

自体血贮存、发放、临床输注等要求与同种异体血相同。

1. 专用冰箱

自体贮血由输血科人员贴好标签后置于输血科专用自体贮血冰箱。

2. 保存条件

见表 9-4(参照同种异体血液保存)。

表 9-4 自体血的保存方式及保存期

品 名	保存方式及保存期
全 血	(4±2)℃ ACD-B,CPD:保存期 21 天;CPDA-1:保存期 35 天
红细胞	(4±2)℃ 添加液为 MAP、SAGM、CPDA-1:保存期 35 天 添加液为 AS-1、AS-3、AS-5:保存期 42 天 添加液为 0.9%氯化钠:保存期 24 h
血小板	(22±2)℃ ACD,CPD,CPDA-1:保存期 24 h(普通血袋)或 5 天(轻振荡,血小板专用血袋)
血 浆	4±2℃:保存期 24 h(三联袋) -18℃以下:保存期 1 年(三联袋)

(四)回输

自体贮血回输要根据术中出血情况,由麻醉科医师和手术医师沟通,灵活、从严把握输血指征。其回输流程按照同种异体输血严格管理。

1. 申请

临床经治医师提出自体血回输申请时,应填写《贮存式自体输血血液回输申请单》(见附录六),注明采血量、采血时间及申请用血的品种和回输量。

2. 输血科复检

(1)复核《贮存式自体输血血液回输申请单》。

（2）核对自体贮存血,包括采血编号、患者姓名、ABO 和 Rh 血型、科别、门急诊（住院）号、采血日期、采血者姓名或工作编号、医院名称、血液品种等信息。贮存式自体输血同样存在处理（采集、标注和保存）及再回输过程中发生人为差错的风险,因此对于贮存式自体输血应该按照异体输血一样,需要进行交叉配血。

（3）拟发出血液进行外观检查,应无气泡、无溶血、无变色、无凝块。

3. 血液的提取

由医护人员持《贮存式自体输血血液回输申请单》到输血科取血,取血和发血人员应当面对《贮存式自体输血血液回输申请单》和血液信息进行核对,无误后方能取血,并双签名登记。

4. 回输前核对

施行输血治疗护士应床边或手术台前对血液和患者信息进行核对,内容包括姓名、科别、门急诊（住院）号、ABO 和 Rh 血型和血液保存期限等。

5. 输血

核对无误后按同种异体血液输注常规实施血液回输,并监测输血过程。

6. 记录

应填写输血记录单,将血液回输情况作记录。

五、注意事项

（一）心理疏导

采血前对产妇紧张恐惧等心理进行必要的疏导,必须有产科医师在场。

（二）监护

采血过程除对产妇监护外,还要对胎儿进行胎心监护。

（三）不良反应处理

采血过程一旦发生产妇低血压反应或胎心异常,应立即停止采血,予以吸氧等处理。

（四）规范操作

采血过程应严格遵守无菌操作,采血部位执行规范消毒、穿刺、固定等流程。采血过程中应保证采血量准确,防止抗凝剂不足或过量,禁止空气倒灌等现象发生,一旦出现作报废处理。

（五）核对与标记

采血前后必须使用有效身份证件严格核对产妇姓名、年龄、血型、采血日期和失效日期,核对无误后每袋血均需贴上醒目标签,写明"仅供自体输血"。

（六）输血管理

与同种异体输血一样,自体输血仍存在误输风险,必须加强管理。

六、理论与实践

妊娠期母体血容量显著增高,在孕 32～34 周达最高峰,平均约增加 1 500 ml,所以妊娠期采血对胎儿和孕妇是安全可行的,并且在 3 周时间内能贮存多达 1 200 ml 的备血,因而从理论上来看,贮存式自体输血技术对于减少或避免孕产妇的异体血输注应该十分有效,值得在临床上广泛应用。但实际上,目前术前贮存式自体输血在产科开展的临床运用非常有限,主要基于以下原因：① 妊娠妇女孕期常存在不同程度贫血。② 即使是出血高危孕妇,产前也较难判断是否需要围产期输血。③ 产科大出血的发生多数难以预料。④ 很难准确预测分娩日期(即使是剖宫产)。由此导致术前贮存的自体血液废弃率很高,即并非所有贮存了自体血的孕妇到最后都进行了自体血回输,自体血废弃率为 20%～50%,甚至有报道高达 80%以上。对于未回输的这部分血液,一般都走报废处理程序,因为在严格意义上自体贮血者并非志愿献血者。因此,2004 年英国国家输血委员会和英国国家血液服务机构和 2015 年皇家妇产科学院均已经不推荐产妇分娩前实施贮存式自体输血。

对某些存在不规则抗体阳性或稀有血型孕妇,有前置胎盘、胎盘植入或其他因素导致围产期有大出血危险的高危孕妇,贮存式自体输血还是有明显的临床意义。

第三节 稀释式自体输血

一、定义和分类

(一) 定义

稀释式自体输血(hemodiluted autotransfusion)是指在麻醉手术前抽取一定量血液的同时补充晶体液和(或)胶体液,以维持血管内血容量恒定和氧输送量不减,于术中或术后再将采集的自体全血或成分血输回体内的输血方法。

(二) 分类

按稀释式自体输血采血后的目标 Hct 值,分为:轻度:Hct≥0.30;中度: Hct 0.25～0.30;重度: Hct 0.20～0.25,产科一般仅做轻中度稀释式自体输血。

二、适应证及禁忌证

(一) 适应证

术前备血≥1 000 ml,ASA Ⅰ～Ⅱ级,无心、肺、肝、肾疾患和出、凝血功能异常,并且 Hb≥110 g/L(Hct≥0.35),Plt≥120×10⁹/L,Fib≥400 mg/dl 的择期手术。产科一般仅限于稀有血型、不规则抗体配血困难、红细胞增多症或因宗教信仰而拒绝异体输血等产妇。

(二) 禁忌证

ASA＞Ⅱ级,术前存在贫血或凝血功能障碍、血小板功能数量异常,以及合并重要脏器(心、肝、肺、肾)功能不全者等。

三、准备工作

稀释式自体输血操作简单、适应证广泛,但仍存在操作失误、人为差错等医疗隐患,必须细心操作才可确保预期效果。

(一) 人员资质

稀释式自体输血应由持有卫生技术资格证,经过血液采集技术培训,熟练掌握血液采集技术和采血反应处理的麻醉科医师指导下实施。

(二) 准备工作

1. 评估与知情告知

复习病史,补充完善相关检查。遵循自愿和知情同意的原则,将稀释式自体输血适宜性评估的结论告知产妇。由产妇本人和(或)委托代理人签署《自体输血治疗知情同意书》。

2. 制定方案

(1) 采血量:采血量和血液稀释程度与产妇年龄、体重、心肺等主要脏器功能等相关。采血量宜分别根据 Hct、Plt 和血浆 Fib 含量计算最大允许采血量,取其中最小值作为采血量依据。足月妊娠产妇估计血容量为孕前体重(kg)×100 ml/kg,具体计算公式为:

A. 根据 Hct 决定的最大采血量=产妇估计血容量(ml)×(基础 Hct−最小允许 Hct)/(基础 Hct+最小允许 Hct)×2

B. 根据 Plt 决定的最大采血量=产妇估计血容量(ml)×(基础 Plt−最小允许 Plt)/(基础 Plt+最小允许 Plt)×2

C. 根据 Fib 决定的最大采血量=产妇估计血容量(ml)×(基础全血 Fib−最小允许全血 Fib)/(基础全血 Fib+最小允许全血 Fib)×2

全血 Fib=血浆 Fib×(1−Hct)

一般拟行目标的最低值 Hct 为 0.30,Plt 为 $100×10^9$/L,血浆 Fib 为 3 g/L。

(2) 采血时机:因剖宫产手术切皮至子宫切开时间较短,而且一般情况下以椎管内麻醉为主,所以宜在麻醉开始前实施。

(3) 设备、耗材:① 设备:胎心监护仪、超声、快速 Hb/Hct 测定仪或床旁血气分析仪、采血仪(秤)、热封闭器。② 耗材:血袋、动脉留置针(18~20 G)、静脉留置针(16~18 G)、肝素帽、三通。

3. 监测

(1) 常规监测 ECG、BP、SpO_2、CVP 和 Hb/Hct;同时连续监测胎心,有条件超声监测。

(2) 有条件时监测血气分析、体温、氧供/氧耗、TEG、SCA。

四、操作步骤

(一) 自体血采集

(1) 建立常规静脉输液通道:以 6~8 ml/kg 晶体液维持内环境生理需要量。

(2) 采血通道:经桡动脉或中心静脉采血,一般不推荐外周静脉采血。动脉留置导管(≥20 G)或中心静脉留置导管(≥16 G)与带肝素帽的三通连接并接常规输液器以备采血用。穿刺点及各连接点必须固定可靠。

(3) 采血:将血袋置于采血仪(秤)托盘上,选择血袋容量型号,用止血夹/止血钳夹闭采血导管(防止空气进入血袋),取下护针帽,按无菌操作要求将血袋穿刺针刺入连接动脉或静脉通道的肝素帽,松开采血导管止血夹/止血钳,并迅速进行血袋归零,选择摇摆,开始采集自体血。

(4) 采血速度:以每 3~5 min 采血 200 ml,每 6~10 min 采血 400 ml 为宜。可利用血袋放置位置高低来调节采血速度,既要避免导管凝血,又要防止血容量急剧下降。采血中用采血仪(秤)将血液与血袋抗凝剂充分混合。

(5) 监测采血量:称重法 1 ml 相当于 1 g,当采血量达到血袋额定血容量时,迅速钳闭血袋导管,用止血钳或热封闭器封闭采血导管,保护套封闭采血针头。然后更换另一血袋,继续采血。依此重复,直至达到预期的采血量。

(6) 标记:在血袋上贴上标签,注明产妇的身份,包括姓名、性别、病室、床号、采血时间、采血者。

(7) 监测:采血全程应在血流动力学监测和充分供氧条件下进行,同时连续监测胎心,有条件超声监测。采血前进行一次 Hb/Hct 基础值测定,每采血 200~400 ml 监测一次 Hb/Hct 变化,采血量较大时,应在后半部分自体血采集时,再监测一次 Hb/Hct 变化,以指导采血量和血液稀释程度。

(二)采血后血液稀释

(1)血液稀释程度:血液稀释 Hct 通常控制在 0.30 左右,禁忌使用 Hct 在 0.25 以下的极度血液稀释。

(2)液体选择:采血后需输注人工胶体溶液进行血液稀释和容量替代,确保循环稳定。

(三)自体血保存

(1)血袋:采集的自体血必须放入标准采血袋,并标签注明"仅限于自体输血"。

(2)温度:自体血在室温下保存不应超过 4 h,如果预计血液不能在 4 h 内回输完毕,应当在采集后即保存在 4℃ 专用储血冰箱内,24 h 内输注完毕。

(四)自体血回输

(1)回输指征:一般在手术基本止血完成后或当患者出血量>600~1 000 ml 时开始回输或根据临床和实验室结果。

(2)避免误输:自体血不得离开手术间,回输前应详细核对,在手术间内完成输注或在输注过程中不得离开。

(3)监测:注意回输过程中循环的容量负荷,必要时使用利尿剂或血管扩张剂调节容量负荷。

五、注意事项

(一)控制稀释速度

血液稀释速度可依据病情,遵循"多出少进或等量进出"的替代原则,保准良好的氧供和通气,以血流动力学稳定为前提,将 Hct 控制在 0.3。

(二)自体血回输的顺序

以相反顺序将采集的自体血回输,即后采集的血液先输,先采集的血液后输。

(三)Hb/Hct 的动态监测

Hb/Hct 需即刻并动态监测。Hb/Hct 易受输液量、组织液转移和利尿剂等因素的干扰,应避免在输液同侧肢体监测 Hb/Hct。

(四)加强监测

常规监测 HR、BP、ECG、SpO_2,特殊病例需监测 CVP、尿量、血氧、Hct 和 Hb 等,并记录相关监测结果。

六、理论与实践

稀释式自体输血的优点是:术中失血是稀释后的血液,减少血液成分丢失;避免贮存式自体输血贮存损害和误输风险;采集的血液保存时间短,对血液质量影响小,可以回输避免浪费;采集血液新鲜,保存了凝血因子和血小板功能;可以用于肝炎病毒携带者、肿瘤或感染的患者。

理论上稀释式自体输血对于 Hb>110 g/L、无重要器官疾病及凝血功能紊乱的妊娠妇女均可应用。但由于孕妇妊娠期本来存在生理性血液稀释及容量高负荷,如再采用稀释式自体输血有可能引起妊娠妇女心力衰竭或胎盘功能不全,同时一旦发生大出血,将导致机体加快进入凝血功能紊乱状态(Fib≤200 mg/dl 或 Fib≤290 mg/dl 同时合并 Plt≤100×10^9/L 是引起产后出血的高危因素),更重要的是稀释式自体输血的本身价值和节血效果十分有限,这些因素均限制了这一技术在产科的应用,其安全性和有效性仍缺乏充分的依据。英国国家临床进展研究所(UK National Institute for Health and Clinical Excellence)在最新的指南中均不推荐稀释式自体输血在产科的运用。

对于稀有血型、交叉配血困难、因宗教信仰而拒绝异体输血或红细胞增多症等产妇,稀释式自体输血还是有其应用价值,并且临床上多见其与其他自体输血技术的联合应用。

第四节　回收式自体输血

详见第十一章。

第五节　成分式自体输血

因成分式自体输血目前在产科中应用极少,其在孕妇中应用的可行性和有效性有待商榷,故本章节内容不专门针对产妇人群。

一、定义、分类

(一)定义
成分式自体输血是指术前将患者血液进行成分分离,手术期间再回输给患者的输血方法。

(二)分类
分为红细胞单采、贫血小板血浆(platelet-poor plasma,PPP)单采、富血小板血浆(platelet-rich plasma,PRP)单采。分离红细胞、PPP、PRP是同时进行的,根据需要可单采或全部采集,有直接和间接两种采集方法。

二、适应证和禁忌证

(一)适应证
(1) 术前备血≥400 ml,ASA Ⅰ～Ⅱ级,Plt≥120×10⁹/L,符合自体输血条件的择期手术。

(2) 体外循环下心脏和大血管手术。

(3) 腹部外科大手术(如肝脏手术及后腹膜大手术)。

(4) 骨科大手术(如双侧全髋置换、脊柱侧凸矫形手术、脊柱和髋/股骨骨折等)。

(5) 神经外科手术(如颅内动脉瘤、血管畸形等)。

(6) 器官移植手术(如心、肝移植等)等。

(7) 稀有血型行重大手术者。

(8) 产生不规则抗体或可能产生不规则抗体者。

(9) 其他特殊原因需用自体血者。

(二)禁忌证
(1) Hct<0.30。

(2) 凝血功能紊乱。

(3) 低蛋白血症。

（4）急诊手术。

（5）全身性感染。

（6）手术前接受组织纤溶酶原激活物长达 1.5 h。

（7）手术前接受链激酶长达 8 h。

（8）异常血小板消耗增加性疾病（如脾功能亢进）。

（9）血液系统疾病或血小板功能低下。

三、操作规程

成分式自体输血分离采集红细胞、PPP、PRP 是同时进行的，有直接分离和间接分离两种方法。本文以 PRP 单采为例。

（一）人员资质

操作人员必须接受过规范化培训，掌握设备操作要领、耗材安装要点、药品配制比例等，熟悉作业流程及各种意外情况处理。

（二）准备工作

1. 评估与知情告知

术前一天访视患者，补充完善必要的体检和实验室检查，确认符合成分式自体输血适应证。遵循自愿和知情同意的原则，将成分式自体输血适宜性评估的结论告知患者。由患者本人和（或）委托代理人签署《自体输血治疗知情同意书》。

2. 制定方案

选择直接分离法或间接分离法；预计采集血小板数和需要处理的全血容量。

（1）血小板总数＝估计全身血容量×术前 Plt 计数。

（2）有效治疗量 Plt 计数应≥$2.5×10^{11}$/L 或占全身循环血中血小板总数的 20%～30%。

3. 设备、耗材

（1）直接分离法：① 设备：血细胞回输仪（具备成分分离功能）、快速 Hb/Hct 测定仪。② 耗材：配套分离材料（血液采集管道、离心杯、血液成分收集袋）、抗凝剂、动脉留置针（18～20 G）、静脉留置针（16～18 G）、肝素帽、三通。

（2）间接分离法：① 设备：血细胞回输仪（具备成分分离功能）、快速 Hb/Hct 测定仪、采血仪（秤）。② 耗材：配套分离材料（离心杯、血液成分收集袋）、血袋、动脉留置针（18～20 G）、静脉留置针（16～18 G）、肝素帽、三通。

4. 监测

常规监测 ECG、BP、SpO_2、CVP 和 Hb/Hct；有条件监测血气、体温、氧供/氧耗；特殊监测设备：TEG、SCA。

（三）操作步骤

1. 准备

建立采血通路，安装离心杯与配套材料；连接血液成分收集袋：Y 形管路分别与离心杯流出管路、血液成分收集袋、废液袋正确连接；机器自检后选择血小板分离功能模式。

2. 分离

（1）直接法：① 预充：血液采集管道用枸橼酸葡萄糖溶液预充。② 连接：将血液采集管道与患者动/静脉留置导管和离心杯进血管路连接。③ 启动分离程序。④ 采血速度：采血速度以 60～80 ml/min 为宜。⑤ 抗凝：ACD - A 抗凝液：全血＝1∶7～9(6～9 ml/min 或 90～135 滴/min)，采血过程严格按照比例抗凝，以防止自体血凝固或过量抗凝剂进入体内。⑥ 转移：抗凝全血经过离心分离后，各种成分从杯中流出，然后分别转移至血液成分收集袋：PPP 从血浆开始排出离心杯至白膜层达到杯肩为止，流出的血液成分转移至 PPP 血液成分收集袋，PRP 从白膜层达到杯肩后至离心杯流出管路变粉红色时，再计时 30 s，流出的血液成分转移至 PRP 血液成分收集袋，红细胞离心杯流出管路变粉红色时，计时 30 s 后，按排空键，将杯内容物排入红细胞回输袋。⑦ 回输：根据需要，回输红细胞和(或)PPP，输注时不得使用加压装置。⑧ 重复步骤③～⑦，直至采集到所需容量。

(2) 间接法：① 采集全血：用稀释式自体输血方法把患者全血采集到加有抗凝剂的血袋中。② 连接：将已采集全血的血袋与分离耗材连接。③ 启动分离程序。④ 转移：PPP 从血浆开始排出离心杯至白膜层达到杯肩为止，流出的血液成分转移至 PPP 血液成分收集袋，PRP 从白膜层达到杯肩后至离心杯流出管路变粉红色时，再计时 30 s，流出的血液成分转移至 PRP 血液成分收集袋；红细胞离心杯流出管路变粉红色时，计时 30 s 后，按排空键，将杯内容物排入红细胞回输袋。⑤ 回输：根据需要回输红细胞和(或)PPP，输注时不得使用加压装置。⑥ 重复步骤①～⑤，直到所有全血袋处理完毕。如果最后一个血袋在 30 s 计时结束前排空，则用浓缩模式把更多血液吸入离心杯完成最后一个周期，如果充注离心杯时用完血液，只需按 CONC 键，这样可使操作员采集到杯内的剩余 PRP。

3. PRP 保存

PRP 在 22～24℃静止保存不超过 6 h[红细胞室温下保存不超过 6 h，(4±2)℃保存不超过 24 h；PPP 室温下保存不超过 6 h，(4±2)℃保存不超过 24 h]。

4. PRP 回输

用常规输血器输注 PRP，不可使用微栓过滤器，因其可能截留血小板。心脏手术时，应注意在肝素已经中和、ACT 恢复到正常值、患者体温升至正常水平后输注 PRP。其他手术患者可在重要止血步骤完成后、手术结束前回输。PRP 采集的同时，红细胞和 PPP 可回输，也可根据术中患者情况和手术的需要在不同时段输注。

5. 注意事项

(1) 实施时机：必须在血流动力学平稳的情况下开始。麻醉前实施应排除和控制应激等干扰因素。麻醉后实施应选择全麻诱导平稳后或椎管内麻醉平面固定后。

(2) 防止爆杯：在进行分离、转移、回输过程中，离心杯流出道与血液成分收集袋和废液袋的通路要保证至少一路开放，夹子要先开后关，防止爆杯。

四、PRP 单采质量控制及分离方法比较

(一) PRP 单采质量控制

PRP 血液保护作用，主要取决于分离所得的血小板总量。分离保存的血小板数量越多，回输后对血中血小板计数的提升越明显，能够发挥正常功能的血小板就越多。目前一般认为要达到明显保护作用，分离提取血小板最少应达 2.5×10^{11}/L 或占全身循环血小板总数的 20%～30%。这一指标既不致因提取大量血小板延长分离时间而影响手术进程，又可分离保存足够数量和治疗作用的血小板以达到临床应用的目的。

(二) PRP 数量计算

将 PRP 采集物的质控样本送往实验室测定采集袋内血小板计数，并将采集袋内 PRP 重量换算成

毫升数,然后再计算出所采集的血小板量。

（1）血小板计数实验室测定：PRP 的血小板计数往往会受很多因素的影响,包括不适当的抗凝剂、摇匀程度、放置时间等都会造成人为的血小板活化和破坏,并影响计数,也在一定程度上影响了采集分离的客观性和可比性,因此需要进行准确和科学的血小板计数。研究发现,PRP 中的血小板不能保持其悬浮状态,数秒钟后就开始有沉淀,刚制备好就立即计数的 PRP 样品的平均血小板计数低于在振荡器上重悬浮的样品的平均血小板计数,而振荡 5～20 min 的血小板计数保持不变,即 PRP 内的血小板计数前在振荡器上振荡应不少于 5 min 才可能得到较准确的血小板计数。

（2）采集血小板量的换算简式：采集 PRP 容量(ml)＝采集 PRP 重量(g)÷1.03。

血小板数量＝PRP 容量(ml)×采集 PRP 直接血小板计数。

总血小板计数以 10^{11}/L 表示,计算结果四舍五入精确到十分位。

（三）两种 PRP 采集方法的比较

与自体血小板间接分离法相比,直接分离有以下优点：① 节省时间：不必将血抽到含有保养液的血袋中再进行分离。② 避免从血袋中二次分离提取而造成血小板损耗、功能影响及血液污染等。③ 分离周期中将红细胞和 PPP 及时回输给患者,有利于血流动力学稳定。④ 间接分离中所含的保养液不同,会对血小板产生不利影响(在血小板分离保存中,必须用枸橼酸抗凝,用肝素会引起血小板的活化破坏)。

五、PRP 的安全风险评估

（一）分析

有研究认为 PRP 一方面可减少术中血小板丢失、破坏；另一方面,把 PRP 与钙离子及凝血酶混合,制备自体血小板胶(autologous platelet gel, APG),用于术中止血、封闭伤口,有助于促进创面愈合。也有研究对 PRP 有效性持怀疑态度,认为不能减少术后 24 h 的血制品使用。

（二）风险

（1）对人员资质、设备条件、操作技术要求较高,存在操作失误风险。

（2）国内开展较少,尚需进一步积累经验。

（三）评估

（1）临床深入研究的基础上,进一步评估其应用价值。

（2）有条件单位可考虑开展,并应用于凶险性前置胎盘伴穿透性胎盘植入等预计出血量大的产妇。

六、成分式自体输血的理论与实践

成分式自体输血的方法来源于同种异体成分输血的理论,按需采血,一血多用,达到节约自体血的目的。在临床实践中,PRP 单采的临床研究处于起步阶段,但红细胞单采、PPP 单采尚未开展,学术上亦有争议,因此成分式自体输血的应用价值、安全性尚有待进一步的证实、评估。

（一）红细胞单采

1. 红细胞单采应用于贮存式自体输血

（1）优点：成分单一,贮存的红细胞质量更佳,理论上贮存红细胞比贮存全血合理。

（2）缺点：缺乏规章制度、技术标准。

2. 红细胞单采应用于稀释式自体输血

（1）优点：采集红细胞的数量相同,容量减少；采集的容量相同,红细胞浓度更高。理论上红细胞单采比全血采集安全高效。

（2）缺点：需用分离耗材，增加费用，成本/效益比不确定。

（二）自体血小板采集

自体血小板即自体富血小板血浆或浓缩血小板。

1. 富血小板血浆采集适应证

（1）体外循环下心脏手术。

（2）大血管手术。

（3）大的矫形手术（如全髋关节置换术、脊椎侧弯矫形术等）。

（4）大器官移植手术（心脏、肝脏）。

2. 富血小板血浆采集禁忌证

（1）血流动力学情况不稳定。

（2）低蛋白血症、凝血机制障碍。

（3）术前 $Plt < 150 \times 10^9/L$。

3. 富血小板采集优点

（1）保护血小板，增加血小板相对数量。

（2）重大手术血液保护效果明显。

4. 富血小板采集缺点

（1）对设备和人员要求较高，操作相对耗时。

（2）需要专门的血小板分离耗材。

（三）自体纤维蛋白胶

近年来，一种将自体冷沉淀、人凝血酶、氯化钙及血小板进行混合制成的纤维蛋白胶应用于外科手术中，成了外科常用的止血剂。纤维蛋白胶使用后几秒到几分钟内黏合，随后几天至几周被吸收，可起到促进组织生长和修复作用。纤维蛋白胶还可以用作骨组织的载体或塑形剂，制备时添加富血小板血浆可提高纤维蛋白胶的作用，促进新组织的生长。由于纤维蛋白胶具有显著的止血疗效及组织生物相容性，目前已广泛应用于心血管外科、矫形外科、颌面外科、整形外科等。其优点在于是由自体富血小板血浆制备而成，避免了病毒性疾病的传播。

（邵景汉　黄长顺　陈新忠）

参考文献

［1］　曹伟，黄长顺，陈骏萍，等.血液保护学［M］.杭州：浙江大学出版社，2008：294-303.

［2］　刘景汉，王德清.临床输血学［M］.北京：人民卫生出版社，2011：360-396.

［3］　严海雅.自体输血操作规程与质量控制［M］.杭州：浙江大学出版社，2010：1-76.

［4］　ZHOU S F，ESTRERA A L，LOUBSER P，et al. Autologous platelet-rich plasma reduces transfusions during ascending aortic arch repair：a prospective，randomized，controlled trial［J］. Ann Thorac Surg，2015，99（4）：1282-1290.

［5］　COHN C S，LOCKHART E. Autologous platelet-rich plasma：evidence for clinical use［J］. Curr Opin Hematol，2015，22（6）：527-532.

第十章
产科回收式自体输血研究进展

产后出血(PPH)至今仍是世界孕产妇死亡的最主要原因,全世界每七分钟就有一例孕产妇因产后大出血死亡。近年来,由于我国居高不下的人工流产数量和剖宫产率,以及全面二孩政策的实施,妊娠合并胎盘植入、前置胎盘、瘢痕子宫病例显著增多,产后出血发生率也随之升高。由于妊娠末期子宫血流量平均达到 700 ml/min(非妊娠期的子宫血流量为 50 ml/min),一旦发生致命性大出血,患者可在几分钟内丢失大量血液,迅速发展到休克甚至死亡。我国 1/3 的孕产妇死亡是由产后大出血引起的,回顾分析孕产妇死亡病例发现,可避免的孕产妇死亡中有一半是产后大出血导致的。血液制品不能及时提供、错过最佳的抢救时间,可能直接导致孕产妇死亡。产后大出血的临床救治除了使用促进子宫收缩药物和手术处理外,输血制品是不可替代的治疗手段。我国异体血制品供应的延迟性和紧缺性制约了对产科大出血的及时有效救治。因此,为了缓解产科大出血救治中用血困难,提高产科大出血救治成功率,大力开展产科回收式自体输血技术具有非常重大的意义。本文结合国内外文献资料和多家单位近年来的实践经验,对产科回收式自体输血的研究进展和实践应用进行介绍。

产科回收式自体输血是指将产妇手术过程中的失血(主要是术野血)经回收设备过滤、浓缩和洗涤等程序处理后获得的红细胞回输给产妇本人的输血方法。目前主要采用的是术中回收式自体输血(intraoperative cell salvage,IOCS)。

第一节 安 全 性

产科回收血混有羊水和胎儿血液成分等,由于担心羊水栓塞和胎儿红细胞同种免疫等风险,以往回收式自体输血在产科应用受到限制,甚至被列为禁忌。去白细胞滤器通过过滤和吸附作用,不仅可以去除回输血中的微聚体,还可以有效清除白细胞、板层小体、脂肪和胎儿鳞状上皮细胞等。研究认为,现代智能血液回收机联合去白细胞滤器可有效去除绝大部分污染物。目前国内外剖宫产术中 IOCS 的实际应用已超过数千例,没有直接相关严重不良事件的报道。宁波市妇女儿童医院的单中心观察性队列研究中 757 例回输病例均未出现与自体血相关不良事件。英国 SALVO 研究报道有两例不良事件,一例为产妇在自体血回输过程中出现心动过速和呼吸困难,另外一例产妇在回输 600 ml 自体血后突然出现低血压,两例不良事件都被研究人员认作危及生命并与自体血潜在相关,尤其是去白细胞滤器,在停止自体血回输后,两位产妇都恢复正常,但是使用或不使用去白细胞滤器都未发生羊水栓塞事件。英国在 2012 年颁布了有关自体血回收的指南,明确将产科手术作为自体血回收的适应证,目前国内外多个指南均已解除 IOCS 在产科手术中的禁忌。

一、关于羊水成分清除的研究

胎儿羊水主要来源早期为母体血清透析液，中期后为胎儿尿液，后期肺泡分泌物也参与羊水生成。羊水成分98%～99%为水，其他有形成分包括葡萄糖、脂肪、蛋白质、代谢产物、激素、酶等有机物和电解质、气体等无机物，以及来自胎膜和胎儿组织脱落细胞等。

羊水栓塞(amniotic fluid embolism，AFE)是指分娩过程中羊水物质进入母体循环引起低血压、低氧血症、低凝血功能(三低)为主要临床症状和体征的妊娠特有的临床综合征。至今机制尚不明确。可能的机制为敏感母体对进入母体循环的羊水物质发生"系统性全身炎症反应"(systemic inflammatory response syndrome，SIRS)、免疫学风暴和凝血系统破坏等一系列病理生理学改变，因此有学者建议将羊水栓塞称为"妊娠类过敏样综合征"(anaphylactoid syndrome of pregnancy)。

手术过程中收集的血液(主要是术野血)不可避免会混入羊水及其成分，判断最终获得的自体血中是否有羊水及其成分的污染可以通过多个实验室指标的检测来实现。目前判断是否羊水污染及其程度的常用实验室检测指标有：鳞状上皮细胞、板层小体、甲胎蛋白(AFP)、组织因子(TF)、钾离子等含量，其中鳞状上皮细胞作为羊水颗粒成分的去除指标、板层小体作为脂质成分去除指标。血液回收机通过离心动力学原理将血液成分根据比重不同进行分层，从上到下依次为血浆成分、血小板、白细胞和红细胞。研究认为：常规洗涤水溶性物质清除率达93%以上，血小板90.1%，白细胞仅35.7%。理论上板层小体、AFP、TF、钾离子等属水溶性物质容易被清除。Waters等将剖宫产术中回收血经过离心洗涤和去白细胞滤器过滤后获得的自体血与母体静脉血比较，除了胎儿血红蛋白含量较高外，离心洗涤过滤后的自体血在其他污染物的水平与母体静脉血无差异，甚至更低。羊水来源的组织因子是强大的凝血启动因子，认为是羊水栓塞后DIC发生的可能机制，经过现代的自体血回输设备和处理技术，羊水来源的组织因子完全被去除。

二、胎儿红细胞同种免疫风险

由于胎儿红细胞为比重相对较大的细胞成分，血液回收机不能通过离心动力学原理将胎儿红细胞清除。剖宫产回收的自体血中约有1.5%的胎儿红细胞，加用去白细胞滤器也并不能去除自体血中的胎儿红细胞。而正常孕妇产前静脉血中胎儿红细胞含量为0.48 ml(0～4.6 ml)，娩出后可达9 ml。分娩过程中，胎儿红细胞经胎盘转运到母体血中的量为：1%的产妇>2.5 ml，0.3%的产妇>15 ml。Ralph等报道了70例采用单管吸引自体血回输产妇，平均回输血量为324 ml，回输血中均含有胎儿红细胞平均0.8 ml(0.2～12.9 ml)，回输后没有发生不良反应，其中48例参与了3～6个月的后续研究，仅1例产妇检测到抗-S，但并不明确抗-S的产生是由于产前出血输注异体红细胞导致还是输注自体血所致。由于胎儿红细胞ABO抗原发育不成熟，抗原位点少，因此ABO血型不合引起的溶血风险可以忽略不计。但对RhD阴性血型产妇，红细胞同种免疫可能使产妇产生抗-D，从而影响下一次的输血和妊娠。抗D免疫球蛋白能中和这种免疫反应，因此当产妇为RhD阴性血型的情况下，实施自体血回输后早期应给予抗D免疫球蛋白。即在自体血回输以后，进行Kleihauer-Betke试验来检测体内的胎儿红细胞浓度，从而确定抗D免疫球蛋白的使用量。一般而言，2～19 ml胎儿红细胞输入母体可能需500～2 500 IU抗D免疫球蛋白。英国的SALVO研究显示，RhD阴性血型产妇剖宫产娩出RhD阳性血型胎儿，回收式自体输血量与胎儿红细胞进入母体的量呈相关性。但作者提到由于研究中的样本量较少，研究结果有待商榷。目前针对RhD阴性血型产妇剖宫产术中使用回收式自体输血，娩出RhD阳性血型胎儿,推荐注射1500 IU的抗D免疫球蛋白,同时进行Kleihauer-Betke试验决定是否需要追加抗D免疫球蛋白,以保证胎儿红细胞从母体血液循环中完全清除。对RhD阴性血型产妇术中使用回收式自体输血后,抗D免疫球蛋白的预防效果以及是否需要加大其使用剂量,需要进一步探索并进行随访关注。在红细胞同种免疫方面,尽管自体输血有一定风险,但输注异体血的风险可能更大。即使在ABO和RhD抗原相符的情况下,每输一单位异体红细胞,受者对ABO和Rh血型系统外的稀有血型系统中外源性抗原直接产生不规则抗体的概率为1%～1.6%,而且多次输血产生不规则抗体的概率可以高达15%～20%。目前的观点认为使用自体血发生同种异体免疫反应的风险估算与正常阴道分娩时相似。

三、细菌污染

回收的自体血细菌污染很常见,但无IOCS引起感染的报道。自体血离心洗涤能有效减少感染血液中的细菌,再加上去白细胞滤器可显著减少细菌含量。可能的作用机制包括:细菌在滤过前被白细胞吞噬,滤器增强补体介导的杀菌反应,细菌黏附在被滤器截留的白细胞层表面,以及细菌被过滤介质直接去除等。Waters等发现剖宫产手术自体血回收洗涤后细菌均位数为1.3 cfu/ml[0～4 cfu/ml],与母体髂静脉血标本中存在一样的细菌,93%是葡萄球菌。Teare等对50例产妇阴道出血进行回收,离心洗涤后和滤过后均有细菌的存在,但是标本平均菌落数为2 cfu/ml,与剖宫产手术自体血洗涤后无差异,如果回输到体内后,平均菌落数<1 cfu/ml,甚至不及一次牙科手术时细菌入血后的平均菌落数(0.3～4.0 cfu/ml),没有临床意义。

四、肝素残留风险

肝素属于溶于血浆的小分子物质,因此较易通过离心动力学原理将其清除。研究表明,自体血经血液回收机离心浓缩洗涤后,肝素清除率高达99.4%,自体血肝素含量仅为处理前回收血的0.002%,肝素残留对凝血功能影响可以忽略不计。但也有洗涤不充分导致肝素残留和IOCS引起肝素超敏反应,给予鱼精蛋白后好转的病例报道。因此,IOCS自体血回输后遇到不能解释的凝血功能异常,应检测ACT或肝素浓度,必要时使用鱼精蛋白拮抗,尤其大量自体血回输时,但最主要的是杜绝机器操作失误。

五、凝血功能影响

IOCS仅回收自体红细胞,血浆成分中的凝血因子和血小板则被清除,因此当大量失血和大量回输自体血红细胞时需监测凝血功能,临床上应根据出血量、出血速度、临床体征和实验室检查等决定是否需要补充凝血因子和血小板。输入大量的自体血发生稀释性凝血功能障碍不良事件非常罕见,仅见1例自体血回输超过2 L的病例报道发生凝血功能障碍。但对于产妇来说,一旦凝血功能有异常,很容易并发DIC,所以出血量大、自体血回输量大的产妇,应加强凝血功能检测,积极纠正凝血功能障碍。

第二节　操作实施

一、适应证和禁忌证

适应证:大不列颠和爱尔兰麻醉科医师学会,英国皇家麻醉科医师学会和美国血库协会都推荐针对产科患者在预计失血量＞1 L 或超过患者全身血容量的 20％，不能获得交叉配血相容的血液；或患者不愿意接受异体血，手术出血量大于全身血容量 10％的情况；或计划手术平均输血量超过 1 单位时，考虑回收式自体输血。2015 年美国 ASA 产科麻醉指南认为：对于难治性出血患者，当库存异体血不足或者患者拒绝输注库存异体血时，可考虑术中采用回收式自体输血。2015 英国皇家妇产医师学院关于产科输血指南指出：预计产科出血导致贫血或预计出血量占全身血容量的 20％，推荐使用回收式自体输血。

禁忌证：血液被消毒液或生物制剂污染，大量溶血，怀疑出血含癌细胞，镰状细胞性贫血及 RhD 阴性血型(有抗 D 免疫球蛋白治疗时，可以考虑使用)。

二、自体输血阈值

尽管 IOCS 外科领域应用成熟，但至今尚无实施自体血回输的血红蛋白(Hb)输血阈值。剖宫产产妇术后发生再次出血风险较大，尤其是宫腔球囊填塞、使用欣母沛等促子宫收缩药物者，因此有研究认为，产妇发生严重出血时输注异体红细胞的 Hb 阈值为 80 g/L，维持术后 Hb 80～100 g/L 是合理的。为了降低术后输注异体红细胞风险，减少自体血资源浪费，宁波市妇女儿童医院的建议是将自体血回输 Hb 阈值设为 100 g/L，输注自体血后 Hb 仍低于 80 g/L，而且还存在后续出血风险，则需要输注异体红细胞，慢性贫血除外。为保证回输血细胞比容和洗涤质量，尽可能使用机器自动模式(机器离心过程中探测到目标血细胞比容后自动进入洗涤模式，最后一杯如果没有达到目标血细胞比容则使用 CONC 键进行填充)，当储血罐中回收血量≥1 000 ml，同时产妇出血后 Hb≤100 g/L 安装离心杯；出血量＜1 000 ml 或产妇出血后 Hb＞100 g/L 不考虑安装离心杯。

三、抗凝液肝素浓度

在血液回收过程中，抗凝剂的使用目前没有一个规范性的指南。抗凝剂有肝素和枸橼酸葡萄糖溶液，以肝素为常用。非产科 IOCS 为 15 000 IU 肝素注入 500 ml 0.9％氯化钠溶液中(抗凝肝素浓度为30 IU/ml)，在回收血液之前先向储血罐预充 100～200 ml。根据污染程度、手术类型、出血速度进行调整，使抗凝剂与回收血比例约为 1：7。在临床实际操作过程中，按照肝素浓度 30 IU/ml 抗凝，因产妇术前一般处于生理性高凝状态，抗凝不充分可能会发生以下情况：① 回收血液快速凝集而影响红细胞回收效果。② 回收血在储血罐内发生凝集，甚至堵塞储血罐，造成回收血液和储血罐浪费。③ 洗涤后自体血含有微凝块堵塞去白细胞滤器。因此，宁波市妇女儿童医院的建议是产科 IOCS 时，将 60 000 IU(普通肝素 12 500 IU/2 ml)注入 1 000 ml 0.9％氯化钠溶液中(抗凝肝素浓度为 60 IU/ml)，并在血液回收前对储血罐进行抗凝液预充，在剖宫产手术中回收式自体输血的抗凝剂使用原则是宁可抗凝过度，不可抗凝不足，一方面因为肝素是小分子水溶性物质，清除率达到 99.4％，另一方面采用洗涤液加倍洗涤，理论上肝素清除率更高，不必担心肝素残留对凝血功能的影响。

四、吸引方法和吸引负压

原则上使用双管吸引(一根吸引管吸引羊水和胎盘出血，另一根吸引管在胎盘娩出后再进行自体血回收)，以减少羊水成分和胎儿血液成分混入，也便于准确统计出血量。但当胎盘附着前壁子宫切口或胎盘植入不能剥离时，为避免大量血液浪费，可实施单管吸引。Catling 等的研究中，14 例产妇采用双管吸引，13 例采用单管吸引，回收血经血液回收机处理和去白细胞滤器过滤后，最终获得的自体血中

AFP、鳞状上皮细胞、白细胞及滋养层细胞两组结果没有统计学差异。Sullivan 等也进行了单双管吸引的比较,对两组的 AFP、鳞状上皮细胞、肝素含量进行了统计学分析,也没有发现存在统计学差异。

红细胞可以耐受较高正压,但对负压耐受性差。负压过大,可以损害红细胞的结构和功能,甚至发生红细胞溶血破坏。尽管游离血红蛋白经过血液回收机离心洗涤容易被清除,但是溶血增加影响红细胞回收率,而且红细胞受伤后可能影响红细胞携氧功能和寿命,发生迟发性溶血。目前一般推荐吸引时控制负压为 150 mmHg(Haemonetics 公司提供的储血罐带有压力自动调节阀,可维持负压在此水平)。也有实验表明将负压增大到 300 mmHg,溶血率只在 0.3%～3% 波动。有学者认为溶血虽与负压抽吸的大小有关,但更重要的是空气和血液混合的程度。在负压大小固定的前提下,将吸引器头浸没在血泊中抽吸可以减少对红细胞的破坏,降低溶血率。

五、洗涤量

一般非产科 IOCS 洗涤量为离心杯的 4～5 倍,特殊情况可达 8～10 倍。产科 IOCS 是否需要增加洗涤量,目前尚无报道。Waters 报道一例地中海贫血产妇的 IOCS,采用 1 000 ml 洗涤量,发现在洗涤结束时排出的废液不够清澈,考虑未清洗干净,追加洗涤量至 1 500 ml 后废液管变清。考虑到产科回收血含羊水等污染物和抗凝肝素浓度高,采取双倍洗涤(225 ml 离心杯使用 0.9% 氯化钠 2 000 ml 进行洗涤),理论上既可以提高红细胞回收率,同时羊水成分和肝素等也可得到有效清除。当然双倍肝素浓度抗凝和双倍洗涤量对产科回输自体血质量影响还有待进一步研究。

六、自体血回输和去白细胞滤器

经血液回收机处理获得的自体血常规通过去白细胞滤器回输到产妇体内以增加安全性。白细胞在血液回收、洗涤、离心过程中会被激活并释放炎症因子,从而加重全身炎症反应。去白细胞滤器通过机械拦截和吸附作用不仅可以去除回输血中的微聚体,而且显著减少白细胞、板层小体、脂肪和胎儿鳞状上皮细胞等。

有文献报道,自体血通过去白细胞滤器回输引起短暂性低血压,停止输血后恢复,推测与血小板激活释放缓激肽和白细胞的破坏释放细胞因子等相关。自体血通过去白细胞滤器的速度会受到自体血血细胞比容、微凝块、微聚体、空气进入滤盘和不同去白细胞滤器型号等因素影响,尽管自体血回输时通过去白细胞滤器速度较慢,但自体血回输在进行去白细胞滤器过滤时,不应该给血袋加压,以免引起溶血及气体栓塞。

第三节 效 果 分 析

一、红细胞回收率

红细胞回收率受许多因素影响,急性大血管和肝脾破裂等出血速度快,红细胞回收率高,而脊柱、关节等整形手术出血速度慢,回收率低。Waters 等报道 IOCS 红细胞回收率为 30%～80%,一般在 50%。严海雅等的研究中,1 085 例实施 IOCS 的产妇中有 185 例(17.05%)同时输注了异体红细胞。因此,对于术前贫血、出血,以及出血量大的产妇,即使实施 IOCS 还是存在需要输注异体红细胞的可能。回输血量和出血量存在相关性,Brearfon 等报道出血量(ml)＝3.45×回输血量(ml)＋454。但是产科红细胞回收率还受出血是否经阴道丢失无法回收,以及产妇术前血红蛋白水平、出血速度、吸引负压、吸引方式(单管/双管吸引)等影响,所以,即使实施 IOCS,必要时还需准备异体红细胞。

二、自体血回输比例(自体血回输例数/自体血回收例数×100%)

尽管大多数剖宫产术中出血高危因素可以预测,但实际出血量却受患者因素、手术医师技能等影响,同时自体血回输指征也存在差异。多中心大规模研究显示,自体血回输比例为 36%~100%。严海雅等的研究显示,剖宫产术中实施自体血回收 2 689 例,安全回输 1 085 例,自体血回输比例 40.31%。其中自体血回输比例最高的是妊娠合并胎盘植入产妇为 74.33%、前置胎盘产妇 60.44%、术前 Hb<100 g/L 产妇 51.44%,自体血回输比例小于 50% 的情况为人工流产术≥3 次的产妇 41.65%、胎盘早剥产妇 39.96%、术前 Plt<80×10⁹/L 的产妇 37.50%、多胎妊娠产妇 31.13%、剖宫产术≥2 次的产妇 29.86%。因此,该研究建议对于妊娠合并胎盘植入、前置胎盘和术前 Hb<100 g/L 产妇,有条件应进行自体血回收,然后根据具体情况决定是否对回收血进行进一步处理。

三、自体血回输对异体红细胞输注影响

宁波的单中心观察性队列研究和英国的多中心随机对照研究是目前两个最高级别和最多样本量的研究,从各自不同研究角度来分析,但是最终均未出现人们期待的临床有效性。

宁波这项长达 57 个月的研究纳入了宁波市妇女儿童医院所有大于 28 孕周、剖宫产分娩的产妇。应用中断时间序列分析(interrupted time series analysis,ITS)法对实施术中回收式自体输血前(2010.10.1—2012.8.31,11 322)和实施回收式自体输血后(2012.9.1—2015.6.30,17 456)进行对照研究。研究结果显示:实施术中回收式自体输血后,异体红细胞月输注率平均值(标准差)为 2.2%±0.7%,实施前为 2.7%±0.9%,二者差异为 −0.5%,95% 置信区间(CI)为 −1.4%~0.3%,$P=0.22$。项目实施后,异体红细胞人均月输注量为 4.1±0.4 单位,实施前为 3.9±0.9 单位,二者相差 0.2 单位,95% CI 为 −1.7%~1.1%,$P=0.69$。整个研究阶段有 757(47%)例产妇进行术中自体血回输,847(53%)例自体血回收未回输;术中异体红细胞的输注率显著低于实施前(二者相差 −0.7%,95% CI −0.1%~−1.4%,$P=0.03$),术后异体红细胞的输注率未发生显著改变(二者相差 −0.2%,95% CI −0.4%~0.7%,$P=0.56$)。术中回收式自体输血技术显著降低剖宫产妇术中异体红细胞的输注,但对其术后异体红细胞输注无影响,也未改变整个围术期(术前除外)的异体红细胞输注需求。尽管术中异体红细胞输注率有所下降,但术后异体红细胞输注率并无显著改变。聂玉艳等指出,影响性研究都存在时间偏倚的问题,时间先后不同,特别是跨度较大的情况下,除了干预措施外,还有其他一些因素可能影响到观察指标,后一时间段的胎盘植入发生率为 1.55%(270/17 456),相较前一时间段的 0.61%(69/11 322),在研究的后一个时间段重症的胎盘植入发生率明显高于前一个时期($P<0.05$);而后一时间段所有胎盘异常(前置胎盘、胎盘植入和胎盘早剥)发生率(4.86%)是前一时间段(1.74%)的 2.8 倍($P<0.05$),胎盘异常等出血高危因素产妇的明显增多,可能就抵消 IOCS 减少剖宫产妇异体红细胞输注的作用。值得注意的是,实施回收式自体输血技术后术中异体红细胞输注率已经从 1.5% 降 0.8%,而当前中国医院产房没有常备的 O 型 RhD 阴性红细胞血液,不少医院没有自己的输血科,需要向采供血机构申请用血,运输血液路途中没有优先保障需要花费大量时间,而术中大出血抢救生命时用血需求紧迫,回收式自体输血可以几乎将患者所有出血回收并在最短的时间将自体血回输给患者,对于保障产妇安全意义巨大。另外,IOCS 对于产妇术后严重贫血的情况也有改善,术后第一天 Hb < 80 g/

L 的产妇比例从 11% 降到 3%。

SALVO 试验是迄今最大样本（$n=3\,054$）的随机对照试验，这份在英国 26 个产科医院实施的一项前瞻随机对照研究，时间跨度为 2013 年 6 月至 2016 年 4 月。一组不使用自体血（1 492 例），另外一组使用自体血（1 498 例）。自体血组中 50.8% 进行了回输，平均血量 259 ml。非自体血组异体红细胞输注率为 3.5%，自体血组异体红细胞输注率为 2.5%，95% CI 0.42%～1.01%，$P=0.05$。该研究没有发现剖宫产术中采用血液回收后对于异体输血用量产生积极影响，也未发现常规采用整套回收与输注设备后带来的经济效益，值得注意的是研究中是否需要输注异体红细胞由各家参与研究的医院自行决定（输注阈值），亦没有提及自体血回输的标准。

第四节　相关指南

宁波市妇女儿童医院实施产科回收式自体输血已经有 2 000 余例，让人欣慰的是，没有出现大家一直担心的"羊水栓塞"和其他致命性不良事件。以下相关指南也对产科回收式自体输血的实施发布了一些指导性意见。

英国健康管理局（NICE）2005 年《产科术中自体血回收的指南》：在剖宫产术中，与异体输血比较，自体血回输可以减少异体输血相关的并发症；当发生交叉配血困难时，可以使用自体血回输。

英国皇家妇产医师学会（RCOG）2016 年《产后出血预防和管理》：术中血液回收已经在心脏外科、骨科和血管外科等学科普遍应用，红细胞输注相对危险度减少率为 38%，绝对危险度减少率 21%，且不会对临床结果造成不良影响。不论剖宫产还是阴道分娩，都可考虑使用自体血回收，以备发生产后出血时需紧急用血。至今还没有因剖宫产术中实施了回输自体血给产妇造成严重不良结局的病例报道。

欧洲麻醉科医师学会（ESA）2016 年《围术期严重出血管理指南》：产科手术可以进行血液回收，需警惕 Rh 同种免疫。剖宫产术中进行血液回收，可能减少同种异体血的输注和缩短住院时间。

美国妇产科医师学会（ACOG）2017 年《产后出血实践公告》：剖宫产术中自体血回收技术已被证实在产科患者中是安全有效的，但这受专业人员和设备的限制。在某些情况下，如前置胎盘或胎盘粘连/植入手术，预期有大出血，可用此方法来降低异体输血率或减少异体输血量。过去曾有羊水污染的顾虑，已随着高质量滤器技术的使用而消除。有关 Rh 同种免疫的问题仍值得关注，应进行适当的相关检测及抗 D 免疫球蛋白治疗。然而，由于大部分产后出血是不可预测的，因此该技术使用不多。

大不列颠和爱尔兰麻醉科医师学会（AAGBI）2018 年《围术期血液回收指南》：产科出血是产妇死亡的重要原因。英国相关报告显示，因出血导致死亡人数的增加几乎翻倍，主要由于胎盘异常引起。调查显示，术中回收式自体输血是英国产科中使用频率较高的技术，尽管设备的使用量越来越广泛，安全使用也得到了认可，但在产科手术中实施术中回收式自体输血仍面临挑战。SALVO 试验是迄今为止最大样本量（$n=3\,054$）的前瞻随机对照试验，主要观察剖宫产术中使用或不使用回收式自体输血对异体红细胞使用情况的影响。该研究没有发现剖宫产术中采用回收式自体输血后对于异体输血用量产生积极影响，也未发现常规采用整套回收与输注设备后带来的经济效益。不过制度层面的成本仍然依赖于病例数量、预期的每例失血量和初始投资成本。该试验不能用来证明或否定回收式自体输血在产科出血手术中的作用。采用去白细胞滤器和双管吸引能够减少羊水中的血浆相关成分污染，但去白细胞滤器属于黏附过滤器，血液不能加压通过，且在使用过程中可能饱和而需要更换，并有可能导致缓激肽介导的低血压。SALVO 工作组建议，根据目前的证据，无论是择期、限期或急诊手术，剖宫产阶段都不建议常规使用血液回收。在手术前存在贫血或手术中出现意外出血的情况下，应考虑"单纯收集"模式的血液回收。如果预计患者会拒绝自体输血或预期术中大量失血而考虑使用回收的血液，则应与患者讨论风险和益处。

2017 年中华医学会麻醉学分会《围术期血液管理专家共识》：回收式自体输血也可谨慎用于特殊的产科患者（胎盘疾病、预计出血量大），应用时需采用单管回收血液，并于回输时使用去白细胞滤器或微聚体滤器。当 Rh 阴性血型产妇使用自体血回输后，建议检测母体血液中胎儿红细胞含量。

中华人民共和国国家卫生健康委员会《临床用血技术规范（2019 版征求意见稿）》之附件三"围术期患者血液管理指南"：当产妇可能发生大出血且无法获得足够的异体血输注时，宜使用回收式自体输血。由于术野存在羊水和胎儿红细胞污染风险，使用时应当：① 术中使用两套吸引装置。一套常规吸引装置用于吸引羊水。另一套为回收式自体输血机吸引装置，只吸引术野出血。② 将胎儿、胎盘都取出后再收集自体血液。③ 回输时应当使用去白细胞滤器。

第五节　存在争议

大不列颠和爱尔兰麻醉科医师学会（AAGBI）在《围术期血液回收指南》中不鼓励剖宫产术中常规使用回收式自体血，SALVO 试验结论是剖宫产手术常规使用回收式自体血并不能减少异体红细胞的使用，且关于费用存在疑虑。对此，英国利物浦女子医院信托基金会（Liverpool Women's Hospital NHS Foundation Trust）在 2018 年美国麻醉学杂志中对这一指南和相应的 SALVO 试验提出质疑，利物浦女子医院从 2006 年开始应用产科回收式自体血，相关经验与指南和该试验结论是不一致的，他们建议谨慎解读这些研究结果，理由如下：① SALVO 试验研究预期异体红细胞输注率为 5% 的效力，而实际输注率为 3.5%，因此需要更大的样本量来支持研究结论。② 对照组中有 58 例产妇实施了回收式自体血组，其中 35 例回输了自体血。敏感性分析，假设随机分组的 35 例产妇输注了异体红细胞，那么对照组的异体红细胞输注率是 5.6%，而自体血组的异体红细胞输注率是 2.5%，有统计学意义（$P<0.001$）。③ 安装全套自体血装置的经济效益的评价是浪费的。分两步安装自体血回收装置，如果回收到足够多的血再安装后面更贵的装置。④ 异体红细胞的费用如果从召集捐献者、收集血液、运输、处理、储存和输注的整个环节来评估，每单位异体红细胞 125 英镑的费用是远远不够的，而这一点被忽略了，自体血的前期设备投资却被不合理的夸大了。SALVO 试验和 2018 年大不列颠和爱尔兰麻醉科医师学会（AAGBI）《围术期血液回收指南》中用到的"常规"这个词概念存在混淆，"常规"是针对所有孕妇还是针对出血高危孕妇？产科出血是很常见的，麻醉科医师协会的指南中指出"出血超过 500 ml 的手术出血应该考虑使用自体血回收"。在利物浦女子医院 2016 年出血超过 500 ml 的剖宫产手术占 39%，这一点和产科自体血指南反对"常规"使用自体血是相违背的。产科出血可能很严重且不可预测。SALVO 试验中注意到急诊剖宫产手术使用自体血有很大的益处。在他们的经验里，急诊剖宫产常规使用自体血使得很多产妇避免了异体红细胞的使用。产科出血是孕产妇死亡伤残的首要原因，而产科回收式自体血在很多研究中显示了其益处，因此他们建议麻醉科医师协会和各家机构慎重考虑其临床及经济上的益处。

麻醉科医师学会针对这个意见也向 SALVO 工作组提出了一些建议，他们认为应该慎重解读"不鼓励剖宫产术中常规使用回收式自体血"的研究结论。他们向 SALVO 工作组提出了六点疑问：① 目前没有强的证据表明应该将剖宫产手术与其他手术区别对待。② 人员需要在择期手术中接受足够的培训。仅仅在紧急情况下使用不够熟悉的设备可能导致不安全的事件发生。③ 建立回收系统需要时间，如果仅在不可预测的出血发生时或发生后建立回收会导致本可避免的大量失血（子宫出血速度 700 ml/min），同时医师也会忙于复苏和气道管理。④ 所谓"常规"的剖宫产手术也常常发生未预料的大出血。⑤ 按照 WHO 的标准，大量的择期或急诊剖宫产孕妇都是贫血状态。SALVO 试验中两组孕妇的血红蛋白中位数约为 118 g/L 因而也是属于贫血。⑥ 根据 SALVO 的研究，指南接受其自体血费用可能较高的结论。如果机器已经购置，每例洗涤回输自体血的费用大概是 80 英镑。这份研究没有说明每个研究中心的回输阈值。54% 的情况下洗涤了纱布，50% 的病例进行了自体血回输。另外针对出血量较小的情况可以使用 125 ml 小杯进行洗涤以增加回收血量。缺乏输血率差异的数据也侧面反映了自体血回收人员不够专业。首次择期剖宫产病例是被排除在研究范围外的，所以应用回收式自体血对这部分人群的异体红细胞输注情况的影响不明确。自体血的输注目标是在不输注异体红细胞的情况下让产妇术后出院维持尽可能高的血红蛋白水平，以更健康的状态成功实现母乳喂养。

（吴　云　陈新忠）

参考文献

［1］　POTTS M, PRATA N, SAHIN - HODOGLUGIL N N. Maternal mortality：one death every 7 min ［J］. Lancet, 2010, 375(9728)：1762 - 1763.

［2］　CALLAGHAN W M, KUKLINA E V, BERG C J. Trends in postpartum hemorrhage：United States, 1994 - 2006［J］. Am J Obstet Gynecol,2010,202(4)：353. e1 - e6.

［3］　王天龙,刘进,熊利泽.摩根临床麻醉学：5 版［M］.北京：北京大学医学出版社,2015：598 - 607.

［4］　LIANG J, DAI L, ZHU J, et al. Preventable maternal mortality：geographic/rural-urban differences and associated factors from the population-based maternal mortality surveillance system in China［J］. BMC Public Health, 2011, 11：243.

［5］　MASHA GESSEN. Blood Matters［M］. Houghton Mifflin Harcourt,2009.

［6］　FRANK S M. Who benefits from red blood cell salvage? —Utility and value of intraoperative autologous transfusion［J］. Transfusion,2011,51(10)：2058 - 2060.

［7］　SCOTT A V, NAGABABU E, JOHNSON D J, et al. 2, 3 - Diphosphoglycerate concentrations in autologous salvaged versus stored red blood cells and in surgical patients after transfusion［J］. Anesth Analg,2016,122(3)：616 - 623.

［8］　RESAR L M, WICK E C, ALMASRI T N, et al. Bloodless medicine：current strategies and emerging treatment paradigms［J］. Transfusion, 2016, 56(10)：2637 - 2647.

［9］　CATLING S. Blood conservation techniques in obstetrics：a UK perspective［J］. Int J Obstet Anesth, 2007,16(3)：241 - 249.

［10］　严海雅,吴云,叶松,等.剖宫产术中回收式自体输血的回顾性分析［J］.中华麻醉学杂志,2016,36 (11)：1297 - 1301.

［11］　KING M, WRENCH I, GALIMBERTI A, et al. Introduction of cell salvage to a large obstetric unit： the first six months［J］. Int J Obstet Anesth, 2009, 18(2)：111 - 117.

［12］　PARRY N, JUNGHANS C, SKELTON V, et al. Audit of cell salvage use in obstetric patients： adding experience［J］. Int J Obstet Anesth, 2010, 19(2)：238 - 239.

［13］　TEVET A, GRISARU - GRANOVSKY S, SAMUELOFF A, et al. Peripartum use of cell salvage：a university practice audit and literature review[J]. Arch Gynecol Obstet，2012，285(2)：281－284.

[14] 周春波，严海雅，余萍.Rh(D)阴性血型剖宫产术产妇输血方案探讨[J].中国输血杂志，2012，25(3)：248－251.

[15] MORIKAWA M，KURAMOTO A，NAKAYAMA M，et al. Intraoperative red cell salvage during obstetric surgery in 50 Japanese women[J]. Int J Gynaecol Obstet，2015，128(3)：256－259.

[16] MILNE M E，YAZER M H，WATERS J H. Red blood cell salvage during obstetric hemorrhage[J]. Obstet Gynecol，2015，125(4)：919－923.

[17] REBARBER A，LONSER R，JACKSON S，et al. The safety of intraoperative autologous blood collection and autotransfusion during cesarean section[J]. Am J Obstet Gynecol，1998，179(3)：715－720.

[18] MCDONNELL N J，KENNEDY D，LONG L J，et al. The development and implementation of an obstetric cell salvage service[J]. Anaesth Intensive Care，2010，38(3)：492－499.

[19] YAN H Y，HU L Q，WU Y，et al. The association of targeted cell salvage blood transfusion during cesarean delivery with allogeneic packed red blood cell transfusions in a maternity hospital in China[J]. Anesth Analg，2018，127(3)706－713.

[20] KHALID K S，MOORE P A，WILSON M J，et al. Cell salvage and donor blood transfusion during cesarean section：A pragmatic，multicentre randomised controlled trial（SALVO）[J]. PloS Med，2017，14(12)：e1002471.

[21] ESPER S A，WATERS J H. Intra-operative cell salvage：a freshlook at the indications and contraindications[J]. Blood Transfus，2011，9(2)：139－147.

[22] National Institute for Health and Clinical Excellence. Intraoperative blood cell salvage in obstetrics[EB/OL]. [2005－11]. http://www. nice. org. uk/guidance/ipg144

[23] American College of Obstetricians and Gynecologists. ACOG Practice Bulletin：Clinical Management Guidelines for Obstetrician-Gynecologists Number 76，October 2006：postpartum hemorrhage[J]. Obstet Gynecol，2006，108(4)：1039－1047.

[24] American Society of Anesthesiologists Task Force on Obstetric Anesthesia. Practice guidelines for obstetric anesthesia：an updated report by the American Society of Anesthesiologists Task Force on Obstetric Anesthesia[J]. Anesthesiology，2007，106(4)：843－863.

[25] 乐杰，谢幸，林仲秋，等.妇产科学：7 版[M].北京：人民卫生出版社，2009，25－38.

[26] CLARK S L. Amniotic fluid embolism[J]. Clin Obstet Gynecol，2010，53(2)：322－328.

[27] WALPOTH B H，EGGENSPERGER N，WALPOTH－ASLAN B N，et al. Qualitative assessment of blood washing with the continuous autologous transfusion system（CATs）[J]. Int J Artif Organs，1997，20(4)：234－239.

[28] WATERS J H，BISCOTTI C，POTTER P S，et al. Amniotic fluid removal during cell salvage in the cesarean section patient[J]. Anesthesiology，2000，92(6)：1531－1536.

[29] BERNSTEIN H H，ROSENBLATT M A，GETTES M，et al. The ability of the haemonetics 4 cell saver system to remove tissue factor from blood contaminated with amniotic fluid[J]. Anesth Analg，1997，85(4)：831－833.

[30] LIUMBRUNO G M，LIUMBRUNO C，RAFANELLI D. Intraoperative cell salvage in obstetrics：is it

a real therapeutic option[J]. Transfusion, 2011, 51(10): 2244 - 2256.

[31] LIUMBRUNO G M, LIUMBRUNO C, RAFANELLI D. Autologous blood in obstetrics: where are we going now? [J]. Blood Transfus, 2012, 10(2): 125 - 147.

[32] ALLAM J, COX M, YENTIS S M. Cell salvage in obstetrics[J]. Int J Obstet Anesth, 2008, 17(1): 37 - 45.

[33] RALPH C J, SULLIVAN I, FAULDS J. Intraoperative cell salvaged blood as part of a blood conservation strategy in caesarean section: is fetal red cell contamination important? [J]. Br J Anaesth, 2011, 107(3): 404 - 408.

[34] CATLING S J, WILLIAMS S, FIELDING A M. Cell salvage in obstetrics: an evaluation of the ability of cell salvage combined with leucocyte depletion filtration to remove amniotic fluid from operative blood loss at caesarean section[J]. Int J Obstet Anesth, 1999, 8(2): 79 - 84.

[35] WATERS J H, TUOHY M J, HOBSON D F, et al. Bacterial reduction by cell salvage washing and leukocyte depletion filtration[J]. Anesthesiology, 2003, 99(3): 652 - 655.

[36] WATERS J H, BISCOTTI C, POTTER P S, et al. Amniotic fluid removal during cell salvage in the cesarean section patient[J]. Anesthesiology, 2000, 92(6): 1531 - 1536.

[37] TEARE K M, SULLIVAN I J, RALPH C J. Is cell salvaged vaginal blood loss suitable for re-infusion [J]. Int J Obstet Anesth, 2015, 24(2): 103 - 110.

[38] SISTINO J J, OWITZ D, MONGERO L B. Heparin washout in the pediatric cell saver bowl[J]. J Extra Corpor Technol, 1992, 24(3): 94 - 96.

[39] DU L, ZHENG J Q, TANG Y M. High-sensitivity to heparin associates with cell salvage transfusion in adolescent idiopathic scoliosis patient undergoing posterior spinal fusion[J]. Int J Clin Exp Med, 2014, 7(8): 2380 - 2382.

[40] CATLING S, HAYNES S L. Coagulopathy during intraoperative cell salvage in a patient with major obstetric haemorrhage[J]. Br J Anaesth, 2011, 106(5): 749.

[41] SO - OSMAN C, CICILIA J, BRAND A, et al. Triggers and appropriateness of red blood cell transfusions in the postpartum patient: a retrospective audit[J]. Vox Sang, 2010, 98(1): 65 - 69.

[42] KOZEK - LANGENECKER S A, AFSHARI A, ALBALADEJO P, et al. Management of severe perioperative bleeding: guidelines from the European Society of Anaesthesiology [J]. Eur J Anaesthesiol, 2013, 30(6): 270 - 382.

[43] SULLIVAN I, FAULDS J, RALPH C. Contamination of salvaged maternal blood by amniotic fluid and fetal red cells during elective Caesarean section[J]. Br J Anaesth, 2008, 101(2): 225 - 229.

[44] WATERS J H, LUKAUSKIENE E, ANDERSON M E. Intraoperative blood salvage during cesarean delivery in a patient with β thalassemia intermedia[J]. Anesth Analg, 2003, 97(6): 1808 - 1809.

[45] KESSACK L K, HAWKINS N. Severe hypotension related to cell salvaged blood transfusion in obstetrics[J]. Anaesthesia, 2010, 65(7): 745 - 748.

[46] ROGERS W K, WERNIMONT S A, KUMAR G C, et al. Acute hypotension associated with intraoperative cell salvage using a leukocyte depletion filter during management of obstetric hemorrhage due to amniotic fluid embolism[J]. Anesth Analg, 2013, 117(2): 449 - 452.

[47] WALDRON S. Hypotension associated with leucocyte depletion filters following cell salvage in

obstetrics[J]. Anaesthesia，2011，66(2)：133-134.

[48] WATERS J H，LEE J S，KARAFA M T. A mathematical model of cell salvage efficiency[J]. Anesth Analg，2002，95(5)：1312-1317.

[49] BREARTON C，BHALLA A，MALLAIAH S，et al. The economic benefits of cell salvage in obstetric haemorrhage[J]. Int J Obstet Anesth，2012，21(4)：329-333.

[50] ELAGAMY A，ABDELAZIZ A，ELLAITHY M. The use of cell salvage in women undergoing cesarean hysterectomy for abnormal placentation[J]. Int J Obstet Anesth，2013，22(4)：289-293.

[51] 聂玉艳，黄绍强. 剖宫产术中自体血回输可减少围术期异体血输注吗？——也谈宁波的研究[EB/OL]. 2018[2018-08-25]. 古麻今醉网.

[52] MAVRIDES E，ALLARD S，CHANDRAHARAN E，et al. Prevention and management of postpartum haemorrhage[J]. BJOG，2017，124(5)：e106-e149.

[53] KOZEK-LANGENECKER S A，AHMED A B，AFSHARI A，et al. Management of severe perioperative bleeding：guidelines from the European Society of Anaesthesiology：First update 2016[J]. Eur J Anaesthesiol，2017，34(6)：332-395.

[54] KLEIN A A，BAILEY C R，CHARLTON A J，et al. Association of Anaesthetists guidelines：cell salvage for peri-operative blood conservation 2018[J]. Anaesthesia，2018，73(9)：1141-1150.

[55] KENYON C，MALLAIAH S，DJABATEY E，et al. Association of Anaesthetists guidelines on cell salvage — a backward step for obstetric practice[J]. Anaesthesia，2018，73(12)：1574-1575.

第十一章
产科回收式自体输血操作管理规范

第一节 总 则

一、前言

产科自体血回收存在羊水污染的风险,所以为了最大限度清除羊水等污染物,产科回收式自体输血技术应用不同于其他外科领域,主要体现在采用双倍抗凝、双倍洗涤和洗涤后自体血通过去白细胞滤器回输。

二、目的

通过制定产科回收式自体输血操作和管理规范,完善该技术在产科中的实施,实现管理科学化、制度化和规范化,以提高产科回收式自体输血的质量水平,减少产科回收式自体输血的并发症。

三、适用范围

各级各类开展产科回收式自体输血的医疗机构。

第二节 概 述

一、产科回收式自体输血专业术语解释

(一) 产后出血

传统产后出血定义为胎儿经阴道分娩后 24 h 内出血量大于 500 ml 或剖宫产后 24 h 内出血量大于 1 000 ml。美国妇产科医师学会 2017 年《产后出血实践公告》将产后出血定义为胎儿娩出后 24 h 内(包括产时)累计出血量≥1 000 ml,或伴有低血容量的症状或体征。

(二) 产科回收式自体输血

产科回收式自体输血是指使用现代智能血液回收机,采用离心动力学原理将术中失血在抗凝、回收、过滤、离心浓缩的基础上经过洗涤,最终获得自体浓缩红细胞,再通过去白细胞滤器回输给产妇本人。

二、产科回收式自体输血的原则

产科回收式自体输血的实施需遵循安全原则和自愿原则,即保障产妇的安全为实施产科回收式自

体输血的最根本要求，必须掌握适应证和禁忌证，并遵守操作规范，同时须征得产妇或被授权人同意。

三、产科回收式自体输血的方法

产科回收式自体输血的方法主要包括血液回收机的处理和去白细胞滤器的过滤，其主要处理过程为：手术失血抗凝回收、离心浓缩、洗涤，获得的自体浓缩红细胞再通过去白细胞滤器回输给产妇本人，如图 11 - 1。

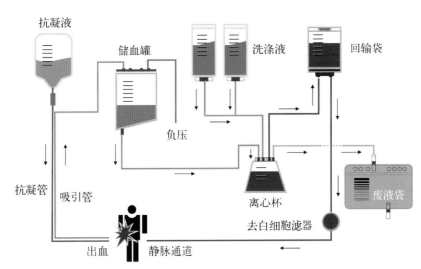

图 11 - 1　产科回收式自体输血示意图

第三节　人员及相关要求

一、人员配置

根据医院实际情况，可以由麻醉科医师、麻醉科护士或手术室护士等进行操作，由麻醉手术部门人员负责有利于确保手术患者血液回收的全面化管理和便利化服务。同时必须培训足够数量的人员，从而可以确保 24 h 响应。

二、人员职责

（一）麻醉科医师工作职责

产科回收式自体输血适应证的评估，包括了解产妇全身情况、心肺功能、实验室检查和特殊检查，评估产妇的出血风险和对出血的耐受性等，必要时需要制定大出血处理预案。

（二）操作人员职责

（1）向产妇及家属介绍产科回收式自体输血的相关情况，告知其风险，签署《自体输血治疗知情同意书》。

（2）遵循产科回收式自体输血操作技术规范进行操作。

（3）观察产科回收式自体输血过程中产妇生命体征，及时发现和处理相关并发症或突发情况。

（4）完成产科回收式自体输血相关记录，做好设备保养。

三、人员培训

人员培训包括理论与实践操作,应定期或不定期对产科回收式自体输血参与人员进行相关知识更新、培训,培训完成应当进行能力评估。建议培训内容为:① 产科出血处理的知识更新。② 输血知识更新。③ 产科回收式自体输血相关进展。④ 输血相关并发症及紧急情况处理等。

四、场所要求

一般在洁净手术室进行;操作人员做好自我防护及保持工作环境良好,不受体液污染;最终获得的是自体红细胞悬液,回输过程加强无菌观念,严格遵守无菌操作规范。

五、设备要求

(1) 血液回收机:目前可供选用的血液回收机型号较多,主要有以下几种:Haemonetics Cell Saver 5+、Cell Saver Elite、Fresenius CATS、Sorin Xtra(目前为 LivaNova Xtra)、Medtronic AutoLog、京精 3000P 型、万东康源 8200A 型和 8200B 型等。

(2) 麻醉机、监护仪、负压吸引装置等,有条件配置床旁血气电解质分析仪、床旁血红蛋白(Hb)和凝血功能检测仪等。

(3) 气管插管设备(喉镜、气管导管、喉罩和困难气道器具等)。

(4) 负压吸引和供氧设备等。

六、药品配备要求

(一) 基本药品配备

(1) 0.9%氯化钠溶液(1 000 ml/袋或 3 000 ml/袋)。

(2) 抗凝剂以肝素为常用,存在肝素诱发血小板减少症等禁忌使用肝素患者可以使用枸橼酸葡萄糖溶液。

(二) 急救药品配备

(1) 心血管活性药物,如肾上腺素、去甲肾上腺素等。

(2) 激素类,如氢化可的松、甲泼尼龙等。

(3) 凝血和抗纤溶药物,如纤维蛋白原浓缩剂、凝血酶原复合物、氨甲环酸等。

第四节　适应证及禁忌证

一、适应证

主要用于预计术中出血量可能超过 1 000 ml,存在输血风险的产妇,包括:① 妊娠相关出血高危因素,如存在胎盘异常或潜在宫缩乏力风险者,包括前置胎盘、胎盘早剥、多胎妊娠、多次子宫手术史、既往有产后出血史或输血史等。② 合并贫血、血小板减少症和凝血功能异常症,如术前 Hb<100 g/L、血小板(Plt)<80×10^9/L 和(或)纤维蛋白原(Fib)<2.9 g/L。③ 不规则抗体阳性、交叉配血困难、拒绝输注异体血的产妇等。

二、禁忌证

存在以下情况时，应禁忌使用，包括：① 血液被消毒剂或生物制剂等污染。② 大量溶血，如腹腔内出血超过 6 h。③ 镰状细胞性贫血(低氧、浓缩、通过去白细胞滤器时均可导致红细胞镰状化，回输镰状细胞可发生镰状细胞危象)。④ 脓毒血症和恶性肿瘤可能，但也有认为合用去白细胞滤器时可考虑使用，详见第十二章。⑤ RhD 阴性血型产妇实施回收式自体输血存在红细胞同种免疫风险时，应给予抗D 免疫球蛋白制剂治疗。

第五节　操作实施

各种血液回收机回收红细胞的原理相同，但机器品牌、耗材及安装、处理模式选择等存在一定差异，同时还存在机器故障和操作失误等风险，因此必须严格按照机器使用说明书和操作规程实施。本文数据及具体操作步骤以本章节作者所在科室使用最熟悉的 Haemonetics Cell Saver 5＋血液回收机为例。

一、机器和耗材

产科回收式自体输血需要血液回收机、储血罐、离心杯和去白细胞滤器等专用机器和耗材。

(一) 血液回收机

(1) 血液回收机和 Cell Saver 5＋机器耗材需根据机器说明书安装。

(2) 血液回收机的传感器：血液回收机能够实施自动充注、离心、洗涤和排空，保证最后获得的自体红细胞的质量，主要依靠其一些传感器的检测功能，如图 11 - 2。

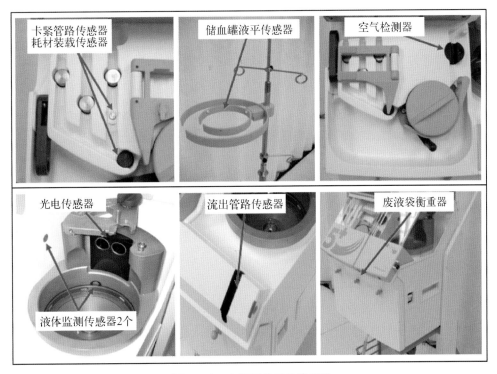

图 11 - 2　血液回收机的传感器

（二）耗材

1. 储血罐

将抗凝回收血吸引到储血罐内后得到初步过滤，再注入离心杯。储血罐上除了连接负压吸引和术中吸引回收血管路的接口外，还有自动减压阀和取样口。自动减压阀可以调节吸引负压不超过150 mmHg，避免吸引负压过大导致红细胞的损伤，如图11-3。储血罐过滤材料微孔分布对称，孔形状规则、近似于圆形，大小为100~350 μm，如图11-4。

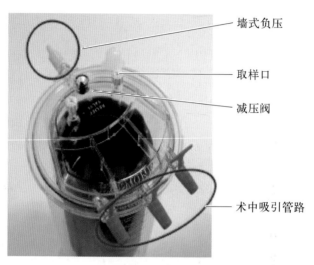

图11-3　储血罐

墙式负压

取样口

减压阀

术中吸引管路

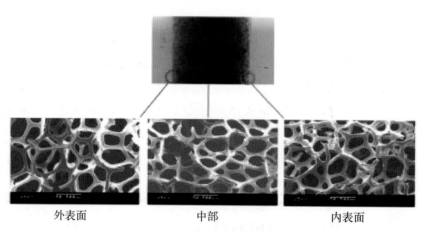

外表面　　　　　中部　　　　　内表面

图11-4　储血罐内过滤材料

2. 离心杯

离心杯是耗材的主要组成部分，用于分离、浓缩和洗涤红细胞。Cell Saver 5＋血液回收机所使用的莱森离心杯由两个组件构成：保持固定的内组件和旋转的外组件。外组件与处理血液的离心室一起旋转，固定的内组件包含入口和出口。如图11-5所示。

离心动力学原理将回收血液各成分按密度不同进行分层（表11-1）。离心过程中密度最低的血浆成分浮在上面，密度最高的红细胞沉积在底部。当血液通过入口泵入旋转的离心杯时，密度最高的红细胞受离心力作用向外移到离心杯外底侧，密度较低的上清液向内"浮动"到离心杯中央，如图11-6所示。当离心杯满溢时，迫使上清液通过出口流出，随着血液不断泵入和上清液流出，离心杯中存积的血

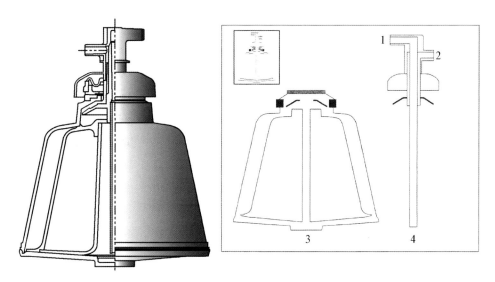

1. 入口；2. 出口；3. 外组件(旋转)；4. 内组件(保持固定)

图 11-5　离心杯结构示意图

细胞越来越多,即血细胞比容也越来越高,等达到一定红细胞层高度后被机器的传感器探测到,随之自动进入洗涤程序,最后获得自体浓缩红细胞。

表 11-1　血液成分的密度

血 液 成 分	密 度 范 围
血 浆	1.025~1.029
血小板	1.060~1.067
白细胞	1.065~1.090
红细胞	1.085~1.097

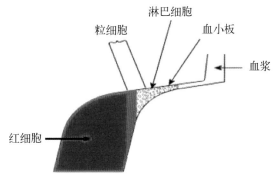

图 11-6　离心杯离心原理示意图

图 11-7 说明离心杯在充注(FILL)、洗涤(WASH)、排空(EMPTY)状态的整个过程中的运行情况,具体过程为:① 血液泵入离心杯,随着离心杯旋转,血液因为密度不同进行分层,红细胞在外底部。② 上清废液溢出,红细胞留在杯内,离心杯内血细胞比容不断增加。③ 等离心机舱光电传感器检测到红细胞层高度后,洗涤液生理盐水流经红细胞层进行冲洗,并排出废液至废液袋内(包括游离血红蛋白、补体、细胞因子和抗凝剂等),直至到达设定的洗涤量,同时溢出液体变澄清。

④ 离心杯停止旋转,经过洗涤的自体浓缩红细胞泵入回输袋。

安装在离心机舱的光电传感器可以探测到离心杯中的红细胞层,然后将模式从 FILL 自动进入 WASH 模式,如图 11-8。

3. 去白细胞滤器

去白细胞滤器用于产科回收式自体输血主要鉴于以下原理去除白细胞、细菌和其他一些细胞成分,包括:① 筛分拦截:通过滤膜本身孔径大小拦截白细胞。② 电荷吸附:滤材所带的正电荷捕捉带负电的污染物。③ 絮凝:滤膜上添加的高分子电解质(例如淀粉)可以使细颗粒凝聚成较大的颗粒进而形成

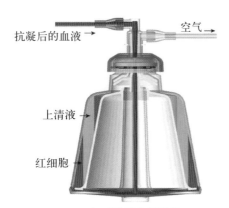
A. 充注离心杯开始

抗凝后的血液→ 空气→

上清液→

红细胞

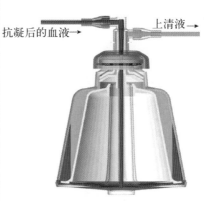
B. 充注离心杯过程中

抗凝后的血液→ 上清液→

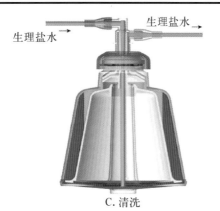
C. 清洗

生理盐水→ 生理盐水→

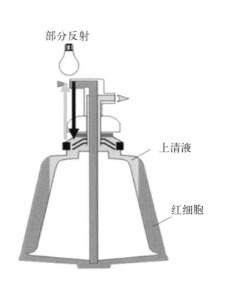

D. 排空红细胞

←废液袋中的空气

红细胞回输袋→

图 11-7 离心杯运行示意图

部分反射

上清液

红细胞

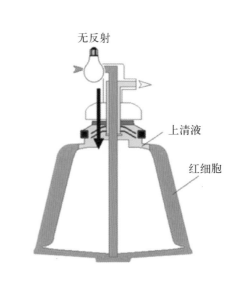

无反射

上清液

红细胞

图 11-8 光电传感器工作示意图

滤饼。④ 助滤剂：添加助滤剂(如硅藻土)以形成滤饼。

二、人员资质

操作人员必须接受过相关技术的规范化培训,掌握设备的操作要领、耗材安装要点、药品配制比例等,熟悉作业流程及各种意外情况的处理。

三、准备工作

(一) 评估

复习病史,制定方案,并完善相关检查。

(二) 告知

遵循自愿并知情同意的原则,将产科回收式自体输血适应证评估结论告知产妇,由产妇本人或授权委托人签署《自体输血治疗知情同意书》。

(三) 设备

血液回收机、负压吸引装置。

(四) 耗材

自体输血套件(储血罐、吸引/抗凝集合管路、离心杯)和去白细胞滤器等在有效期内,无破损。

(五) 药品

抗凝液一般为肝素生理盐水(配置为肝素 60 IU/ml 的 0.9%氯化钠溶液),不能使用肝素者可以使用枸橼酸葡萄糖溶液。洗涤液常用 1 000 ml 或 3 000 ml 的 0.9%氯化钠液。

(六) 监测

常规监测 ECG、BP、SpO_2、体温,有条件进行床旁 Hb、血气电解质和凝血功能检测,必要时对以上实验指标进行实验室检测。

四、操作步骤

实施产科回收式自体输血的关键环节是杜绝操作失误,并且要清楚获得的回输血液仅仅是部分红细胞,没有其他凝血因子,所以在处理大出血产妇的过程中,要按照手术及产妇实际情况,配合实验室检查结果来确定是否需要补充凝血因子和异体红细胞等。具体实施的主要环节包括分步安装、双倍抗凝(0.9%氯化钠溶液 1 000 ml 加入肝素 60 000 IU 抗凝)、双倍洗涤(225 ml 离心杯使用 0.9%氯化钠溶液 2 000 ml 洗涤),并通过去白细胞滤器过滤后进行回输。

(一) 血液回收前准备

1. 机器自检

血液回收机基本上都有空机自检功能,因很多医院往往只有一台血液回收机,为防止机器故障导致无法实施回收式自体输血,从而致拆封后的一次性使用耗材浪费,因此有必要在机器自检通过后再拆耗材。

2. 配置抗凝液

肝素生理盐水或枸橼酸葡萄糖溶液。如果抗凝溶液为肝素生理盐水,则必须确保肝素加入液体量和浓度的准确性,并贴上标签,以避免其被意外静脉注射。抗凝液一般为含肝素 60 IU/ml 的 0.9%氯化钠溶液 1 000 ml。

3. 安装储血罐

安装储血罐并夹闭储血罐底部出口。尽管大多数剖宫产术中出血高危因素可以预测,但实际出血量却受产妇因素、手术医师技能等影响,产科出血存在一定程度的不确定性,因此有必要分步进行,即先安装储血罐,再根据回收血量和产妇病情决定是否需要安装离心杯或套件。如果没有收集到足够血量,则不必安装其余耗材,以降低医疗费用。自体血回收收费方法和标准尽管各地不统一,但大多数医疗机构收费可以分自体血回收和自体血回输或按照耗材收费。以作者所在医院为例,自体血回收收费690元(包括抗凝液和储血罐);自体血回输收费1725元(包括抗凝液、储血罐、离心杯、洗涤液和去白细胞滤器等)。

4. 连接负压吸引

调节吸引负压至100～150 mmHg。红细胞对负压的耐受性比较低,负压过大可致细胞发生不可修复的损伤或死亡,原则上在满足手术野吸引要求情况下使用最小吸引负压,有些储血罐上有自动调节负压的减压阀。

5. 连接管道

从手术台上送下抗凝吸引双腔管,分别连接抗凝液和储血罐。注意连接负压吸引和血液回收接口的区别,回收血液必须通过储血罐滤网过滤。

6. 预充

打开抗凝液输液管路开关,将抗凝液先在储血罐中预充200 ml左右,起到抗凝以及湿润过滤网的作用,预防过滤网堵塞,并为红细胞提供初始生理环境,如图11-9所示。

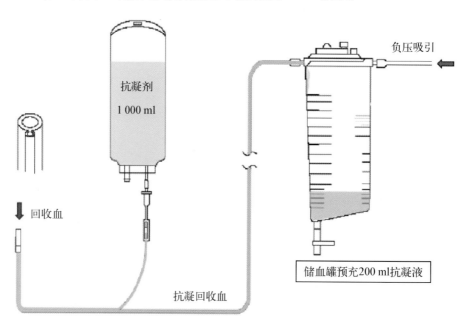

图 11-9 抗凝液预充储血罐

(二)血液回收

1. 吸引

手术开始后把术野血液吸引至储血罐,需要注意以下几点:① 满足手术野出血吸引情况下使用最小吸引负压,一般控制在100～150 mmHg。② 为了出血量统计相对准确和减少羊水污染,对清亮羊水予以废弃,可以实施双管吸引,含血羊水和清洗浸血纱布的生理盐水可以一并吸入储血罐。③ 尽可能在血平面下吸引,避免大量空气与血液一起吸入造成的红细胞溶血破坏。④ 防止大量组织碎屑或血凝块吸入储血罐阻塞管道或滤器。⑤ 术野存在可能导致红细胞裂解或者不能够静脉使用的特殊药物,则应暂停血液回收并更换为常规吸引器吸引,待术野采用生理盐水冲洗后才可继续血液回收。

2. 抗凝

在血液回收前,先在储血罐中预充抗凝液200 ml左右,回收过程抗凝液滴速根据出血速度调节。

（三）洗涤

1. 安装离心杯

根据储血罐内回收血量，安装相应规格的离心杯（含血袋、废液袋）。安装离心杯时，将杯体安装在离心机舱内，并且上锁扣紧。手动旋转杯体如果出现阻力很大的情况，考虑安装不到位，需重新安装，避免离心时发生离心效果不佳甚至杯体碎裂等情况。固定废液袋，将连接管路安装在回收机相对应的位置并固定，接上洗涤液前夹闭洗涤液管路，连接完成后开放储血罐底部夹子。

2. 连接洗涤液

1 000 ml/袋或 3 000 ml/袋生理盐水。使用过程中，应尽量将洗涤液、肝素抗凝液等液体放置在机器的侧面或背面，以防液体渗漏到机器，造成传感器故障失灵甚至机器损坏。

3. 充注离心杯

回收血由储血罐注入旋转的离心杯，当离心机舱的光电传感器探测到离心杯中的红细胞层后，机器自动进入洗涤程序。当离心杯内红细胞未填充至"自动洗涤起动点"且预计不再出血时，如果回输袋中有足够容量的洗涤后红细胞，选择自动浓缩功能（CONC）可使回输袋内血液返回离心杯再次浓缩，以保证回输血的血细胞比容。回输袋内处理过的血量不够或没有，根据情况决定是否启动手动模式（强制），洗涤部分充注的离心杯内血液会导致最终获得的这部分血细胞比容过低。

4. 洗涤模式

有自动洗涤程序和手动洗涤程序两种模式，运行模式不同可影响红细胞的浓缩。尽量选用自动洗涤模式，保证回输血血细胞比容和洗涤质量。

5. 洗涤量

洗涤量通常设置为离心杯容量 8～10 倍，225 ml 的离心杯洗涤液常用为 2 000 ml 的 0.9％氯化钠液，便于管理和确保机器连续运转。机器废液排出管路上有传感器，监测离心杯中的上清层以触发适当的冲洗流程，调节泵速以防止红细胞溢出，也可以监测洗涤量和排出废液是否清澈，必要时自动追加洗涤量。操作者即时判断回收血是否洗涤充分的标准为废液管流出液已变得澄清。回收血杂质较多，需要用大量液体进行清洗时，可改用手控操作，增加清洗量以提高有害物质的清除率，但同时也对红细胞造成损害，需权衡利弊。

6. 洗涤泵速

225 ml 离心杯的洗涤泵速正常范围应在 500 ml/min 左右，洗涤液流速太慢，导致盐水与红细胞层的摇动和混合不充分，使红细胞洗涤不佳。

（四）排空

洗涤完成，机器自动将洗涤后红细胞泵入回输袋，泵速为 300～500 ml/min。排空过程中人为提高泵速超过 600 ml/min，可导致离心排空不完全及红细胞损伤。离心杯排出管路阻塞，血液泵在流动严重受阻的情况下运转，也可引起溶血。

（五）去白细胞滤器过滤

白细胞在血液回收、洗涤、离心过程中会被激活并释放炎症因子，从而加重全身炎症反应。去白细胞滤器通过机械拦截和吸附作用不仅可以去除回输血中的微聚体，而且显著减少白细胞、板层小体、脂肪和胎儿鳞状上皮细胞等，从而增加产科自体血回输的安全性。在使用去白细胞滤器过滤过程中，需要注意：①依靠重力过滤，禁止在回输袋外加压，否则不仅影响过滤效率，也可引起红细胞、白细胞和血小板等成分的破坏。②避免空气进入去白细胞滤器的滤盘而影响过滤速度。③去白细胞滤器属于吸附过滤器,在使用过程中可能饱和而需要更换,过滤血量较大时也可使用多个滤器。目前市面上滤器种类繁多,作用也各有所长,需要注意其他滤器和去白细胞滤器的区别,不可替代,见表11-2。

表 11-2 各种滤器的比较

过滤器类型	功能	方法	清除物质
标准输血器	过滤膜	国外 200 μm 筛状 国内 170 μm 筛状	血液成分/非血液成分微聚体
微聚体输血滤器	过滤膜	40 μm 筛状	微聚体
去脂微聚体滤器	过滤膜+去脂膜	40 μm 筛状	微聚体、脂类、C3a、部分白细胞
去白细胞滤器	过滤+吸附膜	吸附性过滤器	白细胞、脂质、微聚体

(六) 自体血回输

自体血回输依靠重力将回输袋内红细胞通过去白细胞滤器输注,血袋型去白细胞滤器先将自体血过滤到血袋再回输。过滤回输或过滤后回输均禁止使用血袋外加压来加快速度,因其增加气栓风险。

五、保存与记录

(一) 自体血保存

原则上产妇有输血指征应尽早回输,不建议保存。自体洗涤红细胞输注时间应处于设备制造商推荐的时间窗内,通常在室温环境下的放置时间不宜超过 4 h,如果预计血液不能在 4 h 内回输完毕,应当将处理后的红细胞立即保存在 4℃专用储血冰箱内,并应在 24 h 内输注完毕。已处理的自体血必须作出标记,标签至少包括产妇姓名、住院号、回收时间、有效时间。自体血不能放在血库保存,而应全程置于产妇床旁,术中回收的自体血严禁转让给其他产妇使用。

(二) 记录

目前多数医疗机构尚无专门设计的自体血输血书写文件表格,通常在麻醉记录单上记录回输时间、回输量、不良反应等。有的医疗机构有专门设计的血液回收记录表或数据库,这不仅是重要的医疗记录,也是随访、科研的重要资料。如果发生严重不良反应或不良事件时应汇报科室临床负责人以及医院输血管理委员会。

(三) 耗材与设备

所有一次性使用材料用完应丢弃,并按照操作手册和感染管理要求对设备进行清洁。每台机器都应完成审计日志并保存在设备旁,定期审核使用记录、保养维修记录。

第六节 注意事项

产科回收式自体输血技术的优点显而易见,然而其风险也是并存,其中最大的风险来自人为的技术操作失误。剖宫产手术回收血中常混有羊水、胎儿红细胞以及大量的肝素等物质,尽管根据文献资料报道回收血经血液回收机离心洗涤和去白细胞滤器过滤后获得的自体血,其板层小体、鳞状上皮细胞和细菌含量等方面与母体静脉血相差无几,肝素的清除率至少 99.4%,但当发生人为操作失误时,这些物质如果不能得到有效清除,则可以发生无法预计的后果,所以操作实施人员必须熟练掌握机器的操作流程,严格遵守操作规程。

一、机器准备

在实施血液回收前，必须先通过血液回收机自检，以减少设备故障而导致不必要的耗材和血液的浪费。平时应注意设备的清洁与保养维护，使用过程中应尽量将洗涤液和抗凝液放置在机器的侧面或背面，以防液体渗漏到离心机舱，导致机器不能正常工作。

二、操作模式

回收式自体输血存在操作失误的风险，必须严格遵守操作规程，非熟练者不应随意启动手动模式，尽可能采用自动模式，以保证回输血的质量。

三、消毒与防护

血液回收机配套物品均采用环氧乙烷消毒灭菌，安装前仔细检查耗材外包装的灭菌日期、灭菌标志和有无破损等，确认无误后方可拆封实施安装程序。安装时严格执行无菌操作。回收式自体输血对患有病毒性肝炎和获得性免疫性缺陷综合征等产妇本人没有危险，但对操作者存在被感染的风险，应加强自身防护。

四、分步安装

尽管剖宫产术中出血高危因素可以预测，但实际出血量却受患者因素、术中管理和手术医师技能等影响，同时自体血回输指征也存在差异。据文献报道，剖宫产术中自体血回输率为20%～40%，因此在临床实践中，建议储血罐和离心杯分步安装。储血罐和离心杯分开独立包装，分别按照耗材计费或按照自体血回收和自体血回输两个不同步骤收费，比较合理也有助于这项技术的开展。但对于术前明确发生急性大出血风险极高危者，如凶险性前置胎盘并伴有胎盘大面积植入产妇，可以直接安装离心杯等管路，以便能在最短的时间内实施自体血回输。自体血回收后启动洗涤回输的指征为回收血量≥1 000 ml，同时产妇Hb≤100 g/L，主要出于以下考虑：① 回收血量：为保证回输自体浓缩红细胞的比容和洗涤质量，尽可能使用自动模式（机器离心过程中探测到红细胞层高度后自动进入洗涤模式，最后1杯如果没有达到目标红细胞层高度则使用CONC键进行填充）。大多数情况下除去抗凝液、羊水等，出血量达到1 000 ml左右可获得血细胞比容为50%的自体血1杯（225 ml离心杯）。② 产妇Hb水平：尽管回收式自体输血外科领域应用成熟，但至今尚无实施自体血回输的Hb指征。剖宫产术后再次出血的风险较高，尤其宫腔球囊填塞、使用卡前列素氨丁三醇等子宫收缩药物者，为了降低术后输注异体红细胞风险，减少自体血资源浪费，建议将自体血回输Hb指征设为100 g/L。

五、吸引负压

红细胞抗正压能力约为3个大气压（1个大气压＝760 mmHg），而抗负压的能力仅为1/3个大气压。红细胞在负压环境中受到的主要伤害有：① 细胞膨胀、细胞膜破裂，发生溶血。② 溶解在血液中的气体溢出。③ 血液快速流动或强烈冲击、细胞间剧烈碰撞导致细胞膜损伤或细胞破裂。④ 非对称膨胀变形导致红细胞的损伤。

使用恰当的吸引负压和吸引方法是术中自体血回收质量的重要保证，包括：① 控制吸引负压一般在100～150 mmHg。吸引负压为150 mmHg时收集的血液红细胞破坏较少且基本能满足手术中收集血液的需要；吸引负压超过250 mmHg时，红细胞大量破坏，红细胞回收率大大降低。② 快速失血期间,吸引负压水平可以临时增加从而快速清除术野血液,待失血速度减慢后则降至正常水平。③ 吸引负压过大或血流速度过快,均可导致红细胞破坏增加,特别是当吸引器头被血块、组织等堵塞后,吸引管变瘪,血液在强大负压作用下在管道内往返摔打更加大了红细胞的破坏,从而导致临床上红细胞溶血和亚溶血——"延迟性"溶血发生。

六、吸引方法

为了减少羊水成分、组织细胞和胎儿血液成分混入,也便于准确统计出血量,原则上对清亮羊水予以废弃,可实施双管吸引(1 根吸引管吸引羊水和胎盘血,另 1 根吸引管在胎盘娩出后再进行自体血回收),但当胎盘附着前壁子宫切口或胎盘植入不能剥离时,为避免大量血液浪费,可实施单管吸引。尽可能在血平面下吸引,避免大量空气与血液一起吸入,以防止红细胞溶血破坏。

七、充分抗凝

研究表明,回收自体血经血液回收机离心浓缩洗涤后,肝素清除率高达 99% 以上,自体血肝素含量仅为处理前回收血的 0.002%,肝素残留对凝血功能影响可以忽略不计。由于妊娠期妇女往往处于生理性高凝状态,所以收集血液时有必要做到充分抗凝(宁可抗凝过度,也不要抗凝不足),建议肝素浓度 60 IU/ml。抗凝不足容易形成血凝块,可以发生以下情况:① 回收血快速凝集而影响红细胞回收效果。② 回收血在储血罐内发生凝集,甚至堵塞储血罐,造成回收血和储血罐浪费。③ 洗涤后自体血含有血凝块堵塞去白细胞滤器。因操作失误或机器故障(如患者快速失血而血液回收系统采用手动或紧急模式运行,或由于操作者错误而加入了大量肝素,或洗涤量设置错误等)怀疑已经输入了含异常剂量肝素的自体血,应监测活化凝血时间(activated clotting time,ACT),必要时给予鱼精蛋白治疗。

八、过滤

储血罐内滤网具有一定的过滤作用,在管路连接时切勿将回收血液的管路连接到负压吸引接口处,因其不经过滤网。

九、洗涤液

一般使用可供静脉注射的 0.9% 氯化钠溶液作为回收式自体输血的洗涤液,理论上只要不引起红细胞损伤破坏的各种适合静脉注射的液体都可以用于洗涤,几种洗涤液与血浆的比较见表 11-3。

表 11-3 几种洗涤液与血浆的比较

	成分组成(mmol/L)									
	Na⁺	K⁺	Ca²⁺	Mg²⁺	Cl⁻	HCO₃⁻	醋酸根	乳酸根	pH	渗透压 mOsm/L
血浆	136~145	3.5~5.5	2.25~2.58	0.8~1.2	98~106	21~30		1.2	7.35~7.45	280~320
0.9%氯化钠	154				154				5	308
林格液	147.5	4	2.5		156				5.5	312
乳酸钠林格液	130	4	2.7		109			28	6.5	272
醋酸钠林格液	140	5	0	3	98		27		7.4	294

十、安装离心杯

避免离心杯出口由于疏忽而被夹住,否则会导致处理室内压力增高甚至爆杯;旋转密封装置如安全阀升高以减压,导致灌注的消毒空气丧失;旋转密封装置表面被上清液弄湿,造成机器故障等。自体血处理过程存在摩擦增加和过热等任何可能影响离心杯内血液质量的情况,处理后的红细胞均不应再回输给产妇。

十一、离心浓缩洗涤

有两种模式:一是自动清洗程序,二是手动清洗程序。自动清洗是指离心杯内红细胞达到一定数量时(离心机舱的光电传感器探测到离心杯中的红细胞层后),机器自动进行洗涤和排空的程序。手动洗涤程序是指离心杯中血细胞比容未达到标准,手动操作进行洗涤离心杯内血细胞比容较低的红细胞。手动清洗由于离心杯血细胞比容较低,离心杯中有较多的上清液,为了稀释较大容量的上清液,需要更大容量的洗涤液以达到充分的冲洗。手动清洗可能造成洗涤不彻底、血细胞比容低和红细胞损伤,需根据产妇病情权衡利弊后再做决定。

十二、排空

在自动模式下完成离心浓缩和洗涤程序后,机器自动进入排空模式,将离心杯内洗涤后的浓缩红细胞泵入至回输袋内。自动排空结束后,在管路中常常留有几十毫升的红细胞,操作熟练者可以在排空模式下将管路中的红细胞泵到回输袋中,操作不熟练者不建议使用。

十三、处理时间

只要储血罐内血量足够,血液从充杯、离心浓缩、洗涤和排空一个循环,一般需要 5 min。处理时间取决于下列因素:回收血量和血细胞比容、离心杯容量、离心杯充注速率、洗涤容量、洗涤流速、排空流速,上述因素结合起来决定了任何血液回收机的总处理时间。

十四、泵速及离心机转速调节

在产科的自体血回输过程中,所使用到的离心杯规格基本是 225 ml。在洗涤过程中,废液流出管路传感器可以监测是否有红细胞溢出,如果自动操作期间废液袋中出现红细胞溢出,则泵速降低,然后当机器发现红细胞不再溢出时,泵速自动增高。表 11 - 4 和表 11 - 5 为不同类型离心杯在自体血处理的各种状态期间所使用的不同的默认值。

表 11 - 4　泵速范围

状　态	70 ml 离心杯	莱森离心杯 125 ml	莱森离心杯 225 ml
充注	125 ml/min	300 ml/min	600 ml/min
洗涤	75~100 ml/min	300 ml/min	500 ml/min
排空	100 ml/min	75~100 ml/min	250~300 ml/min

表 11 - 5　最大离心机转速(转/分,rpm)

状　态	70 ml 离心杯	莱森离心杯 125 ml	莱森离心杯 225 ml
充注	7 000 rpm	5 650 rpm	5 650 rpm
洗涤	7 000 rpm	5 650 rpm	5 650 rpm

十五、紧急模式

在自动操作期间的任何时间,操作人员可按一次模式(Mode)键,使机器进入手动操作。操作人员还可用 Mode 键进入紧急(EMERGENCY)模式,在处理高失血量情况时可使用此模式,在此模式中 CS5＋以高速度处理血液,而在自动模式,充注(FILL)状态泵速为 800 ml/min,洗涤(WASH)状态为 800 ml/min,排空(EMPTY)状态为 300 ml/min。在紧急模式,不能用流出管路传感器调整泵速。

十六、去白细胞滤器过滤回输

血液回收机处理最终得到的是悬浮在 0.9％氯化钠溶液(或其他洗涤液)中的浓缩红细胞,因去除了血浆和血小板,所以黏性较小,并且因接近室温,自体血通常比异体红细胞输注迅速。但与普通输血器(孔径 170 μm)相比,去白细胞滤器(有效孔径 8 μm)过滤时的速度还是整个回收式自体输血过程中一个最主要的制约环节。自体血通过去白细胞滤器的速度受自体血血细胞比容、微凝块、微聚体、空气进入滤盘和不同去白细胞滤器型号等因素影响。尽管自体浓缩红细胞通过去白细胞滤器时过滤速度慢,但禁止在回输袋外使用压力袖带或任何其他机械装置给回输袋加压。因为自体血回输管路在出厂时已预充了 20 ml 消毒空气,在第一个排空周期中,这些消毒空气被排入到回输袋中,同样去白细胞滤器管路里也有消毒空气,因此给含有空气的回输袋加压时可导致空气输入到产妇体内增加气栓风险。其次加压会影响过滤效果,同时也会引起红细胞破坏。回输过程中一旦发生低血压等不良反应,应立即停止输血,排查原因,及时处理。

十七、离心杯识别错误

安装完离心杯后有时会发生离心杯型号识别错误,进而会引起一系列的参数发生错误,影响回收红细胞的质量。如果机器由于任何原因不能检出已安装的离心杯类型,其显示屏上会有相应提示。此时应该按照实际离心杯的型号,对洗涤量、泵速等参数进行调节,必要时进行手动操作。

十八、红细胞回收率

文献报道回收式自体输血红细胞回收率为 30％～80％,因此对于术前贫血、出血,以及术中出血量大的产妇,当自体血回输不能满足临床需要时,即使实施回收式自体输血还是存在需要输注异体红细胞的可能。红细胞回收率受以下因素影响:① 术中出血是否全部回收到储血罐或部分经阴道丢失无法回收。② 红细胞回收率受产妇术前 Hb/Hct、出血速度、吸引负压、吸引方式(单管/双管吸引)等影响。

十九、凝血因子补充

血液回收机处理后的最终血液制品是自体浓缩红细胞,凝血因子和血小板则被清除,因此临床上应根据出血量、出血速度、临床体征和实验室检查等决定是否需要补充凝血因子和血小板。

二十、RhD 阴性血型产妇

由于存在 Rh 同种免疫风险,对于尚未被 D 抗原致敏的 RhD 阴性血型产妇应慎用自体血回输技术! 当产妇需要输血而异体 RhD 阴性红细胞无法满足临床需要时,可以选择回收式自体输血,但应给予抗 D 免疫球蛋白治疗。在自体血回输后 72 h 内,通过 Kleihauer-Betke 试验来检测产妇体内胎儿红细胞含量,从而确定抗 D 免疫球蛋白的使用剂量。一般而言,2～19 ml 胎儿红细胞输入母体可能需500～2 500 IU 抗 D 免疫球蛋白,但这一做法仍缺乏确凿的循证医学证据,而且抗 D 免疫球蛋白至今还未获得国家相关部门认可批准,故必须在获得正式批准后临床才能使用。但当产妇存在发生致命性大出血风险,且没有充足的异体 RhD 阴性红细胞贮备,产妇面临输异体 RhD 阳性红细胞时,权衡利弊之下还是应该优先选择自体血,同时实施时尽可能避免胎盘血的混入,严格掌握输血指征! 如果胎儿的生父是 RhD 阴性血型或本次孕育的胎儿也为 RhD 阴性血型或产妇已经产生抗- D,则不存在 Rh 同种免疫问题。

第七节　质　量　控　制

产科回收式自体输血的质量和安全贯穿着输血的全过程,由于输血工作环节多、过程复杂,任何一个环节上出问题或被忽略都会影响输血的质量与安全。在《医疗机构临床用血管理办法》和《临床输血技术规范》的指导下,为加强对产科回收式自体输血质量的管理,应对以下相关环节进行质量控制。

一、指征控制

检查产妇是否符合产科回收式自体输血适应证。

二、环境控制

操作环境符合手术室洁净要求,定期检测。

三、操作人员资质

操作人员是否接受规范化培训;是否熟练掌握设备的操作要领、耗材安装要点、药品配制比例等;是否熟悉作业流程及各种意外情况的处理;是否有员工培训记录,包括理论与实践操作;培训完成是否进行能力评估;对授权人员的记录是否有包括培训和评估的记录。原则上要求工作三年以上高年资住院医师才能独立操作,如为护士作业时必须在主治或以上麻醉科医师指导下进行。

四、具体实施过程中的质量控制

(一) 物料、设备控制

(1) 产科回收式自体输血的耗材包括储血罐、双腔吸引管(吸引/抗凝集合管路)、离心管路、去白细胞滤器和输血器。在拆除包装之前,要检查包装密封情况及灭菌有效期,发现破损及灭菌过期的耗材应做医疗垃圾处理。

(2) 药物准备:包括抗凝液和洗涤液。抗凝液一般为肝素生理盐水(含肝素 60 IU/ml 的 0.9%氯化钠溶液),是否符合规定浓度;洗涤液一般为 1 000 ml 规格的 0.9%氯化钠溶液。

（3）产科回收式自体输血的核心设备是血液回收机，是否定期校正合格使用；是否具备保证血液回收设备 24 h 响应的人员；拆耗材包装前是否先行机器自检。

（二）具体环节控制

（1）抗凝：储血罐内是否预充抗凝液，抗凝液滴速是否根据出血速度调节，注意抗凝效果以及回收血中有无血凝块。

（2）负压：检查负压范围是否在 100～150 mmHg；是否满足手术野吸引要求；是否在血平面下吸引。

（3）洗涤过程：根据出血量和产妇情况决定是否需要对回收血进行洗涤；是否正确选择及安装相应规格的离心杯；离心管路安装是否熟练；各管路卡扣是否均上扣；设置离心泵速是否正确；离心泵工作是否正常；回输袋内处理过的血量是否足够；是否需要选择自动浓缩功能（CONC）使回输袋内血液返回离心杯再次浓缩，保证回输血细胞比容；洗涤量设置是否准确，通常设置为离心杯容量 8～10 倍；是否使用自动模式；如回输袋内处理过的血量不够或没有，只能启动手动模式（强制），但回输血浓缩不足，血细胞比容偏低；洗涤过程中废液袋内废液颜色是否清澈等。

（4）血液质量：回输袋标识是否做好产妇信息的标识（姓名、住院号、有效时间等）；回输血外观检查回输袋内回输血液是否有肉眼可见异物；回输血定期取样指标检测包括血红蛋白浓度、血细胞比容及溶血指标是否达到相应要求。

（5）回输过程：输血前是否再次核对产妇基本信息，有无差错；回输血是否在手术间内完成输注或产妇在输注过程中回病房有无交接班；回收洗涤后的自体血是否经去白细胞过滤器后再回输；回输过程有无加温加压，滴速是否安全。

（6）记录：麻醉记录单上是否记录回输时间、回输量、不良反应等。

（7）整个过程有无签名并记录。

第八节　疗效评价

对实施产科回收式自体输血病例填写产科回收式自体输血前评估及输血后疗效评价表，其中产科回收式自体输血疗效评价主要包括如下几个方面。

一、产妇一般情况

包括生命体征、肤色、神志及精神状况等。

二、实验室检查

包括血常规、凝血功能、溶血指标和不规则抗体筛查等，定期抽查回收血液的细菌培养。

三、疗效评价

输血是否达到预期值，如未达到，分析原因并做相应处理。

四、不良反应记录

如出现输血不良反应，详细记录症状、体征及处理方案，并上报相关职能科室。

第九节　理论与实践

1818 年产科医师 James Blundell 首次为产妇使用自体血回收，当时是采用最简陋最原始的方法来收集、过滤和回输，也挽救了不少产妇的生命。但考虑到羊水和血液一起被回收，回输血中含有的羊水成分可能会引起羊水栓塞等相关并发症，剖宫产术中的自体血回收在很长一段时间里被列为禁忌证。直到 1999 年，英国威尔士的辛格尔顿医院联合使用 Haemonetics 公司的 Cell Saver - 5 型血液回收机和 Pall RC 100 型去白细胞滤器，对 27 例剖宫产术中收集的自体血进行了洗涤和过滤，并以一些代表成分为指标，对羊水和胎儿红细胞的去除效果进行了评价。结果发现滋养层组织、甲胎蛋白、白细胞能够被完全清除，胎儿鳞状上皮细胞和不定型碎片仍存在于回收血中，但既往的研究显示，正常妊娠的母体血液中也存在有羊水成分，而回收血中的羊水成分浓度低于母体血液中的含量。由此，该研究得出结论，在产妇发生致命大出血或产妇拒绝接受异体输血的情况下，应当考虑使用自体血回收。以后的进一步研究也发现，采用高质量的去白细胞滤器可清除回收血中 99％的胎儿鳞状上皮细胞，并使回收血板层小体浓度下降至产妇的循环血水平。随着设备和技术的改进成熟，自体血回收技术在产科的有效性已经得到证实。2012 年英国健康管理局（NICE）已将剖宫产回收式自体输血列入适应证。2013 年欧洲麻醉科医师学会（ESA）《围术期严重出血管理指南》等也均已解除回收式自体输血在产科应用的禁忌证。2015 年美国麻醉科医师协会（ASA）产科麻醉指南认为：对于难治性产后出血产妇，当库存血不足或者产妇拒绝输注库存血时，可考虑术中采用回收式自体输血技术。

随着设备和技术的改进成熟，产科回收式自体输血已不再是禁忌，其风险/效益比较分析也支持该技术在产科的使用。目前产科回收式自体输血累计病例报道已经近万例，均无自体血回输相关不良反应。宁波市妇女儿童医院自 2011 年 5 月至 2019 年 12 月，已实施剖宫产回收式自体输血 2 000 余例（自体血回输），回输血量近 9 000 万 ml。只有 1 例自体血回输后出现不良反应，该例产妇术前为胎盘早剥、死胎、凝血功能障碍，气管插管全身麻醉下进行剖宫取胎术。自体血回输后 5 min，手术正在进行腹膜外腱鞘缝合，发生氧饱和度（最低时为 65％）和呼吸末二氧化碳（最低时为 6 mmHg）急骤下降、低血压、心电图 ST 段抬高达 4.9 mm，但呼吸音和气道压力正常，排除麻醉和过敏等原因后，考虑空气栓塞，因当时将去白细胞滤器过滤后的自体血 586 ml，使用加压袋在 14 min 内将其快速输入。而管路和血袋内含有部分消毒空气，加压回输可导致血袋内的空气在极短的时间内输入。机器操作说明就明确表述：不要把压力袖带或任何其他机械装置与 5＋型血细胞回输仪一起使用。所以该例剖宫产回收式自体输血出现的不良反应可能与人为操作失误有关，而与回收的自体血本身关系不大。

由于异体血资源有限而且耗时，产科回收式自体输血操作简单、处理快速，应成为最实用和有效的血液保护方法，作为一种临床输血的补充方案对产科大出血的救治发挥重要作用。在妊娠合并胎盘植入或前置胎盘等存在出血和输血高风险的产妇应该考虑准备自体血回收，并采用分步安装、双倍抗凝、双倍洗涤和通过去白细胞滤器回输。

总之，随着研究的深入和临床使用的规范化，产科回收式自体输血值得推广应用。对于可能发生剖宫产手术出血并发症或血液资源紧缺的医院，应具备血液回收设备和操作人员实施回收式自体输血 24 h 响应。

（余旭琦　曹　伟　严海雅）

第十二章
去白细胞滤器与输血

白细胞作为血液细胞中的一种主要成分,在机体防御外来病原体和抗原侵入等免疫功能中起着至关重要的作用。但在异体输血过程中,白细胞作为非治疗性成分不仅已没有生理功能,而且可引起诸多不良反应及相关性疾病,包括非溶血性发热反应、人类白细胞抗原(HLA)同种免疫反应、血小板输注无效和输血相关急性肺损伤等。同时,白细胞也是一些嗜白细胞病毒的载体,这些病毒包括巨细胞病毒(CMV)、人 T 淋巴细胞病毒(HTLV)-Ⅰ/Ⅱ感染等。此外,在回收式自体输血实施过程中,非生理性异物与血液接触,以及经过血液回收机离心洗涤等处理,可以使回收自体血中的白细胞活化,产生大量氧自由基,释放多种蛋白酶和炎性介质,诱发全身炎性反应。因此,在血液制剂中去除白细胞,对输血安全和临床治疗具有重要作用。

去除血液中白细胞的方法包括离心去白膜法、细胞洗涤法、冰冻-融化法、右旋糖酐沉降法、去白细胞滤器过滤法和新型血细胞分离机去除法等。目前通常采用过滤法和新型血细胞分离机去除法,其中使用去白细胞滤器过滤,白细胞去除率高、成本低,因此应用最多。产科回收式自体输血目前建议常规使用血液回收机联合去白细胞滤器,为使大家对去白细胞滤器有更好的了解,本章对其结构、原理和使用等做专门介绍。

第一节 概 述

第一代滤器实质上是筛网过滤器,主要机制是利用红细胞具有较好的变形能力而容易通过滤网的有效孔径,白细胞则体积大而被滤网截留,主要用于滤除血液中的微聚体,以防止成人呼吸窘迫综合征的发生。第二代滤器为棉花柱型去白细胞滤器和醋酸纤维素滤器,白细胞滤除率 70%～90%。第三代滤器以膜状结构滤材制备的扁平结构,采用聚酯纤维无纺布作滤膜,并在纤维中添加特殊高分子聚合材料,同时采用电晕放电等物理方法处理滤膜。这类去白细胞滤器主要依靠吸附和拦截作用过滤,按其用途不同,有制备去白细胞红细胞的去白细胞滤器和制备去白细胞血小板的去白细胞滤器,可以去除 99.9% 的白细胞,残留白细胞 $<5\times10^6/L$,为目前普遍使用的主要滤器类型。第四代滤器用物理、化学方法对滤膜进行处理,使滤膜的临界表面张力和滤膜浸润性更好更稳定,更重要的是涂覆在滤膜上带有正电荷的聚合物对白细胞的吸附力增加,对白细胞的拦截更好,可滤除 99.99% 的白细胞,残留白细胞 $<1\times10^6/L$,从而降低以白细胞为宿主的输血传染风险。

一、基本结构

去白细胞滤器由白细胞过滤膜和外壳组成,与采输血管路共同构成整体。去白细胞滤器内部结构为经特殊加工处理的多层纤维滤膜重叠组成的微孔滤网，从结构上分为两类：一类为由醋酸纤维素膜紧密折叠的柱状滤器；一类为不同孔径（粗孔 71～100 μm，中孔 15～70 μm，微孔 8～15 μm）纤维膜片叠加而成的板状滤器。早期的去白细胞滤器只考虑应用滤膜的机械过滤原理，第三代去白细胞滤器开始采用聚酯纤维无纺布作滤膜，同时为了提高滤膜的亲水性，使血液能够通过滤膜，对滤膜采用了电晕法处理。第四代去白细胞滤器还对滤膜纤维采用了特殊的物理、化学处理，使纤维表面的静电特性改变，滤膜的临界表面张力增加，这些特性的改变使得滤膜浸润性好，血液容易通过，而且对白细胞的吸附力加大，因而过滤性能有较大改善。

二、原理

目前去白细胞滤器均为吸附性过滤器，红细胞由于其体积小、表面光滑、变形能力较强，因此能顺利通过滤孔。而其他有核细胞体积较大，变形能力差，白细胞表面分布较多黏附分子并带有电荷，在通过滤膜时因为机械阻隔、特异性黏附和电荷吸附等作用而被截留。

（一）筛分拦截

通过滤膜本身孔径大小拦截白细胞。细胞变形能力仅为红细胞的 1/1 000，一般情况下，白细胞很难通过<5 μm 的孔，红细胞和血小板则很容易通过 3 μm 的孔。去白细胞滤器的滤膜由不同孔径组成，单层无纺布膜片最小孔径是 8 μm，整个滤器有效孔径 4 μm，这一空间足以使血小板和变形红细胞通过，但可以阻截白细胞，从而达到去除白细胞的效果。白细胞清除率和其变形能力密切相关，异体血经过冷藏后降低白细胞变形能力，从而可以提高对它的清除率。

（二）吸附作用

通过滤材的黏附性和所带的电荷捕捉吸附白细胞等污染物。滤膜纤维经过特殊的物理、化学处理，使纤维表面的化学基团、表面电荷、表面结构和表面形态等发生改变，使血液中的白细胞与过滤器的滤材接触后产生黏附效应，大量白细胞黏附于滤材表面。除此之外，滤膜对血小板的激活作用和血浆蛋白介导的黏附力也有助于白细胞的滤除。为使更多白细胞黏附在滤材上，血液在过滤器内要有足够的滞留时间，同时血液流动的剪切力不能太大，所以临床输血（包括自体血和异体血）在通过去白细胞滤器过滤时，只能依靠重力过滤，不可在血袋外加压。

（三）絮凝作用

通过添加高分子电解质（例如淀粉）使细颗粒凝聚成较大的颗粒进而形成滤饼，使其更容易被拦截。

三、分类

（一）按照使用地点分类

去白细胞滤器可分为床边型、血库型和血站型。床边型去白细胞滤器一端连接库血，一端与患者静脉通道相连，在输血过程中滤除血液中的白细胞。血库型去白细胞滤器为库血在交叉配血合格后，在出血库前使用去白细胞滤器进行过滤，然后再将过滤后的库血发给临床使用。血站型去白细胞滤器在健康献血者的血液被采集后，用其去除全血中的白细胞，然后再分离、保存。

（二）按照过滤成分分类

分为全血、红细胞、血浆类去白细胞滤器和血小板去白细胞滤器，但常用的是用于去除红细胞和血小板中白细胞的滤器。用在制备去白细胞血小板上的去白细胞滤器在设计上更加复杂，因为血小板本身具有黏附性,血浆中的血管性血友病因子(vWF)能促进血小板黏附,如使用普通去白细胞滤器,将会在滤除白细胞的同时去除血小板,因此,普通去白细胞滤器不适合用于血小板。工艺制作时必须通过某些方法以最大限度地降低血小板与滤材的黏附,同时调整至白细胞最佳黏附状态,如改变滤材表面的化学性质、调整带正负电荷材料比例等,以达到去除血小板中白细胞的目的。

(三)按照过滤血量分类

分为 200 ml 和 400 ml 型,根据实际需要过滤的血量选择合适的类型,可以防止滤膜浪费和减少血液在滤器中存留。

四、过滤效果影响因素

去白细胞滤器的过滤效果受多种因素影响,包括:① 滤器种类、材质和结构:主要是孔径和材料吸附能力。② 滤器过滤能力/容量和待滤血中白细胞的初始总量:当滤器过滤血液达到一定量或血液中白细胞含量过多,超出滤器过滤能力,会导致过滤效果下降。③ 血液温度:低温下白细胞变形能力降低,而温度升高后其变形能力会增强,所以较低温度下对于以拦截为主的滤器过滤效果好,如 4℃时过滤效果优于 37℃。④ 血液流速:血液流速慢,过滤效果相对较好。过滤时血液流速太快,血液与滤材接触时间短,不能使血液与滤材充分接触,降低白细胞与滤材黏附效果。⑤ 压力:过滤时血流受到的压力产生较高的剪切力,特别是加压过滤时,可能使已经黏附于滤材表面的白细胞脱离,并突破过滤屏障而逃逸,影响过滤效果。⑥ 血小板数量和功能:红细胞中含一定数量血小板,其过滤效果较不含血小板的好。因为血小板被激活并散布于滤材表面,使白细胞继发性黏附于活化的血小板表面,从而增强滤材的黏附效果。⑦ 红细胞悬浮介质中血浆含量:血液成分中血浆含量多,过滤效果较好,因为血浆蛋白使白细胞易于阻滞。⑧ 血液中气泡(多见于自体血):过滤过程中气泡进入滤器,可以降低过滤速度,因此在过滤时或更换血袋时应尽量避免气体进入滤器。⑨ 血液中微凝块:某些微凝块肉眼并不能发现,过滤过程中微凝块进入滤器,不仅明显降低过滤速度,甚至可以发生阻塞,因此在进行产科回收式自体输血时充分抗凝很重要。有些滤器在滤盘前加了有粗滤作用的滤网,类似于输血器上的过滤网,以达到滤去一些微凝块的作用,可以防止滤器堵塞,加快过滤速度。

五、过滤时机

(一)异体血去白细胞过滤

按照过滤白细胞实施的时间不同,过滤白细胞分为贮存前(血站)过滤、贮存后(血库)过滤和床旁过滤三种方式。输血所导致的各种不良反应,除同种异体免疫反应外,还与血液保存过程中白细胞发生崩解而产生大量白细胞碎片以及释放各种细胞因子,如白细胞介素、转移因子、肿瘤坏死因子等密切相关。全血和红细胞需要在 2～6℃贮存,这是针对保存红细胞功能设计的,在此条件下随着保存时间的延长,白细胞会发生保存性损害。贮存过程超过 72 h,白细胞会逐渐破裂分解,产生炎性细胞因子和白细胞碎片。因此,从治疗效果看,保存前滤除白细胞可以有效地预防非溶血性发热性输血反应的发生,血站血液保存前过滤效果优于血库或床边过滤。《血站技术操作规程》中明确要求在采血后 2 天内(采血次日为第 1 天)完成白细胞滤除。

去除白细胞的最佳过滤时机为存放后 4～8 h,因为:① 采血过程中可能存在的细菌污染,血液存放过程中尚可以被白细胞吞噬杀灭。② 白细胞清除率和其变形能力密切相关,血液经过降温后,白细胞的变形能力降低,有利于提高白细胞的清除率。③ 8 h 内过滤,血液中白细胞尚未发生凋亡,可以避免因为白细胞崩解而产生大量白细胞碎片以及释放各种细胞因子。

（二）自体血去白细胞过滤

主要用于产科回收式自体输血。去白细胞滤器用于自体血过滤时，对白细胞的清除率理论上会低于异体血，因为：① 回收的自体血经过血液回收机离心浓缩洗涤后，血浆蛋白和血小板已经基本被清除，从而降低滤器对白细胞的黏附能力。② 经血液回收机处理后获得的自体悬浮红细胞不含红细胞保养液，同时实施自体血回输者往往术中发生大出血，原则上宜尽快输注，因此自体血往往室温下过滤，而异体血则一般在冷藏后过滤，因其白细胞变形能力降低而增加其清除率。

目前尚无专门设计用于自体血过滤用的去白细胞滤器，一般选用制备异体去白细胞红细胞的去白细胞滤器，但也有选择使用微聚体滤器进行自体血过滤回输的。为获得理想的过滤效果，实施产科回收式自体输血应该使用去白细胞滤器，并在滤器孔径和材料吸附方面得到改进，不建议使用微聚体滤器或标准输血器等过滤回输。不同输血滤器的比较见第十一章表 11-2。

六、质量控制

使用去白细胞滤器过滤时，材料、操作等原因可能会导致有效成分回收率降低而影响疗效，加压过滤可能引起溶血、血小板激活和细胞因子释放，因此要求使用去白细胞滤器进行过滤时，既能有效地清除白细胞，又能保证有效成分足够回收，过滤条件需要标准化并进行有效质控。

（1）根据中华人民共和国医药行业标准规定，一次性使用去白细胞滤器要求每单位剩余白细胞数 $\leqslant 2.5 \times 10^6$，红细胞回收率 $\geqslant 85\%$，游离血红蛋白 $\leqslant 300$ mg/L，血小板回收率 $\geqslant 85\%$，血浆蛋白回收率 $\geqslant 85\%$。

（2）我国《全血及成分血质量要求（GB18469—2001）》对浓缩少白细胞红细胞、悬浮少白细胞红细胞和单采少白细胞血小板做出了明确的规定：① 用于预防 CMV 感染或 HLA 同种免疫，其残留白细胞计数须 $\leqslant 2.5 \times 10^6/200$ ml 全血制备或 $\leqslant 5.0 \times 10^6/400$ ml 全血制备。② 用于预防非溶血性发热反应，残留白细胞计数须 $\leqslant 2.5 \times 10^8/200$ ml 全血制备或 $\leqslant 5.0 \times 10^8/400$ ml 全血制备。

（3）我国《全血及成分血质量要求（GB18469—2012）》对全血和成分血的白细胞残余量的质量要求为：① 去白细胞全血、去白细胞浓缩红细胞和去白细胞悬浮红细胞：来源于 200 ml，残余白细胞 $\leqslant 2.5 \times 10^6$；来源于 300 ml，残余白细胞 $\leqslant 3.8 \times 10^6$；来源于 400 ml，残余白细胞 $\leqslant 5.0 \times 10^6$。② 去白细胞单采血小板：白细胞残留量 $\leqslant 5.0 \times 10^6$ 个/袋。

第二节　临床应用

去白细胞滤器在临床输血中的应用，重点介绍其在同种异体成分输血和回收式自体输血中的应用，其在体外循环中的应用不做阐述。

一、去白细胞成分输血

随着人们对输血治疗中异己非治疗性白细胞成分潜在众多不良反应及相关性疾病认识的不断深入，去白细胞成分输血越来越被推广用于临床。有些发达国家已经全面实施去白细胞输血，我国近年来去白细胞血液成分的应用也在逐年提高，特别是去白细胞红细胞制品使用已经比较广泛，如宁波地区已全面实施去白细胞悬浮红细胞输血。临床去白细胞血液成分输注主要包括去白细胞红细胞和去白细胞血小板。

（一）去白细胞悬浮红细胞

去白细胞红细胞可显著减少白细胞相关不良反应，已经得到确定的好处包括：① 减少非溶血性发热反应(febrile non-hemolytic transfusion reactions，FNHTR)的发生率和严重程度。② 降低嗜白细胞病毒(如CMV)经血传播风险。③ 降低HLA同种免疫发生率。尚未确定的好处包括：① 有可能减少输血相关的免疫抑制导致的肿瘤复发、感染和住院时间延长等。② 预防贮存红细胞中细菌过度生长和减少红细胞贮存损害。需要注意的是，去白细胞红细胞输注并不能有效防止输血相关移植物抗宿主病(TA-GVHD)，免疫功能低下的患者需要输注红细胞时必须进行辐照。

我国规定去白细胞悬浮红细胞来源200 ml全血，血红蛋白含量$\geq$18 g，残留白细胞$\leq2.5\times10^6$个；来源300 ml全血，血红蛋白含量$\geq$27 g，残留白细胞$\leq3.8\times10^6$个；来源400 ml全血，血红蛋白含量$\geq$36 g，残留白细胞$\leq5.0\times10^6$个。

（二）去白细胞单采血小板

血小板浓缩液中含有白细胞，同去白细胞悬浮红细胞一样，理论上去白细胞血小板适用于所有需要输注血小板的患者。输注去白细胞血小板除了可以减少与去白细胞悬浮红细胞类似的输血相关并发症外，更重要的是可以减少血小板输注无效症的发生。已有研究表明，引起血小板输注无效最主要的因素是患者反复输注含有白细胞的血液制品产生抗HLA-1类抗体，其可结合输入到患者体内的血小板，引起血小板破坏并迅速被清除，导致血小板输注无效。因此，去除血小板和其他血液成分中的白细胞是预防血小板输注无效的重要措施，尤其是需要多次输注血小板和血小板输注无效的高危患者。

去白细胞单采血小板即使用血细胞分离机在全封闭条件下自动将符合要求的献血者血液中的血小板分离并去除白细胞后悬浮于一定量血浆内的单采成分血。我国规定去白细胞单采血小板的1个治疗量(1袋)$\geq2.5\times10^{11}$血小板，相当于浓缩血小板10~12单位，白细胞混入量$\leq5\times10^6$/袋(单采血小板为白细胞混入量$\leq5\times10^8$/袋)，红细胞混入量$\leq8\times10^9$/袋。1个治疗量单采血小板通常悬浮于180~250 ml血浆中。

（三）去白细胞血浆

血浆中残余白细胞数量与血浆制备过程中离心力大小、离心时间长短、残余血浆量等因素密切相关。血浆经过3个月的冻存后，尚有近30%的白细胞存活并显示一定的同种免疫活性，即使冰冻血浆输注前的融化过程可以使血浆中的残留白细胞浓度进一步降低，但仍有可能引起输血反应，尤其对于血浆置换患者，因为血浆置换时输注的血浆量大，累计白细胞较多，输注经去白细胞滤器过滤的血浆可以明显减少不良反应。采供血机构将全血先进行去白细胞滤器过滤，然后再进行分离制备的血液成分自然为去白细胞红细胞和去白细胞血浆。

二、用于回收式自体输血

使用去白细胞滤器不仅可以很大程度上去除白细胞，而且对肿瘤细胞、鳞状上皮细胞、细菌等污染物的去除，也使得回收式自体输血可以用于产科、泌尿外科、胃肠道手术，甚至肿瘤手术等。

（一）产科手术

产科回收血混有羊水和胎儿血液成分等，由于担心羊水栓塞和胎儿红细胞同种免疫等风险，回收式自体输血在产科应用受到限制，甚至一度被列为禁忌。去白细胞滤器通过机械拦截和吸附作用，不仅可以去除回输血中的微聚体，还可以有效清除白细胞、板层小体、脂肪和胎儿鳞状上皮细胞等。现有研究认为,现代智能血液回收机联合去白细胞滤器可有效去除绝大部分污染物,目前国内外剖宫产术中自体输血的实际应用已近万例,其中宁波市妇女儿童医院已经实施 2 000 余例,没有直接相关并发症的报道。2012 年英国颁布了有关自体血回收的指南,明确将产科手术作为自体血回收的适应证,目前国外多个协会指南也已解除回收式自体输血在产科手术中的禁忌。

(二) 肿瘤手术

肿瘤手术相对出血量大,但术野血中因为被检测出具有增殖能力的肿瘤细胞,而这些肿瘤细胞单纯通过血液回收装置不能被完全清除。为避免肿瘤患者因自体血回输而引起肿瘤细胞血液播散,血液回收被视为肿瘤手术的禁忌。事实上,大多数肿瘤患者的循环中本来就含有相当数量的肿瘤细胞,回收血液中的肿瘤细胞相对于这个数量的循环细胞而言,其影响到底有多大,肿瘤复发是否一定来源于回输血液中的肿瘤细胞,尚不清楚。鉴于多个实验研究的支持,包括 2016 年欧洲麻醉科医师学会(ESA)《围术期严重出血管理指南》认为,如果避免肿瘤术野附近血液回收和血液回收机联合去白细胞滤器,回收式自体输血在癌症手术应用不再是禁忌证。意大利输血和免疫协会建议术中回收血液通过血液回收机处理并与去白细胞滤器联合使用,可以用于前列腺癌根治术、根治性膀胱切除术、肝癌切除术、肝移植术、妇科肿瘤手术等。随着自体血液回收技术的大量实践和长期深入的观察,肿瘤手术不再是回收式自体输血的绝对禁忌证。同时为避免或减少回收血中的肿瘤细胞,在做肿瘤根治手术时,尽可能远离肿瘤部位的地方做切除或离断,避免因暴露肿瘤组织而造成扩散;当肿瘤组织暴露或发生破裂播散时,必须立即中止回收;必要时联合使用多个去白细胞滤器,可能使术中自体血回输更加安全。

2018 年大不列颠和爱尔兰麻醉科医师学会《围术期血液回收指南》关于恶性肿瘤手术中的回收式自体输血指出:尽管理论上有担忧,但恶性肿瘤手术不是血液回收的绝对禁忌。恶性肿瘤细胞可能出现在术野,并通过血液回收和输注产生理论上的转移。事实上不论是否使用血液回收,在恶性肿瘤手术的患者循环血液中常常能发现肿瘤细胞,非常少量的这类细胞不会造成肿瘤的转移。血液回收采用去白细胞滤器可以减少恶性肿瘤细胞数量,但不改变血制品的质量。血液回收可以减少甚至避免异体输血,而后者与免疫抑制和恶性肿瘤复发紧密相关。工作组建议对于恶性肿瘤手术是否使用血液回收,术前应与患者沟通并讨论潜在的风险与收益,并需要取得患者知情同意。

(三) 细菌污染手术

根据美国疾病控制中心的统计,1998—2000 年间全美共有 34 例患者因自体血回输造成严重细菌感染,其中 9 例患者最终死亡。因此,明确有细菌污染的手术中,由于可能引起人为的细菌传播而导致败血症,回收式自体输血一直被视为禁忌。

由于手术种类、感染类型、术中操作、暴露时间、手术环境等因素存在差异,术野血的污染程度并不一样,血液回收机处理并不能完全清除回收血中细菌,因此经血液回收机处理后的回输血其细菌培养阳性率报道不一。Kudo H 等报道神经外科手术术野血液经回收机处理后,回输血的细菌培养阳性率为 46.7%(14/30),而当时进行的手术室空气细菌培养阳性率为 26.7%(8/30)。Shunya 等报道心血管手术术中回收血经血液回收机处理后,回输血的细菌培养阳性率为 21%(15/73),而腹部手术中该阳性率为 70%(30/43),但这些患者术后第一天的血培养标本均未检测到细菌,回输血细菌培养阳性者和阴性者术后炎性反应指标检测无差异。Ozmen 等对 152 例腹部穿透伤患者实施回收式自体输血,研究发现接受自体血组和异体血组伤口感染率、术后肺炎、菌血症或尿路感染等均无差异。Bowley 等的一项关于腹部穿透伤患者使用回收式自体输血的前瞻性随机对照实验证实,此项技术在剖腹手术重大抢救中不影响术后感染和死亡率的情况下,显著减少同种异体血使用。也有研究者在回收式自体输血的洗涤液中加入 10 μg/ml 的万古霉素,经血液回收机处理后的血标本均未发现有金黄色葡萄球菌,而对照组 50%(5/10)金黄色葡萄球菌阳性,但这种处理方法有待进一步研究。

血液回收机能够去除污染血中部分细菌,除菌效果受多种因素影响,其中最主要的是污染细菌的种类和含量。血液回收机联合去白细胞滤器可以显著提高细菌的清除率。2016 年 ESA《围术期严重出血管理指南》认为,如果污染的腹腔内容物清除后血液回收,同时加大洗涤量和术后使用广谱抗生素,回收式自体输血不再是肠道手术的禁忌证。

2018 年大不列颠和爱尔兰麻醉科医师学会《围术期血液回收指南》关于感染与污染区域手术中的回收式自体输血指出:这类情况也没有血液回收的绝对禁忌。争议之处在于血液回收可能理论上存在感染源和毒素入血而加剧脓毒血症;但另一方面,血液回收减少了异体输血,从而减少了异体输血相关免疫功能抑制所带来的术后感染风险。回收血液经过洗涤和采用去白细胞滤器过滤后,去除了大部分的细菌,但这主要取决于污染的程度。尚无证据表明在污染区域包括巨大创伤手术中采用血液回收会加重脓毒血症或增加特异并发症的风险。工作组建议在感染区域手术中,根据具体情况考虑是否采用血液回收。如果可能,可以给患者提出建议并获得其知情同意,并在输血时应当使用去白细胞滤器。

第三节 临 床 意 义

一、减少同种异体输血反应

去白细胞血液制品可以减少由白细胞引发的非溶血性发热反应、亲白细胞病毒感染和血小板输注无效等输血反应,对提高临床输血疗效和输血安全具有一定意义。

(一)降低非溶血性发热反应(FNHTR)

FNHTR 是指在输血中或输血结束后 4 h 内,患者基础体温升高 1℃以上或伴有寒战,且排除溶血、感染或其他原因引起发热的输血反应。其主要原因是由于受血者反复接受带有供者白细胞的血液,供者的 HLA 可不断刺激受血者机体发生 HLA 同种免疫产生白细胞抗体。当再次接受输血时发生抗原抗体反应,释放出内源性致热原,通过前列腺素 E_2 介导,作用于下丘脑体温调节中枢,引起体温升高。我国《全血及成分血质量要求(GB18469—2001)》预防 FNHTR 标准为残留白细胞计数须≤$2.5×10^8$/200 ml 全血制备或≤$5.0×10^8$/400 ml 全血制备。

由于红细胞在 2~6℃保存,可抑制细胞的新陈代谢,而血小板在 20~24℃保存,细胞的新陈代谢相对旺盛,因此血小板中细胞因子的含量要高于红细胞,特别是多人份混合的血小板。有报道全血或红细胞输注期间输血发热的发生率 6%~38%,血小板输注可以高达 63%;初次输血者的发生率为 0.5%,多次输血的发生率可高达 60%。国外调查结果认为,一次输入血液或血液成分中的白细胞少于 $5×10^8$,即去除 90% 的白细胞,就能有效防止非溶血性发热反应。

(二)减少血小板输注无效

血小板输注无效是指受血者输注血小板后,其血小板计数的提升低于预期值,临床出血症状也未见改善。血小板上有 ABO 抗原、HLA 和人类血小板抗原(human platelet antigen,HPA),在血小板输注无效中,大约 90% 与 HLA 抗体相关,少数与 HPA 抗体相关,只有极少数与 ABO 抗体相关。目前临床输血一般不做 HLA 配型,因此绝大多数供受体之间 HLA 不合,产生 HLA 抗体的机会较多。当患者体内已经产生 HLA 抗体后,当再输注血小板制剂时,会发生抗原和抗体免疫反应,导致输入的供者血小板破坏。经常需要输注血小板作为支持治疗的患者,可因 HLA 同种免疫导致输注无效,如果从第一次输血起就应用去白细胞血液成分,则可提高血小板输注疗效,延长输血间隔期。

(三)降低输血传播病毒感染

某些病毒如 CMV、人类免疫缺陷症病毒(HIV)和 HTLV 等亲细胞病毒在感染后主要潜伏在白细胞中。有研究发现血液中的单核细胞是巨细胞病毒的主要潜伏场所,但在红细胞、血小板及血浆中没有发现巨细胞病毒证据。单核细胞是白细胞中体积较大者,很容易被去白细胞过滤器去除,理论上去白细胞输血可以减少这些病毒的输血传播。其中 CMV 是高度亲白细胞病毒,目前比较明确的也是去白细胞输血可以减少 CMV 感染发生率。我国《全血及成分血质量要求(GB18469—2001)》预防 CMV 感染标准为残留白细胞计数须 $\leqslant 2.5 \times 10^6/200\ ml$ 全血制备或 $\leqslant 5.0 \times 10^6/400\ ml$ 全血制备。

二、提高自体输血安全性

正常人体粒细胞的生成是一个动态的过程,根据细胞形态和功能将其分为四个池,即干细胞池、增殖池、贮存池及功能池,功能池又分为循环粒细胞池和边缘粒细胞池。由于贮存池中的粒细胞仅有 1/20 释放入血,故血液中粒细胞仅占人体中很小一部分,只要造血功能正常,血液中丢弃的粒细胞很快就可以从贮存池、边缘池中得到补充。

在自体血液回收过程中,非生理性异物与血液接触,促使回收血中白细胞活化,产生大量氧自由基、释放多种蛋白酶和炎性介质。其中弹性蛋白酶可破坏组织、损伤机体防御功能;而炎性介质不仅损伤组织,又可活化白细胞,造成炎性反应的放大。在自体血回收时使用去白细胞滤器,可以清除大量活化白细胞,从而减少血浆中的炎性细胞因子。一方面减轻其诱发大出血手术患者全身炎性反应的程度,减轻白细胞介导的内皮细胞的损伤,改善器官微循环,有助于脏器功能的维持;另一方面可在一定程度上抑制炎性反应的放大,减少白细胞的激活,保存术后白细胞的功能,因此即使白细胞数量有所下降,仍能保持有效的抗感染能力。

由于去白细胞滤器的过滤和吸附功能,不仅可以很大程度上去除白细胞,而且对肿瘤细胞、鳞状上皮细胞、细菌等污染物也得到有效去除,从而很大程度上扩大了回收式自体输血的适应证范围。通过血液回收机和去白细胞滤器的联合,使回收式自体输血可以安全用于产科,甚至在一定情况下用于泌尿外科、胃肠道手术,甚至肿瘤手术等。

三、存在争议

目前关于是否需要全面实施同种异体去白细胞成分输血尚存在一些争议,主要在于去白细胞输血的经济成本和治疗收益。持反对观点者鉴于以下考虑:① 强制性全面实施去白细胞输血,增加采供血机构人力物力成本,增加患者医疗支出。② 比传统血液制备时间延长,延迟血液冷冻冷藏时间,不利于血液有效成分的保存。③ 使用滤器种类和过滤时机的差异会对过滤效果产生影响。④ 去白细胞成分输血的很多效果并不确定。持支持观点认为去白细胞输血在降低 FNHTR 发生率、减少亲白细胞病毒感染和减少血小板输注无效等方面的作用和带来的潜在益处已经被得到肯定,也可以降低这些并发症导致住院时间延长和治疗成本增加的费用。另外还有持选择性应用去白细胞成分输血的观点认为给无适应证患者使用去白细胞输血没有显著意义。因此,尚需要更多的多中心随机对照研究来评估去白细胞成分输血的作用和意义,同时也要结合国情和地区经济状况,更重要的是要关注受血者输注去白细胞成分输血必要性,包括疾病性质、需要输血的频率和血量,以及输血反应情况等。

第四节 不 良 反 应

使用去白细胞滤器使输血安全性得到提高,尤其使术中回收式自体输血扩大了适应证,这一技术已经被一些指南推荐用于剖宫产手术和泌尿系统恶性肿瘤手术,但其潜在发生低血压的风险有所报道,应当引起重视。

一、异体血过滤时的低血压

(一) 研究报道

在 20 世纪 90 年代末,有数例床边去白细胞滤器过滤输血引起低血压的报道,发现有以下共同特征:① 输注含有血浆的血液成分,以浓缩血小板更常见。② 通过床边型去白细胞滤器过滤输血。③ 去白细胞滤器的滤材带负电荷。④ 患者服用血管紧张素转换酶抑制剂。

一项来自日本的研究,6 名志愿者捐赠的全血在 37℃通过负电荷去白细胞滤器过滤,结果发现过滤后血标本中缓激肽水平较基础值高出 4 000 倍,从 14 pg/ml 上升到 55 933 pg/ml,但在正电荷和中性去白细胞滤器过滤或 4℃的全血,过滤后的血液中缓激肽并没有变化。

一项研究来自 6 名长期使用血管紧张素转换酶抑制剂患者,当温血通过负电荷滤器输入时发生低血压和心动过速,血中缓激肽水平则从平均值 10 pg/ml 上升到 3 187 pg/ml,而通过正电荷的滤器输入并没有显著变化。

(二) 可能机制

根据以上研究报道,推测可能机制是由于血小板和凝血因子Ⅻ因子与带负电荷滤材表面接触后,激活缓激肽释放酶系统释放缓激肽,后者与内皮细胞上的受体结合,可以引起小动脉扩张、内皮细胞收缩、小静脉通透性增加,引起低血压。而内在血管紧张素转换酶浓度低或使用血管紧张素转换酶抑制剂药物患者,缓激肽代谢降低,血中缓激肽积累,加重低血压程度。

(三) 注意事项

缓激肽的血浆半衰期小于 1 min,可以很快被血浆和组织内的激肽酶灭活,因此 2000 年美国食品与药品管理局(FDA)对去白细胞滤器过滤可能发生低血压的风险发布警告,并推荐血液使用去白细胞滤器过滤后应储存,因为过滤后血液中的缓激肽 60 min 内降解,而不推荐使用床边型去白细胞滤器过滤输血。

二、自体血过滤时的低血压

(一) 研究报道

2010 年 Sreelakshmi 等报道了 1 例产科回收式自体输血通过去白细胞滤器输血时发生急性低血压,后续又有 2 例类似病例报道。这 3 例中 1 例因为急性呼吸循环改变合并凝血功能障碍考虑羊水栓塞外,其余 2 例突发低血压、心动过速排除椎管内麻醉交感神经阻滞、出血和血管活性药物使用等因素后,考虑与去白细胞滤器回输自体血密切相关。2 例停止输血后很快恢复,再次输血则出现类似情况,最后放弃回输;1 例发生低血压后即放弃输注。

作者所在单位也遇到 1 例产科回收式自体输血,经过去白细胞滤器过滤到血袋后进行了血袋外的加压输注,输血毕即发生低血压、低脉搏血氧饱和度、低呼气末二氧化碳浓度,同时出现心电图 S - T 段的抬高,约持续 20 min 后恢复。

(二) 可能机制

Choi 等报道 19 例产科回收式自体输血在室温重力下通过中性去白细胞滤器过滤,经检测发现细胞因子和缓激肽并没有和基础值有显著变化,但同时发现有 1 例在去白细胞滤器后有使用 50 ml 注射器负压抽吸,导致过滤后血中细胞因子 IL - 6 升高,但是这种负压抽吸方法临床上不推荐也不应该使用。Catling 等在 24 例妇科和膀胱恶性肿瘤手术术野血液经过血液回收机处理后,将血液通过负电荷去白细胞滤器过滤,均未发现缓激肽和白三烯浓度在过滤前后有显著差异,其中 23 例过滤后血中缓激肽浓度为 0。回收血经过血液回收机处理后,血小板清除率至少在 90% 以上,以上研究结果也提示缓激肽和白三烯并不能解释回收式自体输血通过去白细胞滤器输血时的低血压。而且自体血使用去白细胞滤器过滤引起的低血压报道主要来自早期剖宫产手术,其往往同时伴随出血、药物、麻醉等多种因素,所以低血压原因是否与使用去白细胞滤器相关不能确定。

作者单位 2 000 余例剖宫产术中的回收式自体输血均通过去白细胞滤器回输,仅 1 例发生低血压。该例产妇术中回收血经血液回收机处理后,获得的 586 ml 自体血使用去白细胞滤器将其过滤到血袋,过滤结束后通过血袋外加压方式,在 14 min 内将过滤后的自体血回输到产妇体内。自体血回输结束后 3 min 原本生命体征稳定的产妇(因为胎盘早剥已经实施气管插管全身麻醉)急剧发生脉搏血氧饱和度降低(最低值 67%)、低呼气末二氧化碳浓度降低(最低值 6 mmHg),同时出现心电图 S - T 段的压低(最高值 4.4 mm)和血压降低(最低值 70/45 mmHg),约 20 min 后完全恢复,排除其他原因和结合发生时机后考虑为空气栓塞。因为血液回收机处理完成后,将自体血排到血袋时,管路内含有 20 ml 消毒空气,在排空过程中会将空气排到血袋。同样去白细胞滤器管路也含有空气,自体血通过去白细胞滤器过滤到血袋后,一般在血袋内含有 30~50 ml 消毒空气,在血袋外加压输血会导致这些气体在非常短的时间内进入血液循环,来不及溶解,从而导致肺血管气体栓塞,从而出现肺循环栓塞的相关临床表现。机器的操作说明书中特别指出:洗涤后自体血排空到回输袋时,对应管路在工厂中已预充 20 ml 消毒空气,在第一个排空周期中,这些消毒空气被排入到回输袋,加压回输可导致致死量空气输入患者体内。因此,回输时不可使用压力袖带或任何其他机械装置给回输袋加压。

Linden 等回顾分析了 5.5 年共 127 586 例术中术后自体血回输病例,其中有 5 例最后确诊发生空气栓塞,其发生率为 1∶30 000~1∶38 000。DeAndrade 等报道 33 351 自体血回输病例,均采用将处理后含有空气的自体血转移到另外一个血袋后排去空气后再回输,没有一起发生空气栓塞。

(三) 注意事项

通过去白细胞滤器输血引起低血压的确切机制目前尚不明确,而且回收式自体输血并非全血,回收血经过离心洗涤后基本不含血浆和溶于血浆的缓激肽及前体,血小板清除率也至少在 90% 以上,所以不能很好地用血小板激活和缓激肽释放来解释去白细胞滤器用于自体血回输时的低血压。早期由于担心去白细胞滤器并发低血压风险,在很多领域尤其在产科领域限制了回收式自体输血的开展,甚至有学者提出产科回收血液经血液回收机处理后,已经非常有效地清除了胎儿组织成分,可以不经过去白细胞滤器回输,但目前主流观点还是建议产科回收式自体输血应该采取血液回收机和去白细胞滤器联合应用。鉴于产科回收式自体输血通过去白细胞滤器过滤回输有发生急性低血压的报道,所以还是应该引起重视。一旦发生低血压,应该暂停输血,排除其他原因,如手术出血、麻醉和药物等,同时自体血过滤和回输时,禁止加压或负压抽吸,除了影响过滤效果和引起溶血外,尚存在空气栓塞风险。

(裘伟琪　陈伟岳　严海雅)

参考文献

［1］ CATLING S, WILLIAMS S, FREITES O, et al. Use of a leucocyte filter to remove tumour cells from intra-operative cell salvage blood［J］. Anaesthesia, 2008, 63(12): 1332 - 1338.

［2］ MORI M, MIMORI K, UEO H, et al. Molecular detection of circulating solid carcinoma cells in the peripheral blood: the concept of early systemic disease［J］. Int Journal Cancer, 1996, 68(6): 739 - 743.

［3］ DENIS M G, LIPART C, LEBORGNE J, et al. Detection of disseminated tumour cells in peripheral blood of colorectal cancer patients［J］. Int Journal Cancer, 1997, 74(5): 540 - 544.

［4］ KLEIN A A, BAILEY C R, CHARLTON A J, et al. Association of Anaesthetists guidelines: cell salvage for peri-operative blood conservation 2018［J］. Anaesthesia, 2018, 73(9): 1141 - 1150.

［5］ NEIDER A M, CARMACK A J K, SVED P D, et al. Intraoperative cell salvage during radical prostatectomy is not associated with greater biochemical recurrence rate［J］. Urology, 2005, 65(4): 730 - 734.

［6］ NEIDER A M, MANOHARAN M, YANG Y, et al. Intraoperative cell salvage during radical cystectomy does not affect long-term survival［J］. Urology, 2007, 69(5): 881 - 884.

［7］ MUSCARI F, SUC B, VIGOUROUX D, et al. Blood salvage autotransfusion during transplantation for hepatocarcinoma: does it increase the risk of neoplastic recurrence? ［J］. Transpl Int, 2005, 18 (11): 1236 - 1239.

［8］ LIANG T B, LI D L, LIANG L, et al. Intraoperative blood salvage during liver transplantation in patients with hepatocellular carcinoma: efficiency of leukocyte depletion filters in the removal of tumor cells［J］. Transplantation, 2008, 85(6): 863 - 869.

［9］ KUDO H, FUJITA H, HANADA Y, et al. Cytological and bacteriological studies of intraoperative autologous blood in neurosurgery［J］. Surg Neurol, 2004, 62(3): 195 - 199.

［10］ SHUNYA S, HARUNOBU M, KENJI K, et al. Temporary bacteremia due to intraoperative blood salvage during cardiovascular surgery［J］. Am J Surg, 2004, 88(3): 237 - 239.

［11］ WATERS J H, TUOHY M J, HOBSON D F, et al. Bacterial reduction by cell salvage washing and leukocyte depletion filtration［J］. Anesthesiology, 2003, 99(3): 652 - 655.

［12］ SIBLIN L, LAFEUILLADE B, ROS A, et al. Influence of blood prestorage conditions and white blood cell filtration on the bacterial load of blood deliberately inoculated with Gram-positive and Gram-negative pathogens［J］. Vox Sang, 2004, 87(4): 241 - 249.

［13］ OZMEN V, MCSWAIN NE Jr, NICHOLS R L, et al. Autotransfusion of potentially culture-positive blood(CPB) in abdominal trauma: preliminary data from a prospective study［J］. J Trauma, 1992, 32(1): 36 - 39.

［14］ BOWLEY D M, BARKER P, BOFFARD K D. Intraoperative blood salvage in penetrating abdominal trauma: a randomised, controlled trial［J］. World J Surg, 2006, 30(6): 1074 - 1080.

［15］ SREELAKSHMI T R, ELDRIDGE J. Acute hypotension associated with leucocyte depletion filters during cell salvaged blood transfusion［J］. Anaesthesia, 2010, 65(7): 742 - 744.

［16］ HUSSAIN S, CLYBURN P. Cell salvage-induced hypotension and London buses［J］. Anaesthesia, 2010, 65(7): 661 - 663.

［17］ IWAMA H. Bradykinin-associated reactions in white cell reduction filter［J］. J Crit Care，2001，16
　　　（2）：74 - 81.

［18］ CHOI E S，AHN W S，LEE J M，et al. A laboratory study of the effects of processing blood through
　　　a cell salvage device and leucocyte depletion filter on levels of pro-inflammatory cytokines and
　　　bradykinin［J］. Anaesthesia，2013，68（12）：1259 - 1265.

［19］ KESSACK L K，HAWKINS N. Severe hypotension related to cell salvaged blood transfusion in
　　　obstetrics［J］. Anaesthesia，2010，65（7）：745 - 748.

［20］ WALDRON S. Hypotension associated with leucocyte depletion filters following cell salvage in
　　　obstetrics［J］. Anaesthesia，2011，66（2）：133 - 134.

［21］ QUILLEN K. Hypotensive transfusion reactions in patients taking angiotensive-converting-enzyme
　　　inhibitors［J］. N Engl J Med，2000，343（19）：1415 - 1423.

［22］ ABE H，IKEBUCHI K，SHIMBO M，et al. Hypotensive reactions with a white cell reduction filter：
　　　activation of kallikerin-kinin cascade in a patient［J］. Transfusion，1998，38（4）：411 - 412.

［23］ HILD M，SODERSTORM T，EGBERG N，et al. Kinetics of bradykinin levels during and after
　　　leucocyte filtration of platelet and concentrates［J］. Vox Sang，1998，75（1）：18 - 25.

［24］ CATLING S J，THORNTON C A，RUSSELL I T. Bradykinin and cysteinyl leukotriene
　　　concentrations in cell-salvaged blood before and after passage through negatively charged filters during
　　　clinical use in cancer patients：a pilot study［J］. Anaesthesia，2015，70（9）：1066 - 1072.

［25］ 陈小伍，于新发，田兆嵩. 输血治疗学［M］. 北京：科学出版社，2012：163 - 186.

［26］ LINDEN J V，KAPLAN H S，MURPHY M T. Fatal air embolism due to perioperative blood recovery
　　　［J］. Anesth Analg，1997，84（2）：422 - 426.

［27］ DEANDRADE D，WATERS J H，TRIULZI D J，et al. Very low rate of patient-related adverse events
　　　associated with the use of intraoperative cell salvage［J］. Transfusion，2016，56（11）：2768 - 2772.

第十三章
大量输血和大量输血方案

　　孕产妇围产期病理生理的特殊性,决定了其产后出血的凶险程度和严重性。产后出血通常比较隐匿,故其出血量易被低估。另外,孕产妇对失血耐受性的增强,使得明显的低血容量症状被发现时,机体往往已处于严重失血状态,并可从休克代偿期突然演变到失代偿状态(拐点明显),期间伴有的稀释性凝血功能障碍和凝血因子的大量消耗,将进一步加重失血并形成恶性循环。此时如不能在短时间内作出判断并实施包括大量输血在内的产后大出血抢救措施,就很容易造成休克、多脏器功能障碍和死亡等严重后果。

　　产后大出血至今仍是世界上(主要是发展中国家)孕产妇死亡的主要原因,并且随着高剖宫产率引起的胎盘植入或胎盘附着异常等病例增加,产后大出血的发生率正呈现逐渐上升的趋势,对其的关注度也是不断提升,世界卫生组织(WHO)及各国政府都一直在致力于有效降低产后大出血导致的高孕产妇病死率。目前全球多个国家提出的产后出血诊治和管理指南中,均强调要建立处理严重产后出血的标准化和制度化的诊治流程,其中的一个重要条件就是要制定好并随时执行的紧急输血方案(详见第十四章)和大量输血方案,同时在出血控制时应借助床旁快速检测技术及时转为目标导向输血方案。但包括大量输血方案在内的已有救治措施,基本上都借鉴自创伤大出血领域的研究成果,而较少有直接来自产后大出血的循证医学证据。事实上,产后大出血与创伤的出血机制有着明显差异,再加上孕产妇显著的病理生理特殊性,因而二者无论是在临床诊治还是输血管理上均存在诸多的不同之处,这一点有必要引起包括产科和麻醉科医师在内的产后大出血抢救团队的注意。

第一节　大量出血和大量输血

　　关于产后大量出血或大量输血,目前不同国家和地区之间尚无被普遍接受的明确定义。这是因为在分娩或剖宫产过程中,由于血液多与羊水等其他液体混合,使得出血量的精确定量特别困难,并且在产后宫缩乏力的情况下,无论是正常(阴道)分娩还是通过剖宫产终止妊娠,大量的血液都可能留在子宫内而无法进行计量。另外,大量出血除了出血总量外,出血速度、控制出血的能力、血制品供应的及时有效性以及患者的代偿能力等因素,都决定着出血患者的临床病情转归和预后,也直接影响到输血方案的制定。

一、大量出血

(一) 大量出血的定义和发生率

根据中华人民共和国国家卫生健康委员会 2018 年《全血和成分血使用》指南,大量失血定义为:

24 h 内丢失一个自身血容量(正常成人体重的 7%;儿童体重的 8%~9%);或 3 h 内丢失 50% 自身血容量;或成人出血速度达到 150 ml/min;或出血速度达到 1.5 ml/(kg·min)超过 20 min;失血导致收缩压低于 90 mmHg 或成人心率超过 110 次/min。2014 年中华医学会妇产科学分会产科学组《产后出血预防与处理指南》将严重产后出血定义为胎儿娩出后 24 h 内出血量≥1 000 ml;重症产后出血为出血速度≥150 ml/min,或 3 h 内出血量超过总血容量的 50%,或 24 h 内出血量超过全身总血容量。2009 年英国皇家妇产科医师学会(RCOG)将产科致命性的大出血定义为出血量≥2 500 ml,或接受 5 U 以上的血制品,或凝血功能障碍需要输血治疗。2016 年 RCOG 定义不论何种分娩方式,胎儿娩出后 24 h 内经产道出血量≥1 000 ml 为严重产后出血,严重产后出血又分为中度(出血量≤2 000 ml)和重度(出血量>2 000 ml)。2017 年美国妇产科医师学会(ACOG)《产后出血实践公告》则将产后出血分为三级,Ⅰ级 500~1 000 ml,Ⅱ级 1 000~1 500 ml,Ⅲ级≥1 500 ml。其他相关学术机构的有关产后大量出血或重度产后出血的定义也基本与上述这四种相类似。

但实际上,由于孕产期的特殊病理生理变化(血容量增加、血液相对稀释和心排血量增加),因而在明显出血(出血量小于 1 000~1 500 ml)之前,产妇可能不会出现典型的低血容量临床体征(心动过速和低血压),一般也不至于造成严重后果。因此,传统的产后大出血多被定义为:失血量≥2 500 ml,且合并严重的并发症;需要进入重症监护病房和(或)具备子宫切除术指征。其他定义包括:血红蛋白浓度下降≥40 g/L;需要输注≥5 单位红细胞(相当于中国 10 单位,欧美国家 1 U 红细胞悬液由 400~450 ml 全血制备,本书中引用国外参考资料中的血液制品用量均未按国内标准进行换算);伴有凝血功能障碍或需要进行干预性治疗程序。

由于缺乏产后大量出血的确切定义,因而目前对于其发病率、临床管理和预后转归等知之甚少。就产后大量出血的发生率来说,苏格兰的产后大量失血被定义为胎儿娩出后 24 h 内失血量超过 2 500 ml 或输血≥5 单位红细胞,统计显示,其 2002—2005 年 3 年期间的产后大量失血发生率为 3.7/1 000 孕产妇,2009—2012 年 3 年期间为 5.9/1 000 孕产妇,发生率有明显的增加趋势。事实上,在其他医疗资源丰富的发达国家,产后大量出血的发生率也有明显的逐年上升现象,需要输血的比例也一直在增加,其原因包括高龄产妇、多胎、肥胖、产科干预增加以及剖宫产率增加等相关因素。虽然产后出血的病死率在这些国家持续保持在很低的水平,但与产后大量失血相关的严重不良后果仍有所增加。如在英国,孕产妇大量失血的总体发生率为 6:10 000,病死率虽低至约每 10 万个产妇 0.39 例,但超过 80% 的大量失血孕产妇被转入重症监护病房,约 50% 接受了子宫切除术,约 1/3 出现呼吸衰竭和心脏问题等并发症。

(二)　大量出血的病因

宫缩乏力是导致产后大出血最常见的原因。随着剖宫产率的日益增长,胎盘植入或胎盘异常病例数量也明显增加,由此导致产后大出血的发病率逐年上升。胎盘异常增加已成为产后需要大量输血的最常见诊断之一,仅次于子宫收缩乏力。对于胎盘异常(前置胎盘、粘连、植入、穿透)的管理必须高度重视,因为这些病因可能会引发灾难性的大出血,并且很多是可以预料的。在过去的 50 年间,胎盘植入的发生率实际上增加了 10 倍,并成为发达国家剖宫产后子宫切除最常见的原因。特别是其中的多次剖宫产手术,已成了胎盘植入最常见的危险因素。子宫手术后局部瘢痕化可导致异常的血管增生、蜕膜化缺陷和滋养细胞的过度侵袭。英国 2012 年的一项研究显示,胎盘异常的发病率为 1.7/10 000,但在前置胎盘和重复剖宫产史的孕妇中其发生率可高达 1/20。胎盘异常与严重的出血相关,尤其是在剥离胎盘或试图强行剥离胎盘的时候。胎盘异常孕产妇的实际病死率并不清楚,有报道可高达 6%~7%,在发展中国家和地区可能会更高一些。产前早期诊断和由经验丰富的多科室协作团队实施剖宫产时的子宫切除，可以明显降低孕产妇的病死率。

胎盘异常引发的出血常常是灾难性的。芬兰的一项回顾性研究纳入了产前及产时诊断的胎盘异常共 44 例，产前诊断胎盘异常的孕产妇，其估计的出血量中位数为 4 500 ml（100～15 000 ml），输注的红细胞中位数为 7 U（0～27 U）；而产时诊断的孕产妇出血量中位数为 7 800 ml（2 500～17 000 ml），输注红细胞的中位数为 13.5 U（4～31 U）。Fitzpatrick 等的一项回顾性研究中也报道了相似的结果，该研究共纳入英国产科监控系统 221 家医院中确诊的 134 例胎盘异常孕产妇，显示 1/3 以上的失血量超过 2 500 ml。产前诊断出胎盘异常的孕产妇有 59% 需要输血，而在产时诊断则 94% 都需要输血治疗。国内四川大学华西第二医院曹琴艳等回顾分析了该院 2007 年 1 月至 2012 年 12 月期间的 15 例产后大出血（24 h 内输注红细胞悬液≥18 U）孕产妇的临床资料，显示所有病例均发生在剖宫产术中且出现了明显的凝血功能障碍，术后计算的实际出血量中位数为 5 100 ml（3 550～11 350 ml），输注红细胞悬液的中位数为 24 U（18.5～47.5 U）。其中 13 例为前置胎盘（11 例并发胎盘植入，8 例合并瘢痕子宫），另 2 例系高龄初产妇（其中 1 例并发胎盘植入，1 例双胎妊娠）。

一些与妊娠有关的合并症也会导致消耗性凝血障碍并引发灾难性出血。如胎盘早剥也是产后大出血的高危因素，胎盘早剥后内出血急剧增多，血液浸入子宫肌层，引起肌纤维分离、断裂甚至变性，可导致子宫胎盘卒中。此时子宫肌层由于血液浸润，收缩力减弱，可进一步加重产后大出血。子宫胎盘卒中还常会并发弥散性血管内凝血（DIC）和低纤维蛋白原血症。胎盘早剥产妇中有 17% 需要大量输注血制品。羊水栓塞是另一种产科罕见的、不可预测、不可预防的灾难性并发症，以血流动力学障碍、呼吸窘迫、弥散性血管内凝血"三联征"为主要表现。羊水栓塞产妇由于伴有严重的凝血功能障碍，故多会继发严重的产后大出血。此时孕产妇的凝血功能障碍和严重的产后出血应通过大量的血制品输注进行干预处理。

二、大量输血

与大量出血一样，目前全球范围内对产后出血的大量输血（massive transfusion，MT）也尚未有统一的定义。但与产后出血量难以精确估计不同，输血量多少都是很确定无误的精确数据，只不过输血量是一个间接指标，不能直接反应产后出血的数量和程度。由于缺乏统一的定义，同时其发生率也较低，因而对 MT 的发病率、临床管理和预后转归也知之甚少。

英国皇家妇产科医师学会（RCOG）将孕产妇的大量输血定义为 24 h 内输注≥10 单位的 PRBC，在 3 h 内输注 50% 的血容量，或者在 1 h 内输入≥4 个 RBC 单位。美国妇产科医师学会（ACOG）对 MT 的定义：① 24 h 内红细胞输入量大于 10 U。② 1 h 内输入 4 U 以上红细胞，同时临床判断还需要更多的血制品。③ 全身血容量得到了替换。2012 年我国大量输血现状调研协作组将大量输血定义为：成人患者在 24 h 内输注红细胞悬液≥18 单位（中国 1 U 红细胞悬液由 200 ml 全血制备）或 24 h 内输注红细胞悬液≥0.3 U/kg 体重。这些定义基本等同于创伤中关于大量输血的传统定义。由于对大量出血定义的不同，导致启动大量输血方案（massive transfusion protocol，MTP）时机也不同，而来自创伤的大量输血研究认为，从实用角度来看，1 h 内需要持续输血 4 U PRBC，或者血液丢失大于 150 ml/min 且伴有血流动力学不稳定需要输注血制品，可以作为启动 MTP 的合理定义。

目前国外文献多数将 MT 定义为 24 h 内红细胞输注量＞10 U（相当于我国的 20 U，约为 70 kg 男性的全身红细胞容量）。纽约州医疗保健费用和利用项目对住院数据的一项回顾性横断面研究，将

1998—2007 年期间共 57 所独立医院中接受治疗的 690 742 名孕产妇纳入样本,结果显示,有 406 例(0.06%)接受了大量输血(24 h 内输注 10 个或更多单位的红细胞),相当于 5.9/10 000 的大量输血事件发生率。被诊断出异常胎盘的孕产妇约占全部观察样本的 1.5%,其中 1.4% 在住院期间进行了大量输血。与大量输血有关的独立危险因素包括胎盘异常(1.6/10 000 分娩),胎盘早剥(1.0/10 000),严重先兆子痫(0.8/10 000)和宫内胎儿死亡(0.7/10 000)。该研究结果与其他产后大量出血的报道比较一致,即包括胎盘植入、前置胎盘和胎盘滞留在内的胎盘异常与大量输血密切有关。

大量输血最常见的病因是胎盘异常(26.6%)、子宫收缩乏力(21.2%)、胎盘早剥(16.7%)和产后出血伴凝血障碍(15.0%)。接受大量输血的孕产妇可出现不成比例的严重并发症,包括肾功能衰竭、急性呼吸窘迫综合征、败血症和院内死亡。纽约哥伦比亚医学中心的单机构研究报告证实,1994 年至 2008 年期间接受围产期子宫切除并有胎盘植入病理证据的 66 例孕产妇中,约 40%(26 例)需要大量输血(定义为 ≥10 单位红细胞)。Green 等通过英国产科监测系统(UK Obstetric Surveillance System,UKOSS)收集了 2012 年 7 月至 2013 年 6 月期间英国医院内妊娠 ≥20 周的所有孕妇,共发现 181 名产后大出血(PPH)孕产妇接受了 MT(分娩后 24 h 内接受 ≥8 单位的红细胞)治疗,约为 23/100 000 的比例。估计出血量的中位数为 6 000 ml(四分位距范围 4 500~8 000 ml)。181 例 MT 患者中,有 15 例接受了 >20 单位的红细胞,82% 被收入重症监护病房,两名死亡(死于羊水栓塞和继发的严重产后出血),28% 患上重大疾病(如呼吸衰竭或心脏并发症)。MT 的主要原因是子宫收缩乏力(40%),主要出生方式是剖宫产(69%),40% 曾有过剖宫产史,45% 的妇女接受了子宫切除手术,提示产后出血导致的大量输血与孕产妇严重疾患的高发病率和子宫切除有关。值得注意的是,所有 181 名产后大出血孕产妇中,只有 5 例(3%)是没有危险因素的正常阴道分娩,这意味着所有的孕产妇都有发生大量输血的可能和风险,值得引起重视。

总的看来,产后大出血引发的大量输血还是比较少见,特别是对于胎盘粘连和植入的产妇,采取子宫胎盘联合切除,可大大减少大量输血的机会。对于已知有接受大量输血风险的产科疾病(包括胎盘异常、胎盘早剥、宫内胎儿死亡和严重先兆子痫等),应该告知孕产妇及其家属有这种可能性和风险存在,如果可以的话应转诊至资源充足、具备提供大量输血能力的三级医疗机构实施分娩,并在分娩前做好血制品和多条静脉通路准备。

第二节　大量输血方案

产后大出血难以精确预测。目前已确定的一些产后出血危险因素可用来进行评估和预测,如剖宫产后再次怀孕时会导致胎盘的异常,包括前置胎盘和胎盘植入都是产后大出血的危险因素。尤其是胎盘植入产妇其估计失血量超过 2 000 ml、5 000 ml、10 000 ml 和 20 000 ml 的比例约为 66%、15%、6.5% 和 3%。此类孕产妇如控制出血不力、麻醉管理不当或血制品供应不及时,均可导致严重不良后果。临床上对于这种致命性的产后大出血,需要一个随时待命的大出血抢救团队并制定可行的大量输血方案(MTP)。但也有许多不伴有相关危险因素的孕产妇亦有发生产后大出血的可能。因此,医护人员应严密监测所有的孕产妇,并备有同样的救治团队和大量输血 MTP 预案。

一、MTP 概念

MTP 不同于 MT。它是一个有预见性的输血方案,是应对创伤、产科等突然大量失血时,在及时补充 RBC 的同时,"有预见性"地补充血浆凝血因子、血小板、第七因子等,以纠正凝血功能障碍,避免进入 DIC 的恶性循环。MTP 不仅包括输血的量,还规定了输血过程中各种血液成分的配备模式,并明确了大量输血治疗中的各种管理细则。所以 MTP 更是一种应急机制,实际上也是包括手术医师、麻醉科医师、输血科人员等在内的一个抢救团队的紧密合作。MTP 不是为了开放性输血,而是为了维持最基本携氧和凝血功能,不仅要求麻醉科医师对现阶段病情有正确的掌握,更需要麻醉科医师和手术医师对即将发生的病情有正确的预判,同时更需要输血科保证血制品供应不中断,所以 MTP 是一个应急联动机制。

更确切地说,MTP 是应对创伤外科、产科和其他大量出血患者实施紧急救治而提出的一个预先设计好的将红细胞、血浆和血小板等按固定比例组合的血液成分的投递方案,最早来自创伤患者的救治。MTP 的制定融合了多学科专家的经验,不仅明确界定了血液成分的输注比例和"有预见性"地补充血浆、血小板等成分,以有效预防和阻断凝血功能障碍的恶性循环,并减少晶体液的输入,同时还可以加快和优化血液成分的分配使用,缩短临床用血时间,有效提高医师的抢救效率及抢救成功率。在大量出血患者的紧急救治过程中,如果事先没有制定好输血治疗方案、血制品的充足准备和紧急响应流程,或者不能按照输血指征及时启动 MTP 输血方案,则往往会错过最佳的救治时机。美国、澳大利亚和英国等均推荐将 MTP 集中用于预计会发生大量、致命性出血并需要紧急大量输血的情况,包括产科和创伤外科等。一旦患者进入大出血无法控制的急性复苏阶段,即可在混乱的抢救过程中,有一套预设的成分输血方式,按特定的比例和最快的速度发送血液制品。对于大出血患者来说,更早开始大量输血方案(MTP)与提高其生存率有关。

MTP 不但对血液成分进行合理配备,并且也对输血中各项事宜制定了明确的管理细则,使得血液成分的供应更为有效,抢救人员也能够把注意力集中在患者的止血和复苏治疗上,而不用费精力去试图确定需要哪些血液成分、多少数量以及与输血科沟通协调如何加快血制品投放速度等,输血科将按既定方案自动准备下一批血液成分的发送,从而把复杂的问题简单化。这对抢救过程中医护人员遵循规范、迅速采用合适比例进行快速输血、快速促进产妇血容量恢复、提高抢救成功率有着极其重要的意义。

二、MTP 制定的考量

对于术前评估存在大量出血和大量输血风险的高危产妇,如凶险性前置胎盘或妊娠合并凝血机制障碍等,在分娩前除常规备血外,产科医师应提早通知相关科室并做好 MTP 的预案。MTP 制定的目的是在初步复苏和快速有效控制出血的同时,保证血制品的及时有序供应,保证组织灌注和氧供,纠正凝血和内环境紊乱。一旦启动方案,输血科会保证快速及时提供所需血液成分,可避免忙乱之下的不合理用血,实现节约用血并最大程度有益于产妇的预后。但需要指出的是,MTP 尚未在哪个国家被强制执行,也没有权威的临床指南。目前已实行 MTP 的国家和医院也并不多,各自实行的 MTP 也不尽相同,基本上都是结合自己的实际情况制定出专属的 MTP。MTP 的制定和实施需要结合以下因素。

(一)评估

对产妇的生理状况、出血风险及预计出血量和出血速度、控制出血的能力和方法,以及相关的实验室数据等信息进行综合判断。

(二)制定方案

结合产妇全身情况和所处医疗单位的医疗条件,制定方案内红细胞、血浆、冷沉淀、血小板和其他止血药物之间的合理配比。

（三）沟通协调

输血科、临床医师与医院管理部门间的沟通和协调，血液制品的准备和递送（提前准备"输血包"）。

（四）确定时机和执行人

产妇病情和出血量的评估，明确启动人员、MTP 启动和结束时机。

（五）检验和方案修正

一个 MTP 批次完成输注后，即需进行实验室检查，包括血常规、凝血功能，必要时血气、电解质、肝肾功能检测，有条件行床旁凝血功能和血气分析检测更佳。结合临床评估、实验室数据以及预计进一步输血的需求，及时修正方案。

（六）其他

其他方面需要，如血液加温设备、快速输血输液系统、自体血回收条件等。

三、MTP 启动和停止时机

（一）启动时机

目前尚无具体或精确的针对产科 MTP 启动时机的预测评估指标。Nunez 等建议对急诊创伤患者采用一种仅依赖于可在床旁获得信息的评分系统，即血液制品使用评估（the assessment of blood consumption，ABC）系统，评分指标包括患者收缩压是否≤90 mmHg、心率是否≥120 次/min、是否存在穿透伤以及创伤重点超声评估（focused assessment for the sonography of trauma，FAST）结果是否存在腹腔积液共四个选项，选项的阳性结果计为 1 分，阴性结果为 0 分，四项结果相加得出 ABC 评分。如 ABC 评分≥2 则认为需要大量输血，这一指标用于预测大量输血和 MTP 启动时机具有较高的灵敏度和特异性。能否借鉴并制定出针对产后大出血的 MTP 精确预测或评估指标，尚有待于进一步探索研究。

产科 MTP 的启动时机需要综合考虑估计出血量、预计进一步出血量、控制出血的能力等因素来做出决定。一般认为当孕产妇需要大量输血，且经手术及常规输注红细胞后仍存在大出血尚未控制的征象时便可立即启动 MTP，但在具体的 MTP 启动指标上目前尚未达成共识。综合相关的文献资料报道，可以考虑在以下情况下启动 MTP：① 预计患者短时间内需要大量输血，如已知胎盘穿透性植入患者术前未放置血管内球囊导管，一旦术中发生大出血即可启动。② 急性失血>2 500 ml 或出血大于全身血容量 50%（足月孕妇全身血容量约为孕前体重的 100 ml/kg）或出血速度>150 ml/min，致命性的出血尚未得到控制。③ 1～2 h 内输入超过 10 U 红细胞，仍存在血流动力学不稳定和活动性出血，临床判断还需要更多的血制品。MTP 一旦启动或实施，输血科保证快速及时提供所需血液成分以便于复苏。

（二）MTP 停止

出血一旦控制并且血流动力学稳定，则应停止 MTP，实施目标导向性输血策略，以避免因大量输血带来的潜在风险，如循环超负荷、酸碱平衡紊乱、低体温、输血相关性急性肺损伤等。

四、启动人员的任命

遇到大出血抢救时，必须要有一个明确的总指挥或核心人物，参加人员分工明确，各司其职，这样才能忙而不乱，提高抢救效率。目前不同的国家及医疗机构对启动 MTP 人员的任命各有不同。有些医疗机构（如斯坦福大学医学中心和美国马里兰大学休克创伤中心等）倾向于由麻醉科医师负责启动并管理，外科医师只需专注处理创伤和止血，有些医院（如得克萨斯大学西南医学中心和法国普瓦西医学中心等）则认为在场参与抢救的最高级别外科医师或麻醉科医师均有权启动 MTP。笔者认为，外科医师

(包括产科医师)应该专注处理手术创伤,尽快控制致命性出血,术中输血输液由麻醉科医师负责管理,所以 MTP 由麻醉科医师启动并管理较为合理。当然,不同医疗机构在医疗资源、人员配备和不同人员临床处理能力上存在较大差异,如果当事麻醉科医师缺乏急危重症抢救处理能力,不能很好地胜任总指挥工作,平时遇到急危重症抢救也是要借助于外科医师或内科医师的帮助,那么应另当别论。但应该避免手术台上外科医师,尤其是主刀医师一边手术一边兼顾输血抢救的局面。总的来说,在大出血抢救过程中,MTP 的启动及管理必须要有核心人物,这个人物应该是临床经验丰富、有一定号召力的高年资医师,可以是麻醉科医师、外科医师,或是抢救小组的管理者,能者为上。同时还要做好沟通协调,尤其要重视主刀医师对孕产妇危险程度、后续出血情况的判断,并与输血科人员保持密切联系,及时反馈患者病情,告知输血科下一步用血方案,使血制品的准备工作具有预见性,有利于加快血制品周转的效率,确保血制品的顺利输注,减少血制品的浪费。

五、MTP 的制定与实施

美国军事外科研究院举行的包括外科医师、麻醉科医师、血液学专家、输血专家、流行病学专家在内的多学科学术报告会,早在 2005 年就提出大量输血标准化方案(MTP),按治疗单位计算确定了红细胞∶血浆∶血小板大致为 1∶1∶1 的比例,旨在提高创伤大出血患者的抢救成功率。此后,国内外多个研究对比了不同比例成分输血对大出血患者生存率的影响,并试图找出最佳 MTP 组成成分及比例。但由于研究样本数量的限制,且不同国家和地区对 MTP 有着不同的定义。因此,制定的 MTP 比例和细则也各有差异,且均缺乏权威性。

(一) 血液成分及对应剂量

不同国家的血制品制备剂量存在差异。一般美国以 400 ml 全血分离制备的红细胞为 1 U,1 个剂量血小板有 6 人份浓缩血小板混合或单一供体采集血小板,1 个剂量冷沉淀为 5 人份冷沉淀混合,见表 13-1。中国以 200 ml 全血分离制备的红细胞和冷沉淀为 1 U,血浆以容量计算,一个供者单采血小板为 10 U,见表 13-2。

表 13-1　美国常用血液制品成分剂量和作用

血 制 品	成 分	容量(ml)	预期效果(每单位)
红细胞	红细胞	300	提升 Hb 10 g/L 或 Hct 3%
新鲜冰冻血浆	所有凝血因子	250	提升 Fib 0.05~0.1 g/L
血小板(单一供体)	血小板	300(6 U)	提升 Plt(30~60)×10^9/L
冷沉淀	纤维蛋白原、因子Ⅷ、vWF、Fib	10~15	提升 Fib 0.05~0.1 g/L

表 13-2　中国常用血液制品成分剂量和作用

制 品	成 分	容量(ml)	作 用
悬浮红细胞	200 ml 全血分离,Hct 0.50~0.65	标示量±10%	提升 Hb 5 g/L 或 Hct 1.5%
血浆	200 ml/300 ml/400 ml 全血分离 200 ml 全血分离为 1 U	标示量	1 ml/kg 可以提高凝血因子和抗凝因子水平 1%~2%
血小板	单一供者,血小板计数≥2.5×10^{11}	250~300	提升 Plt(30~60)×10^9/L
冷沉淀	200 ml/300 ml/400 ml 全血分离血浆制备,分别为 1 U、1.5 U 和 2 U	标示量±10%	1~1.5 U/10 kg 提高纤维蛋白原 0.5~1 g/L

（二）MTP 各成分的组成比例探讨

目前尚无权威机构推出针对 MTP 制定的完整指南。来自早期创伤大出血救治的回顾性研究发现：经验性提高血浆和血小板与红细胞的比例可以改善严重创伤患者的预后并可有效减少并发症的发生。随后这一发现也被广泛用于临床实践。但早期支持血浆和血小板与红细胞高比例输注的回顾性分析，存在选择性偏倚，尤其是幸存者偏倚。如对幸存者偏倚加以校正，则发现高生存率与 FFP：PRBC 高输注比值没有相关性，这可能是由于低比值输注组患者的损伤更重、死亡更早，以至于 FFP 还没来得及解冻和输注，患者就已经死亡。

关于早期输注血浆和血小板对患者生存受益的影响，近年来有几项大样本前瞻性随机对照研究。一项来自 680 名严重创伤大出血患者的研究，将早期血浆、血小板和红细胞输注比例随机分为 1：1：1 组和 1：1：2 组，主要评价指标为创伤后 24 h 及 30 天的全因病死率，其他评价指标包括患者成功止血情况、血制品输注总量、并发症发生率、需要手术的比例及其他功能性指标。1：1：1 组与 1：1：2 组相比，研究结果显示：① 两组患者 24 h 和 30 天全因死亡率并无显著差异（24 h 全因死亡率分别为 12.7% 和 17.0%，$P=0.12$；30 天全因死亡率分别为 22.4% 和 26.1%，$P=0.26$）。② 1：1：1 组患者因失血引起的死亡率（24 h 内死亡的主要原因）更低（分别为 9.2% 和 14.6%，$P=0.03$），也更容易成功止血（分别为 86% 和 78%，$P=0.006$）。③ 1：1：1 组患者创伤后 24 h 内血浆和血小板输注量更高（血浆分别为 7 U 和 5 U，$P<0.001$，血小板分别为 12 U 和 6 U，$P<0.001$），红细胞输注量没有差异。④ 其他评价指标包括急性呼吸窘迫综合征、多器官功能衰竭、静脉血栓、脓毒症及输血相关并发症等的两组间比较并无统计学差异。研究人员据此得出结论：对于伴有大出血的严重创伤患者，早期按照 1：1：1 或 1：1：2 的比例输注血浆、血小板、红细胞，对患者创伤后 24 h 及 30 天全因病死率并无明显影响，但 1：1：1 组患者更容易成功止血，并能降低因失血过多而导致的死亡风险。该项研究也由此推荐，对于活动性出血患者应该早期使用 1：1：1 比例的血浆、血小板和红细胞输注，直到有效控制出血。

另一项来自美国 10 个一级创伤中心的重大创伤输血多中心前瞻性研究，将血浆或血小板：红细胞的输注比例分为低、中、高三个水平，<1：2 为低比例，1：2～1：1 为中比例，≥1：1 为高比例，同时为了消除生存偏倚和纠正输血偏倚，该研究排除了复苏初期尚来不及接受至少 3 个单位血液制品（包括 1 U 红细胞）就死亡的患者，并分三个时段（入院后 30 min 至 6 h、6 h 至 24 h、24 h 至 30 天）展开研究。结果发现，入院后 6 h 内高比例的血浆和血小板输入可以降低大出血患者入院后 6 h 内的死亡率，低比例组患者死亡率较高比例组高 3～4 倍；入院 6 h 后存活的患者，低比例血浆输注组患者 24 h 内死亡率更高；入院后 24 h 尚存活的患者中，其随后 30 天死亡风险与输注比例无关。鉴于创伤复苏的研究显示，绝大多数早期死亡的患者均于创伤后 2～3 h 内死亡，死亡原因为出血。因此，对于创伤活动性出血患者应该早期进行血浆和血小板与红细胞的高比例（≥1：1）输注，以尽量降低创伤后 6 h 内的死亡率。

（三）不同机构和文献的 MTP 比较

1. 斯坦福大学医学中心（Stanford University Medical Center）MTP

该方案强调和关注实验室的检测结果。当患者出现难以控制的大出血时，立即抽血快速检测全血细胞计数、PT、APTT、纤维蛋白原、TT、D-二聚体、动脉血气等，供血部门则立即行血型检测、交叉配血和不规则抗体筛查。若检测结果提示须立即输血且预计输血量>10 U 红细胞血时，即可启动 MTP。输血科按 6 U 红细胞：4 U 新鲜冰冻血浆：1 个治疗量单采血小板的固定比例和模式组成一个输血包，即红细胞：血浆：血小板按照 6：4：1 的比例输注，相当于我国 12 U 红细胞：1 000 ml FFP：1 个单采剂量血小板，该 MTP 输血包相当于 70 kg 个体全身血容量中的 40% 红细胞容量和 60% 血浆容量，红细胞和血浆的容量比为 40：60，理论上相当于红细胞容积为 40％的全血。如发现以下异常实验室检查结果，则可以要求输血科额外发送相应的血液成分：① INR＞1.5 时，4 U 新鲜冰冻血浆，直至 INR＜1.5。② 血小板计数＜$25×10^9$/L 时，1 个治疗量单采血小板，以使血小板计数提升($25～30)×10^9$/L。③ 纤维蛋白原＜1 g/L 时，冷沉淀 10 U(1 U 为 400 ml 全血分离血浆制备)，以提高纤维蛋白原浓度。启动者每次请求发放血制品，需同时重复检测全血细胞计数、PT、APTT、纤维蛋白原、TT、D-二聚体。如实验室结果未恢复正常，同时存在活动性出血，则重复最初的 MTP。

当实验室指标恢复正常和(或)无活动性出血证据时，即停止 MTP 并通知输血科停止发放血液。如果 MTP 尚未停止，但持续超过 1 h 未接收到血液发放指令，输血科要向临床输血抢救小组进行核查是否停止 MTP。

2. 得克萨斯大学西南医学中心(University of Texas Southwestern Medical Center)MTP

急诊室、手术室、分娩室和重症监护病房使用统一的 MTP。其设计不依赖实验室检测结果而侧重于临床表现及输血流程的标准化和自动化。当患者发生大量出血，参与救治的外科医师或麻醉科医师评估输血量达到或超出大量输血指标时，即可直接通知输血科启动 MTP。输血科收到指令后立即按既定的标准配备血液组并定时发放。假如没有特别指令则按计划进行，每 30 min 自动发送一组血液，该发送方案可以由手术室(或抢救室)延续到重症监护病房，不受地点限制，直到收到指令认为出血被控制或者患者已经因失血过多死亡。血液组配备模式是以 5 U 红细胞和 2 U 新鲜血浆为一个基础组，每隔 1 个基础组加入 1 U 单采血小板，每隔 2 个基础组加入 10 U 冷沉淀。既往的 MTP 中，曾有不同剂量的重组活化凝血因子Ⅶ(rFⅦa)。现在由于考虑到血栓风险，rFⅦa 不再自动发放，而是个别需要时临时增加。当 MTP 管理者发现每 30 min 红细胞的需求量超过 5 U 时，可以要求输血科把基础组供应量加倍，直到红细胞最大量为 20 U/h。抢救人员在输血过程中可以根据患者生命体征的变化决定复查全血细胞计数、血气分析等实验室检查的时机，但没有既定的复查时间要求。对于尚未明确血型的患者，MTP 启动时默认红细胞为 O 型，血浆为 AB 型，直到确认患者血型为止，见表 13-3。

表 13-3 MTP 输血包成分

批　次	红细胞(U)	血浆(U)	血小板[a]	冷凝集[b]
1	5	3	—	—
2	5	3	1	—
3	5	3	—	2
4	5	3	1	—
5	5	3	—	—
6	5	3	1	2
7	5	3	—	—
8	5	3	1	—
9	5	3	—	2
10	5	3	1	—

注：
[a] 1 个剂量血小板为来自 6 人份(每人份为 400 ml 全血)混合的来自于全血中分离的血小板或 1 个供者单采血小板；
[b] 每袋冷沉淀为来自 5 人份(每人份为 400 ml 全血)混合的来自于全血中分离的血浆制备，每次发 2 袋。

3. 美国巴尔的摩市马里兰大学(University of Maryland，Baltimore)休克创伤中心的 MTP

该 MTP 明确了输血复苏的顺序，按晶体液、红细胞、血浆及血小板的顺序输注。规定对于大量输血的患者应该予以轮流输注红细胞和血浆,直到各自达到 10 U,紧接着输注 1 个剂量单采血小板。当患者输注红细胞血达到 20 U 而出血未被控制时,则红细胞、血浆和血小板按 1:1:1 的模式发送,直到病情得到控制或患者死亡。

4. 全国大量输血现状调研协作组推荐的 MTP

该 MTP 方案建议大量输血时,为降低患者死亡率,输注红细胞悬液 4 U 后,应加输新鲜冰冻血浆,并且新鲜冰冻血浆:红细胞悬液比例为 1:1 或 1:2。严重创伤时,对输血超过 3~5 个红细胞悬液时应早期应用。当红细胞输注>18U 时,红细胞、血浆和血小板按 1:1:1 比例输注,直到血小板计数>50×10^9/L 或抢救结束。输血过程中视患者病情每隔 1~2 h 监测血常规(血红蛋白基本维持在 70 g/L 左右,血细胞比容维持在 0.28~0.30)、凝血试验及血气分析,应用血栓弹力图(TEG)监测凝血功能变化和血小板计数,以便调整成分输血的方案。对于实验室提示纤维蛋白原浓度<0.8~1 g/L 者,予单独补充冷沉淀或Ⅷ因子,并根据每次的实验室检查结果调整血液及血液制品的输注量。

5. 产科大出血的 MTP

MTP 正逐渐被用于严重产后出血的治疗。大多数资料支持产科出血 MTP 采用血浆/红细胞比率≥1 的方案,也有多个资料推荐早期补充血小板和冷沉淀,见表 13-4。

表 13-4 来自文献报道的产科 MTP

作 者	时 间	推 荐 方 案
Stotler 等	2011 年	6 U PRBC:4 U FFP:1 个剂量单采血小板:10 U 冷沉淀
Matsunaga 等	2012 年	治疗产科大出血,没有冷沉淀、纤维蛋白原和 rⅦa 情况下,FFP/RBC=1.3~1.4 是合适的
Gutierrez 等	2012 年	6 U PRBC:4 U FFP:1 个剂量单采血小板,产科患者增加血浆和血小板比例的 MTP 可以加快血制品传递和减少浪费
Schorn 等	2014 年	第 1 批次:6 U PRBC:6 U FFP:6 U Plt:10 U 冷沉淀 第 2 批次:6 U PRBC:6 U FFP:20 U 冷沉淀 第 3 批次:40 μg/kg 重组Ⅶa 出血没有停止,继续从第 1 批次开始
Butwick 等	2015 年	6 U PRBC:4 U FFP:1 个剂量单采血小板
Green 等	2016 年	治疗产科出血需要 FFP/RBC≥1
Tanaka 等	2016 年	FFP/RBC≥1 可以降低羊水栓塞凝血功能障碍患者的病死率

六、产科相关指南对 MTP 的共识

对于管理严重和持续性产后出血的医师来说,MTP 至关重要。因接受血液制品的时间延迟可能会导致严重的产科并发症和病死率。MTP 提供了一个结构化的系统操作过程,有助于提供足够类型和数量的血液制品,并缩短发出订单到接收血制品的周转时间。同时 MTP 的启动和停用过程都接近标准化操作。这些特征非常重要,十分有助于医师在产后大出血中的紧急救治和临床实践。但目前的大多数 MTP 都是以外伤大出血临床实践为基础而制定出来的,尽管产科出血具备创伤性出血的一些特性,但孕产妇有其特殊的病理生理变化和独特的出血机制,因而不能完全照搬创伤大出血的 MTP 来进行严重产科出血的救治。尽管目前尚没有统一的产科 MTP,但国内外已有的几个产科指南所形成的 MTP 的共识,还是有很好的临床实践参考价值。只是由于不同地区血源管理模式和医疗资源不同,所以还是强调应制定适合本地区和本医院的严重产科出血 MTP。

（一）2014 年中华医学会妇产科学分会产科学组《产后出血预防与处理指南》

强调在大量输注红细胞时,早期、积极的输注血浆及血小板以纠正凝血功能异常(无须等待凝血功能检查结果),并应限制早期输入过多的液体来扩容(晶体液不超过 2 000 ml,胶体液不超过 1 500 ml),允许在控制性低血压的条件下进行复苏。过早输入大量的液体容易导致血液中凝血因子及血小板的浓度降低而发生"稀释性凝血功能障碍",甚至发生 DIC 及难以控制的大出血。过量的晶体液还会积聚于第三间隙中,并可能造成脑、心、肺的水肿及腹腔间隔室综合征等并发症。

我国指南推荐采用国际上使用较多的"1:1:1"大输血方案,即红细胞:血浆:血小板以 1:1:1 的比例(如 10 U 红细胞＋1 000 ml 血浆＋1 U 机采血小板)输注,近似于全血替代治疗。并建议输注红细胞的指征为<70 g/L,如果出血凶险且出血尚未完全控制或继续出血的风险大,则可放宽输血指征,以维持血红蛋白水平>80 g/L 为宜;输注血浆应维持凝血酶原时间和活化部分凝血活酶时间均<1.5 倍正常值;输注冷沉淀和纤维蛋白原的目标值是维持纤维蛋白原水平>1 g/L。这些推荐和 2016 年英国 RCOG 指南的推荐大致相同。另外,还要考虑产科大出血患者氨甲环酸、氯化钙和回收式自体输血的应用。如果条件允许,可以考虑及早应用 rFⅦa。

（二）2015 年 RCOG《产后出血预防和管理》

管理产科大出血应该有明确的本地方案,并且根据临床积累逐年更新该方案,相关人员也要进行知识更新和实践演练。产科大输血推荐每输 6 U 红细胞给予 12～15 ml/kg 的 FFP,如果能及时获得凝血功能检测结果(推荐使用床旁凝血功能检测指导临床输血),则后续 FFP 的剂量应以实验室结果来指导,目标是维持 PT 和 APTT 低于参考值的 1.5 倍。在持续出血时,应定期进行血细胞计数和凝血功能检测(PT、APTT 和纤维蛋白原)。建议产科大出血早期输注 5 U 冷沉淀,以维持纤维蛋白原水平≥1.5 g/L。血小板计数<75×10⁹/L 者建议输血小板,进行性产后出血者其血小板计数应维持在 50×10⁹/L 以上。

（三）2017 年加拿大麻醉科医师学会《手术室内大量出血和输血指南》

加拿大麻醉科医师协会 2017 年"手术室内大量出血和大量输血指南"中提到:MTP 主要用于创伤、产科、心脏和其他外科。但是不同机构应该制定各自专门的 MTP,而且应该考虑以下方面的内容:① MTP 的启动和停止时机。② 患者救治现场和输血科(输血科)之间的沟通。③ 输血包制定。④ 未使用血液成分的处置。⑤ 辅助治疗的启动。⑥ 相应及时的实验室检查。⑦ MTP 的持续优化。

（四）2017 年 ACOG《产后出血实践公告》

尽管大量输血方案对早期产后出血患者的益处尚缺乏高质量的证据支持,但 ACOG 还是建议有足够血制品的医疗机构应该将 MTP 纳入产后出血综合治疗管理的一部分。对于产科的最佳血液制品替代治疗和输血时机的选择,目前主要限于专家共识、来自创伤医学的借鉴方案和一些临床报道。大量输血方案是按一定比例补充红细胞、新鲜冰冻血浆和血小板,推荐的初始输注比例为 1:1:1,以模拟全血输注。最近的一项研究显示,超过 80% 的医疗机构使用红细胞:血浆比例为 1:1 的方案。这些方案不同于先前提出的 4:4:1 或 6:4:1,并且也与如何定义一个血小板单位有关。每家医疗机构都应有一个特定的多种血液成分组成的大量输血治疗方案,这比方案中的具体比例更重要。如果怀疑有弥散性血管内凝血(即消耗性凝血功能障碍或低纤维蛋白原,或者二者兼而有之),则还应考虑给予冷沉淀。胎盘早剥或羊水栓塞时,经常会出现血浆纤维蛋白原严重低下的现象,应尽早使用冷沉淀作为抢救的一部分。规模较小的医院可能难以提供所有血液成分,但每个产科病房都应有一个完整的产科出血应急管理计划,其中应包括在紧急情况下也能够快速获得特殊血型或 O 型 RhD 阴性血液。临床医师应该熟悉医院的输血方案及建议使用的成分输血比例。鉴于目前尚未证实哪一种输血方案更具优势，因此每家医疗机构可以根据其血液成分这一特定资源的缺乏情况而进行方案的调整。

总之，产科 MTP 目前尚无权威的完整指南，也缺乏大样本的随机对照研究。当然，MTP 的制定必定要基于临床医师根据患者的生理状况、出血风险评估、控制出血的能力和多学科合作等条件所做出的综合判断，输血治疗方案的制定也不可能是简单的、机械的、公式化的，科学合理的输血方案一定是个体化的。

第三节　目标导向输血方案

目标导向输血方案（targeted transfusion protocol，TTP）不同于按固定比例输血的 MTP，它是借助快速床旁凝血检测技术，主要是利用血栓黏弹性检测（如 TEG 和 ROTEM）为主的凝血功能检测结果，早期识别凝血和纤溶异常，从而指导临床合理使用纤维蛋白原、血浆、血小板和氨甲环酸等药物和血液制品。由于这些检测仪器操作方便，体积相对较小，也适合放在麻醉科和急诊科等使用。

一、MTP 的局限性

固定比例的 MTP 是创伤中心大出血患者最常用的复苏手段。研究显示，以类似全血比例输注浓缩红细胞、血浆和血小板（如 1∶1∶1）可以减少稀释性凝血功能障碍的发生和晶体液的输入，而增加血浆与红细胞比率或增加血小板与红细胞比率也有利于提高创伤患者早期成功止血的比例，并能降低其因失血过多而导致的死亡风险。尽管研究认为增加血浆及血小板输注比例可以降低高死亡率创伤患者的死亡率，但对不需要大量输血的低死亡率患者来说反而会增加其死亡率。Perel 等的观察发现，预测死亡风险低于 20％ 的患者使用 MTP 会增加其死亡率，而预测死亡风险大于 50％ 的患者则降低死亡风险。另外，MTP 在实际应用过程中还存在过度激活、不合理输血或血液浪费等问题。Dente 等发现军队医院在躯体枪伤救治中，MTP 的过度激活就占了 27％，尽管创伤大出血患者可借助 ABC 和 TASH 评分系统来预测大量输血的可能性，但其准确性也不到 60％。输入大量血浆往往伴随有输血相关并发症的增加，包括输血相关循环超负荷、增加输血暴露、增加炎症介质、输血相关急性肺损伤、凝血因子和蛋白稀释等。

二、床旁凝血功能检测及目标导向作用

传统的实验室凝血功能检测法（如检测活化部分凝血酶原时间等），不能有效监测急性大出血患者的即时凝血状态，其反映的其实是患者 30～40 min 前的血液状况，因而难以用于指导紧急情况下的实时救治。TEG 和 ROTEM 通过微量全血检测血小板、凝血因子、纤维蛋白原、纤溶系统和其他细胞成分之间的相互作用，可在床旁动态分析机体整体血液凝固的全过程。重要的是其中几个值（如 α 角、A5、MA、A10、CT 等，详见第二十章）可以在获取标本后的 10～20 min 内得到结果，并可根据相关参数判断出凝血活动中凝血因子、血小板、纤维蛋白、纤维蛋白溶解的异常环节，对患者凝血状况做出定性和定量评估预测，从而可为临床医师和输血科人员指导和监测血制品的使用提供科学、客观、可靠的依据。

至今多个 MTP 和指南均建议抢救过程中采用 TEG 或 ROTEM 监测患者的凝血状态，以便更迅速地提供凝血分析结果和血小板计数，并识别特定的凝血缺陷，包括功能性纤维蛋白原缺乏和纤维蛋白溶解，用于指导临床的输血治疗。图 13-1 为丹麦哥本哈根止血控制复苏方案，反映从出血开始到出血控

制阶段的处理：大出血发生时,红细胞、新鲜冰冻血浆和血小板按照固定比例1∶1∶1输注,同时立即进行黏弹性止血试验(viscoelastic haemostatic assays,VHA),并根据检测结果转向VHA指导的目标导向输血治疗。该复苏方案强调在救治过程中应反复进行VHA检测以指导输血治疗;早期给予氨甲环酸1 g负荷量,然后在8 h后可重复给药;尽可能维护内环境稳定,避免凝血功能和休克进一步加重。

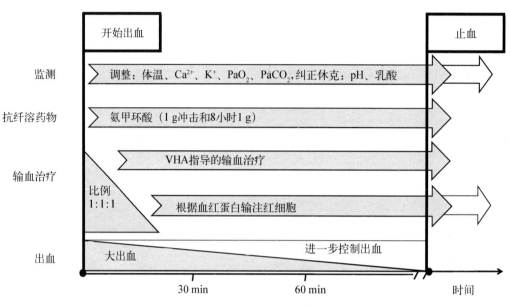

图13-1　丹麦哥本哈根止血控制复苏方案

三、目标导向输血方案

一般认为在致命性大出血尚未控制时,可以采用固定比例的MTP输血策略,但一旦出血控制,则应采用床旁凝血功能检测下的TTP策略。Stensballe J等提出的损伤控制手术和损伤控制复苏已经成为损伤患者早期控制出血和改善预后的主要手段,止血复苏是创伤复苏和改善生存的核心。未来的创伤止血复苏策略将会在启动1∶1∶1比例输血策略的同时启动快速床旁凝血检测,尽早指导纤维蛋白原替代治疗以避免发生严重纤维蛋白原缺乏症,使用氨甲环酸抗纤溶,同时维持体内酸碱平衡和电解质平衡,避免低体温等凝血功能影响。当出血控制、所有输血停止后,应及时转向静脉血栓栓塞的预防。

目前对于公式化的MTP和目标为导向的TTP很少有直接的比较研究。Tapia N M等在创伤患者复苏治疗中对1∶1∶1固定比例的MTP和TEG指导的TTP进行比较,研究发现二者对于红细胞输注≥6单位的创伤患者和红细胞输注≥10单位的闭合伤创伤患者没有差异,但可以降低红细胞输注≥10单位穿透性创伤患者的死亡率。与传统凝血功能检测指导相比,创伤患者早期复苏采用TEG指导输血治疗,其创伤后6 h和28天生存率更高,输注的血浆和血小板更少,ICU和机械通气时间更短。

随着床旁快速凝血功能检测的进一步推广应用,尤其是TEG和ROTEM可以在10~20 min内获得检测结果,这十分有助于指导临床实施目标导向的输血治疗。理论上TTP应该较MTP更精准,并可以减少红细胞、血浆和血小板的输注量,但TTP在产科和创伤等大出血救治中的优势,尚有待进一步的临床观察和研究证实。

(曹云飞　陶为科)

参考文献

［1］ Committee on Practice Bulletins-Obstetrics. Practice Bulletin No. 183：Postpartum hemorrhage［J］. Obstet Gynecol，2017，130（4）：e168 - e181.

［2］ PACHECO L D，SAADE G R，COSTANTINE M M，et al. The role of massive transfusion protocols in obstetrics［J］. Am J Perinatol，2013，30（1）：1 - 4.

［3］ DAHLKE J D，MENDEZ - FIGUEROA H，MAGGIO L，et al. Prevention and management of postpartum hemorrhage：a comparison of 4 national guidelines［J］. Am J Obstet Gynecol，2015，213 （1）：76. e1 - e10.

［4］ 中华医学会妇产科学分会产科学组.产后出血预防与处理指南（2014）［J］.中华妇产科杂志，2014，49 （9）：641 - 646.

［5］ MILLER D A，CHOLLET J A，GOODWIN T M. Clinical risk factors for placenta previa-placenta accrete［J］. Am J Obstet Gynecol，1997，177（1）：210 - 214.

［6］ GREEN L，KNIGHT M，SEENEY F M，et al. The epidemiology and outcomes of women with postpartum haemorrhage requiring massive transfusion with eight or more units of red cells：a national cross-sectional study［J］. BJOG，2016，123（13）：2164 - 2170.

［7］ 中国医师协会急诊医师分会.特殊情况紧急输血专家共识［J］.中国急救医学，2013，33（6）：481 - 483.

［8］ GUASCH E，GILSANZ F. Massive obstetric hemorrhage：Current approach to management［J］. Med Intensiva，2016，40（5）：298 - 310.

［9］ MAVRIDES E，ALLARD S，CHANDRAHARAN E，et al. Prevention and management of postpartum haemorrhage. BJOG，2017，124（5）：e106 - e149.

［10］ MARR L，LENNOX C，MCFADYEN A K. Quantifying severe maternal morbidity in Scotland：a continuous audit since 2003［J］. Curr Opin Anaesthesiol，2014，27（3）：275 - 281.

［11］ KOZEK - LANGENECKER S A，AHMED A B，AFSHARI A，et al. Management of severe perioperative bleeding：guidelines from the European Society of Anaesthesiology：First update 2016［J］. Eur J Anaesthesiol，2017，34（6）：332 - 395.

［12］ SHAYLOR R，WEINIGER C F，AUSTIN N，et al. National and International Guidelines for Patient Blood Management in Obstetrics：A Qualitative Review［J］. Anesth Analg，2017，124（1）：216 - 232.

［13］ COLLIS R E，COLLINS P W. Haemostatic management of obstetric haemorrhage［J］. Anaesthesia，2015，70：78 - 86.

［14］ STOTLER B，PADMANABHAN A，DEVINE P，et al. Transfusion requirements in obstetric patients with placenta accrete［J］. Transfusion，2011，51（12）：2627 - 2633.

［15］ ROSSEN J，OKLAND I，NILSEN O B，et al. Is there an increase of postpartum hemorrhage，and is severe hemorrhage associated with more frequent use of obstetric interventions？［J］. Acta Obstet Gynecol Scand，2010，89（10）：1248 - 1255.

［16］ O'BRIEN K L，UHL L. How do we manage blood product support in the massively hemorrhaging obstetric patient？［J］. Transfusion，2016，56（9）：2165 - 2171.

［17］ FOX K A，SHAMSHIRSAZ A A，CARUSI D，et al. Conservative management of morbidly adherent placenta：expert review［J］. Am J Obstet Gynecol，2015，213（6）：755 - 760.

［18］ FITZPATRICK K E，SELLERS S，SPARK P，et al. The management and outcomes of placenta accreta，increta，and percreta in the UK：a population-based descriptive study［J］. BJOG，2014，121(1)：62 - 71.

[19] 曹琴艳,张力,陈剑,等. 严重产后出血患者的大量输血治疗[J].现代妇产科进展,2014,23(2):124 - 128.

[20] 大量输血现状调研协作组.大量输血指导方案(推荐稿)[J].中国输血杂志,2012,25(7):617 - 621.

[21] MHYRE J M, SHILKRUT A, KUKLINA E V, et al. Massive blood transfusion during hospitalization for delivery in New York state, 1998 - 2007[J]. Obstet Gynecol, 2013, 122(6)：1288 - 1294.

[22] GIRARD T, MÖRTL M, SCHLEMBACH D. New approaches to obstetric hemorrhage：the postpartum hemorrhage consensus algorithm[J]. Curr Opin Anaesthesiol, 2014, 27(3)：267 - 274.

[23] GUTIERREZ M C, GOODNOUGH L T, DRUZIN M, et al. Postpartum hemorrhage treated with a massive transfusion protocol at a tertiary obstetric center：a retrospective study[J]. Int J Obstet Anesth, 2012, 21(3)：230 - 235.

[24] FAROOQ N, GALIATSATOS P, AULAKH J K, et al. Massive transfusion practice in non-trauma related hemorrhagic shock[J]. J Crit Care, 2018, 43：65 - 69.

[25] PACHECO L D, SAADE G R, COSTANTINE M M, et al. The role of massive transfusion protocols in obstetrics[J]. Am J Perinatol, 2013, 30(1)：1 - 4.

[26] NUNEZ T C, VOSKRESENSKY I V, DOSSETT L A, et al. Early prediction of massive transfusion in trauma：simple as ABC (assessment of blood consumption)? [J]. J Trauma, 2009, 66(2)：346 - 352.

[27] KACMAR R M, MHYRE J M, SCAVONE B M, et al. The use of postpartum hemorrhage protocols in United States academic obstetric anesthesia units[J]. Anesth Analg, 2014, 119(4)：906 - 910.

[28] BURTELOW M, RILEY E, DRUZIN M, et al. How we treat：Management of life-threatening primary postpartum hemorrhage with a standardized massive transfusion protocol[J]. Transfusion, 2007, 47(9)：1564 - 1572.

[29] VASLEF S N, KNUDSEN N W, NELIGAN P J, et al. Massive transfusion exceeding 50 units of blood protocols in trauma patients[J]. Tranma, 2002, 53(2)：291 - 296.

[30] O'KEEFFE T, REFAAI M, TEHORZ K, et al. A Massive transfusion protocol to decrease blood component use and costs[J]. Arch Surg, 2008, 143(7)：686 - 691.

[31] MALONE D L, HESS J R, FINGERHUT A. Massive transfusion practices around the globe and a suggestion for a common massive transfusion protocol[J]. J Trauma Acute Care, 2006, (6)：S91 - S96.

[32] PHAN H H, WISNER D H. Should we increase the ratio of plasma/platelets to red blood cells in massive transfusion：what is the evidence? [J] Vox Sang, 2010, 98(3 Pt 2)：395 - 402.

[33] ROBACK J D, CALDWELL S, CARSON J, et al. Evidence-based practice guidelines for plasma transfusion[J]. Transfusion, 2010, 50(6)：1227 - 1239.

[34] HOLCOMB J B, TILLEY B C, BARANIUK S, et al. Transfusion of plasma, platelets, and red blood cells in a 1：1：1 vs a 1：1：2 ratio and mortality in patients with severe trauma：the PROPPR randomized clinical trial[J]. Jama, 2015, 313(5)：471 - 482.

[35] SNYDER C W, WEINBERG J A, MCGWIN G JR, et al. The relationship of blood product ratio to mortality：survival benefit or survival bias? [J]. J Trauma Acute Care, 2009, 66(2)：358 - 362.

[36] STOTLER B, PADMANABHAN A, DEVINE P, et al. Transfusion requirements in obstetric patients with placenta accrete[J]. Transfusion, 2011, 51(12): 2627 - 2633.

[37] GUTIERREZ M C, GOODNOUGH L T, DRUZIN M, et al. Postpartum hemorrhage treated with a massive transfusion protocol at a tertiary obstetric center: a retrospective study[J]. Int J Obstet Anesth, 2012, 21(3): 230 - 235.

[38] SCHORN M N, PHILLIPPI J C. Volume replacement following severe postpartum hemorrhage[J]. J Midwifery Womens Health, 2014, 59(3): 336 - 343.

[39] BUTWICK A J, GOODNOUGH L T. Transfusion and coagulation management in major obstetric hemorrhage[J]. Curr Opin Anaesthesiol, 2015, 28(3): 275 - 284.

[40] TANAKA H, MATSUNAGA S, YAMASHITA T, et al. A systematic review of massive transfusion protocol in obstetrics[J]. Taiwan J Obstet Gynecol, 2017, 56(6): 715 - 718.

[41] DOBSON G, CHONG M, CHOW L, et al. Guidelines to the Practice of Anesthesia-Revised Edition 2017[J]. Can J Anaesth, 2017, 64(1): 65 - 91.

[42] PEREL P, CLAYTON T, ALTMAN D G, et al. Red blood cell transfusion and mortality in trauma patients: risk-stratified analysis of an observational study[J]. PLoS Med, 2014, 11(6): e1001664.

[43] DENTE C J, SHAZ B H, NICHOLAS J M, et al. Early predictors of massive transfusion in patients sustaining torso gunshot wounds in a civilian level I trauma center[J]. J Trauma, 2010, 68(2): 298 - 304.

[44] STENSBALLE J, OSTROWSKI S R, JOHANSSON P I, et al. Viscoelastic guidance of resuscitation [J]. Curr Opin Anesthesiol, 2014, 27(2): 212 - 218.

[45] STENSBALLE J, OSTROWSKI S R, JOHANSSON P I. Haemostatic resuscitation in trauma: the next generation[J]. Curr Opin Crit Care, 2016, 22(6): 591 - 597.

[46] TAPIA N M, CHANG A, NORMAN M, et al. TEG - guided resuscitation is superior to standardized MTP resuscitation in massively transfused penetrating trauma patients[J]. J Trauma Acute Care Surg, 2013, 74(2): 378 - 386.

[47] GONZALEZ E, MOORE E E, MOORE H B, et al. Goal-directed hemostatic resuscitation of trauma-induced coagulopathy: a pragmatic randomized clinical trial comparing a viscoelastic assay to conventional coagulation assays[J]. Ann Surg, 2016, 263(6): 1051 - 1059.

第十四章
紧急情况下 ABO 血型非同型输血

急性致命性大失血可以导致患者严重低血压、低氧、弥散性血管内凝血(DIC)和重要器官功能受损,早期及时补充血液制品不仅可以改善重要器官和组织的灌注,而且可以防止仅补充非血制品液体所导致的机体缺氧、酸中毒及稀释性凝血功能障碍。对于已经完成患者 ABO/RhD 血型鉴定,同时血液制品可以得到及时供应情况下,应当输注 ABO/RhD 血型相同的血液。但当临床上遇到紧急用血,没有时间等待输血科完成完整的输血前 ABO/RhD 血型鉴定、抗体筛查及交叉配血,或输血科 ABO 同型血液储备短缺和(或)在短时间内不能获得,并已采取各种措施仍无法满足患者紧急抢救输血的需要,在此危急情况下如不立即输血就会危及生命,临床医师应本着抢救生命为首要任务的原则,果断实施 ABO 血型相容的非同型血液紧急输注。紧急情况下的 ABO 非同型血液输注不能输注全血,只能实施成分输血,并在进行相容性输血的同时,应及时与采供血机构联系,尽快供应与患者同型相合的血液。RhD 阴性血型患者的 ABO 血型非同型输血详见第十七章。

第一节　ABO 非同型红细胞输注

红细胞由于保存时间短,紧急需要大量输血情况下红细胞短缺相对比血浆和冷沉淀更常见。同时在大出血抢救时,保证组织灌注和氧供远比纠正凝血功能更为重要和迫切,因此在急需用血而同型红细胞短缺时,应施行 ABO 非同型红细胞输注,这种情况更多见于 AB 血型患者。有条件单位也可以储备通用型红细胞,用于产科大出血或创伤患者急诊抢救时。通用型红细胞是指 O 型悬浮红细胞,抗-A、抗-B 效价≤256。

一、相关指南

2018 年《全血和成分血使用》关于红细胞输注原则为:① 浓缩红细胞、悬浮红细胞按照 ABO 同型且交叉配血相容性原则进行输注。② 洗涤的红细胞、冰冻解冻去甘油红细胞按照交叉配血主侧相容性输注,优先选择 ABO 同型输注。该行业标准对血浆、冷沉淀和血小板的 ABO 非同型输注均有明确表述,但对临床常用的悬浮红细胞的 ABO 非同型相容性输注并未提及,仅仅指出洗涤红细胞、冰冻解冻去甘油红细胞可以按照交叉配血主侧相容输注,但这类血液制品并不适合临床紧急用血。

《临床用血技术规范(2019 版征求意见稿)》中提到"异体输血首选 ABO 和 RhD 血型同型输血,次选相容性输血。红细胞相容性输注,原则上仅用于 RhD 阴性、稀有血型、非同型造血干细胞移植和存在特殊抗体时,或者因抢救生命垂危患者需要输血但无同型血时"。这有待《临床用血技术规范》正式颁布后,红细胞非同型相容性输注从国家行业规范上被认可。

2017 年中华医学会麻醉学分会《围术期血液管理专家共识》：急性大失血无同型血源时，建议参考"特殊情况紧急输血专家共识"，可适量输入 O 型血浓缩红细胞，并密切监测溶血反应。

鉴于 ABO 非同型红细胞输注在已有法律尚无明确规定的特殊情况下，为挽救患者生命，有条件医院应组织相关部门共同制定特殊情况紧急输血抢救预案，包括 ABO 非同型输血流程和规范等，在保障患者生命安全的同时，以避免输血相关并发症所带来的不必要的法律风险。

二、启动指征

根据"特殊情况紧急输血专家共识"，紧急输注 O 型红细胞，患者必须同时满足以下所有条件。

（一）ABO 血型难以确定

（1）ABO 血型系统的亚型表型，或其他生理、病理因素引起的 ABO 血型鉴定困难。

（2）无法采集患者血液标本。

（二）生命体征不平稳，危及生命的急性失血

（1）血红蛋白<30 g/L，并有进一步下降趋势。

（2）血红蛋白≥30 g/L，但进一步加重贫血可能会严重危及生命（出血速度快，可能迅速危及生命；合并心、肺等严重基础疾病，很难耐受更严重贫血）。

（三）向患方充分告知并取得患方的书面知情同意

知情同意书至少包括以下内容："O 型悬浮红细胞成分中残存少量血浆，但大量输注（累计大于2 000 ml）可能引发溶血性输血反应"，征得患者或家属的同意并签字。

三、输注策略

（一）优先选择 O 型红细胞

O 型红细胞膜上不含 A 和 B 抗原，O 型供血者血浆中抗- A、抗- B 的效价通常较低，如果输入的红细胞量较小（悬浮红细胞含血浆量少，洗涤红细胞几乎不含血浆），进入受血者血液中的抗体可以被受血者的血液稀释或中和，达不到产生凝集的浓度而不发生凝集反应（即不会引起溶血反应）。

（1）紧急抢救时无法获得 ABO 同型红细胞，优先选择输注 O 型洗涤红细胞。

（2）在不能及时获得 O 型洗涤红细胞的情况下，可考虑输注 O 型悬浮红细胞，并推荐应用去白细胞滤器。

（3）输入大量 O 型红细胞后，能否输注与患者同型的血液应视其具体情况而定，如患者原 ABO 血型的红细胞与新采集的患者血标本血清相合，可以输注与患者原血型相同的血液（在改输原同型的血液时必须更换输血器），若不相合时，应继续输注 O 型红细胞。

（4）紧急用血且无法获得受血者血标本和（或）完成输血相容性检测时，也可直接发出未经交叉配血的 O 型红细胞（此 O 型红细胞必须正反定型相符），并在发血单上标明发血未进行血型鉴定和交叉配血试验。有条件时，优先对有生育需求的女性患者（包括未成年女童）发放 O 型 RhD 阴性红细胞。

（5）大型创伤中心或危重孕产妇救治中心，有条件的医院输血科应配置存放通用型红细胞储血专用冰箱，常规贮存一定基数的 O 型悬浮红细胞（必须正反定型相符），并做好轮换更新、补充、冷链维护和质量控制工作。特殊情况下，输血科值班人员在接到紧急用血通知后，从通用型红细胞储血专用冰箱取出 O 型红细胞悬液，标注患者信息和"急救用血"字样后发至临床用血科室。

（二）其他选择

AB型受者可以接受 O、A、B型红细胞。紧急情况下 ABO 血型红细胞输注顺序的选择，见表14－1。

表 14－1　紧急情况 ABO 血型红细胞输注选择顺序

受血者血型	ABO 血液成分			
	首　选	次　选	三　选	四　选
O	O	无	无	无
A	A	O	无	无
B	B	O	无	无
AB	AB	O	A	B

四、注意事项

实施紧急情况下的 ABO 非同型血液输注，需注意：① 严格掌握输血指征，非同型输血或输注未完成检测的血液必须由主管医师与输血科充分沟通，权衡患者获益与风险后共同做出决定。② 紧急输注非同型红细胞1次取血不超过4 U。③ 如果条件允许，输注前应使用能够检测不完全抗体的技术进行交叉配血，否则可能因患者体内存在针对供者红细胞的不规则抗体，从而引起溶血性输血反应（如患者存在不规则抗体且有溶血性输血反应史或已知患者为 RhD 阴性且有抗－D 检测阳性史等，均不能输注通用型红细胞）。④ 输血过程中，必须监测和记录患者脉搏、血压、呼吸和体温，严密观察患者有无新出现的症状和体征，及时发现输血不良反应，严重者要立即停止输血，迅速查明原因并做相应处理，所有输血不良反应的处理经过均应在病历中详细记录。⑤ 输血治疗后，经治医师要对输血疗效做出评价，还应防治可能出现的迟发型溶血性输血反应。⑥ 急救结束后，若该患者后续治疗需继续输血，应重新抽取患者血标本做交叉配血试验，并遵循以下输血原则：交叉配血试验相容者，可输注与患者 ABO 同型红细胞；交叉配血试验不相容者，应继续输注 O 型红细胞。

第二节　ABO 非同型血浆和冷沉淀输注

紧急救治时，血浆和冷沉淀的输注可有效纠正患者的凝血功能异常。当 ABO 同型血浆和冷沉淀短缺时，可进行 ABO 非同型血浆和冷沉淀相容性输注。

一、相关指南

2018 年《全血和成分血使用》建议：血浆输注原则按交叉配血次侧相容性原则输注，献血者不规则抗体筛查阴性的血浆可直接进行 ABO 相容性输注；优先选择 ABO 同型血浆。冷沉淀输注原则按照交叉配血次侧相容性原则输注，献血者不规则抗体筛查阴性的冷沉淀凝血因子可直接进行 ABO 相容性输注。

二、启动指征

（1）临床紧急需要血浆和冷沉淀输注，而 ABO 同型血浆和冷沉淀供应短缺。

（2）患者血型难以判断或无法采集患者血液标本。

三、输注策略

由于血浆冰冻保存的贮存期限较长，通常情况下，ABO 血型相同的血浆和冷沉淀均可以获得。遇到紧急抢救时，如输血科血液储备不能满足需要，无法获得同型血浆和冷沉淀，可以输 AB 型血浆和冷沉淀。AB 型血浆可以和 A、B、O 型受血者相容。但 AB 型血浆储备往往也相对有限。有文献报道，紧急情况下，无法获得同型或 AB 型血浆时，可以使用 A 型血浆。冷沉淀中抗体浓度极低、容量小，输入患者体内后被迅速稀释，所以冷沉淀尽管常用于 ABO 相容者，但理论上 ABO 血型不相容的冷沉淀在危急情况下也可以使用。

紧急情况下 ABO 血型相同或相容的血浆或冷沉淀，可参考表 14 - 2 选择使用。

表 14 - 2　紧急情况 ABO 血型血浆和冷沉淀输注的选择顺序

受血者血型	ABO 血液成分			
	首　选	次　选	三　选	四　选
O	O	A	B	AB
A	A	AB	无	无
B	B	AB	无	无
AB	AB	无	无	无

四、注意事项

实施紧急情况下的 ABO 非同型血液输注，注意事项如下：① 严格掌握输血指征，非同型输血或输注未完成检测的血液必须由由主管医师与输血科充分沟通，权衡患者获益与风险后共同做出决定。② 抢救输血过程中应加强观察，一旦发现患者出现输血不良反应，应立即停止输血，迅速查明原因并做相应处理，所有输血不良反应的处理经过均应在病历中详细记录。③ 输血时和输血后要监测凝血功能等各项指标，经治医师要对输血疗效做出评价。

第三节　ABO 非同型血小板输注

临床抢救时首选输注与受血者 ABO 血型同型血小板。但由于血小板资源匮乏，供应量有限，临床紧急输注的不确定性，以及血小板保存期短，在一些紧急或特殊情况下，要保证血小板 ABO 同型输注常遇到难以克服的困难。此时可以采取非同型单采血小板输注。国际上发达国家颁布的血小板输注指南中基本包含了血小板的相容性输注规则，允许当 ABO 血型相同血小板供不应求时，可以输注 ABO 血型不同的血小板。

一、相关指南

（1）2018 年《全血和成分血使用》建议：血小板输注原则按照 ABO 同型原则输注，出血危及生命且无同型血小板时，可考虑输注次侧相容性血小板；血小板输注无效时，可开展血小板配型选择相容性血小板；血小板应一次足量输注。

（2）英国血液学标准委员会颁布的《血小板输血指南》建议：在 ABO 同型血小板无法供应时，可接受 ABO 血型不同的血小板。将 O 型血小板用于其他血型患者时,应做抗体检测并确定不含有高效价的抗-A 和抗-B。在输血实践中,输注 ABO 不同型的血小板是可以接受的,特别是当血小板供应匮乏、HLA 最佳匹配而 ABO 血型不匹配时,可以使用 ABO 不同型的血小板。

二、启动指征

(1) ABO 同型血小板供应短缺,临床紧急需要血小板输注。

(2) 患者血型难以判断。

(3) HLA 配型相合而 ABO 血型不相合时,HLA 配型为首选。

三、输注策略

血小板膜上存在 ABO 抗原、HLA 抗原和人类血小板抗原(HPA),血小板制品中还留有一定量的血浆。ABO 不同型血小板输注,主要的顾虑是供者血小板制品中所含血浆中的"高效价"抗-A、抗-B 可破坏受者的红细胞,引起血管内溶血。受者血浆中的抗-A 和抗-B 也可影响血小板输注效果。但在血小板输注无效症中,大约 90% 与 HLA 抗体相关,少数与 HPA 抗体相关,只有极少数与 ABO 抗体相关。因此,为避免血管内溶血风险(1996—2006 年,美国 FDA 报道因 ABO 血型次侧不相容血小板输注引起溶血反应已导致 6 例患者死亡),ABO 不同型血小板输注应选择次侧相容性输注。选择使用血小板时可不考虑抗原系统,多数情况下 ABO 不同型血小板输注能提高血小板计数,并取得临床止血效果。在 ABO 同型血小板无法供应时,可接受 ABO 不同型血小板输注,将 O 型血小板用于其他血型患者时,应做抗体检测,并确定不含有高效价的抗-A 和抗-B。

四、注意事项

(一) 告知事项

ABO 血型不同的单采血小板输注,具有一定止血效果,但同时存在一定风险,必须告知患者或监护人,风险包括但不限于以下几点。

(1) 血小板输注无效可能,无法起到止血效果。

(2) 供者血浆中存在的 ABO 血型抗体可能引起急性溶血反应,如发热、腹痛、血红蛋白尿等。

(3) RhD 阴性患者输注 RhD 阳性供者的血小板后可能被其中残留的红细胞免疫而产生抗-D,特别是育龄期妇女可能发生流产、死胎、新生儿溶血病(女童患者成年后风险同上)等。

(4) 其他与同型输注一样的输血风险,如感染 HIV、梅毒、传染性肝炎等。

(二) 临床实施

(1) 含高效价抗-A、抗-B 的 O 型单采血小板输注给其他血型患者时可能引起溶血,建议使用抗-A、抗-B 效价≤64 的 O 型单采血小板,但目前尚无公认的检测高效价抗-A、抗-B 的试验方法,也无明确的实验室操作指南,临床使用时应予注意。

(2) 血小板表面缺乏 RhD 抗原,理论上 RhD 阴性患者可输注 RhD 阳性供者的血小板,但即使是单采血小板制品中也会残留一定量的红细胞,存在引起 RhD 同种免疫的风险。因此,RhD 阴性者应避免使用 RhD 阳性供者的浓缩血小板,紧急情况下可选择输注 RhD 阳性供者单采血小板。对于尚未致敏的 RhD 阴性患者,特别是育龄期妇女和女童,输注 RhD 阳性供者的单采血小板后,有条件者应尽快注射抗 D 免疫球蛋白以预防 Rh 同种免疫。

（三）评估疗效

接受血小板 ABO 不同型输注后进行疗效评估，临床判断的依据主要有血小板恢复百分率（percent platelet recovery，PPR）和输注后校正血小板增加值（corrected count increment，CCI），以及患者出血状况有无改善。血小板输注后患者出血症状改善程度不易量化，故以 PPR 和 CCI 作为量化的判断依据。

PPR 计算公式：PPR（％）＝（输注后血小板计数－输注前血小板计数）×血容量÷输注血小板总数×100％。其中血小板计数单位为 10^9，输注后计数为输注后 1 h 测量值，血容量单位为 L，输注血小板总数单位为 10^{11}。输注后 1 h 30％＜PPR＜60％或输注后 24 h 20％＜PPR＜50％为输注有效；输注后 1 h PPR＜30％或输注后 24 h 的 PPR＜20％，为输注无效。

CCI 计算公式：CCI＝（输注后血小板计数－输注前血小板计数）×体表面积÷输注血小板总数；其中血小板计数单位为 10^9，输注后计数为输注后 1 h 测量值，体表面积（m^2）＝0.006 1×身高（cm）＋0.012 8×体重（kg）－0.015 29，输注血小板总数单位为 10^{11}。输注后 1 h，有效者 CCI 值应大于 10，CCI＜10 提示输注无效。

（四）输注后监测

接受 ABO 血型不同的单采血小板输注，具有一定风险，输注前后可监测但不限于以下指标：血清总胆红素、血清间接胆红素、血清游离血红蛋白、尿胆红素、直接抗球蛋白试验等。供者血浆中存在的 ABO 血型抗体可能引起急性溶血反应，监测患者有无发热、腹痛、血红蛋白尿等。

第四节　紧急救治输血策略

临床输血前常规需要进行血型鉴定、不规则抗体筛查和交叉配血。但当发生危及生命的大出血时，输血已是刻不容缓，此时应该启动紧急救治输血流程。

一、交叉配血的必要性视情况而定

正常人群中不规则抗体检出率仅为 0.3％～2％，而且这些不规则抗体中一部分只在温度低于 30℃以下具有活性，其在大多数输血中不重要。其他一些在 30℃具有活性的不规则抗体，如果输入含有不规则抗体相对应抗原的血液时，存在发生严重输血反应的风险。除抗-A 和抗-B 外，抗-D 为最常见的重要抗体。如果患者输血前进行正确的 ABO/RhD 血型鉴定，发生不相容输血的可能性低于 1/1 000。换言之，单纯 ABO/RhD 血型鉴定的相容性输血率为 99.8％，增加抗体筛查可将安全性提高到 99.94％，增加交叉配血后可将安全性提高到 99.95％。输血科可以通过抗体筛查降低不相容性输血的概率，估计这种筛查漏检潜在危险性抗体的概率不超过 1/10 000。如果患者输血前做过 ABO 和 RhD 血型鉴定及红细胞不规则抗体筛查，可以实施电子交叉配血，进行移动输血科血液的远程发送，即直接由计算机为受血者选择 ABO/RhD 血型相容的血液进行输注，而不再对献血者和受血者的血标本做血清学交叉配血试验，大大缩短从发出指令到临床输上血的时间。

二、紧急用血输注策略

特殊情况下，相容性试验（ABO/RhD 血型鉴定、抗体筛查和交叉配血）完成前需要紧急输血，在时间不允许全面检测的情况下，可以使用简要的检测程序，根据病情紧急程度从高到低可以依次采取以下策略。

（一）O 型红细胞和 AB 型血浆、未交叉配血的血液

O 型红细胞没有 A 和 B 抗原,因此不会与受血者血中的抗- A、抗- B 结合发生溶血,因此被称为"万能供血者"。当紧急输血血型和交叉配血无法进行时,在血型未知情况下可以发送 O 型 RhD 阴性红细胞、AB 型血浆和单采血小板。由于我国 RhD 阴性血型人群极为稀有,输血科几乎不可能备有 RhD 阴性红细胞,因此也可以用 O 型 RhD 阳性红细胞代替。

（二）血型明确、未交叉配血的血液

当紧急情况下不规则抗体筛查和交叉配血无法进行时,在血型已知情况下可以发送特定血型红细胞和血浆。对既往无输血妊娠史患者,大多数 ABO 特定血型未交叉配血输血通常是安全的,但对以前接受过输血或有妊娠史的患者应该警惕存在不规则抗体风险,因而不能滥用。

（三）血型明确、已部分交叉配血的血液

当使用未交叉配血血液时,最好获得至少 ABO/RhD 分型和快速阶段交叉配血检测结果。不完全交叉配血是指室温下在供血者红细胞中加入患者血清,离心后,肉眼观察其凝集作用。通常为盐水介质法,需要 $1\sim5$ min,可以防止因 ABO 血型错误导致严重溶血反应。此法仅可检测出少数 ABO 血型系统之外的不规则抗体,如直接抗 MN、P 和 Lewis 系统抗原的抗体,但其中大多数并无临床意义。

三、规范和专家共识

产后大出血、严重创伤等均会导致患者失血性休克、DIC 和重要器官损伤,及时为患者提供合适的血液制品,对挽救患者生命及其重要。国外 O 型 RhD 阴性红细胞常常作为紧急通用红细胞首选,对血型未知的急性大出血患者紧急输血,第一时间（$2\sim10$ min）可以启动血液制品输注,包括未进行交叉配血的 RhD 阴性 O 型红细胞和 AB 型液体血浆。美国巴尔的摩马里兰大学休克创伤中心的冰箱里平时备有 12 U O 型红细胞,其中 2 U 为 O 型 RhD 阴性红细胞供有生育要求女性使用。国内也已有类似规范和专家共识。

（一）临床用血技术规范（2019 版征求意见稿）

临床用血应当遵循不可替代、最小剂量和个体化输注原则,紧急用血时应当遵循生命权第一原则。

因抢救生命垂危者需要紧急输血,且不能取得患者或其近亲属输血治疗知情同意的,经医疗机构负责人或者授权的负责人批准后,可以立即实施输血治疗。应当在抢救结束后 6 小时内将紧急输血理由、不能取得患者输血治疗知情同意的具体情况和批准意见等记入病历。

异体输血首选 ABO 和 RhD 血型同型输血,次选相容性输血。医疗机构应当制定相容性输血的制度及流程。红细胞相容性输注,原则上仅用于 RhD 阴性、稀有血型、非同型造血干细胞移植和存在特殊抗体时,或者因抢救生命垂危者需要输血但无同型血时。

根据患者病情紧急程度,紧急输血分为即刻输血和限时输血。医疗机构应当制订紧急用血管理制度和流程,明确启动条件、限时用血的时限要求等,最大程度保障患者紧急输血安全。紧急输血时,输血相容性检测规则应当服从临床用血时限要求。即刻输血时,不做任何血液相容性检测,可立即发放正反定型相符的 O 型红细胞和 AB 型血浆。发血时在发血单上标明"紧急发放-相容性检测实验未完成"。即刻输血后应尽快确定患者血型,尽早采取同型血液输注。限时输血时,输血科或血库应当根据时限要求尽快完成输血相容性检测，及时发放血液。

（二）创伤紧急救治通用型红细胞输注专家共识

1. 前提条件

① 针对创伤患者抵达医院急诊科后所开展的紧急抢救治疗时段的临床血液输注治疗。② 通用型红细胞：是指 O 型悬浮红细胞，抗- A、抗- B 效价≤256。此悬浮红细胞仅适用于紧急救治创伤患者输注。③ 医院临床输血管理委员会及创伤救治领导小组制定各自医院《创伤紧急救治通用型红细胞输注方案》，输血科备置存放通用型红细胞贮血专用冰箱 1 台，常规储存 O 型悬浮红细胞 30 U，并做好轮换更新、补充、冷链维护和质量控制工作。该冰箱内严禁存放其他任何物品，并且按贮血专用冰箱要求管理。④ 决定紧急救治输血治疗前，经治医师负责填写《紧急抢救配合性输血治疗同意书》，应向患者或其家属说明临床输血紧急情况，所需血液制剂品种及数量，异型血液输注的不良反应和经血传播疾病的可能性，以及做输血前检查的必要性。征得患者或家属的同意并在《紧急抢救配合性输血治疗同意书》上签字。无家属、无自主意识患者的紧急输血，应报医疗总值班或主管领导同意授权。

2. 启动条件

① 患者抵达急诊科时已出现失血性休克，估测急性失血达血容量>40％，休克指数≥1.5。② 患者突然发生无法迅速控制的急性大量出血（如大血管出血、胸腹盆腔内大血管破裂）、脏器严重损伤（如复合外伤、宫外孕和脏器破裂出血）等可能出现失血性休克。③ 无法采集患者血液标本。④ 无法确认患者 ABO、RhD 血型。⑤ 不立即输血将危及患者生命的其他因素。

存在下列情况之一时，不得启动：① 已知患者为 RhD 阴性，且有抗- D 检测阳性史。② 已知患者有不规则抗体，且有溶血性输血反应史。

3. 启动流程

① 经治医师应严格掌握输血指征，逐项填写《临床输血申请单》，在其中明确注明"未鉴定血型、未做交叉配血"，开具输血医嘱。② 护理人员应做好输血前一切准备工作，包括采集供输血前筛查、血型鉴定与交叉配血标本。③ 输血科值班人员在接到通知后，从通用型红细胞贮血专用冰箱取出 O 型红细胞悬液，标注患者信息和"急救用血"字样后发至临床用血科室。④ 输血前由 2 名医护人员对《临床输血申请单》和血袋标签上的内容仔细核对，核对及检查无误后，遵照医嘱，采用严格无菌操作技术将通用型红细胞用标准输血器输给患者。⑤ 输血过程中，必须严密观察患者的病情变化与输血反应，如有异常反应，严重者要立即停止输血，迅速查明原因并做相应处理，所有输血不良反应的处理经过均应在病历中详细记录，输血治疗后，经治医师要对输血疗效做出评价，还应防治可能出现的迟发性溶血性输血反应。⑥ 急救结束后，若该患者后续治疗需继续输血，应重新抽取患者血标本做交叉配血试验，并遵循以下原则输血：交叉配血试验相容者，可输注与患者 ABO 同型红细胞；交叉配血试验不相容者，应继续输注 O 型红细胞；尽早输注与患者 ABO/RhD 血型同型血小板。输血科应尽快鉴定患者血型并根据临床输血需要发出经交叉配血相容的同型悬浮红细胞。⑦ 出现下列情况之一的，应及时终止《创伤紧急救治通用型红细胞输注方案》：患者出血情况得到有效控制或患者死亡；输血科已完成患者血型鉴定、交叉配血工作，可以提供相同血型（ABO、RhD）且交叉配血相容的红细胞、血型相同的血浆、血小板、冷沉淀等；在《创伤紧急救治通用型红细胞输注方案》实施过程中，患者出现急性溶血性输血反应等严重反应。

总之，在特殊紧急情况下，及时为产后大出血、严重创伤等患者提供合适的血液制品，对挽救患者生命尤为重要。当 ABO 同型血液无法满足患者紧急抢救输血需要时，临床医师应果断实施 ABO 血型相容的非同型血液紧急输注,必要时启动紧急输血流程。对于血液储备有限或血液应急响应困难的医疗机构,建议适当增加 O 型红细胞和 AB 型血浆/冷沉淀的储备,以作应急。

（王春晓　陈骏萍　严海雅）

参考文献

[1] 上海市医学会输血专科分会,上海市临床输血质量控制中心.创伤紧急救治通用型红细胞输注专家共识[J].中国输血杂志,2017,30(7)：668－669.

[2] 中华人民共和国国家卫生健康委员会.全血和成分血使用[S].2018－09－26.

[3] 中国医师协会急诊医师分会.特殊情况紧急输血专家共识[J].中国急救医学,2013,33(6)：481－483.

[4] HUNT B J, ALLARD S, KEELING D, et al. A practical guideline for the haematological management of major haemorrhage[J]. Br J Haematol, 2015, 170(6)：788－803.

[5] 中华医学会麻醉学分会.围术期血液管理专家共识,2017.

[6] 中国医师协会输血科医师分会,中华医学会临床输血学分会.特殊情况紧急抢救输血推荐方案[J].中国输血杂志,2014,27(1)：1－3.

[7] ESTCOURT L J, BIRCHALL J, ALLARD S, et al. Guidelines for the use of platelet transfusions[J]. Br J Haematol, 2017, 176(3)：365－394.

[8] 黄春妍,魏曾珍,谭金哲,等.360 例紧急输血预案病例的输血情况分析[J].中国输血杂志,2017,30(4)：379－381.

[9] KAUFMAN R M, DJULBEGOVIC B, GERNSHEIMER T, et al. Platelet transfusion：a clinical practice guideline from the AABB[J]. Ann Intern Med, 2015, 162(3)：205－213.

[10] 上海市医学会输血专科分会,上海市临床输血质量控制中心.紧急抢救时 ABO 血型不相同血小板输注专家共识[J].中国输血杂志,2017,30(7)：666－667.

[11] 池泉,郭永建,田兆嵩.红细胞血型抗体与输血安全[J].中国输血杂志,2008,21(8)：649－654.

[12] COHEN N H, ERIKSSON L I, FLEISHER L A, et al. 米勒麻醉学[M].邓小明,曾因明,黄宇光,主译.北京：北京大学医学出版社,2016：1654－1701.

[13] DUTTON R P, SHIH D, EDELMAN B B, et al. Safety of uncross matched type-O red cells for resuscitation from hemorrhagic shock[J]. J Trauma Acute Care Surg, 2005, 59(6)：1445－1449.

[14] 车嘉琳,何子毅,田兆嵩.电子交叉配血[M].北京：人民卫生出版社,2017.

[15] O'KEEFFE T, REFAAI M, TEHORZ K, et al. A massive transfusion protocol to decrease blood component use and costs[J]. Arch Surg, 2008, 143(7)：686－691.

[16] VASLEF S N, KNUDSEN N W, NELIGAN P J, et al. Massive transfusion exceeding 50 units of blood products in trauma patients[J]. J Trauma, 2002, 53(2)：291－296.

第十五章
出血高危产妇麻醉管理

随着卫生保健制度和措施的完善,医疗设备更新和医疗技术的不断提高,产后出血导致孕产妇死亡及严重并发症的发生率显著降低。在欧美等发达国家,产后出血已不再是引起孕产妇死亡的首要原因。但在多数欠发达国家和地区,包括中国在内,产后出血仍是导致孕产妇死亡的首位因素。产后出血导致严重不良后果的主要原因包括:医务人员对出血高危产妇的风险认知意识不强、对病情估计判断不足、对出血量的评估不够准确、对低血容量及失血性休克的诊断处理不及时、缺乏高效的多学科团队合作经验、不能及时提供血液制品而错过抢救的最佳时机等。特别是对于出血高危产妇的救治,更需要有多学科应急团队的密切合作,而麻醉科医师作为整个应急团队的核心成员,理所应当发挥其良好的复苏策略、输血管理和危重症监测及治疗等特长,并在出血高危产妇的休克诊断、早期液体复苏、麻醉方式的选择、用血管理、血液回收技术以及重症管理等方面承担起更多的责任。

第一节　输血科血制品的日常贮备

血液及血制品的输注是出血高危产妇救治的重要措施之一,所以这类产妇宜选择在设有输血科并具备充足血源的三级医院分娩或进行救治。但在当前国内普遍存在血液制品紧张的情况下,难以奢望任何一家医院的输血科能备有充足的血源,只能在充分考虑附近采供血机构的供血能力以及本院临床实际用血需求的基础上,制定出相对合理的血制品贮备计划。以宁波市妇女儿童医院为例,由于其离宁波市中心血站距离相对较近(正常情况下的取血时间一般不超过1 h),在此前提下,根据医院的用血情况及临床用血经验,宁波市妇女儿童医院输血科、麻醉科、产科共同协商确定了输血科血制品的日常贮备量,见表15-1。

表 15-1　宁波市妇女儿童医院输血科血制品日常贮备

输血科血制品的日常贮备量				
血　　型	A 型	B 型	O 型	AB 型
红细胞(U) 血源充足	8～16	5～10	8～16	3
血源紧张	12～24	8～16	12～24	3～6
血浆(ml) 普通冰冻	2 000～5 000	1 500～3 000	3 000～5 000	1 000～2 000
新鲜冰冻	1 000～5 000	1 000～3 000	1 000～5 000	1 000～2 000
冷沉淀凝血因子(U)	10～30	10～20	10～30	10～20

注:① 血制品的日常贮备量上下限取决于宁波市中心血站的血源充足或紧张情况。② 宁波市妇女儿童医院前去宁波市中心血站的取血时间<1 h。③ 预计出血风险高的产妇,可以提早进行红细胞预交叉,并存放在输血科。

第二节　麻醉科药物及自体输血准备

对于出血高危产妇,只有及时有效地处置可能出现的产后出血危急情况,才能有效改善预后,除了输血科保证及时充足的血制品供应外,其他辅助治疗和药品储备也必不可少。因此,作者单位(宁波市妇女儿童医院)麻醉科常规备有人纤维蛋白原、人凝血酶原复合物、人血白蛋白、葡萄糖酸钙及氨甲环酸等药物,同时常态化开展 24 h 回收式自体输血的技术响应。

一、药物贮备

麻醉科常规备有产科出血的相关救治药物,见表 15 - 2。

表 15 - 2　麻醉科药物贮备及用法

	人纤维蛋白原	人凝血酶原复合物	氨甲环酸注射液	葡萄糖酸钙注射液	人血白蛋白
剂型	0.5 g/瓶	200 IU/瓶	0.5 g/5 ml	1 g/10 ml	5 g/25 ml
数量	20 瓶	10 瓶	150 支	20 支	10 瓶
使用指征	血浆纤维蛋白原浓度<2 g/L	APTT>50 s	出血量≥1 000 ml	血气分析 Ca^{2+} ≤0.9 mmol/L	血浆白蛋白浓度 ≤25 g/L
剂量	25~50 mg/kg	10~20 IU/kg	1 g	1 g	25 g

二、回收式自体输血技术

术中回收式自体输血(intraoperative cell salvage,IOCS)技术目前已被多个指南推荐用于出血高危产妇的剖宫产手术。回输的自体红细胞不仅携氧丰富,而且经济快捷。IOCS 技术在产科围术期中的应用可以减少或避免孕产妇输注同种异体红细胞,尤其适用于预计有大量失血可能(如前置胎盘和胎盘植入等)或拒绝接受异体输血的孕产妇。IOCS 技术作为一种紧急的血液回收手段可在产后大出血的救治中发挥其重要的作用,其主要的限制是需要常规配备自体血回收装置及操作管理该设备的专业人员。宁波市妇女儿童医院作为国内最早开展产科回收式自体输血技术且病例数最多的单位,科室内的麻醉科医师均具备熟练操作此项技术设备的能力,可以确保 24 h 响应。

第三节　麻醉前评估与准备

若术前评估和准备不完善,对病情估计判断不足,硬件设备或人员不足,往往会导致对大出血产妇的救治不及时,并引起严重并发症甚至死亡,所以充分的麻醉前评估和准备极其重要。

一、术前评估

通过术前详细了解病史和各项检查,决定麻醉方式,预测出血风险,并对失血的耐受性进行评估。

(一)病史与检查

实施产科麻醉前,应重视病史(特别是剖宫产及相关子宫手术史)、体格检查和实验室及辅助检查结果,特别是体重、心肺功能、血常规、凝血功能、胎盘多普勒超声及 MRI 检查等,以预估出血风险。常规进行气道评估,做好困难气道的应急准备。即便选择椎管内麻醉,也应做好气管插管全麻和困难气道的应急预案及准备,并常规进行产妇背部及脊柱查体,具体麻醉方式需要在充分评估的基础上谨慎选择。

（二）出血风险评估

（1）产妇情况：识别产妇出血高危因素,如妊娠合并前置胎盘、胎盘植入、高龄产妇、既往子宫手术史、多胎妊娠、早产、贫血、出凝血功能异常情况等,详见第三章。

（2）管理团队能力：手术医师的综合技能、麻醉科医师的管理调控能力、输血科医师的快速响应能力以及外科力量的支持等也决定了产妇最终的出血量、病情演变和预后。

（3）其他：对于凶险性前置胎盘伴穿透性胎盘植入的产妇,有条件者术前可预置腹主动脉或双侧髂内动脉球囊导管,以减少出血量和控制出血速度。

（三）出血耐受性评估

根据产妇体重、血红蛋白浓度（Hb）、血细胞比容（Hct）、血小板计数（Plt）、纤维蛋白原浓度（Fib）、心肺功能等综合评估产妇对出血的耐受性。不同生理状况的产妇对出血的耐受性存在明显差异,启动输血时机和需要的输血量也存在很大差别。

（1）产妇全身血容量：孕期血容量＝孕前体重（kg）×70 ml/kg×（1＋40%）或孕前体重（kg）×100 ml/kg。如孕前体重 50 kg 和 80 kg 的产妇,按公式计算,其妊娠末期估计全身血容量分别为 5 000 ml 和 8 000 ml,相差近 3 000 ml。

（2）Hb 改变与出血量和输血量的关系：假设产妇术前 Hct 为 30%,按照 Hb 下降 10 g/L 相当于 Hct 降低 3% 的关系计算,Hb 下降 10 g/L,估算失血量＝（全身血容量×3%）/30%＝全身血容量/10,因此孕前体重 50 kg 和 80 kg 的产妇,Hb 下降 10 g/L 相当于出血量分别为 500 ml 和 800 ml。同样按照 1 U 悬浮红细胞含血红蛋白 24 g 计算,50 kg 和 80 kg 的产妇 Hb 提升 10 g/L,需要红细胞输注量分别为 2.08 U 和 3.33 U,可见二者启动输血时机及 MTP 实施过程中的红细胞输注量也明显不同。

（3）最大允许出血量：根据术前 Hct、Plt、Fib 值不同,预计可允许最大出血量也存在较大差距,这些数据均应在术前进行初步计算,以便术中判断和管理。可以按照以下公式进行初步估算：① 根据 Hct 计算：最大允许出血量（ml）＝产妇估计血容量（ml）×（基础 Hct－最小允许 Hct）/（基础 Hct＋最小允许 Hct）×2。② 根据 Plt 计算：最大允许出血量（ml）＝产妇估计血容量（ml）×（基础 Plt－最小允许 Plt）/（基础 Plt＋最小允许 Plt）×2。③ 根据 Fib 计算：最大允许出血量（ml）＝产妇估计血容量（ml）×（基础全血 Fib－最小允许全血 Fib）/（基础全血 Fib＋最小允许全血 Fib）×2,全血 Fib＝血浆 Fib×（1－Hct）。

（4）氧供公式：氧的运输取决于呼吸和循环系统的功能,供给组织的总氧量（DO_2）为动脉血氧含量（CaO_2）与心排血量（CO）的乘积。而 CaO_2 包括溶解的氧及血红蛋白携带的氧。因此,氧供公式为：

$$DO_2＝CO×CaO_2＝CO×[(1.38×Hb×SaO_2)＋0.003\ 1×PaO_2]$$

公式说明了机体氧供除了与 Hb 相关外,还与心肺功能等密切相关。呼吸系统将氧摄入人体内,再由循环系统将氧输送至机体全身并为组织细胞所利用。适当的心排血量是将氧输送到组织的重要动力因素,Hb、SaO_2 或者 CO 的单项降低,均可导致 DO_2 的下降,当 SaO_2 或血红蛋白总量减少时,心排血量可做出迅速的代偿反应。相反,如果心排血量降低,机体的代偿反应则会相当缓慢,这可能与血红蛋白的合成周期长及氧离曲线存在封顶效应相关。此外,肺通气和肺换气也是氧输送的重要环节,任一环节发生障碍,都会引起缺氧。所以不同年龄及不同心肺储备功能的产妇,对出血的耐受性和代偿能力不同,其对红细胞的输注指征也不可避免会存在差异。

二、输血准备

(1) 与产科医师沟通明确出血风险、预计出血量等。

(2) 了解产妇血型(ABO 血型、RhD 血型)和不规则抗体筛查情况。对特殊血型或不规则抗体阳性产妇,需要制定特殊输血应急流程。对于预计出血凶险的产妇,应沟通落实输血科血制品储备情况及紧急响应准备,制定个体化的大量输血方案。

(3) 血液回收准备。

(4) 血制品准备和预估:择期剖宫产手术产妇极少输血(<1%),但术前贫血、前置胎盘、胎盘植入或多次妊娠的产妇,特别是多个危险因素合并存在时,输血风险就会急剧增加。表 15-3 是加州孕产妇医疗质量控制联委会(California maternal quality care collaborative,CMQCC)、斯坦福大学(Stanford University)和母胎医学研究协作网(maternal-fetal medicine units network)关于血液制品准备的共同建议。

表 15-3 基于围产期输血风险分级的血制品准备

风险分级和建议	条 件 状 态
准备≥2 单位 PRBC	严重贫血(产前 Hct<25%)
风险>10%	轻度贫血(Hct 25.1%~29.9%)+其他风险因素
	血小板减少症(血小板<100×10^9/L)+其他风险因素
	多次妊娠+其他风险因素
抗体筛查	入院存在活动性出血
	凝血障碍,包括 HELLP 综合征
	前置胎盘行剖宫产、胎死宫内、绒毛膜羊膜炎
	T&S(Typing & Screen 血型鉴定+抗体检测)抗体阳性(D 抗体需用抗 D 免疫球蛋白)
	存在交叉配血困难史
	镰状细胞贫血需要扩大交叉配血
血型和交叉配血	≥3 次剖宫产史合并一次胎盘覆盖子宫瘢痕或前置胎盘
*4~20 单位 PRBC	影像学诊断提示存在侵入性、粘连性、穿透性胎盘
*4~20 单位 FFP	计划剖宫产时行子宫切除术
*1~4 血小板(5-pk)	

注:FFP=fresh frozen plasma,新鲜冰冻血浆;PRBC=packed red blood cells,浓缩红细胞。5-pk:5 人份的混合血小板

对抗-D 阳性和可能妨碍血型鉴定和交叉配血的其他抗体进行鉴别,需要额外时间。准确的血液制品需要量还取决于对产妇大出血风险的特异性评估,以及医疗机构快速获取额外血制品的能力。

第四节　麻醉实施与管理

一、麻醉准备

实施麻醉前应建立应对大出血的静脉通路、血流动力学和凝血功能监测,以及必要的抢救药物和仪器设备。

（一）静脉通路

常规建立至少 2 条大口径（至少 18 G 留置针）上肢静脉通路和双腔中心静脉通路，需注意用于维持静脉全身麻醉和血管活性药物的静脉通路应与快速输血输液的静脉通路分开。

（二）药品设备

1. 药品

准备必要的血管活性药物（去氧肾上腺素、去甲肾上腺素和肾上腺素等）、凝血制剂（纤维蛋白原浓缩剂、凝血酶原复合物和葡萄糖酸钙）、抗纤溶物质（氨甲环酸）和人血白蛋白等。术中手术开始前常规应用预防性抗生素，并在手术时间延长（如≥3 h）或有严重出血时（出血量≥1 500 ml）重复应用。

2. 设备

对预计可能存在大出血风险的产妇，需要准备术中血液回收装置、输血输液加压加温设备和躯体保暖设备（温毯或暖风机）。有条件还应配备床旁血气电解质分析、血红蛋白测定、快速凝血功能检测、以及床旁超声等仪器设备。

（三）人员

配备足够的麻醉科医师和护理人员，包括能即刻准备取血和送检血标本的人员。另外，产妇入手术室后，麻醉前后产科医师都应监测胎心率。

二、麻醉监测

对于具有产后出血风险或已发生产后出血的产妇，除进行基本监测外，还应该进行有创动脉血压、中心静脉压、体温及心排血量等监测。有创血压监测有助于迅速识别低血压，并提供频繁采血的通道；体温监测可以避免低体温对凝血功能的影响，因低体温可以引起凝血酶活性降低、纤溶增强和各种凝血因子功能受损、抑制血小板聚集，最终导致出血增加。低体温还可进一步抑制免疫系统，使术后感染发生率增高、病情恶化，持续性低体温往往提示预后不良（体温<32℃时死亡率几乎 100%）；尿量监测是评估微循环灌注、心排血量和肾灌注的最为简单和有价值的指标；超声检查和心排血量监测可以用于容量及心脏功能的评估；血气分析、血红蛋白测定和凝血功能检测可以用于评估内环境状况和指导输血输液治疗。

三、麻醉方式

（一）选择原则

麻醉方式的选择，需要通过权衡出血风险、孕产妇的全身状况、计划手术方式、转为计划外全麻时是否有其他麻醉人员协助和困难气道的预估风险等因素，综合做出决定。

1. 剖宫产手术麻醉方法

对于出血高危产妇的剖宫产手术，如无禁忌证，也可选择椎管内麻醉。但如预计短时间内存在大量出血致血流动力学不稳定、缺氧和凝血功能障碍可能的，首选气管插管全身麻醉。若在大量出血及低血容量时再紧急将椎管内麻醉改为气管插管全身麻醉，不仅在诱导时会加重血流动力学剧烈波动，而且会分散麻醉人员的精力和注意力。同时大出血产妇凝血功能障碍也会增加硬膜外血肿的发生率。如果手术计划是胎儿娩出后即行子宫切除，也可先采取椎管内麻醉，在随后的子宫切除手术时则根据手术复杂程度、出血量多少、对肌松要求和产妇舒适度需求等因素，继续在椎管内麻醉下进行手术或改为全身麻醉下进行手术，但如出现术野出血较多等异常情况，应当机立断改为全身麻醉。胎儿娩出后，对于全身麻醉的产妇应及时加深麻醉，避免术中知晓，但高浓度的吸入麻醉药可加重子宫收缩乏力，因而要避免吸入麻醉药浓度过高,以免抑制子宫收缩,一般浓度不超过 0.5 MAC 的吸入麻醉药对宫缩抑制相对较轻。使用短效的镇痛类药物可减少吸入麻醉药的用量,并减少对子宫收缩的影响。

2. 阴道分娩后产后出血处理的麻醉

分娩后出现产后出血的产妇,需实施宫内残留物清除、软产道损伤修补、宫腔填塞等手术,这些手术大都可在局部麻醉下完成,其麻醉处理要点是进行容量治疗和密切监测。部分产妇需要进行椎管内麻醉,而只有极少数的产妇需要实施全身麻醉,如剖腹探查手术止血。存在血流动力学不稳定或凝血功能异常的产妇都应选择气管内插管全身麻醉,并注意产科用药对麻醉的影响。对于血容量已恢复、血流动力学较稳定或已留置了硬膜外导管的产妇,可在密切监测及积极扩容治疗下,实施硬膜外麻醉,但要避免麻醉阻滞平面过广,备好抢救药品和应急气道等处置预案。

3. 特殊情况下麻醉选择

所有产科认为需要争分夺秒进行的急诊手术、活动性大出血、低血容量休克、产妇血流动力学不稳定、预计短时间内存在大量出血致血流动力学不稳定和凝血功能障碍、中重度贫血、心肺功能不全、已知穿透性胎盘植入者等,麻醉方式首选气管插管全身麻醉。

(二)注意事项

1. 全身麻醉

除麻醉方式选择不当或延误抢救时机外,出血高危产妇与麻醉因素相关的死亡原因主要是合并困难气道和反流误吸,所以常规做好预防和处理困难气道、反流误吸的应急预案。

(1) 气道评估与准备:麻醉前要高度重视是否存在困难气道,仔细检查产妇是否合并颈短、门齿突出、Mallampati Ⅲ～Ⅳ级等高危因素。可视喉镜、喉罩、气管-食管联合导管、气管穿刺导管经气管喷射通气(transtracheal jet ventilation, TTJV)等技术有助于在插管失败后仍能迅速建立供氧通道,避免产妇缺氧。

(2) 麻醉诱导:孕期体重增加、肥胖、液体潴留、上呼吸道软组织松弛,口腔黏膜水肿脆弱,食管下段括约肌张力下降及阿片类镇痛药物应用等,均可增加反流误吸的风险。因而对产妇行全身麻醉诱导时,常规按饱胃处理,麻醉诱导时应预防反流误吸发生。全麻诱导如下:① 面罩吸纯氧 3～5 min(氧流量 6 L/min 以上),情况紧急时改为 60 s 内进行 8 次或 30 s 内 4 次深呼吸,新鲜气流量不低于 10 L/min。② 先消毒铺巾并做好手术准备后,使用丙泊酚 2 mg/kg、瑞芬太尼 1 μg/kg、氯琥珀胆碱 2 mg/kg 或罗库溴铵 0.9 mg/kg,并辅以 Sellick 手法(环状软骨按压)快速诱导后插管。在低血容量时可以使用氯胺酮 2 mg/kg 或依托咪酯 0.3 mg/kg 代替丙泊酚。③ 确认气管插管成功后即开始手术。

(3) 全麻维持:在胎儿未娩出前麻醉维持给予 0.5～1.0 MAC(最低肺泡有效浓度)的七氟烷吸入;胎儿娩出后静脉注射芬太尼 0.2 mg(或舒芬太尼 30 μg)、咪达唑仑 3 mg,停七氟烷吸入,静脉泵注丙泊酚 4～8 mg/(kg·h)、瑞芬太尼 0.2～0.5 μg/(kg·h)维持麻醉。调节麻醉机呼吸参数维持呼气末二氧化碳分压($PaCO_2$)35～40 mmHg,采取肺保护措施。

对于已经发生严重出血的产妇,全身麻醉诱导需要谨慎选择麻醉药物和剂量,宜小剂量使用以减少对心血管功能的影响,也可以选择对心血管功能影响较小的药物如氯胺酮或依托咪酯,同时进行容量复苏以维持循环稳定,必要时辅助使用血管活性药物。

2. 椎管内麻醉

对于出血高危产妇或已发生产后出血者,应谨慎选择椎管内麻醉,可在 L2～3 行连续硬膜外麻醉,同时做好紧急全身麻醉准备,并注意以下几种情况:① 术中一旦发生大出血、血流动力学波动和氧供不足等情况,应果断实施气管插管全身麻醉,并应注意在椎管内麻醉、出血和低血容量等多因素并存时,全麻诱导会加重血流动力学波动,损害组织器官灌注,甚至发生心搏骤停,要特别注意麻醉药物选择和血管活性药物的准备。② 大出血产妇会出现凝血功能障碍,硬膜外导管应在确认凝血功能纠正后方可拔除,并做好术后随访,及时发现和处理诸如椎管内血肿等并发症。③ 如使用腹主动脉或双侧髂内动脉球囊阻断术,就不可避免会使用肝素抗凝,在此情况下应避免选择椎管内麻醉。

四、术中管理

(一) 管理要点

术中管理着重于对出血量和出血速度的准确估计,以及血制品的及时有效输注,从而保证组织器官灌注和氧供,维持凝血功能和内环境稳定。具体管理要点包括:① 密切关注手术进程和生命体征的变化,尤其是出血速度、当前出血量、手术医师止血效果、后续出血量等,保证重要脏器的灌注、基本氧供、凝血功能和内环境稳定等。② 急性失血前进行一定的容量预充,对于心肺功能无异常者,进腹前输液至少 1 000 ml 以上,子宫切除大出血前至少 2 000 ml 以上;急性失血循环不稳定时使用加压输注,必要时使用准备好的血管活性药物。在出血没有得到控制前,实施损伤控制性复苏。③ 关注肺保护,包括病情许可情况下实施呼气末正压通气和控制吸入氧浓度,血流动力学基本稳定时控制输血输液速度,合理输注血制品,出血控制后考虑容量负荷过重时使用利尿剂等。④ 根据术前对产妇出血耐受性评估结果、血流动力学变化、微循环灌注情况、当前出血情况、预计后续出血量、血液检测结果等合理输注血制品。⑤ 定时(如间隔 0.5~1 h 或一个 MTP 批次结束)进行血气电解质、血常规、凝血功能、肝肾功能等检测。⑥ 结合实验室检测结果、出血量、血流动力学变化、内环境、微循环灌注、结膜唇色等综合判断病情。⑦ 手术医师应尽快控制致命性出血,必要时暂时压迫或阻断血管,待血制品到位再行手术。⑧ 高血钾(因大量输注库血、酸中毒、肾功能异常等)处理:纠酸、补钙、利尿、输注不含钾的液体和胰岛素泵注等。⑨ 休克、使用大剂量激素、严重创伤等患者术中胃保护:泮托拉唑 80 mg 或奥美拉唑 40 mg＋0.9％氯化钠 100 ml 静脉滴注。⑩ 输血科对非特殊血型应保证有一定的血液制品贮备量。在危及生命的情况下,短时间内无法获得同型血时应该实施紧急非同型相容性输血。

(二) 麻醉管理目标

1. 积极液体复苏的不良反应

过于积极的液体复苏可以通过多种机制导致出血增加和组织损害:① 动脉和静脉压力升高,增加血管内压力而加重出血。② 血压升高可推动新生的凝血块,造成凝血块松动再出血。③ 液体大量输注导致血小板和凝血因子稀释,造成稀释式凝血功能障碍。④ 输注的液体改变血液的黏滞度和流变特性。⑤ 血液稀释导致氧运输能力下降,组织氧供减少等。对于出血尚未得到有效控制的产妇,可采取延迟或限制液体输注的策略,允许在有限的短时间内,让动脉血压和器官灌注压维持在低于正常的水平,直至出血得到控制。

2. 早期复苏目标

出血高危产妇围术期液体管理的首要目标是维持有效循环容量(补充容量),保证重要脏器灌注;其次是维持动脉血携氧能力(输注红细胞),保证氧供;最后是维持正常凝血功能(补充凝血因子、血小板)和内环境稳定(维持酸碱电解质平衡);预防和控制感染。其中控制出血是决定患者预后的最重要因素,出血未控制前应该实施控制性复苏策略。早期复苏目标为:① MAP≥65 mmHg(出血原因没有得到根本解除前实施损伤控制复苏:SBP 维持在 80~100 mmHg,合并心脑等器质性疾病者除外)。② 尿量≥0.5 ml/(kg·h)。③ Hb≥80 g/L,Plt≥75×10^9/L。④ PT 低于参考值的 1.5 倍,APTT 低于参考值的 1.5 倍,Fib≥2 g/L。⑤ 血浆白蛋白浓度≥25 g/L。⑥ 全血离子钙浓度≥

0.9 mmol/L(或者血浆离子钙浓度≥1.13 mmol/L)。⑦ 动脉血气 pH>7.2。⑧ 防止血乳酸增加和酸中毒加重，血乳酸<4 mmol/L。⑨ 中心体温>35℃。

3. 注意事项

通常认为 Hb<70 g/L 的红细胞输注指征是针对血流动力学稳定、血容量基本正常或低血容量已被纠正的情况。我国 2019 年 4 月 1 日正式实施的《全血和成分血使用》指南中，将红细胞输注指征分为血流动力学稳定患者和活动性出血患者两种情形，活动性出血患者由临床医师根据出血情况及止血效果决定是否输注红细胞。产科出血应该是属于后一种的活动性出血情形。由于子宫胎盘血流丰富，足月妊娠时子宫血流量可达到 500～700 ml/min，一旦发生出血，往往出血量很大、速度很快。即使采用宫腔球囊填塞和子宫动脉上行支结扎等保守措施，也往往难以达到满意的止血效果，仍可能存在持续的出血。因而多数情况下，产科出血还是应放宽输血指征，或根据出血情况及止血效果决定是否输注红细胞。另外，由于失血早期血液浓缩，Hb 并不能准确、即时反映实际出血情况。同时，子宫平滑肌的有效收缩要依赖于充分的氧供，输血不及时可加重子宫缺血缺氧并导致子宫收缩乏力和出血，甚至面临切除子宫的风险。因此，对产科出血宜放宽输血指征。我国 2014 年的《产后出血预防与处理指南》建议输注红细胞的指征为 Hb<70 g/L，但如果出血凶险且出血尚未完全控制或继续出血的风险大，可放宽输血指征，维持 Hb>80 g/L 为宜。2015 年法国妇产科医师学院(CNGOF)联合法国麻醉及重症监护学会(SFAR)共同颁布的关于产后出血临床指南也建议，宜维持产妇的 Hb>80 g/L。结合临床实践及国内外的指南，宁波市妇女儿童医院麻醉科建议：产妇血流动力学稳定或出血已经得到控制情况下，红细胞输注指征可放宽到 Hb<80 g/L；假如患者后续出血风险很小，则可以将输血指征设为 Hb<70 g/L；对于出血尚未控制或继续出血风险大的产妇，应根据出血情况及止血效果决定是否输注红细胞，而不受 Hb 限制。

为了达到早期复苏管理目标，加强生命体征监测和实验室检查显得尤为重要。除了前述的液体治疗措施外，应重视纠正酸碱平衡紊乱和低钙血症。代谢性酸中毒多继发于低血容量和组织低灌注所致的组织缺氧，当 pH<7.2 时，可直接降低内源性和外源性凝血途径的凝血因子活性，并影响血小板的聚集功能，导致凝血功能障碍，因此尽可能维持 pH>7.2。另外，钙离子是许多凝血瀑布反应的重要辅助因子，临床上建议维持钙离子浓度在 0.9 mmol/L 以上，有助于术中止血。

值得注意的是，出血高危产妇围术期的低体温很容易被忽视。手术期间可因失血、液体输入、全身麻醉、体腔暴露等原因，导致热量丢失和低体温。而低体温可导致凝血酶的活性降低，抑制血小板的聚集，纤溶增强，各种凝血因子功能受损，最终加重出血。即使凝血因子和血小板计数正常，低体温也可引起凝血功能障碍。另外，低体温对循环和内环境稳定也有显著影响，并可抑制免疫系统使术后感染发生率增高，病情恶化。因此，术中要加强保暖措施，包括维持手术室温度在 22～24℃，应用输液加温仪将液体和血液制品加温到 36～37℃再进行输注，使用温毯保暖，尽量减少患者的身体暴露面积等，以预防低体温的发生。

4. 输血流程

术前应对已知出血高危孕产妇进行充分评估与准备。一旦发生产后出血，早期给予纤维蛋白原、氨甲环酸和钙剂，同时启动回收式自体输血、实验室检查。缺乏床旁检测设备或急性大出血尚未控制时，可根据 MTP 流程决定是否启动 MTP。出血开始阶段应尽快控制出血，同时进行床旁血气电解质分析、血红蛋白和凝血功能检测，并在复苏过程中进行实时、动态的观察。随着床旁快速血红蛋白和凝血功能检测技术的发展和应用，目前已有多项研究建议：对于不可控制的大出血应当即实施固定比例的大量输血方案；一旦出血可控则应转向目标导向的输血管理，包括血液制品及其比例调整，以及纤维蛋白原和冷沉淀的应用，纤溶亢进时给予氨甲环酸，积极纠正休克和凝血功能紊乱等，见图 15-1。

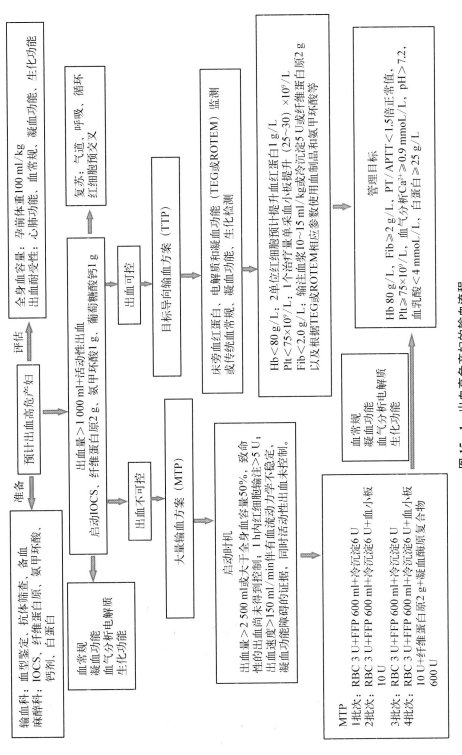

图15-1 出血高危产妇的输血流程

五、术后管理

（1）对于出血量较多、血流动力学不稳定、凝血功能纠正不理想或尿量不满意、术后仍需呼吸机支持的产妇，应保留气管导管转 ICU 进一步治疗，并积极防治多器官功能障碍综合征。

（2）大出血、大量输血的产妇，如仍有再次大出血的风险，可考虑进行动脉介入栓塞治疗，一般可以控制大部分的出血，从而避免再次手术。

（3）产妇发生大出血后，其缺血组织器官的微循环障碍不会即刻逆转，并且经受了缺血及再灌注二次打击后，其 DIC 和 ARDS 等并发症的发生率也明显升高。另外，术中的高容量液体复苏和（或）合并产前高危病情如子痫、低蛋白血症等，均可导致气道水肿，拔管前应做好评估（如气管导管套囊放气后有漏气，则可以认为此时的气道水肿尚不至于严重到影响呼吸道的通畅）。

（4）合理的术后镇痛方式有助于减轻应激反应，改善预后。术后仍应严密监测尿量、凝血功能、氧合指标及血流动力学状态，记出入量。

第五节 大量输血方案制定和实施流程

尽管 MTP 的实施能够有效纠正大出血产妇的凝血功能紊乱，提高输血效率和抢救成功率，但目前尚无权威的产科 MTP 指南，同时由于缺乏大样本的随机对照研究，已有的一些产科 MTP 指南至今也尚未被很多医疗机构所采纳和实践。

由于各地的血液制品供应、临床实践、输血相关法律法规不同，MTP 在具体的实践中会碰到很多技术上的难题和客观因素的制约，并且对于 MTP 实施的管理、血液制品的最佳输注比例、冷沉淀和纤维蛋白原等的应用也尚未达成共识。因此，目前更强调应根据当地的具体情况制定适合本单位的 MTP，同时随着床旁检测技术的发展和应用，MTP 逐渐转向目标导向输血方案（targeted transfusion protocol，TTP）。宁波市妇女儿童医院通过大量文献资料的复习和临床经验的积累总结，制定出相对比较成熟的 MTP 和输血流程，并在临床实践应用中收到良好的效果，可供其他医疗机构参考和借鉴。

一、MTP 制定

宁波市妇女儿童医院根据自身的具体情况，制定了比较成熟的 MTP 和实施流程，见表 15 - 4。实际上，这个 MTP 也是在大量的临床实践基础上不断修改和调整后确定的，其制定主要基于以下考虑：① 输注新鲜冰冻血浆 10～15 ml/kg，即可使多数凝血因子浓度上升 25%～50%。设定妊娠妇女平均孕前体重 60 kg，新鲜冰冻血浆按 10 ml/kg 计算，红细胞与血浆的比例定为 1∶1，由此将每批次的输血包定为红细胞 6 U＋血浆 600 ml。② 对于预计出血高危或术中发生急性大出血产妇，常规实施回收式自体输血技术。根据文献报道：回收式自体输血红细胞回收率约为 50%（30%～80%），出血速度快，则红细胞回收率高。所以术中配合有回收式自体输血技术时，异体红细胞的需求量可以减半，即每批次输血包中异体红细胞量减半使用或每隔 1 个批次使用，并根据产妇术前血红蛋白浓度和出血速度，决定第一批次是否需要异体红细胞。③ 全身血小板部分贮存在脾池，脾池血小板和循环池血小板可以自由交换。发生大出血时，贮存在脾池的血小板可以迅速补充到循环池，因此血小板启动时机相对较迟，甚至出血量接近全身血容量时才会发生血小板显著下降，才需要输注血小板。鉴于目前血小板供应基本来自 1 人份的单采血小板，相当于来自 10 人份 2 000 ml 全血分离的 10 单位，MTP 启动后按照每 2 个批次即红细胞 12 U＋血浆 1 200 ml＋1 个单采血小板的比例发送,接近红细胞：血浆：血小板＝1：1：1 输注。④ 新鲜冰冻血浆内纤维蛋白原被稀释,其浓度不到 2.5 g/L,为了维持血浆纤维蛋白原水平,每个批次增加了冷沉淀的使用,同时对于术前血浆纤维蛋白原＜4 g/L 的产妇,一旦诊断为产后出血,即给予纤维蛋白原 2 g。⑤ 基于指南推荐,MTP 中同样包含氨甲环酸和葡萄糖酸钙的使用。⑥ 尽管凝血酶原复合物的使用尚存在争议,但是同纤维蛋白原一样,凝血酶原复合物所含有的高浓度小容量浓缩凝血因子有助于提高凝血因子浓度,改善凝血状况,一般在血浆输注超过 2 000 ml 时补充。宁波市妇女儿童医院实践表明,这一相对"迷你"的 MTP 十分适合产科大出血的救治,还可以有效避免血液资源的浪费、稀释性凝血功能障碍和循环超负荷等不良后果。

表 15 - 4　宁波市妇女儿童医院的 MTP

批次	红细胞	血浆	冷沉淀	纤维蛋白原	凝血酶原复合物	血小板	葡萄糖酸钙	氨甲环酸
01				2 g#			1 g	1 g/10 min
02	3 U■	600 ml					根据检测结果给药,维持血气分析 Ca^{2+}≥0.9 mmol/L	出血未停止,30 min 后再静脉注射 1 g
1	3 U■	600 ml	6 U					
2	3 U■	600 ml	6 U			10 U		
3	3 U■	600 ml	6 U					
4	3 U■	600 ml	6 U	2 g	600 U	10 U		
目标值	* 出血未控制	Hb≥80 g/L,PT 和 APTT 低于参考值的 1.5 倍,Fib≥2.0 g/L,Plt≥75×10^9/L						
	** 出血已控制	Hb≥70 g/L,PT 和 APTT 低于参考值的 1.5 倍,Fib≥1.5 g/L,Plt≥50×10^9/L						

术前血浆纤维蛋白原＜4 g/L 产妇使用。

■ 配合有回收式自体输血时,红细胞量减半使用或每隔 1 个批次使用,同时根据术前血红蛋白浓度和出血速度,决定第一批次是否需要输注红细胞。每批次红细胞的量还可以根据术中出血速度、红细胞回收率的差异,以及借助床旁快速血红蛋白浓度测定而做适当的调整。

* 出血尚未控制或保留子宫;** 出血已经控制或已经进行子宫切除。

一旦达到启动 MTP 时机,即从 1 批次到 4 个批次按顺序执行,如出血仍未控制,则继续从 1 批次开始重复循环。01～02 是用于术前已知出血高危风险但尚未达到启动 MTP 的产妇。产后出血达到 1 000 ml 同时存在继续出血风险时,静脉给予氨甲环酸 1 g,葡萄糖酸钙 1 g,纤维蛋白原 2 g;出血量超过 2 000 ml,存在继续出血风险,则根据情况决定是否输注新鲜冰冻血浆 10～15 ml/kg,并根据是否配合有回收式自体输血、产妇术前 Hb 水平或 Hb 测定结果决定是否需要输注红细胞。

二、实施流程

(一) MTP 的启动时机

宁波市妇女儿童医院确定 MTP 启动时机为：① 预计产妇短时间内需要大量输血,如已知胎盘穿透性植入至膀胱且未放置血管内球囊。② 急性失血＞2 500 ml 或出血大于全身血容量 50%(足月产妇全身血容量约为孕前体重 100 ml/kg)。③ 已经输入 10 U 红细胞(配合有回收式自体输血时为 5 U)或出血速度＞150 ml/min。④ 产妇已经处于失血性休克和凝血功能障碍,预计总需求 RBC＞10 U 等。存在上述任何一种情况,致命性的出血尚未得到控制且伴有血流动力学不稳定、休克表现,经手术和常规红细胞输注等治疗仍未显示抢救成功迹象,便可立即启动 MTP。

使用 MTP 当前批次时,麻醉科医师(总指挥)应综合评估病情,必要时与手术医师沟通后告知输血科是否需要准备下一批次血制品或停止 MTP,并根据产妇具体情况对血液制品组成和比例做适当调整,如合并心功能不全者提前选用冷沉淀、纤维蛋白原替代部分血浆等。

(二) MTP 启动人员的任命和分工

启动人员:经过培训有经验的麻醉高年资(主治及以上职称)医师。

总指挥:麻醉高年资主治医师及以上,全方位负责管理产妇救治,包括密切关注手术进展情况(尤其对术野出血的观察及预计发生大出血的风险判断)、生命体征、输血输液、药物使用等,并保持与主刀医师的良好沟通,以便及时掌握病情变化和进行合理的诊治。同时负责下达各种实验检测的指令及安排各级人员的调配,可根据病情决定是否联系医院抢救小组介入,并做好与输血科的沟通协调工作。

麻醉科医师 A:麻醉操作,包括麻醉药和物品的准备、各项操作(如气管插管、血管穿刺、床旁动脉血气电解质和凝血功能检测等)和抢救药物及设备的使用。

麻醉科医师 B:操作血液回收机,管理回收式自体输血各项环节。

麻醉科医师 C:负责抢救记录、用血申请、实验室检查医嘱单和检查单开具。

巡回护士 2 人(不包括手术器械护士,血制品另由专人从输血科领取):输血输液、血标本抽取送检。

手术科室台下医师:病情告知、沟通协调。

(三) MTP 停止时机

活动性大出血原因得到基本解除或可控,血流动力学稳定,应停止 MTP。

(四) 注意事项

(1) 本方案仅针对产科病例,且急性出血前心肺功能正常,一般情况和血液生化等指标处于基础正常水平,特殊患者必须做相应调整。

(2) 启动 MTP 同时启动实验室检查,包括血常规、凝血功能、血气电解质、肝肾功能等检测项目。一个批次输注完成后进行实验室检查,如检查结果正常且没有再出血征象,可以终止 MTP;如实验室检查结果仍异常或实验室检查结果正常但预测仍存在大出血风险,则继续 MTP 的下一批次配送。但不应为等待实验室检查结果而耽误病情处理,可结合出血量、创面出血/渗血情况、血流动力学、微循环灌注、结膜唇色等进行综合判断和决定。

(3) 如果条件容许,可结合实验室血液学检查结果,及时调整血制品的各成分配比以优化治疗。实施 MTP 当前批次时,总指挥应将综合病情告知输血科以确定是否需要准备下一批次血制品或停止 MTP,并根据患者具体情况对血制品选择做适当调整,如合并心功能不全者提前选用冷沉淀、纤维蛋白原替代部分血浆。

(4) 纠正低温、低钙、酸中毒、低血小板和低纤维蛋白原后,仍然存在难治性凝血功能障碍时,可以考虑使用重组活化Ⅶ因子(activated recombinant coagulation factor Ⅶ,rFⅦa),但怀疑羊水栓塞产妇慎用。

三、MTP 实施的相关问题

MTP 的制定必定是临床医师依据产妇的生理状况、病情、失血量、失血速度、代偿能力、临床表现、手术医师控制出血的能力、相关的监测数据等信息综合判断的结果。MTP 是一种应急机制,实际上也是手术医师、麻醉科医师、输血科、检验科及护理人员组成的一个抢救团队的紧密合作方案。

（一）团队的配合和合作问题

出血高危产妇的救治多需要依靠多学科的合作，而其中 MTP 的实施，更是一种需要各方紧密合作的应急联动机制。医院层面需要对相关的产科、麻醉科、检验科、输血科等科室进行有效的协调，并制定出标准的操作流程和监督制度，确保 MTP 的顺畅实施。宁波市妇女儿童医院在长期的临床实践基础上，经过不断的磨合和改进，已建立了比较成熟和流畅的 MTP 实施流程，一旦启动 MTP 方案，相关科室均能紧急联动、配合默契。临床实践也表明，早期启动 MTP，可明显提高输血效率并减少后期血液制品的使用，极大地改善孕产妇的生存率及远期预后。但由于目前我国尚未建立完善的、动态的标准化输血体系，产科的输血更是缺乏规范和标准，各个地区和医疗单位的输血救治方案差别很大，最后的救治成功率及用血量也相差迥异。同时，大多数医疗机构由于尚未建立快速高效的产后大出血救治团队和预案，导致其在实际抢救过程中往往因缺乏有效的预案和协作而延误救治，如新鲜冰冻血浆从输血科解冻、分发运送到手术室，一般医院都需要 40 min 以上。这种延迟对于临床救治产后大出血是个大问题，因早期补充充足的血浆对于避免大出血产妇发生凝血障碍尤为重要。这些问题的存在也使得我国的产后出血总体病死率一直居高不下，仍处于发展中国家水平。因此，从国家层面也应尽快启动产科标准化输血体系的建立，这其中自然也包括产科的 MTP，同时建议手术室和产房应常规储备纤维蛋白原、氨甲环酸、凝血酶原复合物和白蛋白等，回收式自体输血技术更应该得到推广应用，保证 24 h 响应。

（二）限制性液体复苏

限制性液体复苏策略也是产后大出血救治成功的关键环节之一。与限制性液体复苏比较，非限制性液体复苏会使血压升高，导致新生血凝块不易形成或状态不稳定，并引发难以控制的大出血。同时输注大量晶体液会造成稀释性凝血功能障碍，影响组织灌注，加重出血和酸中毒。因此，MTP 实施过程中应进行严格的容量管理。通常在大出血早期的液体复苏，其最大输液量应该是有限制的，一般不超过 3 500 ml。早期的液体复苏可先予 2 000 ml 液体快速输入，必要时再补充 1 500 ml，同时尽快输注血制品，必要时尽早实施 MTP。当然短时间内无法获得血制品时，给予必要的液体复苏以保证重要脏器灌注也是必需的，所以对出血高危孕产妇术前应进行血型鉴定、不规则抗体检测和备血，危及生命情况下短时间内无法满足同型输血时，应果断实施配合型输血。《临床输血技术规范（2019 版征求意见稿）》指出：紧急输血时，输血相容性检测规则应当服从临床用血时限要求。即刻输血时，不做任何血液相容性检测，可立即发放正反定型相符的 O 型红细胞和 AB 型血浆。发血时在发血单上标明"紧急发放-相容性检测实验未完成"。即刻输血后应尽快确定患者血型，尽早采取同型血液输注。详见第十四章。

（三）"迷你"MTP

MTP 的实施并不等同于开放性输血，而只是为了维持最基本的携氧和凝血功能，故一旦出血可控并且产妇生命体征稳定，就应严格控制输血指征，并借助快速床旁凝血功能检测来实施目标导向输血策略，以免出现大量输血相关的严重并发症，特别是全身炎症反应综合征、输血相关的循环超负荷、输血相关急性肺损伤等输血不良反应。这些输血相关的严重并发症将直接影响接受大量输血后产妇的死亡率。研究显示，接受高剂量或极高剂量输血的产妇，其死亡率在整个剂量范围内呈线性增加，每输注 10 单位红细胞其死亡率增加 10%，输注 50 个单位红细胞后则病死率超过 50%。

在 MTP 的具体实施过程中，往往会出现红细胞、血小板等过量使用的情况。如何更进一步严格把控输血指征、减少输血风险，这也是我们应该总结和思考的问题。为此，宁波市妇女儿童医院 MTP 里的红细胞-血浆-冷沉淀剂量从原先的 10 U - 1 000 ml - 10 U 调整为 6 U - 600 ml - 6 U。这样调整的优点是：① 便于输血科快速响应，真正实现按批次快速发送。② 尽可能避免血制品申请过度而导致的浪费。③ 因为 10 U 红细胞、1 000 ml 血浆和 10 U 冷沉淀准备时间长，会耽误及时发送，并且由于剂量较大、输注时间较长，往往会造成这个批次还没输上，下一批次已经启动的混乱现象。而临床上一旦控制致命性的活动性出血，血制品输注将很快达到目标值，并不再需要大剂量的血制品。实践表明，相对"迷你"的 MTP 十分适合产科大量出血的救治。总体来说，严格的容量管理、尽早合理的 MTP 优化制定，以及严格把控输血指征这三大理念，应该贯穿 MTP 的实施全程。

（四）产科实施回收式自体输血问题

宁波市妇女儿童医院多年临床实践表明，MTP 实施期间应积极开展产科回收式自体输血，这一措施可使 MTP 每批次发送的异体红细胞数量至少减少一半。迄今为止，产科回收式自体输血因为顾虑羊水栓塞、感染、红细胞同种免疫等风险，以及设备和操作人员能否 24 h 响应等，使得产科使用回收式自体输血尚未普及。对此，宁波市妇女儿童医院有大量的临床实践经验，在技术操作不出现失误的情况下，产科自体血回输导致羊水栓塞的理论风险几乎为零。过去十年，通过使用去白细胞滤器和规范操作规程，至今已经有 2 000 余例出血产妇剖宫产术中接受自体血安全回输的临床经验，均显著减少了异体血的需求，降低了输血并发症的发生率，至今没有出现一例自体输血相关不良反应，也不增加其他血制品的用量，不增加手术后抗生素使用率，不增加 ICU 入住率、ICU 入住时间、产后住院时间。经过不断的理论与实践更新，目前产科自体血回输技术已相对成熟，并得到常规开展。对于目前中国血液资源紧缺、"血荒"现象频出、临床用血受限的现状，产科回收式自体输血确实是一个非常好的选择，值得在临床上广泛推广应用。需要指出的是，因目前尚无法去除胎儿红细胞，所以 Rh 同种免疫风险依然存在。

（五）辅助药物的联合应用

1. 纤维蛋白原浓缩剂

纤维蛋白原对有效血凝块的形成极为重要，早期纤维蛋白原的补充对大出血的治疗非常关键。因孕妇本身就存在生理性的高纤维蛋白原水平，血浆纤维蛋白原低下则被认为是严重产后出血的重要预测指标，而且无论是何种原因的产后出血，都有相似的预测价值。有研究显示，分娩初期（出血发生前）如纤维蛋白原浓度低于 <2.9 g/L，其发生产后出血的阳性预测值为 39%，而纤维蛋白原浓度大于 2.9 g/L 的阴性预测值为 94%。Charbit 等研究发现，低血浆纤维蛋白原是严重产后出血的独立危险因素，纤维蛋白原每降低 1 g/L，严重产后出血发生率可增加 2.6 倍；进行性产后出血时如基础纤维蛋白原浓度低于 2 g/L，则发展成严重产后出血的阳性预测值为 100%；而纤维蛋白原浓度大于 4 g/L 时，发展成严重产后出血的阴性预测值为 85%～90%。虽然一项产后出血早期使用 2 g 纤维蛋白原浓缩剂进行预处理的随机对照研究，显示其对产后出血的救治效果并无明显改善作用，但此研究并没有把严重、快速的产后出血产妇包含在内，给予纤维蛋白原浓缩剂时绝大多数产妇的血浆纤维蛋白原水平仍在正常范围内。但对于严重产后出血产妇，使用纤维蛋白原浓缩剂可以取得和冷沉淀一样的效果，有效纠正产后出血相关的凝血障碍，减少大量输血时的红细胞、血浆和血小板用量。多数研究显示，产后出血早期出现低纤维蛋白原水平时，往往提示需要外科干预或需要输注红细胞和新鲜冰冻血浆，而早期纠正低纤维蛋白原水平对产后出血的救治尤为重要。来自多个国家的产后出血指南均推荐积极补充凝血因子，并建议维持纤维蛋白原浓度在 1.5～2.0 g/L 以上。

临床上往往使用新鲜冰冻血浆或冷沉淀来治疗获得性的低纤维蛋白血症。新鲜冰冻血浆内纤维蛋白原被稀释，其浓度不到 2.5 g/L，冷沉淀的纤维蛋白原浓度约 15 g/L。代替 2 g 纤维蛋白原需要使用

800 ml 的新鲜冰冻血浆，冷沉淀则需要 133 ml。输注血制品不仅存在病毒传播风险，而且需要解冻处理，并耗时从输血科领取。另外，血浆还需要交叉配血，繁杂的过程往往导致输血的延误和病情的进一步加重。

纤维蛋白原浓缩剂从人类血浆提取并经过病毒灭活，是可以在室温下储存的冻干粉针剂，与新鲜冰冻血浆和冷沉淀相比，其浓度高（1 g/50 ml）、容量负荷小、稳定性好，且经过了病毒灭活减少了病原体传播的风险，额外的净化措施可以去除抗原和抗体，也降低了免疫反应和过敏反应的发生率。更为重要的是，人纤维蛋白原作为药品可以保存在手术室、产房或 ICU，使用时不需要配型，一旦发生大出血，可以迅速融化使用。其主要缺点是价格比较贵，0.5 g 人纤维蛋白原目前需要人民币 900 多元。一般使用纤维蛋白原浓缩剂 2~4 g 可以提升血浆纤维蛋白原水平 1 g/L。

多个随机对照和回顾性研究均表明，使用纤维蛋白原浓缩剂可以增强止血效果，并减少潜在的血制品输注比率。因此救治产后大出血的 MTP 应该包含冷沉淀或纤维蛋白原，甚至推荐输注纤维蛋白原浓缩剂应作为减少输血需求的一线治疗手段。2016 年欧洲麻醉学会（ESA）建议对出血的产妇应评估其纤维蛋白原水平，当<2 g/L 时可预测有发生严重产后出血的风险；分娩时血小板计数动态下降或<$100×10^9$/L，同时伴有血浆纤维蛋白原<2.9 g/L 是预测产后出血风险的重要指标。而分娩初期的 APTT 和 PT 对产后出血没有预测价值。ESA 不建议预防性使用纤维蛋白原浓缩剂替代疗法，但建议用于伴有低纤维蛋白血症的出血高危产妇。2017 年美国妇产科医师学会《产后出血管理指南》指出：纤维蛋白原浓缩剂被批准用于治疗先天性纤维蛋白原缺乏症产妇的急性出血发作。2015 年的英国皇家妇产科医师学会《产后出血管理指南》指出：纤维蛋白原浓缩剂在英国尚没有被批准用于治疗获得性出血的疾病，其在产后出血中的使用只限于临床试验。

2. 凝血酶原复合物

凝血酶原复合物（prothrombin complex concentrates，PCC）的优点是容量小、有助于降低输血相关性急性肺损伤，且不需要溶化。缺点是价格高、血栓风险高，目前尚无孕妇和产后出血的随机对照试验，PCC 不被一些指南推荐作为常规治疗或实践应用。2017 年的美国妇产科医师学会《产后出血管理指南》指出：有关人凝血酶原复合物和纤维蛋白原用于产后出血和血管内凝血的实践经验还比较有限。

3. 氨甲环酸（tranexamic acid，TXA）

抑制纤溶亢进已被建议作为产后出血获得性凝血障碍治疗的第一步。多个指南均推荐将 TXA 用于治疗产后出血，并显示其可有效降低产科出血的病死率。对临床诊断的产后出血（阴道分娩或剖宫产），WHO 强烈推荐在常规治疗之外早期（分娩后 3 h 内）静脉使用氨甲环酸（TXA），以减少出血量和降低产科出血所致的病死率。TXA 能与纤溶酶和纤溶酶原上的纤维蛋白亲和部位的赖氨酸结合部位强烈吸附，并阻止纤溶酶、纤溶酶原与纤维蛋白的结合，从而抑制由纤溶酶所致的纤维蛋白分解。WHO 给出的氨甲环酸治疗产后出血指导建议：固定剂量 1 g 静脉注射（给药浓度 100 mg/ml，给药速度 1 ml/min，给药时间大于 10 min），如果 30 min 后仍有出血或者第一次注射后 24 h 内再次发生出血，则可以再静脉注射 1 g。

4. 钙剂

钙离子本身就是凝血因子 Ⅳ，其对凝血功能至关重要，而且子宫收缩也依赖于正常钙离子浓度。2017 年欧洲麻醉学会（ESA）的围术期输血指南建议：在大量输血时，应监测钙水平，如果钙离子浓度过低，或出现低钙血症的症状和体征时，可通过静脉补充钙剂，以维持血中钙离子>0.9 mmol/L（注意与血生化总钙相区分）。过去曾主张每输注采用枸橼酸盐保存的库血 1 000 ml，应静脉常规注射 10% 葡萄糖酸钙 10 ml 以防枸橼酸盐中毒。但目前认为不必常规补钙,因钙剂过量可造成高血钙,对产妇有害无益,因而最好在实时监测下补钙。葡萄糖酸钙比较温和,对静脉的刺激较轻,可以用于清醒产妇。氯化钙外渗可导致组织坏死,一般主张通过中心静脉给药,外周静脉给药需缓慢推注。快速推注氯化钙时,可导致产妇心电图 ST 段下降,应引起注意。

5. 白蛋白

血浆胶体渗透压是维持血管内外液体平衡的决定性因素。血浆胶体渗透压的降低,不仅影响血管内有效循环容量的维持,而且可以导致血管外组织水肿,如肺水肿、胃肠道水肿等。肺水肿又可以影响肺泡换气功能而导致缺氧,胃肠道水肿可以影响其屏障功能,导致细菌移位感染。尽管尚没有指南推荐大出血抢救中使用人血白蛋白,但是大出血发生时,往往会输注大量的液体和红细胞,尽管也会输注血浆补充凝血因子,但依旧会存在不同程度的低蛋白血症。我们认为存在以下情况时,应考虑输注人血白蛋白:① 存在严重低蛋白血症(血浆白蛋白<25 g/L)。② 出血量接近全身血容量。③ 大量输血输液后,血流动力学仍不稳定。④ 血浆输注出现严重过敏或供应不上,以及心肺功能异常致容量补充受限等存在血浆输注明显不足情况。白蛋白输注应慎用于合并妊娠期高血压疾病等存在毛细血管通透性增加的产妇。

6. 重组活化凝血因子Ⅶ(rFⅦa)

rFⅦa 主要通过作用于外源性凝血途径来控制严重的、危及生命的出血,并已被美国 FDA 等批准用于血友病及体内存在凝血因子Ⅷ及Ⅸ抗体者,目前也用于旁路支架术后、创伤及产科大出血。多个非产科随机对照试验指出,rFⅦa 可以用来控制出血,但未能提高生存率。由于其价格昂贵、半衰期较短且有潜在的血栓风险,因此 rFⅦa 在产科大出血中的应用比较有限,也并不推荐作为产科大出血治疗的一线用药。一般在手术出血已经控制和血制品已经输注后仍存在难治性凝血功能障碍时才考虑使用,并且为获得最佳止血效果,使用前首先应将体温、酸碱平衡、钙离子浓度、血小板和纤维蛋白原等调控在理想范围。rFⅦa 的最佳剂量尚不明确,其静脉用药剂量因个体不同而有差异,常用剂量为 90 μg/kg。

(胡　琼　叶　松　曹云飞)

参考文献

[1] Committee on Practice Bulletins-Obstetrics. Practice Bulletin No. 183: Postpartum hemorrhage[J]. Obstet Gynecol, 2017, 130(4): e168 - e181.

[2] DAHLKE J D, MENDEZ - FIGUEROA H, MAGGIO L, et al. Prevention and management of postpartum hemorrhage: a comparison of 4 national guidelines[J]. Am J Obstet Gynecol, 2015, 213 (1): 76. e1 - e10.

[3] KOZEK - LANGENECKER S A, AHMED A B, AFSHARI A, et al. Management of severe perioperative bleeding: guidelines from the European Society of Anaesthesiology: First update 2016[J]. Eur J Anaesthesiol, 2017, 34(6): 332 - 395.

[4] 连庆泉,姚尚龙. 产科麻醉学理论与实践:5 版[M]. 北京:人民卫生出版社,2017:33 - 46,726 - 746.

[5] GAYAT E, RESCHE - RIGON M, MOREL O, et al. Predictive factors of advanced interventional procedures in a multicentre severe postpartum haemorrhage study[J]. Intensive Care Med, 2011, 37 (11): 1816 - 1825.

[6] BINGHAM D, LYNDON A, LAGREW D, et al. A state-wide obstetric hemorrhage quality

improvement initiative[J]. MCN Am J Matern Child Nurs，2011，36(5)：297－304.

[7]　中华医学会妇产科学分会产科学组.产后出血预防与处理指南(2014)[J].中华妇产科杂志,2014,49
(9)：641－646.

[8]　DOBSON G，CHONG M，CHOW L，et al. Guidelines to the practice of anesthesia-revised edition
2017[J]. Can J Anaesth，2017，64(1)：65－91.

[9]　British Committee for Standards in Haematology. Guidelines in the management of massive blood loss
[J]. Br J Haematol，2006，135(5)：634－641.

[10]　WATERS J H，LEE J S，KARAFA M T. A mathematical model of cell salvage efficiency[J]. Anesth
Analg，2002，95(5)：1312－1317.

[11]　BREARTON C，BHALLA A，MALLAIAH S，et al. The economic benefit of cell salvage in obstetric
haemorrhage[J]. Int J Obstet Anesth，2012，21(4)：329－333.

[12]　SHAYLOR R，WEINIGER C F，AUSTIN N，et al. National and international guidelines for patient
blood management in obstetrics：a qualitativer Review[J]. Anesth Analg，2017，124(1)：216－232.

[13]　CHARBIT B，MANDELBROT L，SAMAIN E，et al. The decrease of fibrinogen is an early predictor
of the severity of postpartum hemorrhage[J]. J Thromb Haemost，2007，5(2)：266－273.

[14]　FENGER－ERIKSEN C，LINDBERG－LARSEN M，CHRISTENSEN A Q，et al. Fibrinogen
concentrate substitution therapy in patients with massive haemorrhage and low plasma fibrinogen
concentrations[J]. Br J Anaesth，2008，101(6)：769－773.

[15]　WIKKELSØ A J，EDWARDS H M，AFSHARI A，et al. Pre-emptive treatment with fibrinogen
concentrate for postpartum haemorrhage：randomized controlled trial[J]. Br J Anaesth，2015，114
(4)：623－633.

[16]　WHO recommendation on tranexamic acid for the treatment of postpartum haemorrhage. Geneva：
World Health Organization，2017，Licence：CC BY－NC－SA 3.0 IGO.

第十六章
凶险性前置胎盘产妇救治中的多学科合作

凶险性前置胎盘(pernicious placenta previa，PPP)最早由 Chattopadhyay 等于 1993 年首次报道，是指既往有剖宫产史，此次妊娠为前置胎盘，胎盘附着于原子宫瘢痕部位者，且多伴有胎盘植入。凶险性前置胎盘是目前产科最严重的并发症之一，是导致产科大出血、子宫切除、入住重症监护病房和新生儿预后不良等的重要因素。近年来，随着高剖宫产率、高人工流产率和辅助生殖技术的开展，凶险性前置胎盘发病率呈上升趋势，值得引起临床重视。

第一节　基　本　概　念

一、前置胎盘

(一) 定义和分类

妊娠 28 周后，胎盘附着于子宫下段较低位置，其下缘接近甚至覆盖宫颈内口，位置低于胎儿先露部，称为前置胎盘。以往根据胎盘下缘与宫颈内口的关系，将前置胎盘分为完全性前置胎盘、部分性前置胎盘、边缘性前置胎盘和低置胎盘四类。目前主张将前置胎盘分为两类：① 前置胎盘：胎盘组织部分或完全覆盖宫颈内口，包括既往分类中完全性前置胎盘和部分性前置胎盘。② 低置胎盘：经腹或经阴道超声检查发现胎盘边缘距宫颈内口的距离小于 20 mm，包括既往的边缘性前置胎盘和低置胎盘。由于妊娠中期胎盘前置状态常因"移行"而发生变化，胎盘与宫颈内口的关系很大程度上依赖于检查时宫颈口的扩张程度，因此建议以临床处理前的最后一次检查结果来确定其分类。

(二) 发生机制

前置胎盘的确切病因和发生机制尚不清楚。有观点认为，既往子宫损伤或炎症等因素可引起子宫内膜炎症或萎缩性病变，再次受孕时子宫蜕膜血管形成不良，胎盘血供不足，为摄取足够营养而致胎盘向子宫下段延伸；或因手术瘢痕改变子宫形态，受精卵着床于子宫下段，妊娠期间受到瘢痕阻碍又很难向上迁移，从而发育成前置胎盘。2018 年英国皇家妇产科医师学会《前置胎盘及胎盘植入诊治指南》指出：剖宫产增加下次妊娠前置胎盘的发生风险，且风险与剖宫产次数成正比(B 级)；辅助生殖技术和孕妇吸烟增加前置胎盘发生风险(B 级)。

(三) 潜在风险

前置胎盘主要风险为妊娠晚期出血。由于胎盘位于胎儿先露部的前方，部分或全部阻塞产道，易出现胎位异常，绝大多数需剖宫产终止妊娠，早产发生率可高达 57%。

二、胎盘植入

(一) 定义和分类

指胎盘绒毛侵入子宫肌层，甚至穿透子宫肌壁或浆膜层侵及周围组织器官，其中膀胱最易受累。根据滋养细胞侵入子宫肌层深度的不同，将胎盘植入分为：① 粘连型：指胎盘绒毛组织异常黏附于子宫浅肌层。② 植入型：指胎盘绒毛组织侵入子宫深肌层。③ 穿透型：指胎盘绒毛组织侵入子宫壁达子宫浆膜层，甚至侵犯邻近盆腔器官。临床分娩前如未能正确评估胎盘植入程度，可能会出现严重后果。其中植入型和穿透型产妇术中出血量往往＞2 000 ml，凶险程度明显高于粘连型，因此通常将植入型和穿透型这两个类型合称为"重型胎盘植入"。

(二) 发生机制

胎盘植入是胎盘出现异常种植的情况，主要是由于缺少正常情况下将胎盘和子宫肌层分开的底蜕膜海绵层，从而导致胎盘绒毛异常地直接附着于子宫肌层，进而侵入或穿透患者的子宫肌层。其发生机制主要与子宫内膜-肌层之间的缺陷有关，可由既往如宫腔镜手术等损伤导致正常蜕膜化和宫腔容受功能非同步化所致，从而出现绒毛外滋养层浸润和绒毛组织在子宫肌层深处发育，包括其血液循环的重新构建，甚至可以到达周围其他盆腔组织器官。

(三) 危险因素

导致胎盘植入的危险因素包括：① 原发子宫发育异常，如双角子宫、子宫腺肌病、黏膜下肌瘤等。② 继发宫腔损伤，如既往有剖宫产、宫腔镜和清宫等手术史或子宫内膜炎。③ 极少病例也可既往无妊娠史且无任何子宫异常病变，但在初次妊娠时即发生胎盘植入，其发病原因尚不清楚。

三、凶险性前置胎盘

(一) 定义

指既往有剖宫产史，此次妊娠合并前置胎盘，而且胎盘附着于原子宫切口瘢痕部位，常伴胎盘粘连、植入，可引起致命性的大出血，因此称为"凶险性"前置胎盘。

(二) 发生机制

既往有剖宫产或者流产病史，可导致子宫内膜损伤、炎性反应或瘢痕形成。患者再度妊娠时，一方面胎盘为获得更充足的营养物质而扩大其附着面积，继而导致前置胎盘形成；另一方面子宫蜕膜缺乏或发育不全，使得绒毛向子宫壁深处发展而侵入到子宫肌层，导致胎盘植入形成。研究显示，非瘢痕子宫的前置胎盘发生胎盘植入的风险约为3%。而随着剖宫产次数的增加，前置胎盘并发胎盘植入的风险急剧增加，见表16-1。总体上来看，全球范围内骤然上升的剖宫产率是凶险性前置胎盘的最主要原因和危险因素，其他原因只占了很小的一部分比例。

表 16-1　既往剖宫产次数与前置胎盘并发胎盘植入的风险

剖宫产次数	胎盘植入风险（%）
0	3
1	11
2	40
3	61
≥4	67

（三）主要危害

凶险性前置胎盘合并胎盘植入的主要危害是难治性产后出血和高子宫切除率,尤其是伴有穿透性胎盘植入时,手术难度极大,术中容易发生致命性大出血,并可造成产妇的泌尿系统及直肠损伤,严重威胁到孕产妇的生命安全。目前国际上并没有统一的凶险性前置胎盘合并胎盘植入的具体诊治流程和规范,临床上更强调合理的孕期管理、充分的术前评估、围术期的多学科合作,并遵循个体化原则进行诊治。越来越多的研究证据也表明,与单一的产科干预模式相比,包括产科、麻醉科、介入科、输血科、新生儿科、重症医学科,甚至是肿瘤妇科(擅长复杂性子宫切除术)和泌尿外科组成的多学科团队的合作管理模式,可以在很大程度上确保手术治疗的安全性,并有效减少凶险性前置胎盘合并胎盘植入产妇的并发症,降低其死亡率。

第二节　孕期评估和产前保健

在孕产妇整个诊疗过程中起主导作用的产科医师,术前应对出血高风险产妇进行充分评估,特别是对合并前置胎盘或既往有剖宫产史的产妇,产科医师必须对发生胎盘植入的可能性有高度的临床警觉性并做好预防措施。在基层医院,一旦怀疑凶险性前置胎盘,要早期及时转诊。超声检查有助于产前确诊,同时应关注胎盘附着部位和胎盘植入程度。

一、诊断

对于胎盘植入的诊断,尽管最终的病理检查结果是金标准,但病理结果无法为尚处于妊娠期的产妇提供有价值的诊断信息。目前,影像学诊断技术在凶险性前置胎盘尤其是胎盘植入的产前诊断中扮演着越来越重要的角色。

（一）超声检查

凶险性前置胎盘伴胎盘植入可由经验丰富的超声科医师或产科医师通过超声诊断来确诊,在超声检查中加用彩色多普勒血流图有助于更好地诊断胎盘植入,了解清楚病变的具体位置与大小等,并对胎盘植入的凶险程度进行预测,从而可为临床的后续干预以及处理提供可靠的依据。超声检查技术具有无创、操作简便、快速、可重复性、费用较低等优势。

彩色多普勒超声诊断前置胎盘合并胎盘植入的征象有:① 子宫肌层变薄,胎盘后间隙消失。② "膀胱线"中断或消失。③ 胎盘实质内存在多个大小不等、形态不规则的液性暗区,内见云雾状回声,呈翻滚的"沸水征",称为"胎盘漩涡",这一征象是由于胎盘侵蚀肌层内小动脉,动脉血流直接向胎盘内血池开放,高压力的血流在血池内快速滚动而形成。④ 胎盘基底部异常增生的血管。⑤ 跨越胎盘的血管。对胎盘植入进行早期筛查,符合2条以上,就可考虑为重型胎盘植入。北京大学第三医院赵扬玉教授团队还制定了胎盘植入的超声评分量表:评分<5分,通常无植入或仅仅胎盘粘连;5～9分提示胎盘植入;≥10分提示胎盘穿透(表16－2)。

表 16－2　胎盘植入超声评分量表

表现	0 分	1 分	2 分
胎盘位置	正常	边缘或低置(距离宫颈内口<2 cm)	完全前置
胎盘厚度(cm)	<3	≥3～≤5	>5

续　表

表　现	0　分	1　分	2　分
胎盘后低回声带	连续	局部中断	消失
膀胱线	连续	中断	消失
胎盘陷窝	无	有	融合成片，伴"沸水征"
胎盘基底部血流信号	基底部血流规则	基底部血流增多、成团	出现"跨界"血管
宫颈血窦	无	有	融合成片，伴"沸水征"
宫颈形态	完整	不完整	消失
剖宫产史	无	1次	≥2次

对于妊娠中期超声发现胎盘前置状态者，应进行超声随访，观察胎盘移行情况。但孕妇如存在肠胀气、体型较胖或胎盘附着在子宫后壁部位时，可降低超声穿透力导致检查效果弱化。临床上如出现超声检查图像不典型或检查不确定时，可进一步采用 MRI 检查以明确诊断。

（二）MRI 检查

超声检查发现的疑似胎盘植入产妇，并非必须进行 MRI 检查确诊，一般限于对胎盘附着部位存在超声检查相对盲区的补充或进行穿透性胎盘植入范围的评估。

1. MRI 征象

MRI 有助于了解胎盘侵入子宫肌层的深度、局部吻合血管分布情况、以及是否侵犯膀胱等宫旁组织。根据胎盘及相邻子宫肌层的关系，胎盘植入的 MRI 分为以下四型：0 型，子宫形态、厚度正常；1 型，胎盘附着处子宫肌层变薄或不规则，未见胎盘侵入；2 型，胎盘侵入子宫肌层，肌层与胎盘组织融合；3 型，胎盘穿透子宫肌层，侵入毗邻组织器官。目前认为 MRI 检查的以下征象有助于胎盘植入诊断及植入的程度判定：① 胎盘形态异常，局部可见局限性膨出，相邻肌层明显变薄或缺失。② 胎盘侵入子宫肌层信号。③ T2W1 上胎盘内信号不均匀，胎盘内可见斑片状低信号带或高信号影。④ 胎盘内及子宫旁可见较多血管流空信号影。⑤ 胎盘直接侵犯盆腔内组织器官信号影。⑥ 子宫与膀胱间隙不清。其中①和②为直接征象，若在 MRI 图像上显示这两种征象，则胎盘植入诊断成立。③和④为间接征象，同时显示①则提示凶险性胎盘植入，大出血的概率明显增加。⑤和⑥则为穿透植入。胎盘形态异常，局部呈局限性膨出，可见于子宫下段，多由于剖宫产、多次清宫或宫腔镜手术等损伤导致子宫蜕膜缺乏，胎盘呈局部过度生长并侵入子宫肌层内所致。胎盘内低信号是由于妊娠孕晚期，子宫不规则收缩，导致侵入子宫肌层的胎盘组织供血不足，胎盘组织容易发生缺血坏死，形成纤维素沉着，在 T2W1 上表现为低信号。胎盘内高信号是由于胎盘内高血流量的血管搏动而产生的伪影。

2. MRI 检查优点

软组织分辨率高，对血流敏感，成像视野较超声大，可多方位成像，且图像质量不受胎位及母体体型、羊水量等因素影响，对后壁胎盘和较肥胖的产妇较超声有明显优势，尤其对穿透性胎盘植入的预测准确性高，为凶险性前置胎盘伴胎盘植入者的诊断和临床处理提供指导。

3. MRI 检查安全性

MRI 检查与 CT 成像原理不同，其信号主要来源于人体水分子成像技术，无电离辐射。2002 年美国 MRI 白皮书认为：整个妊娠期均可接受 MRI 检查。产前进行 MRI 检查对孕妇及胎儿是相对安全的，但胎儿发育前 3 个月是神经系统及器官形成的关键时期，强磁场可能会对发育中的胎儿产生生物效应，干扰细胞的正常分化，故美国食品与药品管理局（food and drug administration，FDA）不建议妊娠前 3 个月行 MRI 检查。

对怀疑有胎盘植入的产妇,行钆对比剂增强检查可更好地区分子宫肌层与胎盘的边界,从而提高胎盘植入 MRI 诊断的准确率。但由于钆对比剂可通过胎盘进入胎儿体内,胎儿经泌尿系将其排入羊水,继而通过吞咽羊水,使钆对比剂进入消化系统内,这一"重吸收"过程的存在,使得其半衰期无法预测。故目前关于孕期使用钆对比剂增强检查对胎儿的安全性尚无法确定,也不建议在孕期使用钆对比剂行 MRI 增强检查。

4. MRI 检查局限性

若怀疑有胎盘植入的产妇患有幽闭恐惧症,或安装有心脏起搏器、植入金属支架等,则不推荐行 MRI 检查。

胎盘粘连与局限性植入,而 MRI 检查提示胎盘内信号无异常时,剖宫产手术相对比较安全。胎盘植入又同时表现胎盘形态不规则、胎盘内信号明显不均或胎盘内有异常血管流空征象时,则需要引起高度重视,并在术前明确介入的干预方式。鉴于胎盘植入的准确诊断对产科医师制定正确有效的诊疗方案具有重要意义,故建议对怀疑有胎盘植入或存在胎盘植入高危因素的中晚期产妇,特别是当超声怀疑有胎盘植入但诊断不明确或胎盘附着于子宫后壁时,应及时行 MRI 检查以明确诊断。

二、孕期准备

在母婴安全的前提下,应延长妊娠时间,以提高产妇对出血的耐受性和胎儿存活率,主要措施包括:术前血红蛋白最大化;分娩医院和分娩时机的选择;对于妊娠 $34^{6/7}$ 周以前有早产风险者给予促胎肺成熟;进行 ABO、Rh 血型鉴定和不规则抗体筛查。

(一)血红蛋白最大化

凶险性前置胎盘容易发生难治性大出血,需要保证分娩前有较高的血红蛋白值,所以孕期血红蛋白最大化至关重要。考虑到孕期可能存在的生理性贫血,当妊娠期 Hb<110 g/L,血清铁蛋白<20 μg/L 时,通常需要口服补充铁剂,必要时也可考虑静脉补铁以及促红细胞生成素的应用,以减少围产期输血的风险。

英国健康管理局(NICE)孕期保健指南建议每位孕妇都应筛查是否存在贫血。英国血液学标准委员会制定了孕期贫血的筛查和管理指南:孕早期(12 周以内)Hb 低于 110 g/L,孕 28 周时低于 105 g/L,需要检查铁蛋白以明确是否为缺铁性贫血,如果是则应给予补充铁剂,口服铁剂无效的孕妇应考虑静脉补铁。研究表明,中度至重度贫血(Hb<90 g/L)将导致分娩时和产后早期失血量增加。

(二)优化转诊流程

凶险性前置胎盘伴胎盘植入处理颇为棘手,在待产过程中应及时将产妇转诊至综合实力强、具备高素质医疗团队的医疗机构。2018 年 RCOG《前置胎盘及胎盘植入诊治指南》推荐:确诊为植入性胎盘谱系疾病产妇,应由具备诊治植入性胎盘疾病的多学科专家团队接手,选择在具备快速获得血液制品、母婴抢救能力(成人和新生儿监护病房)的专科中心进行分娩,并由具备复杂盆腔手术经验的多学科团队实施治疗。美国妇产科医师学会(ACOG)建议把胎盘植入患者转诊至 24 h 具备产科医师和麻醉科医师的医院,并随时可以呼叫妇科肿瘤医师(他们对盆腔解剖非常熟悉),血液资源充足,且具备介入治疗条件,这些医院对胎盘植入患者的治疗抢救成功率要明显高于那些没有相应条件的医疗机构。

(三)分娩时机选择

目前对于疑似凶险性前置胎盘产妇,合理的终止妊娠时机尚有争议。2018 年 RCOG《前置胎盘及胎盘植入诊治指南》推荐:对于有阴道出血或其他早产风险的前置胎盘或低置胎盘产妇可考虑 $34^{0/7}$ 至

$36^{6/7}$ 周之间终止妊娠；应根据产前症状制定个体化分娩计划，对于病情不复杂的前置胎盘产妇，可考虑妊娠 $36^{0/7}$ 至 $37^{0/7}$ 周间终止妊娠。有些早期阴道出血可以自然停止，在严密观测下也可延长妊娠期，但严重产前出血的风险也随着妊娠时间的延长而增加。终止妊娠时机的选择必须权衡紧急分娩对产妇健康的影响及新生儿早产相关并发症的风险。一般建议妊娠满 $34\sim36$ 周，完成促胎肺成熟治疗后，可择期剖宫产终止妊娠，以降低继续妊娠和急诊手术可能带来的潜在风险。赵扬玉等提出可参考胎盘植入超声评分结果选择终止妊娠时机：评分≤5 分为 37 周以后终止妊娠；$6\sim9$ 分为 $35\sim37$ 周终止妊娠；≥10 分为 34 周左右终止妊娠。

（四）促胎肺成熟

考虑到急诊剖宫产对母体存在的潜在风险，临床上往往需要提早按照预定的方案完成手术干预，医疗性早产不可避免。早产儿产前给予皮质类固醇治疗可以降低新生儿死亡率，以及新生儿呼吸窘迫综合征、颅内出血、出血坏死性小肠结肠炎等疾病的发病率。2017 年 ACOG 促胎肺成熟专家共识推荐意见：对于 7 天内有早产风险的孕 $24^{0/7}$ 周至 $33^{6/7}$ 周孕妇，推荐给予一个疗程的皮质类固醇治疗；对于 7 天内有早产风险的孕 $34^{0/7}$ 周至 $36^{6/7}$ 周孕妇。如果先前未接受皮质类固醇治疗，建议给予单疗程的倍他米松促胎肺成熟治疗，但不推荐常规给予重复疗程或系列疗程（2 个以上疗程）促胎肺成熟治疗。2018 年 RCOG 认为前置或低置胎盘产妇推荐妊娠 34 周至 $35^{6/7}$ 周使用单疗程糖皮质激素治疗；对于早产风险较高的孕妇，可适当提前至妊娠 34 周之前。

2013 年中华医学会妇产科学分会产科学组《前置胎盘的临床诊断与处理指南》和 2017 年中国医师协会新生儿科医师分会《早产儿呼吸窘迫综合征早期防治专家共识》：对于 37 周之前有早产风险者应给予促胎肺成熟治疗。无症状的前置胎盘合并胎盘植入者推荐妊娠 36 周后行剖宫产手术；伴有反复出血症状的前置胎盘合并胎盘植入者，促胎肺成熟后提前终止妊娠。

（五）其他

另外，凶险性前置胎盘伴胎盘植入产妇存在急性大出血风险，妊娠晚期应进行 ABO、Rh 血型鉴定和不规则抗体筛查。

第三节　围 术 期 准 备

管理凶险性前置胎盘伴胎盘植入产妇的医疗机构，必须拥有可随时调动全部围术期团队的能力。一旦高度怀疑或诊断为凶险性前置胎盘伴胎盘植入，尤其对合并穿透性胎盘植入产妇应考虑选择医疗设施设备完善和具备较高救治能力的医疗机构和合适时间点进行分娩，由多学科的团队合作共同制定出适合产妇的个体化临床治疗方案，以确保手术治疗的安全性，包括经验丰富的母胎医学专科医师、麻醉科医师、放射科医师、ICU 专科医师、新生儿科、检验科、输血科和护理人员。如果涉及子宫切除、膀胱、输尿管等脏器损伤，还需要有经验丰富的妇科医师、普外科医师、泌尿外科医师或血管外科医师等参与。同时应制定预案，包括手术方式和麻醉方式的选择、人员配备、充足的血液制品准备（包括实施回收式自体输血）和大量输血方案，以及是否需要术前预防性放置腹主动脉球囊导管或双侧髂内动脉球囊导管、输尿管支架等预案。对出血量大、胎盘植入的子宫有可能采用的保守治疗或子宫切除术式，尽可能要有充分的术前预见，胎盘植入的范围（面积、深度）决定了所需的治疗手段。一般来说，与急诊分娩相比，择期有准备有计划的分娩安全性更高，不仅能减少输血并发症，缩短手术的整体用时，还能有效降低术后入住 ICU 的概率。但分娩时机需要权衡出血风险与新生儿早产风险。

一、知情告知

除了告知剖宫产手术麻醉一般风险外,还应充分告知胎盘植入特殊风险,与产妇及家属就可能出现的严重出血、泌尿道损伤、子宫切除、输血以及可能需要的额外干预措施,如血液回收和必要时的介入治疗等问题进行良好的沟通。

二、输血科

根据产妇出血风险评估,分别做好必要检测和血液制品及人员准备,制定包括快速响应、红细胞预交叉和特殊紧急情况下 ABO 非同型相容性输血等应急预案。

(一)血型鉴定和抗体检测

包括 ABO 血型鉴定、Rh 血型鉴定、临床常见抗体检测,主要用于择期手术产妇,可节省时间,减少不良反应。同时将常规输血前筛查和交叉配血的血标本送输血科保存备用,以防万一,并省去抽血送检时间。研究显示,这种做法可以赢得平均 30 min 的宝贵抢救时间。

(二)血液制品准备和预估

根据产妇基本情况和出血风险评估、团队合作管理能力、是否实施血液回收、紧急情况下获得血液制品的时间等综合考虑血液制品的准备。在紧急救命情况下,来不及交叉配血时可以考虑实施同型输血,同型输血困难时可以实施非同型相容性输血,详见第十四章。血液制品紧急调配相对困难的医院,可以适当增加 O 型红细胞和 AB 型血浆贮备。

三、检验科

要求对抢救时的相应血液标本开启快速检测通道,包括血常规、凝血功能、血生化等,便于术中实时监测,尤其是了解凝血功能情况,便于临床医师对拟输注的血液成分做出及时的调整。有条件的单位应在手术室内配备床旁血气分析、电解质测定、血红蛋白测定、乳酸测定及快速凝血功能检测等,有利于病情的准确判断与快速处理。

四、麻醉科

详见第十五章。

五、手术治疗

术前充分评估和全面的影像学检查,有助于术前决定直接行子宫切除还是采取保守治疗。如果术前影像学检查明确证实胎盘植入,尤其是植入部位在前次剖宫产瘢痕处者,建议术中原位保留胎盘,直接行子宫切除以减少大出血风险。术中强行剥离植入胎盘可导致严重出血及一系列并发症,并且延迟切除子宫有时还可能危及生命。当然仍有一些凶险性前置胎盘伴植入的患者成功保留了子宫。因此,是否需要行子宫切除术还是需要结合术中情况进行二次评估,须综合考虑手术经验、临床条件、产妇意愿、胎盘植入程度、医疗资源和设施设备等再做决定。鉴于目前尚未有统一、规范的临床处理指南,还是强调采取个体化的处理方式。

(一)手术时机

择期剖宫产术为首选,但应做好择期或紧急剖宫产两手准备。对于此类产妇一般建议 34～36 周行择期剖宫产手术,尽量避免急诊剖宫产手术。一旦出现大出血甚至休克,首先考虑保障孕产妇安全,果断终止妊娠。

(二) 手术切口选择

下腹纵切口可以提供最佳的手术暴露。对于前壁胎盘植入者,借助术前术中超声准确定位胎盘及胎位,确定最佳子宫切口位置,原则上应尽量避开胎盘,灵活选择子宫切口,如子宫下段 J 形、L 形、斜形及体部等切口来实施剖宫产。后壁胎盘或前侧壁胎盘植入者,可行子宫下段剖宫产术。

(三) 手术方式

由于凶险性前置胎盘合并胎盘植入可发生致命性产后大出血,以往认为最有效的治疗手段是子宫切除。目前认为手术不仅要考虑治疗的彻底性,还要考虑保留生殖器官的完整性,而控制出血的能力是直接关系子宫能否保留的一个决定性因素。依据术前全面的影像学检查、进腹后的二次评估,以及胎儿娩出后出血量、后续估计出血量、胎盘植入程度,以及产妇是否有保留生育功能要求等决定处理方式,主要包括保守治疗和子宫切除术。针对凶险性前置胎盘伴穿透性胎盘植入产妇,目前相关文献报道主要有以下四种手术方式:避开胎盘取出胎儿,切除胎盘植入的子宫肌层行重建术;胎儿娩出后无须剥离胎盘,直接行子宫切除;避开胎盘取出胎儿,关闭子宫切口,胎盘原位保留;避开胎盘取出胎儿,胎盘原位保留,术后 3～7 天再次手术切除子宫。由于缺乏有效的相关研究,目前尚无证据区分上述手术方式的优劣性。

1. 保守治疗

子宫切除使女性完全丧失生育能力,对于血流动力学稳定、无活动性大出血、植入范围小,以及强烈要求保留生育功能的产妇,可以谨慎采取保留子宫的措施。在切开子宫娩出胎儿前,建议下推膀胱充分暴露子宫下段。胎儿娩出后,可以用止血带捆绑子宫下段,暂时性压迫双侧子宫动静脉,阻断子宫动脉对子宫供血,控制并减少出血。但需警惕止血带捆绑部位以下的出血和输尿管损伤,止血带尽量在充分推开膀胱后使用。其他常用方法包括宫腔填塞、B - Lynch 缝合、胎盘植入部位的子宫肌壁切除合并子宫成形、双侧子宫动脉或髂内动脉结扎、盆腔动脉栓塞等。不管采用何种手术方式,目的都是为了快速止血,所以应该采取自己最熟悉的处理措施。赵扬玉等针对严重凶险性前置胎盘保留子宫提出"九步手术法",包括:① 子宫切口选择尽量避开胎盘,必要时子宫双切口或酌情胎盘打洞。② 胎儿娩出后止血带环扎子宫下段止血+宫腔填纱。③ 腹主动脉球囊阻断术。④ 分离膀胱(胎儿娩出前或胎儿娩出后,避重就轻)。⑤ 娩出胎盘,植入部分卵圆钳钳夹或直接剪除。⑥ 结扎子宫动脉下行支。⑦ 剪除下段植入无法剥除的胎盘组织或菲薄浆膜组织。⑧ 宫颈提拉加固缝合(止血)。⑨ 子宫成形缝合术。尽管这些试图避免子宫切除的保守措施或方法,其所引起的其他并发症或致命性风险的报道也较少,但并不能因此高估这些所谓的"好结果",一旦出血难以控制,估计保留子宫无望时应该果断切除子宫,以此来避免严重不良后果。2018 年 RCOG《前置胎盘及胎盘植入诊治指南》中针对植入性胎盘谱系疾病产妇推荐采取如下手术方式:剖宫产术中行子宫切除时,胎盘原位保留优于尝试剥离胎盘;胎盘植入表浅,且整个胎盘植入区域可触及并可见(如整个胎盘位于前壁、宫底或后壁,无盆腔浸润),可考虑保留子宫,包括行局部肌层切除;保留子宫的手术应在适当风险评估和知情同意后进行,由处理经验丰富的术者在团队支持下尝试;目前尚无足够证据支持胎盘植入产妇常规使用输尿管支架,只有膀胱受侵时输尿管支架可能有一定作用。

2. 全子宫切除术和次全子宫切除术

由于存在子宫增大、暴露困难、血管怒张、侧支循环丰富、组织水肿等问题,使得胎儿娩出后的子宫切除仍是一项有挑战性的手术。但是对于常规止血措施无效、不能控制的产后出血,且无生育要求的穿透性胎盘植入,以及植入胎盘无法剥离等情况下,应果断切除子宫。任何试图徒手剥离或清除植入性或粘连性胎盘的行为均可能引起大量出血,并且与孕产妇病死率密切相关。目前,关于全子宫切除和次全子宫切除术治疗凶险性前置胎盘的意见并不一致,支持次全子宫切除术者认为其可减少失血、输血、围术期并发症和缩短手术时间。但对于宫颈受累的植入或侵袭性胎盘,子宫次全切除可能无效,且存在宫颈残端恶性肿瘤的潜在风险,全子宫切除术应作为上述情况的首选方案。

3. 胎盘原位留置

为减少因强行剥离胎盘而产生的出血,可将胎盘留在原位,缝合子宫切口,不给予缩宫素,术后配合血管结扎或栓塞治疗,等待其自行吸收。该方法主要基于以下理论依据:① 对于穿透性胎盘植入产妇,由于胎盘在子宫肌层内与大的营养血管相连,去除后产生的不可控的产后大出血可导致凝血功能障碍、外科手术复杂化、增加盆腔器官及脉管系统损伤和远期并发症风险。② 胎儿分娩后,将植入的胎盘原位留置,子宫、宫旁和胎盘内的血液循环逐渐减少,会发生绒毛组织的继发性坏死,并且理论上胎盘会逐渐自行从子宫和邻近盆腔器官的浆膜层绒毛上脱离。即使产后数周再次行择期或紧急子宫切除术,术中出血量可能也会较剖宫产同期行子宫切除术要来得少。但胎盘原位保留也可能出现严重的近远期并发症,包括严重出血、败血症、二次手术切除子宫、孕产妇死亡等,因此这种保守治疗要求产妇血流动力学稳定、术中胎盘未剥离和出血、依从性好。当然这是那些希望保留生育能力并同意在具有足够专业技术的医疗机构进行密切跟踪治疗产妇的一种选择。2018 年 RCOG《前置胎盘及胎盘植入诊治指南》推荐:有保留子宫意愿且可能无法接受围产期子宫切除,或手术团队认为不适合行子宫切除的产妇,可考虑胎盘原位保留;胎盘原位保留后,应定期随访,包括超声检查,保证产妇出现如出血或感染等并发症时能够获得及时诊治;不建议使用甲氨蝶呤治疗胎盘原位留置,除非有更多证据能证明其有效性和安全性。

对于未诊断或未知的胎盘植入产妇,2018 年 RCOG《前置胎盘及胎盘植入诊治指南》推荐:择期二次剖宫产时,开腹后发现确切的穿透性胎盘植入、母儿均稳定的情况下,剖宫产应暂缓进行,直至适当的术者和资源到位,且血液制品备齐。否则可直接关腹,并紧急转诊至专科医院分娩;胎儿娩出后发现未知的植入性胎盘谱系疾病,应保留胎盘在原位,并行紧急全子宫切除术。

(四)手术辅助措施

1. 输尿管支架放置

怀疑胎盘植入可能累及膀胱时,术前可考虑行膀胱镜检查和双侧输尿管支架置入术。在放置输尿管支架时,膀胱镜检查也可评估胎盘是否已侵犯膀胱,术中打开腹膜后间隙并观察输尿管,可能有助于防止输尿管的意外损伤。

2. 低位腹主动脉血管外阻断术

对于急诊手术或术前影像学检查未提示合并胎盘植入,而术中却发现胎盘植入并可能导致严重产后出血的危急情况,因无法搬动产妇进行介入治疗,也限制了腹主动脉球囊阻断术的使用,这种情况下实施低位腹主动脉血管外阻断术可能是挽救生命的重要措施,具体包括:① 手法压迫:在上腹部,手法将腹主动脉压迫于椎体,可通过有效压迫腹主动脉而降低盆腔血流。② 器械(如血管阻断钳或塑胶管)阻断:血管外科专家参与,娩出胎儿后迅速分离阻断腹主动脉下段达到止血的目的,而无须将产妇从介入室搬运至手术室,无须行局部血管穿刺,也避免了球囊扩张时对血管内膜的压迫和损伤,同时胎儿没有射线暴露风险。低位腹主动脉血管外阻断时间不宜过长,一般认为 40~60 min 是比较安全的阻断时限。但在临床上应尽量缩短连续阻断时间,以避免腹主动脉阻断后再开放可能引起的远端缺血再灌注损伤。低位腹主动脉血管外阻断术可以根据影像学检查进行第一次评估,同时在进腹后再根据病情进行第二次评估,从而决定是否需要实施手术,这样也让手术时机更加灵活。

3. 血管内球囊导管预置术

对于凶险性前置胎盘伴胎盘植入产妇,治疗重点是在最短时间内及时有效控制出血,提供清晰术野,减少出血和输血。近几年,血管内球囊阻断术作为临时性机械阻断血供的方法引起广泛重视。该技术在数字减影血管造影(digital subtraction angiography,DSA)监视下,可精确放置血管内球囊,并在胎儿娩出断脐后即刻行球囊阻断治疗,从而将剖宫产术中的出血控制由被动转为主动,减少术中出血,为手术创造条件及时机,同时也为保留子宫提供机会。

球囊位置的准确性是保证血流阻断效果和血管安全性的重要前提,在没有杂交手术室情况下,产妇常常需要在介入科放置球囊之后再转运到手术室,转运过程可能造成球囊位置的改变,现代化的杂交手术室则可避免这种转运风险。球囊阻断术对大部分产妇有效,但因盆腔血管有较为丰富的侧支循环,即使运用了球囊阻断术,产妇仍然存在严重失血和切除子宫的可能,尤其是髂总动脉及髂内动脉球囊阻断术。

球囊预置术在胎盘植入中的应用尚存争议,目前由于潜在的风险和可用的证据尚不足以强烈推荐使用,还需要更多随机对照试验来证明该技术的安全性和有效性。2018年国际妇产联盟(FIOG)发布的胎盘植入性谱系疾病共识指南中关于球囊阻塞导管使用的指导意见如下:大量的研究(多是回顾性研究)评估了预防性放置球囊阻塞导管对减轻妊娠合并胎盘植入剖宫产子宫切除术时出血的影响,结果不尽相同。这些装置通常由介入放射科医师在DSA引导下插入腹主动脉、髂总动脉或髂内动脉,在遇到出血时进行充气。支持者认为可以减少失血量和输血需求,改善手术视野。但也有不少研究未能证实这一技术的任何益处,并质疑或批评其用途。这些研究者认为,阻塞球囊无法阻止灾难性出血,因为妊娠期间是通过丰富的血管脉络丛来维持骨盆的血液供应,球囊的使用可能加剧这种脉络丛的出血。而最近关于血管破裂和血栓栓塞等导管相关并发症的报道,也引发了对使用这些球囊的风险和效益比值的质疑。2018年RCOG《前置胎盘及胎盘植入诊治指南》推荐:将介入放射治疗常规用于处理植入性胎盘谱系疾病前,需要有更多研究证实其安全性和有效性;确诊为植入性胎盘谱系疾病的产妇拒绝输血时,应被安排到设有介入放射的医疗机构。

第四节　临床病例分享

术前怀疑凶险性前置胎盘伴胎盘植入产妇,麻醉科医师应该高度警惕可能发生的严重出血。一组研究报道,66%的胎盘植入产妇估计失血量超过2 000 ml,15%超过5 000 ml,6.5%超过10 000 ml,3%超过20 000 ml。起初的出血量可能很小,但是如果胎盘被撕裂,或产科医师切除子宫时切到了难以避开的胎盘组织,则可能迅速演变成灾难性大出血。因此,对麻醉科医师来说,凶险性前置胎盘伴胎盘植入产妇的麻醉管理极具挑战性,其中最关键问题是围术期的良好管理。本节将通过具体的病例分享来进一步强调,凶险性前置胎盘伴胎盘植入产妇的围术期管理中,术前充分评估准备和多学科团队合作在避免母婴不良结局中的重要性。

一、基本资料

产妇,女,38岁,身高168 cm,体重73 kg,孕26周因产检超声提示"前置胎盘,胎盘与羊膜囊间强回声(节育环?)",血红蛋白84 g/L,当地妇保院建议转上级医院进一步治疗。因"停经34$^{3/7}$周,要求待产"

于 2016 年 5 月 9 日来宁波市妇女儿童医院就诊,门诊超声检查提示"宫内单胎头位妊娠,完全性前置胎盘,植入可能",拟"凶险性前置胎盘,胎盘植入? G4P2 孕 34$^{3/7}$ 周待产,轻度贫血,带环妊娠?"收住入院。产妇既往有 2 次剖宫产手术史,1 次人工流产史。

产科检查:经产妇骨盆。宫高 34 cm,腹围 101 cm,先露头,未衔接,估计胎儿体重 3 200 g 左右,胎方位左枕前,胎心规律,胎心率 140 次/min,宫缩无。阴道内诊未查,头盆评分 8 分。

入院后实验室检查:Hb 80 g/L,Hct 26.2%,血小板 231×10^9/L;凝血酶原时间 12.3 s,活化部分凝血活酶时间 28.4 s,国际标准化值 1.03,凝血酶时间 20.0 s,纤维蛋白原 2.44 g/L;总蛋白 69.4 g/L,白蛋白 34.3 g/L;血型 O 型 Rh 阳性,不规则抗体筛查阴性。贫血全套:血清转铁蛋白 4.02 g/L,触珠蛋白 0.31 g/L,铁蛋白测定 5.8 ng/ml,余指标均在正常范围。

入院后辅助检查:心电图示窦性心律;胎儿及附属物超声(单位:mm)为宫内单胎头位,胎心可见,胎儿双顶径 87 mm,头围 318 mm,腹径 107 mm,腹围 340 mm,股骨长度 72 mm,羊水指数 118 mm,胎盘前壁 II 级,其下缘完全覆盖宫内口,胎盘与前壁肌层分界不清,CDFI 扫查可见五彩血流,前壁下段肌层菲薄,较薄处约 1.8 mm,脐动脉血流:S/D 1.90,RI 0.50,PI 0.66,宫内口闭合,宫颈管长约 32 mm,诊断为"宫内单胎头位妊娠,完全性前置胎盘,植入可能,脐动脉血流正常"。

二、术前评估与准备

(一) 出血风险评估

1. 胎盘评估

产妇既往有剖宫产和人工流产史,超声提示胎盘前壁,下缘完全覆盖宫内口,胎盘与前壁肌层分界不清,提示凶险性前置胎盘伴胎盘植入。因产妇带金属环妊娠,MRI 检查存在图像干扰和移位风险,故未行胎盘 MRI 检查。

2. 出血量评估

根据文献报道和临床实践经验,此产妇考虑凶险性前置胎盘伴胎盘植入,术中发生急性不可控大出血风险极高,可以考虑预置腹主动脉或双侧髂内动脉球囊以控制和减少出血。

(二) 出血耐受性评估

可以参考第十五章。

产妇体重 73 kg,术前 Hb 80 g/L,Hct 26.2%,血小板 231×10^9/L,纤维蛋白原 2.44 g/L,对其出血耐受性评估如下。

1. 全身血容量

产妇体重 73 kg,孕前体重 60 kg,按照估计孕期血容量=孕前体重(kg)×7%×(1+40%)或孕前体重(kg)×10%计算,估计全身血容量 6 000 ml。

2. Hb 改变与出血量和输血量的关系

按照 Hb 下降 10 g/L 相当于出血量为全身血容量的 1/10 计算,即该产妇 Hb 下降 10 g/L 相当于出血量 600 ml。同样按照 1 U 悬浮红细胞含血红蛋白 24 g 计算,该患者输血提升 Hb 10 g/L,需要红细胞输注量为 2.5 U。

3. 最大允许出血量设定

急性大出血尚未得到有效控制时的管理目标设定为 Hb 80 g/L(相当于 Hct 24%),血小板 75×10^9/L,纤维蛋白原 2 g/L,分别计算最大容许出血量:① 按照 Hct 计算最大允许出血量(ml)=患者估计血容量(ml)×[(基础 Hct－最小允许 Hct)/(基础 Hct＋最小允许 Hct)]×2,最大允许出血量约为 500 ml,意味着患者出血 500 ml 就需要输注红细胞,除非出血已经得到控制。② 根据 Plt 计算最大允许出血量(ml)＝产妇估计血容量(ml)×[(基础 Plt－最小允许 Plt)/(基础 Plt＋最小允许 Plt)]×2,产妇出血量达到 6 000 ml 左右需要输注血小板。③ 根据 Fib 计算最大允许出血量(ml)＝产妇估计血容量(ml)×[(基础全血 Fib－最小允许全血 Fib)/(基础全血 Fib＋最小允许全血 Fib)]×2,全血 Fib＝血浆 Fib×(1－Hct),患者出血量达到 1 200 ml 左右需要补充凝血因子。因此,该产妇对红细胞和凝血因子丢失的耐受性比较差,对血小板丢失的耐受性相对要好得多。

(三) 术前准备

1. 纠正贫血

产妇入院后检查 Hb 80 g/L,铁蛋白 5.8 ng/ml,考虑缺铁性贫血,于 5 月 11 日起使用维乐福静脉滴注补充铁剂。5 月 17 日查 Hb 72 g/L,经维乐福针静脉补铁治疗后血红蛋白仍有下降,排除宫内及宫外出血,产科医师考虑孕期消耗性贫血,但不排除血液系统疾病可能。因产妇为出血高风险产妇,综合评估病情后予输注悬浮红细胞 2 U。同时因产妇已经孕 $35^{4/7}$ 周,接近 36 周,为避免急诊手术潜在风险,遂决定近期行择期剖宫产手术,并组织多学科讨论。

2. 多学科联合会诊

5 月 19 日组织术前多学科会诊,会诊意见和拟定治疗方案如下:

(1) 介入科:产妇有术前预置双侧髂内动脉球囊导管的指征(宁波市妇女儿童医院当时尚未开展腹主动脉球囊导管放置),但需告知产妇双侧髂内动脉球囊放置手术需接触射线。尽管胎儿已经 $35^{6/7}$ 周,致畸可能极小,但新生儿接触射线后其他潜在风险尚不确定。

(2) 麻醉科:产妇胎盘植入,即使术前放置双侧髂内动脉球囊导管,其阻断效果也没有腹主动脉球囊导管效果确切,因此其手术方式和出血量存在变数。术中出血也有可能从阴道流失而导致术中自体血回收效率不高,同时产妇术前 Hb 80 g/L,Fib 2.44 g/L,对出血耐受性比较差。所以,除术前预交叉红细胞 5 U 外,输血科还是要备足血液制品及做好应急响应的人员准备。麻醉科负责制定和实施 MTP,同时做好与手术医师和输血科的沟通。

(3) 新生儿科:产妇既往手术史留下的粘连和大出血风险致全麻诱导至胎儿娩出时间间隔相对较长,胎儿面临缺血缺氧窒息风险,围产儿科医师做好新生儿抢救准备,包括容量复苏、血管活性药物,甚至心肺复苏等准备。

(4) 产科:根据超声提示胎盘位于子宫前壁,最高处位于脐上 1 横指。术中需注意:① 术中尽量避开胎盘取出胎儿,减少出血,行子宫体部剖宫产。② 胎儿娩出即实施髂内动脉球囊阻断减少术中出血。③ 如发现存在"胎盘植入"和植入胎盘部分剥离,出血汹涌,止血困难,果断连同胎盘一起切除子宫。④ 因产妇系二次剖宫产,可能盆腹腔粘连严重,出现周边脏器损伤的风险极高,应注意仔细分清解剖结构以避免损伤。⑤ 术中出血多,需要麻醉科医师精心管理和输血科配合。⑥ 膀胱植入可能性大,术前暂时不放置输尿管支撑导管,术中必要时联系外科协助手术。⑦ 产妇预置双侧髂内动脉球囊导管入手术室后有专门的人员监测胎心率,手术开始前按标准常规预防性应用抗生素,并在手术时间延长(如≥3 h)或出血量超过 1 500 ml 时追加抗生素。

(5) 输血科:日常储备量中有患者同型红细胞悬液 20 U、冰冻血浆 3 000 ml 和冷沉淀 30 U,鉴于产妇存在急性大出血高风险,故预交叉红细胞 5 U,同时需要与麻醉科做好沟通协调,确保血液制品快速有序供应。

（6）手术室护理：做好产妇的保温和输血输液加压加温准备，配备充足护理人员，包括时刻准备取血的相关人员。

3. MTP方案

综合以下几方面因素进行MTP制定：① 该例产妇术前Hb 80 g/L，Hct 26.2%，已经达到输注红细胞指征。理论上提升Hb 10 g/L需要红细胞输注量2.5 U，故术前预交叉红细胞5 U，一旦发生大出血立即启动5 U红细胞输注。② 回收式自体输血仅仅回收红细胞，不能回收凝血因子，同时产妇术前Fib只有2.44 g/L，所以胎儿娩出后即给予纤维蛋白原2.5 g，氨甲环酸1 g和氯化钙1 g。③ 根据现有资料，MTP大多采用血浆∶红细胞=1∶1的比例。每批次血浆按照10～15 ml/kg计算，该产妇孕前体重60 kg，为避免血制品浪费，输血科尽可能真正按每批次发送，设定每批次血浆为600 ml，相应红细胞为6 U。④ 配合有回收式自体输血。由于出血速度越快往往红细胞回收率越高，甚至可以高达80%，所以红细胞需要量至少可减少50%，调整每批次红细胞为3 U，甚至可以每隔1个批次输注红细胞3 U。⑤ 大出血产妇的血小板下降比较慢，该产妇血小板下降到75×10^9/L水平时，理论上计算的出血量为6 000 ml，由此考虑第四批次时予输注一个单采剂量的血小板。⑥ 血浆中的白蛋白浓度低于正常人体血浆中的浓度，而且大出血产妇往往输注大量红细胞和其他液体，为保证正常胶体渗透压维持血管内容量，防止出现组织水肿，出血量接近6 000 ml时补充白蛋白25 g。⑦ 妊娠妇女存在生理性的高纤维蛋白原水平，分娩初期和产后出血早期出现低纤维蛋白原水平时，往往提示需要外科干预或需要输注红细胞和新鲜冰冻血浆。来自多个国家的指南均推荐积极补充凝血因子，并建议维持纤维蛋白原浓度在1.5～2.0 g/L以上。新鲜冰冻血浆内纤维蛋白原被稀释，其浓度不到2.5 g/L，冷沉淀的纤维蛋白原浓度约15 g/L。替代2 g纤维蛋白原需要使用800 ml的新鲜冰冻血浆，冷沉淀则需要133 ml。另外，大出血未控制之前，应该避免积极的高容量复苏，同时有文献资料建议红细胞∶血浆∶冷沉淀按照1∶1∶1的比例输注。鉴于该产妇术前Fib仅仅为2.44 g/L，所以在MTP制定时，每批次加入了冷沉淀。⑧ 综合评估血流动力学、出血量、手术野创面渗血和后续出血情况，再行决定是否启动MTP及下一批次血制品，每批次启动前抽取血常规和凝血功能。参考床旁血气分析、快速凝血功能检测和实验室检查，对血制品进行调整。一旦出血得到控制，即停止MTP，并转为实施目标导向的血制品输注。综上，该产妇的MTP见表16-3。

表16-3 MTP

批次	红细胞	血浆	冷沉淀	纤维蛋白原	凝血酶原复合物	血小板	氯化钙	氨甲环酸
01	5 U			2.5 g			1 g	1 g/10 min
02		600 ml						
1	3 U	600 ml	6 U				根据检测结果给药，维持血气分析Ca^{2+}≥0.9 mmol/L	出血未停止，30 min后再静脉注射1 g
2		600 ml	6 U			10 U		
3	3 U	600 ml	6 U					
4		600 ml	6 U	2 g	600 U	10 U		
目标值	* 出血未控制	Hb≥80 g/L，PT和APTT低于参考值的1.5倍，Fib≥2.0 g/L，Plt≥75×10^9/L						
	** 出血已控制	Hb≥70 g/L，PT和APTT低于参考值的1.5倍，Fib≥1.5 g/L，Plt≥50×10^9/L						

注：* 出血尚未控制或保留子宫；** 出血已经控制或已经进行子宫切除。

01～02 为产后出血开始阶段,尚未达到启动 MTP 阶段,一旦达到启动 MTP 时机,即从 1 批次到 4 批次按顺序执行。如出血仍未控制,则继续从 1 批次到 4 批次循环重复。

三、麻醉和手术经过

(一) 麻醉准备

产妇预置双侧髂内动脉 6 mm 球囊导管后于 5 月 20 日 11 时 45 分送至手术室,常规监测 NIBP、ECG、SpO_2。18 G 套管针开放两路前臂外周静脉,桡动脉和中心静脉穿刺置管,连续监测有创动脉压、中心静脉压和体温。准备血液回收机、输血输液加压加温装置、暖风机温毯、床旁血气电解质分析仪、床旁超声、除颤仪等。准备血管活性药物(去甲肾上腺素、肾上腺素)、凝血和抗纤溶物质(纤维蛋白原浓缩剂、凝血酶原复合物、氯化钙、氨甲环酸)和白蛋白。全麻药物和血管活性药物静脉通路应该与快速输血输液通路分开。

(二) 麻醉实施

1. 麻醉方式

该产妇为凶险性前置胎盘伴穿透性胎盘植入,尽管预置了双侧髂内动脉球囊导管,但仍存在短时间内大量失血致循环急剧波动、缺氧和凝血功能障碍等风险。如果实施椎管内麻醉,在出血和低血容量时再紧急改全麻,不仅诱导时会加重血流动力学波动,而且大出血产妇凝血功能障碍也会增加硬膜外血肿风险,所以该例产妇的麻醉选择直接采用了气管插管全麻。

2. 麻醉实施

面罩吸氧 5 min(氧流量 6 L/min),消毒铺巾后,12 时 15 分依次静脉注射丙泊酚 140 mg、瑞芬太尼 70 μg、罗库溴铵 50 mg,气管插管成功后开始手术。吸入七氟烷麻醉维持,胎儿娩出后静脉注射舒芬太尼 30 μg、咪达唑仑 3 mg,静脉泵注丙泊酚和瑞芬太尼,麻醉维持采用静吸复合麻醉,术中根据血流动力学情况调节麻醉深度。产妇入手术室至手术进腹前预充乳酸林格液 500 ml 和羟乙基淀粉 500 ml。

(三) 手术麻醉处理经过

麻醉成功后,12 时 20 分手术开始,取脐耻间正中切口(长约 12 cm),逐层切开皮下各层组织进腹,见子宫下段血管怒张,取子宫体部横切口,切口下见胎盘组织,打洞进入宫腔,12 时 24 分头位助娩一活男婴,Apgar 评分 1 min 9 分,5 min 10 分,体重 3.73 kg。胎儿娩出后立即实施双侧髂内动脉球囊阻断,子宫切口处出血汹涌,出血速度极快,立即用止血带捆扎子宫下段,同时实施血液回收,很快储血罐回收血量达到 3 000 ml,血液回收机进行处理同时准备另外储血罐,快速输注乳酸林格液 1 000 ml 和羟乙基淀粉 500 ml,红细胞 5 U,纤维蛋白原浓缩剂 2.5 g、氨甲环酸 1 g 和氯化钙 1 g,启动 MTP,去甲肾上腺素泵注。术中可见胎盘位于子宫前壁延伸至后壁,下缘完全覆盖宫内口,胎盘大面积植入于子宫肌层并穿透至浆膜层,右侧子宫前壁缺如,胎盘植入至右侧宫旁组织,伴胎盘前壁穿透膀胱达浆肌层。因胎盘大面积穿透性植入,且膀胱植入范围大,深度深,予全子宫切除术。术中出血很快灌满 3 个储血罐,使用 2 台血液回收机,10 个去白细胞滤器。术中因发生膀胱和输尿管损伤,请泌尿外科医师上台帮助。18 时 30 分手术结束,历时 6 h 10 min,手术行全子宫切除＋膀胱部分切除修补术＋膀胱造瘘术＋双侧输尿管支架放置术,共出血 18 000 ml,自体血回输 5 700 ml,输注异体红细胞 12 单位,血浆 4 410 ml,冷沉淀 37 单位,血小板 30 单位,纤维蛋白原 2.5 g,氯化钙 3 g,凝血酶原复合物 400 单位,氨甲环酸 2 g,白蛋白 25 g,其他液体 5 300 ml。术毕 Hb 83 g/L,Hct 26.8%,血小板 45×10^9/L,纤维蛋白原 2.65 g/L。

(四) 术后恢复

产妇带管送 MICU,23 时 20 分拔除气管导管,术后输注血小板 10 U,血浆 600 ml。5 月 21 日检查

Hb 87 g/L,Hct 26%,血小板 $64×10^9$/L,纤维蛋白原 3.21 g/L。5 月 23 日转回普通病房,6 月 3 日出院。

四、经验总结

(一)团队分工明确

本例产妇围术期管理中,团队人员分工明确、各司其职,确保抢救过程紧张有序,并客观如实地记录了所有抢救步骤。特别需要指出的是,手术医师和麻醉科医师的默契配合在本病例救治中得到了很好的体现,手术医师专注于手术,麻醉科医师负责术中产妇的监护和管理,同时做好相互的沟通(特别是对已有出血量和后续出血量的评估)。

麻醉团队在本例产妇围术期管理中发挥了十分积极的作用,具体安排如下:① 总指挥:由 1 名主任医师担任,全方位负责产妇管理及各级人员调配。包括密切关注手术情况、生命体征、输血输液、药物使用等,尤其是对出血量的评估和预测;负责各种输血和实验室检测的指令;做好与手术医师和输血科的沟通协调。② 麻醉科医师 A:麻醉操作,包括气管插管、血管穿刺、动脉血气电解质检测和抢救药物及设备使用。③ 麻醉科医师 B:血液回收机操作,自体血去白细胞滤器的过滤回输。该例产妇比较特殊,其出血速度非常快,很快灌满了 3 个储血罐,也同时用上了 2 台血液回收机,足够的人员和合理分工确保了该例产妇抢救的有序和高效。④ 麻醉科医师 C:负责记录管理过程中的特殊情况和处理(生命体征等客观指标由手麻系统自动记录)、用血申请单和检查单开具。⑤ 巡回护士 2 人(不包括手术器械护士,血制品另由专人从输血科领取):输血输液、血标本抽取送检。

(二)出血量的准确评估

准确估计出血量有助于产后出血的早期诊断和处理。低估出血量可能导致诊治延误,高估出血量则可能导致过度治疗而浪费资源。该例产妇实施血液回收,术中出血量很大,整整用了 3 个储血罐,几乎所有术野出血都被及时吸引到了储血罐,所以对出血量的估计比较准确而且直观,可以随时观察到出血速度和出血量,对病情早期正确识别和改善产妇结局方面有着重要的实际意义。

(三)输血方案制定合理

该例产妇术前 Hb 80 g/L 和纤维蛋白原 2.44 g/L,对失血耐受性较差。术前红细胞预交叉 5 U,一旦发生出血立即输注红细胞 5 U、纤维蛋白原 2.5 g、氨甲环酸 1 g、氯化钙 1 g,同时启动 MTP 和血液回收。MTP 按照每批次血浆 600 ml、冷沉淀 6 U 发送,红细胞每隔 1 个批次发送 3 U,出血量接近 6 000 ml考虑输注血小板,并补充白蛋白 25 g。同时参考床旁血气分析和 Hb 测定、创面渗血情况,以及血常规和凝血功能实验室指标等进行调整。术毕 Hb 83 g/L,Hct 26.8%,血小板 $45×10^9$/L,纤维蛋白原 2.65 g/L,基本达到管理目标,特别是血液制品输注及时有效,也无过度输血。值得一提的是,虽然该例产妇出血速度快,但红细胞回收率高,浪费少,同时有床旁 Hb 和 Hct 检测结果作为参考,因此,最终的异体红细胞输注量很少,也说明术前 MTP 制定十分合理。

(四)管理目标明确

术前制定明确的管理目标,出血未控制前的早期复苏目标为:① MAP≥65 mmHg(维持 SBP 在80~100 mmHg),循环不稳定时泵注去甲肾上腺素。② 尿量≥0.5 ml/(kg·h)。③ Hb≥80 g/L,Plt≥$75×10^9$/L。④ PT 低于参考值的 1.5 倍,APTT 低于参考值的 1.5 倍,Fib≥2 g/L。⑤ 血离子钙浓度≥0.9 mmol/L。⑥ 中心体温>35℃。⑦ 防止血清乳酸增加,防止酸中毒加重。一旦出血得到控制,管理目标调整为 Hb≥70 g/L,Plt≥$50×10^9$/L,Fib≥1.5 g/L。

(五) 回收式自体输血应用

回收式自体输血应用体会如下：① 该例产妇出血速度非常快,很快灌满了 3 个储血罐,常规 1 个储血罐和 1 台血液回收机无法满足血液回收和处理,所以对于此类产妇可以准备多个储血罐,甚至多台机器。② 术前抗凝液、离心杯、洗涤液和去白细胞滤器等全部准备到位,机器处于备用状态,一旦发生大出血,可以立即实施抗凝回收、离心、洗涤和过滤。③ 由于凶险性前置胎盘往往出血迅速,储血罐很快被灌满,所以应由专人负责自体血回收和回输处理。④ 鉴于剖宫产术野的出血混有羊水等污染物,同时产妇血液处于高凝状态,故产科回收式自体输血的实施不同于其他领域,可采用双倍抗凝、双倍洗涤、去白细胞滤器回输。⑤ 将洗涤后自体红细胞通过去白细胞滤器输注到患者体内,在过滤前后均不应在血袋外加压,血量大时可以采用多个滤器。

(六) 介入治疗的局限性

因担心放置腹主动脉球囊有引起血管撕裂和血栓风险,宁波市妇女儿童医院当时未开展此项技术。该例产妇尽管术前预置双侧髂内动脉球囊,但效果不佳,考虑原因为：① 子宫血供侧支循环丰富,除子宫动脉外,存在卵巢动脉、骶正中动脉、髂外动脉等异位供血;有些动脉直接来源于腹主动脉,所以单纯阻断双侧髂内/髂总动脉,不能有效控制异位动脉的出血。② 当时选用双侧髂内动脉球囊直径为 6 mm,球囊太小影响阻断效果,目前已经改为 8 mm 球囊。因此尽管球囊阻断术对大部分患者有效,但仍然存在严重失血和切除子宫的可能,不可掉以轻心,还是应该做好人员和血液制品准备,特别是回收式自体输血的准备更是必不可少。

五、展望

(一) 床旁凝血功能检测有待开展

传统的实验室凝血检测不能有效监测急性大出血产妇的即时凝血状态,其反映的实际是产妇 30～40 min 前的凝血功能,因而难以用于指导紧急情况下的输血治疗。血栓弹力图(thrombelastograghy,TEG)或旋转式血栓弹力测定法(rotational thrombelastometry,ROTEM)监测产妇的凝血状态,可以更迅速地提供凝血分析结果和血小板情况,并识别特定的凝血缺陷,用于指导临床输血治疗。另外 qLabs 电化学检测仪可以快速(大约 7 min)检测获得凝血酶原时间(PT)、国际标准化比值(international normalized ratio,INR)、活化部分凝血活酶时间(APTT)、纤维蛋白原(Fib)和凝血酶时间(TT)的结果。床旁检测有望给临床提供即时检测结果并指导合理输血,真正做到目标导向的输血方案。

(二) 腹主动脉球囊导管预置

对于凶险性前置胎盘伴穿透性胎盘植入产妇,双侧髂内动脉球囊阻断由于子宫血供存在丰富的侧支循环和异位动脉供血,所以其效果没有腹主动脉球囊导管确切。尽管放置腹主动脉球囊导管存在血管撕裂和血栓风险的顾虑,但对于这类存在致命性大出血风险产妇,选择腹主动脉球囊导管有一定的优势和必要性。

综上所述,对于凶险性前置胎盘伴胎盘植入产妇的管理,强调早期临床检查、诊断、干预的重要性。一个高水平的多学科合作团队通过早期诊断、孕期保健和制定适合患者的个体化临床治疗方案,术前预防性置入髂内/腹主动脉球囊以及回收式自体输血的应用,可以最大限度地减少产后出血和孕产妇并发症,降低病死率,从而改善母婴预后。

(彭德龙　张丹凤　曹云飞)

参考文献

［1］ CHATTOPADHYAY S K，KHARIF H，SHERBEENI M M. Placenta praevia and accreta after previous caesarean section［J］. Eur J Obstet Gynecol Reprod Biol，1993，52(3)：151-156.

［2］ 刘兴会,贺晶,漆洪波. 助产［M］.北京：人民卫生出版社,2018：233-290.

［3］ SILVER R M，LANDON M B，ROUSE D J，et al. Maternal morbidity associated with multiple repeat cesarean deliveries［J］. Obstet Gynecol, 2006, 107(6)：1226-1232.

［4］ JAUNIAUX E，BHIDE A，KENNEDY A，et al. FIGO consensus guidelines on placenta accreta spectrum disorders：Prenatal diagnosis and screening［J］. Int J Gynaecol Obstet，2018，140(3)：274-280.

［5］ MILLER D A，CHOLLET J A，GOODWIN T M. Clinical risk factors for placenta previa-placenta accreta［J］. Am J Obstet Gynecol, 1997, 177(1)：210-214.

［6］ Committee on Practice Bulletins-Obstetrics. Practice Bulletin No. 183：Postpartum hemorrhage［J］. Obstet Gynecol, 2017, 130(4)：e168-e181.

［7］ 种轶文,张爱青,王妍,等.超声评分系统预测胎盘植入凶险程度的价值［J］.中华围产医学杂志,2016,19(9)：705-709.

［8］ 曹琳,赵博,曹琦,等.MRI在胎盘植入诊断中的应用［J］.临床放射学杂志,2019,38(1)：194-196.

［9］ 中华医学会妇产科学分会产科学组.前置胎盘的临床诊断与处理指南［J］.中华妇产科杂志,2013,48(2)：148-150.

［10］ Committee on Obstetric Practice. Committee Opinion No. 713：antenatal corticosteroid therapy for fetal maturation［J］. Obstet Gynecol, 2017, 130(2)：e102-e109.

［11］ 中国医师协会新生儿科医师分会,《中华围产医学杂志》编辑委员会.早产儿呼吸窘迫综合征早期防治专家共识［J］.中华围产医学杂志,2017,20(8)：557-559.

［12］ Royal College of Obstetricians and Gynaecologists. JAUNIAUX E，ALFZR EVIC Z，BHIPE A G，et al. Placenta praevia and placenta accreta：diagnosis and management. Green-top Guideline No. 27a，BJOG，2019，126(1)：e1-e48.

［13］ LIUMBRUNO G M，LIUMBRUNO C，RAFANELLI D. Autologous blood in obstetrics：where are we going now？［J］Blood transfus, 2012, 10(2)：125-147.

［14］ CATLING S. Blood conservation techniques in obstetrics：a UK perspective［J］. Int J Obstet Anesth，2007，16(3)：241-249.

［15］ ALLAM J，COX M，YENTIS S M. Cell salvage in obstetrics［J］. Int J Obstet Anesth, 2008, 17(1)：37-45.

［16］ American Society of Anesthesiologists Task Force on Obstetric Anesthesia. Practice guidelines for obstetric anesthesia：an updated report by the American Society of Anesthesiologists Task Force on Obstetric Anesthesia［J］. Anesthesiology, 2007, 106(4)：843-863.

第十七章
RhD 阴性血型与输血

第一节　概　　述

一、Rh 血型系统抗原

Rh 血型系统又称恒河猴血型系统,是仅次于 ABO 血型系统的最为人们熟知的血型系统。目前发现并确认的 Rh 血型系统主要抗原有 50 多种,但与临床输血相关的主要有 C、c、D、E、e,其中以 D 抗原的免疫原性最强,其次依次为 E、C、c、e。通常将红细胞膜有 D 抗原者称为 Rh 阳性,缺乏 D 抗原者为 Rh 阴性。RhD 阴性个体的比例存在种族群体差异性,高加索(北美和欧洲)血统中占 15%～17%,非洲人群中占 4%～8%,而亚洲人群占 0.1%～0.3%;汉族人群 RhD 阴性者仅占 0.34%,但一些少数民族,如维吾尔族和塔吉克族人群中,RhD 阴性者分别为 5% 和 15%。

RhD 阳性者部分红细胞膜上的 D 抗原表达可能会发生改变,根据红细胞表面 D 抗原数量多少、抗原性强弱、抗原表位数目多少和结构改变等将 D 抗原分为以下五种:① "正常"D 抗原。② 弱 D 抗原:抗原量少,无"质"的变化。③ 部分 D 抗原:抗原量不少,但表位不全。④ 不完全弱 D(Del 型):吸收放散型 D,抗原性非常弱,要用抗 D 经吸收放散试验才能检测出来,属亚洲人所特有。⑤ 增强 D 抗原:表位"增多"。

二、Rh 血型系统抗体

(一) 抗体产生

Rh 阴性血型患者被 Rh 阳性红细胞被动免疫,可以产生 Rh 血型抗体。这类情况可以出现在输血(Rh 阴性血型患者接受了 Rh 阳性红细胞)或妊娠(Rh 阳性胎儿红细胞进入 Rh 阴性血型产妇体内)产生。ABO 血型系统的抗体一般为完全抗体 IgM,不通过胎盘;而 Rh 血型抗体则主要属免疫性抗体,绝大多数为不完全抗体 IgG,其分子量较小且能通过胎盘。

(二) 抗体类型

临床上 Rh 血型系统中最常见的 5 个不规则抗体为:抗-D、抗-c、抗-E、抗-C、抗-e 及联合抗体,如抗-Ec、抗-Ce 等。

(三) 抗体产生时间和概率

有关 RhD 阴性血型者通过输血产生抗-D 的时间和概率尚不确定,相关文献报道差异较大。Gunson 等对 11 名 RhD 阴性健康男性志愿者的研究中,5 人注射了 0.5 ml 的 RhD 阳性红细胞,6 人注射了 5 ml 的 RhD 阳性红细胞,两组均分别在注射后 14 天至 150 天检测抗-D。结果发现两组共有 9 人在 37～130 天检测到抗-D,0.5 ml 组和 5 ml 组各有 1 人未检测到抗-D,预测抗-D 阳性率为 80%,其他几项健康志愿者的研究也得到类似结果。研究认为当 RhD 阴性健康志愿者多次接受 RhD 阳性红细胞，产生抗-D 的概率可以高达 90%。也有研究发现，即使输入少量 RhD 阳性红细胞 0.5 ml，甚至 0.1 ml，也足以产生 Rh 同种免疫，包括血小板制品中混入的少量红细胞同样可以产生 Rh 同种免疫。

Frohn 等回顾分析 78 例 RhD 阴性患者输注 RhD 阳性红细胞，在输注后 14 天至 1 年，随机检测抗-D 阳性率 30.4%，抗体产生时间最早 14 天，中位数和平均时间 33 天和 35 天。Yazer 等回顾分析在 98 例 RhD 阴性创伤患者紧急情况下至少输注了 2 单位 RhD 阳性红细胞，抗-D 阳性率为 22%。以上研究似乎发现 RhD 阴性患者输注 RhD 阳性红细胞产生抗-D 的概率远远要比健康志愿者低得多。甚至有多项研究显示，在免疫功能低下的 RhD 阴性患者输注 RhD 阳性红细胞后，产生抗-D 的概率显著降低：RhD 阴性血液肿瘤患者包括儿童癌症患者输注 RhD 阳性供者血小板，抗-D 阳性率低于 5%，也有同类研究报道在 4%~19%；RhD 阴性艾滋病患者，即使输注超过 12 单位 RhD 阳性红细胞，抗-D 阳性率也为 0。同样，在 RhD 阴性肝移植手术患者中输入 RhD 阳性红细胞也未发现 Rh 同种免疫。综上，抗-D 产生与机体免疫功能和全身状况等相关，严重创伤、恶性肿瘤和艾滋病等免疫功能降低患者较健康志愿者 Rh 同种免疫风险更低。另外还有部分 RhD 阴性患者实为 RhD 阳性，D 抗原为 Del 型，所以反复输 RhD 阳性血或妊娠不产生抗-D。

第二节 临床意义

一、指导孕期管理和临床输血

（一）指导孕期管理

Rh 血型系统中 D 抗原的免疫原性最强，50%~70% 的 RhD 阴性患者因为输血或妊娠被 D 抗原免疫产生抗-D，其重要性仅次于 A 抗原和 B 抗原，所以对 Rh 血型目前要求检测 D 抗原，如为 RhD 阴性者则应检测不规则抗体。

医护人员在初次接诊孕妇时，应询问并明确孕妇 ABO 血型和 RhD 血型。如果孕妇未知或不确定本人 ABO 血型和 RhD 血型，医护人员应建议孕妇前往具有血型鉴定资质的医疗机构做 ABO 血型与 RhD 血型鉴定。如鉴定结果为 RhD 阴性，则应进一步做不规则抗体筛查。当不规则抗体筛查结果为阳性时，应做抗体鉴定并测定其效价。为了尽可能地保证临床输血安全有效，医护人员须将血型血清学检验报告单结果正确填写在《孕产妇健康手册》和《产前检查记录册》上，同时该类孕妇应该建立健康档案并联网或随身携带。

对于 RhD 阴性孕妇，应及时纠正各类原因导致的贫血现象，使分娩前的血红蛋白最优化，一般应维持 Hb≥110 g/L，同时要转诊到具有 RhD 阴性血型孕妇管理经验的机构检查和分娩。

（二）指导临床输血

产妇体内存在具有临床意义的 Rh 血型不规则抗体，意味着该产妇非紧急情况下的临床输血应该筛查抗体相对应的抗原阴性的红细胞进行交叉配血和输血。另外，还要注意产妇以前有某种抗体因可能随着时间推移效价降低而漏检，本次输血即便抗体筛查阴性，也要选择不带相应抗原的供者红细胞，否则可能导致输血无效或输血反应，如产妇曾经有抗-C，尽管抗体筛查阴性，也要选择不带 C 抗原的供者红细胞。

RhD 阴性产妇第一次接受 RhD 阳性红细胞，并不发生溶血反应，但有一定比例产妇受 RhD 阳性红细胞中的 D 抗原刺激产生抗- D。抗- D 阳性者在下次输血时,应该输 RhD 阴性红细胞,如果输入 RhD 阳性红细胞可发生抗原抗体反应,导致溶血性输血反应。育龄妇女抗- D 阳性者,再次妊娠时由于抗- D 可通过胎盘,如胎儿为 RhD 阳性,则可导致新生儿溶血病(hemolytic disease of the newborn,HDN), 但如果是男性或是不再生育的女性,就不存在 HDN 问题。

当抗原第一次进入机体时不会立刻就产生相应抗体,一般在 7~10 天后才开始产生,而且所产生的抗体效价低、亲和力低、维持的时间也较短。当机体再次接触相同抗原时,2~7 天内就可以产生大量高效价高亲和力的免疫性抗体。临床上,在这个初次免疫抗体尚未产生的"真空期",可以在紧急救命情况下,可尝试配合型输血,为 RhD 阴性患者输注 RhD 阳性红细胞,但必须向患者及其家属告知同种免疫风险。

二、胎儿和新生儿溶血病的诊断

尽管母胎间血液循环因为存在胎盘屏障而不直接相通,但这种屏障作用是不完善的,在妊娠期可以有微量胎儿红细胞进入到母体血液循环,进入的量和频率也会随着孕龄增长而增加。RhD 阴性妇女孕有 RhD 阳性胎儿时,来自胎儿红细胞表面的 D 抗原可刺激母体,使妊娠母体致敏。但母体巨噬细胞可以吞噬 Rh 血型不合的胎儿红细胞,需经过一段时间才能释放出足够的抗原,且初发免疫反应发展缓慢,所产生的抗体为不能通过胎盘屏障的 IgM。当她再次孕育 RhD 阳性胎儿时,D 抗原再次进入已致敏的母体循环后,母体的 B 细胞通过免疫记忆作用可在短时间内产生大量可通过胎盘的 IgG 抗体。抗- D 通过胎盘与携带 D 抗原的胎儿红细胞结合,引起胎儿或新生儿发生免疫性溶血,导致胎儿红细胞发生凝集和溶解,即为 Rh 血型不合所致胎儿及新生儿溶血病(hemolytic disease of the fetus and newborn, HDFN)。Rh 血型不合溶血病具有以下特征:① 一般第一胎不发病,常发生于再次妊娠,其中胎儿-母体输血是同种免疫反应的基础,"外祖母型"除外。② 与胎次有关,一胎比一胎重,多出生或次日发病。③ 可引起胎儿水肿或胎死宫内、新生儿高胆红素血症致核黄疸,或溶血严重死亡。

导致致敏现象的原因有产前出血、分娩、腹部外伤或手术操作如外倒转、羊膜腔穿刺和人工流产等,早期妊娠流产的致敏危险约 1%,人工流产的致敏危险约 20%~25%,在超声引导下进行羊水穿刺的致敏风险约 2%,绒毛取样的危险性可能高于 50%。与 ABO 溶血病不同,Rh 系统 HDFN 可以通过孕早期抗- D 及其效价测定进行筛查,同时可以用抗 D 免疫球蛋白进行预防,而 ABO 系统 HDFN 目前尚无有效预防措施。因此,孕产妇产前常规检测不规则抗体,可预测发生新生儿溶血病的可能性。医护人员应密切关注妊娠期存在导致孕妇产生抗- D 的高危因素,一旦发现孕妇出现致敏现象,医护人员应建议孕妇在 72 h 内做预防性输血相关免疫治疗。

第三节　输　血　管　理

严重产科出血是导致孕产妇死亡的主要原因,而输血治疗是抢救孕产妇严重产科出血必不可少的重要治疗手段。针对 RhD 阴性孕产妇制定合理的输血救治预案,对保证孕产妇安全和再次生育质量,降低孕产妇与围产儿病死率,以及预防或减少输血反应等具有重要的临床意义。

一、孕期血红蛋白最大化

RhD 阴性孕妇妊娠期除常规进行不规则抗体筛查鉴定和抗体效价检测外,保证分娩前血红蛋白最大化至关重要。尽管孕期因血浆容量增加超过红细胞容量增加,存在生理性贫血,但还是应该对血细胞比容不到32%的孕妇进行治疗。对于符合指征的产妇可以口服补充铁剂和叶酸,维持血细胞比容≥35%,Hb≥110 g/L;必要时也可以考虑静脉补铁以及促红红细胞生成素的应用,以降低围产期输血的风险。

二、输血指南或建议

RhD阴性患者第一次被输入RhD阳性红细胞,不会发生急性溶血反应,但可能产生抗-D。抗-D带来的两个潜在风险:一是患者将来输血时必须输注RhD阴性红细胞,否则再次输入RhD阳性红细胞可导致溶血性输血反应;二是具有生育能力或未生育的女性(包括女童)再次妊娠可导致流产与HDN。但是紧急情况下,不良后果与挽救生命相比还是应该两害相权取其轻,抢救生命为第一要旨,而且目前国外已有很好的预防产生抗-D的药物。

我国2000年颁布的《临床输血技术规范》第10条规定:对于RhD阴性和其他稀有血型患者,应当采用自身输血、同型输血或配合型输血。第15条规定:输血科(血库)要逐项核对输血申请单、受血者和供血者血样,复查受血者和供血者ABO血型(正、反定型),并常规检查患者RhD血型(急诊抢救患者紧急输血时RhD检查可除外),正确无误时进行交叉配血。其中"配合型输血"是指供、受者RhD配血相合,即受者体内没有针对供者红细胞的血型抗体,而不是供、受者血型完全相同。

《临床输血技术规范(2019版征求意见稿)》附件一"血液储存及输血相容性检测"推荐:RhD阴性患者紧急输血时,如果无法获得RhD阴性ABO相容红细胞,可首次足量输注ABO同型、RhD阳性的血液成分。RhD阳性患者可以接受不规则抗体筛查阴性的RhD阴性血液成分。

美国血库协会(AABB)推荐:RhD阴性患者接受RhD阳性血液后,使用抗D免疫球蛋白可有效预防抗-D产生。有文献报道,每输注1 ml的RhD阳性血液就注射20 μg的抗D免疫球蛋白便可达到很好的预防效果。

三、输血策略

目前产后出血仍是引起我国孕产妇死亡的首位原因。RhD阴性红细胞储备极其有限,即使血液供应中心有RhD阴性红细胞,也基本都是甘油化后冰冻保存,融化洗涤至少需2 h左右,因此紧急用血的患者有时会因没有血源而危及生命。同时由于产科出血具有致命性和不可预测性,如果提前备血,去甘油洗涤后红细胞只能保存24 h,当术中没有出现需要用血的情况时会导致稀缺的RhD阴性红细胞浪费。目前在临床医疗工作中,如何合理利用有限资源,确保RhD阴性血液供应的安全、及时和充足是临床医师感到棘手和需要解决的问题。临床实践中针对RhD阴性患者应视不同情况制定不同的输血方案,保障患者的用血安全,减少血液滥用,节约血液资源。

RhD阴性患者是否必须输RhD阴性血液,要综合考虑三方面的问题:① 患者病情缓急。② 患者体内是否有抗-D。③ 是否能够及时获得RhD阴性血液。

(一)红细胞输注

RhD阴性患者输血时,供/受者的红细胞血型必须相同或者相容,否则可能会导致一些不良反应,如溶血性输血反应、红细胞输注无效,以及同种免疫产生某种血型抗体等。截至2017年7月,被国际输血协会(The International Society Blood Transfusion, ISBT)认可的红细胞血型抗原总数为346个,其中有308个主要抗原分属于36个血型系统,因此要找到与患者血型完全相同的供者几乎是不可能的,所以对于 RhD 阴性患者的输血,应结合实际情况,选择合适的输血方式。

1. 自体输血

RhD 阴性血液制品紧张,使得紧急抢救或手术时难以找到同型 RhD 阴性血液制品,给临床治疗带来很大的困难以致延误输血治疗。自体输血具有操作简便、快捷、经济的优点,不失为一种比较理想的方法。自体输血主要有贮存式、回收式和稀释式自体输血等。

(1)贮存式自体输血:一般在预计分娩前 2~3 周,通常每次采集 200~400 ml,最后 1 次采集时间宜与择期分娩间隔时间≥72 h。由于妊娠晚期全身血容量和部分凝血因子增加,对已知有出血风险的妊娠妇女,如巨大儿、子宫手术史、胎盘粘连等择期剖宫产术有一定理论意义。由于存在以下几个方面的问题,实际上,临床应用并不广泛:① 产科出血和输血存在不确定性,报道贮存血废弃率 18%~50%。② 预测分娩日期(即使是剖宫产)非常困难,而且贮存式自体输血并不适合急症出血。③ 贮存式自体输血本身节约血液作用非常有限,同时存在血液"保存损害",细菌污染和配血错误等输血风险并不少于异体输血。

(2)稀释式自体输血:一般在麻醉后、手术主要出血步骤开始前,抽取患者一定量的自体血在室温下保存备用,同时输入胶体液或一定比例晶体液补充血容量,以减少手术出血时血液的有形成分丢失,待主要出血操作完成后或根据术中失血及患者情况,将自体血回输给患者。但是目前稀释式自体输血临床应用也不多,其原因有:① 稀释式自体输血本身价值和节血效果十分有限。② 妊娠期生理性血液稀释及容量高负荷,稀释式自体输血存在容量负荷过重或胎盘功能不全风险,同时一旦发生大出血,将导致机体加快进入凝血功能紊乱状态。英国健康管理局(NICE)在最新的指南中不推荐稀释式自体输血在产科中的运用。但对术前血红蛋白浓度较高,同时存在一定出血风险的 RhD 阴性孕产妇可以有一定的应用价值,临床上推荐与其他自体输血技术的联合应用。

(3)回收式自体输血:采用离心动力学原理,通过血液回收机将术野出血进行回收处理后获得自体红细胞,再通过去白细胞滤器回输到产妇体内。目前已被证实应用在产科患者中是安全有效的,优势在于回收原本废弃的血液,并可用于急诊手术,因此也已被多个指南推荐可以用于出血高危产妇。但回收式自体输血用于尚未被致敏的 RhD 阴性产妇存在同种免疫风险,需要慎用。因为胎儿红细胞和母体红细胞均为比重相对较大的细胞成分,血液回收机不能通过离心动力学原理将胎儿红细胞清除。有研究发现剖宫产术中回收的自体血红细胞中约含有 1.5% 的胎儿红细胞,加用去白细胞滤器并不能去除自体血中的胎儿红细胞。Ralph 等报道了 70 例采用单管吸引自体血回输产妇,平均回输血量为 324 ml,回收血中均含有胎儿红细胞,平均 0.8 ml(0.2~12.9 ml)。但是当 RhD 阴性产妇遇到未预计的急性大出血而急需输注红细胞时,如果 RhD 阴性红细胞供应困难,就会面临需要输注异体 RhD 阳性红细胞的风险,权衡异体 RhD 阳性红细胞和自体血红细胞对产妇 Rh 同种免疫风险,作者认为还是应该首选回收式自体输血。同时建议出血高危产妇常规准备自体血回收,除向患方告知 Rh 同种免疫风险外,在具体操作和回输指征上需要更为严格的把控,包括:① 尽量在胎盘清理后回收,最大限度地避免混入胎儿红细胞。② 脐带血被确认为 RhD 阳性或未知,且产妇尚未被致敏,在自体红细胞回输后,应至少注射抗 D 免疫球蛋白 300 mg(1 500 IU),并在回输后将孕产妇血液样本进行评估,以确定是否需要更多的抗 D 免疫球蛋白;但当产妇体内已经产生抗-D,则不建议实施回收式自体输血,即使实施回收式自体输血也不需要注射抗 D 免疫球蛋白。③ 一般产妇自体血回输指征掌握在 Hb 100 g/L,但对 RhD 阴性产妇掌握在 Hb 80 g/L,甚至在 60 g/L,产妇急需要输注红细胞而异体 RhD 阴性红细胞短时间内无法获得。

2. 同型输血

目前临床上输血主要关注 ABO 血型系统和 Rh 血型系统的 D 抗原。出血高风险的 RhD 阴性患者择期手术,要求临床科室根据患者情况和医疗条件提前提出申请,由输血科向采供血机构预约,尽可能输 RhD 阴性红细胞。

(1) 非紧急输血且可以有时间等待获得 RhD 阴性红细胞患者,无论有无抗-D,均应首选与患者 ABO 血型同型的 RhD 阴性红细胞输注,以避免患者产生抗-D 带来的一系列相关问题。

(2) RhD 阴性且抗-D 阳性患者,必须输 RhD 阴性红细胞。但也有研究者提出,抗-D 一般为 IgG 抗体,即使输入 RhD 阳性红细胞发生溶血反应,大多数情况下也为迟发性溶血反应,其严重程度要比 ABO 血型不合引起的急性溶血反应轻;而且抗-D 阳性者发生急性大出血时,因为大量液体包括血浆的输入,体内抗体浓度得到稀释,在给予大剂量激素治疗后也可输 RhD 阳性红细胞。

3. 配合型输血

RhD 阴性产妇因大出血危及生命需紧急输血时,应立即与本辖区采供血机构联系,在确认 ABO 血型同型的 RhD 阴性红细胞不能满足供应情况下,本着以抢救生命为第一原则,根据"血液相容性输注"原则实施救治:① 首选与患者 ABO 血型同型或相容的 RhD 阴性红细胞输注。② 次选与患者 ABO 血型同型 RhD 阳性红细胞输注。③ 三选 O 型 RhD 阳性红细胞输注。上述 3 种情况均须在与患者主侧交叉配血相合情况下输注。

免疫性溶血性输血反应的实质是抗原-抗体反应,抗原-抗体反应必须抗原和抗体两个因素同时存在才会发生。受者与供者的血型即使不相同,供者红细胞进入受者体内如果碰不到对应的抗体,就不会发生免疫性溶血性输血反应。配合型输血是指供/受者血型虽然不完全相同,但仍然兼容,受者体内没有针对供者红细胞的血型抗体,这种情况下就不会发生溶血性输血反应。其优势在于在紧急情况或特殊情况时,贫血或失血危及患者生命,而临床没有与患者 ABO 血型系统和 RhD 抗原相同的血液,可以采用配合型输血来挽救患者生命。

AABB 对此有明确规定,要求临床用血单位制定 RhD 阴性患者使用 RhD 阳性红细胞的政策,规定大量输血的患者、急诊就医的男性及大于 50 岁的女性患者,都可使用 O 型 RhD 阳性红细胞。若 RhD 阴性红细胞准备不足,小于 50 岁 RhD 阴性女性患者同样可以使用 RhD 阳性红细胞。AABB 出版的 *Practical Guide to Transfusion Medicine* 一书中对此描述更为详细,要求临床医师应以抢救患者生命为主旨,不可因 RhD 阴性患者可能产生免疫性抗体而拒绝使用 RhD 阳性红细胞,从而贻误抢救生命。需要指出的是国外已有抗 D 免疫球蛋白制剂供应,可以用于预防 Rh 同种免疫风险,但目前国内抗 D 免疫球蛋白尚未获得国家相关部门认可批准用于临床,详见第四节。

RhD 阴性患者紧急抢救输血时实施配合型输血,需要一定的申请、审批等程序。在紧急抢救输血过程中,输血科(血库)应积极联系所属辖区采供血机构提供与患者 ABO/RhD 血型同型血液,一旦得到供应仍作为首选给予患者输注。同时需要注意以下几个方面:① 只能作为紧急情况下抢救患者生命的重要措施之一。② 只能"应急",不宜变成"常规"。③ 一定要征得患者家属或委托代理人的同意,并告知同种免疫风险。④ 对有生育需要的女性(包括未成年女性),即使体内未检测到抗-D,也应输 RhD 阴性红细胞,避免输注 RhD 阳性红细胞。尽管输注 RhD 阳性红细胞后 72 h 内注射抗 D 免疫球蛋白可预防 Rh 同种免疫,但此药在国内市场难以获得。⑤ 男性或无生育要求者(如子宫切除者),如未检测到抗-D,紧急情况下可以输注 RhD 阳性红细胞,不存在 HDFN 问题。⑥ 去甘油洗涤的 RhD 阴性红细胞要求在 24 h 内输注,如果 RhD 阴性患者备而未用,则应允许将其输给 RhD 阳性患者,避免浪费。

输注 RhD 阳性红细胞时,需要注意:① 应密切监测孕产妇实验室溶血指标、尿色及尿量、血压等。② 输注前宜应用大剂量肾上腺皮质激素,在条件允许的情况下可静脉注射丙种球蛋白。③ 一旦出现明显溶血迹象应立即停止输血并予以相应的治疗。

总之,RhD 阴性患者输血除开展自体输血外,应遵循的原则是:① 有抗-D 者,必须输 RhD 阴性红细胞。② 无抗-D 者,尽量输 RhD 阴性红细胞。③ 无抗-D 者,病情危重而又短时间内找不到 RhD 阴性红细胞,即便是女性,也应是生命权优先于生育权,但需告知患者及家属同种免疫风险。

(二) 血小板输注

血小板膜上有 ABO 抗原、人类白细胞抗原(human leukocyte antigen,HLA)和人类血小板抗原(human platelet antigen,HPA),至今为止尚未发现血小板表面存在 Rh 血型抗原。但是血小板制品中除了含有血浆外,或多或少残留一些红细胞,所以血小板输注时,需要考虑 ABO 血型和 RhD 血型。

1. 血小板 ABO 血型和 RhD 血型非同型输注潜在风险

(1) ABO 血型非同型输注:ABO 血型不相容性血小板输注,一方面供者血小板上的 ABO 抗原与受者血液中的抗-A 和抗-B 发生反应,可以使输入的供者血小板被破坏和溶解,导致血小板输注无效。另一方面,供者血小板制品中所含的"高效价"抗-A、抗-B 也可能破坏受者的红细胞,引起血管内溶血。

(2) RhD 血型非同型输注:因为血小板膜上没有 D 抗原,本来无须考虑供、受者 RhD 血型是否相同,严谨的术语也应该是"RhD 阴性供者的血小板",而不是 RhD 阴性血小板。但是 RhD 阳性供者的血小板制品中往往会残留带 RhD 阳性红细胞,有文献报道血小板制品中混入的少量 RhD 阳性红细胞可以产生 Rh 同种免疫。

2. 血小板输注

RhD 阴性患者输注血小板时,需要兼顾供、受者 ABO/RhD 血型,根据病情紧急程度,实施同型输血和非同型输血。

(1) 同型输血:首选与受血者 ABO 血型和 RhD 血型均为同型的血小板输注,尽管通常情况下很难获得。对于病情相对稳定患者,有时间可以等待且有条件可以获得 ABO 同型的 RhD 阴性供者的血小板,应该尽量输注 RhD 阴性供者的血小板,尤其对育龄期妇女和女童。

(2) 非同型输血:分为 ABO 非同型输血和 RhD 非同型输血:① ABO 非同型输血:紧急抢救患者生命时,无法获得 ABO 同型 RhD 阴性供者的血小板时,可以选择 ABO 非血型 RhD 阴性供者的单采小板输注,而且应选择抗-A、抗-B 效价≤64 的供者。AB 型单采血小板的血浆中不含抗-A、抗-B,但 AB 型血小板上有 A 抗原和 B 抗原,比较安全但疗效略差。2018 版《全血和成分血使用》推荐:血小板输注原则按照 ABO 同型原则输注,出血危及生命且无同型血小板时,可考虑输注次侧相容性血小板;血小板输注无效时,可开展血小板配型选择相容性血小板;血小板应一次足量输注。② RhD 非同型输血:紧急抢救患者生命时,无法获得 ABO 血型同型或非同型的 RhD 阴性供者血小板时,可以输入 RhD 阳性供者的血小板,并以单采血小板为佳。在输注前要向患者及其家属告知风险,除了可能发生急性溶血反应和血小板输注无效外,还应该告知 RhD 阳性供者血小板中残留红细胞产生同种免疫的风险。同时根据患者是否存在抗-D,分为两种情况:一种情况是患者无抗-D,可以输注 RhD 阳性供者血小板,但对育龄期妇女和女童需要征得患者或委托代理人(或监护人)的知情同意方可输注 RhD 阳性供者的血小板,有条件者可尽快注射抗 D 免疫球蛋白来阻止供者血小板制剂中所含 RhD 阳性红细胞可能的致敏作用;另一种情况是患者有抗-D,若找不到 RhD 阴性供者的血小板时,输注 RhD 阳性供者的单采血小板。

（三）血浆（包括冷沉淀）输注

采供血机构为临床提供的血浆主要是冰冻血浆（新鲜冰冻血浆或普通血浆），而冰冻血浆中没有完整红细胞，因为即使制备血浆过程中有少量红细胞混入，在冰冻血浆融化过程中混入的红细胞会发生溶解，所以血浆或冷沉淀中可能会有红细胞碎片，含有少量红细胞基质。D抗原是一种蛋白质类的复合抗原，只有在红细胞膜结构完整时 D 抗原才能完整表达，才具有抗原性。理论上，随着红细胞的溶解，D 抗原也随之降解而失去了原有的抗原性。也就是说，RhD 阴性患者输入 RhD 阳性血浆不会导致患者致敏而产生抗-D，更不会引起 RhD 血型不合的溶血反应。

相比之下，使用 RhD 阴性血浆反而不够安全，因为 RhD 阴性供者体内可能会存在抗-D（如供血者有妊娠史或输血史等），使用 RhD 阴性供者的血浆就有可能输入供者的抗-D，对患者不利。

2000 年《临床输血技术规范》明确规定血浆使用时只需 ABO 血型相同或相容，未对 RhD 血型进行要求，使用 RhD 阳性血浆完全符合血型相容的原则。因此，RhD 阴性患者可以接受与其 ABO 血型同型的 RhD 阴性和 RhD 阳性血浆，无法满足供应时可选择 AB 型 RhD 阴性和阳性血浆输注。但对 RhD 阴性血浆应在筛查排除存在抗-D 后输注，以防止抢救过程中有可能输 RhD 阳性红细胞引起的溶血反应。

第四节　抗 D 免疫球蛋白作用机制及临床应用

目前欧美发达国家已普遍使用抗 D 免疫球蛋白预防 Rh 同种免疫。国内抗 D 免疫球蛋白至今还未获得国家相关部门认可批准，故必须在获得正式批准后临床才能使用。

抗 D 免疫球蛋白共有三种类型的制剂，即多克隆抗体、单克隆抗体以及基因工程重组抗体。目前常用的抗 D 免疫球蛋白为人血清制备的多克隆抗体，最初这类抗体主要来自高度免疫化的 RhD 阴性母体的血浆，后来通过男性健康志愿者经被动免疫制备得到。为了维持志愿者体内足够的抗体效价，常需要反复多次注射 RhD 阳性红细胞，以刺激免疫产生抗体。血浆来源免疫球蛋白一直存在着病毒传播的安全性问题，特别是 20 世纪初，变异的克雅病病毒在血浆制品中的传播，急需寻求其他可大规模生产、安全可靠的可替代抗体。在这种情况下，产生了单克隆抗体及基因工程抗体，以期获取具有高度活性和高度特异性抗 D 免疫球蛋白。在过去的几十年间，多种单克隆及基因工程抗体均进行了 0 期临床试验，主要评估各抗体清除 RhD 阳性红细胞以及阻断 Rh 免疫反应的能力，但距离广泛投入临床应用还为时尚早。

抗 D 免疫球蛋白预防 D 抗原发生同种免疫的机制尚不清楚，大多数学者研究认为这与脾脏快速清除与抗 D 免疫球蛋白结合的 RhD 阳性红细胞有关，导致 D 抗原在被免疫系统识别之前被破坏掉；也有学者认为是抗 D 免疫球蛋白在被清除前抑制了 B 细胞的功能；也有学者认为是基于免疫细胞调节因子的作用来解释抗 D 免疫球蛋白介导的免疫抑制，最主要的是抗 D 免疫球蛋白与 D 抗原结合后，释放一种细胞动力素，抑制 B 细胞增殖，阻止其产生抗体。

抗 D 免疫球蛋白可以发现母体血液循环中 RhD 阳性胎儿红细胞，避免发生同种免疫反应，预防 RhD 血型不合所致的 HDFN。一般推荐对于潜在 Rh 同种免疫风险且尚未致敏孕妇，应该在孕 28 周或新生儿娩出后 72 h 内注射抗 D 免疫球蛋白。RhD 阴性产妇实施回收式自体输血时，如果产妇尚未被致敏，同时胎儿脐带血被确认为 RhD 阳性或未知，则在自体红细胞回输后应给予抗 D 免疫球蛋白治疗。目前欧美发达国家已普遍使用抗 D 免疫球蛋白预防 Rh 同种免疫产生抗-D，国内抗 D 免疫球蛋白至今还未获得国家相关部门认可批准,也并未常规预防性使用。

抗 D 免疫球蛋白可以使 Rh 同种免疫风险从 12%～16% 降至 1.6%～1.9%。通过对男性 RhD 阴性者注射 RhD 阳性红细胞和抗 D 免疫球蛋白的研究发现:20 μg 的抗 D 免疫球蛋白可以预防 1 ml RhD 阳性红细胞(每 2 ml 胎儿血约含 1 ml 胎儿红细胞)。孕妇体内已经有抗-D 者,则不应该再给予抗 D 免疫球蛋白,否则有可能产生溶血反应。RhD 阴性孕妇,如果丈夫为 RhD 阴性或胎儿为 RhD 阴性,就没有必要使用抗 D 免疫球蛋白。

2017 年《RhD 抗原阴性孕产妇血液安全管理专家共识》建议:① 妊娠早期(妊娠期<12 周),孕妇存在/新发高危因素导致产生的 Rh 抗体致敏现象(简称致敏现象),建议在致敏现象出现<72 h 肌内注射抗 D 免疫球蛋白 250 IU(300 μg)。② 妊娠中期[妊娠 12～27(+6)周]:妊娠 12～20(+6)周孕妇如果出现致敏现象,建议在<72 h 肌内注射抗 D 免疫球蛋白 250～500 IU(300～600 μg);妊娠 21～27(+6)周孕妇如果出现任何致敏现象(无论是否此前使用过免疫球蛋白),建议在<72 h 肌内注射抗 D 免疫球蛋白 500 IU(600 μg),是否需要进一步追加使用抗 D 免疫球蛋白剂量,取决于不规则抗体筛查与 RhD 抗体效价等血型血清学相关实验室检查的随访结果;妊娠期孕妇反复持续阴道出血,则须间隔>6 周才可考虑重复肌内注射抗 D 免疫球蛋白 500 IU(600 μg)。③ 妊娠晚期(28 周至足月):无论孕前是否使用抗 D 免疫球蛋白阻断治疗,本次妊娠期至 27 周须再做 1 次不规则抗体筛查,如果结果仍为阴性,建议预防性肌内注射抗 D 免疫球蛋白 500 IU(600 μg),或妊娠 28 周、34 周各肌内注射 500 IU(600 μg) 1 次;孕妇在分娩前出现致敏现象,须在<72 h 内肌内注射抗 D 免疫球蛋白 500 IU(600 μg)。④ 产褥期:产妇娩出 RhD 阳性新生儿后<72 h,须肌内注射抗 D 免疫球蛋白 500 IU(600 μg);如果产妇在分娩过程中出现大出血,又因 RhD 阴性血液成分暂缺而输注 Rh 抗原阳性红细胞和(或)血小板等血液成分后,产妇须立即静脉注射抗 D 免疫球蛋白≥500 IU(600 μg),是否需要进一步追加剂量取决于血液成分的输注量。

(严海雅　陶为科)

参考文献

[1]　DANIELS G. Human blood groups[M]. 2nd ed. Oxford:Black-well Science Ltd,2002.

[2]　SHAO C P,MAAS J H,SU Y Q,et al. Molecular background of RhD-positive,D-negative,Del and weak D phenotypes in Chinese[J]. Vox Sang,2002,83(2):156-161.

[3]　MURPHY M F,PAMPHILON D H. Practice Transfusion Medicine[M]. 3rd ed. Oxford:Wiley-Blackwell,2009:19-59.

[4]　GUNSON H H,STRATTON F,COOPER D G,et al. Primary immunization of Rh-negative volunteers[J]. Br Med J,1970,1(5696):593-595.

[5]　ISSITT P D,ANSTEE D J. Applied blood group serology[M]. 4th ed. Durham,NC:Montgomery Scientific Publications,1998.

[6]　MUELLER-ECKHARDT C. Transfusionsmedizin[M]. Springer,Berlin,Heidelberg:Springer-Verlag,1996.

[7]　MOLLISON P L,ENGELFRIET C P,CONTRERAS M. Blood transfusion in clinical medicine[M]. Oxford:Blackwell Scientific Publications,1993.

[8]　URBANIAK S J,ROBERTSON A E. A successful program of immunizing Rh-negative male

volunteers for anti－D production using frozen/thawed blood[J]. Transfusion, 1981, 21(1): 64－69.

[9] JAKOBOWICZ R, WILLIAMS L, SILBERMAN F. Immunization of Rh－negative volunteers by repeated injections of very small amounts of Rh－positive blood[J]. Vox Sang,1972, 23(4): 376－381.

[10] BALDWIN M L, NESS P M, SCOTT D, et al. Alloimmunization to D antigen and HLA in D－negative immunosuppressed oncology patients[J]. Transfusion, 1988, 28(4): 330－333.

[11] MENITOVE J E. Immunoprophylaxis for D－patients receiving platelet transfusions from D－donors? [J]. Transfusion, 2002, 42(12): 136－138.

[12] MOLNAR R, JOHNSON R, SWEAT L T, et al. Absence of D alloimmunization in D－pediatric oncology patients receiving D－incompatible single-donor platelets[J]. Transfusion, 2002, 42(2): 177－182.

[13] CID J, ORTIN X, ELIES E, et al. Absence of anti－D alloimmunization in hematologic patients after D－incompatible platelet transfusions[J]. Transfusion, 2002, 42(2): 173－176.

[14] FROHN C, DÜMBGEN L, BRAND J M, et al. Probability of anti－D development in D－patients receiving D＋RBCs[J]. Transfusion, 2003, 43(7): 893－898.

[15] YAZER M H, TRIULZI D J. Detection of anti－D in D－recipients transfused with D＋red blood cells [J]. Transfusion, 2007, 47(12): 2197－2201.

[16] CID J, LOZANO M, FERNANDEZ－AVILES F, et al. Anti－D alloimmunization after D－mismatched allogeneic hematopoietic stem cell transplantation in patients with hematologic diseases[J]. Transfusion, 2006, 46(2): 169－173.

[17] MIJOVIC A. Alloimmunization to RhD antigen in RhD－incompatible haemopoietic cell transplants with non-myeloablative conditioning[J]. Vox Sang, 2002, 83(4): 358－362.

[18] ASFOUR M, NARVIOS A, LICHTIGER B. Transfusion of RhD incompatible blood components in RhD－negative blood marrow transplant recipients[J]. Med Gen Med, 2004, 6(3): 22.

[19] MCLEOD B C, PIEHL M R, SASSETTI R J. Alloimmunization to RhD by platelet transfusions in autologous bone marrow transplant recipients[J]. Vox Sang, 1990, 59(3): 185－189.

[20] ATOYEBI W, MUNDY N, CROXTON T, et al. Is it necessary to administer anti－D to prevent RhD immunization after the transfusion of RhD－positive platelet concentrates? [J]. Br J Haematol, 2000, 111(3): 980－983.

[21] BOCTOR F N, ALI N M, MOHANDAS K, et al. Absence of D－alloimmunization in AIDS patients receiving D－mismatched RBCs[J]. Transfusion, 2003, 43(2): 173－176.

[22] CASANUEVA M, VALDES M D, RIBERA M C. Lack of alloimmunization to D antigen in D－negative immunosuppressed liver transplant recipients[J]. Transfusion, 1994, 34(7): 570－572.

[23] AYACHE S, HERMAN J H. Prevention of D sensitization after mismatched transfusion of blood components: toward optimal use of RhIG[J]. Transfusion, 2008, 48(9): 1990－1999.

[24] SULLIVAN I, FAULDS J, RALPH C. Contamination of salvaged maternal blood by amniotic fluid and fetal red cells during elective Caesarean section[J]. Br J Anaesth, 2008, 101(2): 225－229.

[25] ALLAM J, COX M, YENTIS S M. Cell salvage in obstetrics[J]. Int J Obstet Anesth, 2008, 17(1): 37－45.

[26] RALPH C J, SULLIVAN I, FAULDS J. Intraoperative cell salvaged blood as part of a blood

conservation strategy in Cesarean section：is fetal red cell contamination important？［J］. Br J Anaesth，2011，107(3)：404－408.

［27］ 严敏.围术期合理输血［M］.北京：人民出版社,2014：269－292.

［28］ American Association of Blood Banks. Standards for blood banks and transfusion services［M］. 26th ed. Bethesda，MD：AABB Press，2009：35.

［29］ PETRIDES M，STACK G，COOLING L，et al. Practical guide to transfusion medicine［M］. 2nd ed. Bethesda：AABB Press，2007：333－334.

［30］ 陈小伍,于新法,田兆嵩.输血治疗学［M］.北京：科学出版社,2012：511－560.

［31］ 兰炯采,魏亚明,张印则,等. Rh 阴性患者的科学安全输血［J］.中国输血杂志,2008,21(2)：84.

［32］ FUNG K K，EASON E，CRANE J，et al. Prevention of Rh alloimmunization［J］. J Obstet Gynaecol Can，2003，25(9)：765－773.

［33］ KUMPEL B M. Monoclonal anti－D development programme［J］. Transpl Immunol,2002,10(2－3)：199－204.

［34］ FINNING K，MARTIN P，SUMMERS，et al. Effect of high throughput RHD typing of fetal DNA in maternal plasma on use of anti－RhD immunoglobulin in RhD negative pregnant women：prospective feasibility study［J］. BMJ，2008，336(7648)：816－818.

［35］ KUMPEL B M. Lessons learnt from many years of experience using anti－D in humans for prevention of RhD immunization and haemolytic disease of the fetus and newborn［J］. Clin Exp Immunol，2008，154(1)：1－5.

［36］ BOWMAN J M，CHOWN B，LEWIS M，et al. Rh isoimmunization during pregnancy：antenatal prophylaxis［J］. Can Med Assoc J，1978，118(6)：623－630.

［37］ STERN K，GOODMAN H S，Berger M. Experimental isoimmunization to hemoantigens in man［J］. J Immunol,1961,87：189－198.

［38］ 《RhD 阴性孕产妇血液安全管理专家共识》制订协作组. RhD 抗原阴性孕产妇血液安全管理专家共识［J］.中国输血杂志,2017,30(10)：1085－1091.

［39］ 中国医师协会输血科医师分会,中华医学会临床输血学分会.特殊情况紧急抢救输血推荐方案［J］.中国输血杂志,2014,27(1)：1－3.

第十八章
不规则抗体阳性与输血

红细胞血型不规则抗体是指血清中除了抗 A 免疫球蛋白、抗 B 免疫球蛋白以外的所有红细胞血型（如 Rh、MNS、Lewis 等）抗体，包括红细胞同种抗体和自身抗体。正常情况下人体血液中并不存在不规则抗体，但机体可因输血或妊娠等刺激产生不规则抗体。随着血型检测和交叉配血技术的提高，以及输血前检验的标准化和规范化，急性溶血性输血反应已很少见，但因不规则抗体所导致的迟发性溶血性输血反应却在输血不良反应中所占的比例越来越大。不规则抗体是导致血型鉴定和交叉配血困难、迟发性溶血性输血反应和新生儿溶血等的主要因素。

第一节　抗 原 和 抗 体

一、抗原

指能被 T 细胞、B 细胞的抗原受体特异性识别结合，诱导机体发生适应性免疫应答，并能与相应的免疫应答产物（抗体或效应淋巴细胞）在体内或体外发生特异性结合的物质。抗原具有两个基本特性：① 免疫原性：指抗原能刺激免疫细胞，使之活化、增殖、分化，产生特异性抗体和效应淋巴细胞的特性。② 抗原性或免疫反应性：指抗原可在体内或体外与相应的免疫应答产物（抗体或效应淋巴细胞）特异性结合的特性。

二、抗体

指 B 细胞接受抗原刺激后增殖分化为浆细胞，由浆细胞合成分泌并能与相应抗原特异性结合的免疫球蛋白（immunoglobulin，Ig），是体液免疫应答的主要效应分子。抗体在体内有两种分子形式：一种是分泌性 Ig，主要存在于血液及组织液中，具有免疫效应功能；另一种是细胞发育分化中形成的膜结合 Ig(surface membrane，mIg)，分布于 B 细胞表面，构成 B 细胞抗原受体。

抗体的分类

1. 按产生原因分类

（1）天然抗体：有些血型抗体的产生并没有经过输血、妊娠或注射等抗原的刺激，似乎是天然存在的，因而称为天然抗体。实际上，"天然抗体"其实也是机体对抗原免疫应答的产物，只是可能没有可察觉的抗原刺激，并非是真正意义上的天然抗体。天然抗体的产生机制可能与环境中广泛存在的菌类、花粉、尘埃等有关，这些物质与某些抗原有相同成分表位，通过隐性刺激机体产生血型抗体。天然抗体主要存在于 ABO、MNS、Rh、P、Lewis、Ii 等血型系统，大多数为 IgM，偶见 IgG。通常 O 型者的血清中多数为 IgG 的抗-A、抗-B,而 A 型或 B 型者的血清中大多数为 IgM 的抗-B 或抗-A。

(2) 同种抗体:个体多因输血或妊娠等原因与异己血型抗原接触后产生的抗体,常以 IgG 形式单独存在,少数以 IgM+IgG 形式共同存在。妊娠所产生的同种抗体在母亲及新生儿的血液中可被检出,均属于 IgG 类抗体。

(3) 自身抗体:自身免疫性疾病患者血液循环中产生针对自身组织器官、细胞及细胞内成分的抗体。

2. 按抗原抗体规律性分类

(1) 规则抗体:即 ABO 血型系统抗-A、抗-B。A 型者血清中有抗-B,B 型者有抗-A,O 型者有抗-A、抗-B,AB 型者无抗-A、抗-B,以上按照 Landsteiner 规律"按规律出现"的抗体即为规则抗体,见表 18-1。

表 18-1　ABO 血型系统的抗原和抗体

	A 型	B 型	AB 型	O 型
A 抗原	有	无	有	无
B 抗原	无	有	有	无
抗-A	无	有	无	有
抗-B	有	无	无	有

(2) 不规则抗体:血清中除抗-A、抗-B 以外的所有红细胞血型抗体统称为不规则抗体,包括 ABO 亚型和非 ABO 血型系统的红细胞血型同种抗体及自身抗体。这类抗体不符合 Landsteiner 规律,"不按规律出现",又称意外抗体,如 A2 型者血清中可能有或无抗-A$_1$,RhD 阴性者血清中可能有或无抗-D。

第二节　不规则抗体

一、红细胞血型系统

截至 2017 年 7 月,国际输血协会(The International Society Blood Transfusion,ISBT)认可的红细胞血型抗原总数为 346 个,其中有 308 个主要抗原分属于 36 个血型系统,其余 38 个抗原尚未被归类。临床上最重要和最为人们熟知的仍是 ABO 和 Rh 两个血型系统。

根据临床输血产生红细胞血型抗体的情况,血型系统的临床重要性大致分为以下 4 类:① 通常具有临床意义:ABO、Rh、Diego、Duffy、Kell、H、Kidd、P1PK 和 Ss 等血型系统。② 在某些情况下具有临床意义:Colton、Cromer、Dombrock、Gerbich、Indian、Landsteiner-Wiener、Scianna 和 Yt 血型系统等血型系统。③ 如果相应抗体在 37℃ 不反应则无临床意义:如 MNS 和 Lutheran 等血型系统。④ 通常无临床意义:Chido/Rodgers、JMH、Knops 和 Xg 等血型系统。

二、红细胞 ABO 血型鉴定

常规的血型鉴定应包括正定型和反定型,即正反定型,可参阅第五章。正反定型恰好起到一个相互验证和质量控制的作用,只有正反定型结果相符才能正确判定 ABO 血型,见表 18-2。胎儿在 5~6 周时,红细胞上已能检测到 ABO 血型抗原,但是至婴儿出生时 ABO 血型抗原还没有发育完全,直到 2～4 岁才充分发育。在出生后几个月才开始形成自己的抗体,5～10 岁时,抗体的产生达到最高峰,以后随年龄增长而逐渐下降。

表 18‑2　ABO 血型正反定型判读表

血　型	正　定　型		反　定　型		
	抗‑A	抗‑B	A 细胞	B 细胞	O 细胞
A 型	＋	－	－	＋	－
B 型	－	＋	＋	－	－
O 型	－	－	＋	＋	－
AB 型	＋	＋	－	－	－

注:正定型也称红细胞定型,是指用已知的抗‑A 和抗‑B 血型定型试剂测定红细胞表面有无相应的 A 抗原和(或)B 抗原;反定型也称血清定型,是指用已知的 A₁ 型、B 型和 O 型试剂红细胞测定血清(或血浆)中有无相应的抗‑A 和(或)抗‑B。"＋"代表阳性结果,即红细胞形成凝集或发生溶血;"－"代表阴性结果,即红细胞无溶血,肉眼及镜下红细胞均匀分布,未见凝集。

三、不规则抗体产生

产生不规则抗体最常见的原因是输血和妊娠,也有自然产生。随着输血量和输血次数的增多,不规则抗体阳性率随之相应升高。闫有敏等报道不规则抗体阳性患者中,88.89% 有输血史或妊娠史,11.11% 无输血史或妊娠史。吕颖等在输血 3～5 次的所有患者中共检测到 3 种不同类型的抗体,而在输血次数超过 15 次的所有患者中共检测出 7 种不同类型抗体,其中有 1 例患者同时存在 3 种类型的抗体。由此可见,输血次数越多,患者不规则抗体类型也越多、越复杂。

Rh 血型系统抗体是引起免疫性溶血性输血反应和新生儿溶血症最常见的不规则抗体,其各种血型抗原相对应的不规则抗体产生概率主要取决于其抗原性强弱和抗原表达率。Rh 血型系统抗原性强弱顺序为 D＞E＞C＞c＞e,在汉族人群抗原表达率分别为 D 99.66%、C 87.45%、c 56.31%、e 52.12%、E 47.88%。研究表明抗原阳性与阴性的百分率越接近,产生抗体的概率越高。由于 D 抗原本身分布频率高达 99.66%,而且临床上进行输血治疗时,一方面输血前血型鉴定常规检测 D 抗原和不规则抗体,采取 RhD 同型输血,另一方面在无法获得 RhD 阴性血液时,即使对其实施配合型输血而需要输注了 RhD 阳性红细胞时,则要求对其注射抗 D 免疫球蛋白,因此目前因为输血产生抗‑D 的概率已经非常低。而 E 抗原分布频率为 47.88%,又是 Rh 血型系统中除 D 抗原外抗原性最强的抗原,目前在临床上为非常规检测项目,多数患者输血前未进行 E 抗原的检测,RhE 阴性者因输入 E 抗原阳性血液或妊娠接受 E 抗原刺激后容易产生抗‑E,因此抗‑E 的产生概率就相对较高。

四、不规则抗体检出率

在不同人种、同一人种不同民族和同一民族不同区域的人群中,血型抗原的分布频率均不相同,其相对应的血型抗体种类及分布也具有多态性及复杂性。国内外不同地区人群或同一地区不同群体中,不规则抗体检出率及抗体特异性分布也存在一定差异。在青海高原地区,不同民族人群的不规则抗体检出率不同,回族人群不规则抗体检出率高于藏族人群,而藏族人群检出率又高于汉族人群。

不规则抗体阳性检出率还跟性别、妊娠史、输血史相关。女性有妊娠史患者的不规则抗体检出率显著高于无妊娠史患者;有输血史患者不规则抗体检出率也显著高于无输血史患者;不规则抗体阳性率在同时具有妊娠史和输血史的患者中检出率更高。唐玉杰等在 38 722 例不规则抗体的筛查中,检出阳性患者 278 例(0.717%),其中男性阳性率 0.214%,女性阳性率 0.503%,女性明显高于男性;无输血史及无妊娠史的不规则抗体患者阳性率 0.114%,明显低于有输血史或妊娠史的不规则抗体患者阳性率(1.587%)。正常人群中不规则抗体检出率仅为 0.3%～2%,孕妇中检出率为 0.38%～2.38%。红细胞血型同种抗体的发生率在住院患者中为 1%～2%,有输血史的患者为 2%～9%,接受长期输血治疗的慢性血液病患者则高达 9%～30%。每输注 1 U 红细胞,患者红细胞致敏的风险增加 1.0%～1.6%,多次输血产生不规则抗体的概率可达 15%～20%。吕颖等对 1 020 例 3 次以上输血患者进行不规则抗体筛查,发现不规则抗体的产生与输血次数呈正相关,见表 18-3。

表 18-3　输血次数与不规则抗体阳性率和不规则抗体类型

输 血 次 数	病 例 数	抗 体 阳 性	不规则抗体阳性率(%)
3～5 次	757	7	0.92
6～10 次	183	5	2.73
11～15 次	53	7	13.20
15 次以上	27	7	25.93
总例数	1 020	26	2.25

五、不规则抗体效价

抗体效价是反映抗体反应能力的指标之一,通常利用倍比稀释技术测定抗体效价,以稀释倍数(如 1/128)的倒数(即 128)来表示效价。抗体效价测定主要有以下临床意义:① 产前测定孕妇血清中 IgG 抗体的效价,如 IgG 抗-A、抗-B 以及抗-D 等,可作为母亲与新生儿血型不合的新生儿溶血病的预测和监控指标之一。② 判断抗体特异性。③ 判断免疫球蛋白种类等。

不规则抗体产生时间和效价因初次免疫和再次免疫而不同。机体因输血第一次接触某红细胞抗原发生初次免疫应答时,免疫抗体的产生及效价增加需要较长的诱导期,如抗-D 于输血后 7～10 天才开始产生,也可能 4～8 周甚至更久。初次发生红细胞同种免疫后,血浆中免疫性抗体效价随着时间的推移出现下降,甚至检测不出,从而使再次输血前血清学检查显示抗体筛查阴性和交叉配血相容。如果此时输入的红细胞含有相应抗原,即可引起回忆性免疫性应答。记忆细胞激活并迅速增殖分化产生大量的特异性 IgG 抗体,2～7 天后免疫抗体效价达到足够高水平时即可引起溶血性输血反应。

六、不规则抗体的特点

人体血型抗体有 IgM 和 IgG 两类,常见的 ABO 血型系统中主要是抗-A、抗-B,大多属于 IgM,而其他血型系统的抗体则基本属于 IgG 型抗体。IgM 是初次免疫应答早期阶段产生的 Ig,其分子量大,主要分布于血液中,不能通过胎盘,在盐水介质中能与含有相应抗原的红细胞发生肉眼可见的凝集反应。IgG 是血液中的主要免疫球蛋白,是再次免疫应答产生的主要抗体。IgG 合成速度快、分解慢、半衰期长,多以单体形式存在,也是唯一能通过胎盘的抗体。IgG 型抗体在盐水介质中只能与含有相应抗原的红细胞发生致敏反应,却不能使其凝集,必须通过酶学试验或抗人球蛋白试验等才会发生凝集。不规则抗体与 ABO 血型系统抗体比较,存在以下特点,见表 18-4。

表 18‑4　不规则抗体特点

	规 则 抗 体	不 规 则 抗 体
血型系统	ABO 血型	ABO 亚型、非 ABO 血型系统
起源分类	天然抗体	免疫抗体
抗体球蛋白	多数为 IgM	多数为 IgG
活性最强温度	4℃	37℃（孵育 30 min 以上）
盐水介质	凝集‑IgM	不凝集‑IgG
抗人球蛋白	凝集	凝集
通过胎盘屏障	不通过	通过

七、不规则抗体筛查与鉴定

凡遇有下列情况应当做抗体筛查试验：交叉配血不合时；对有输血史、妊娠史或短期内接受多次输血者。如果抗体筛查阳性宜进一步鉴定抗体特异性。目前不规则抗体筛查和鉴定是采用已知抗原表型的 O 型红细胞组，在不同温度下采用不同介质筛查被检血清中有无不规则抗体。若发现有临床意义的不规则抗体，输血时要输入无相应抗原的红细胞，以避免抗原抗体发生免疫反应，从而达到安全输血的目的。

（一）不规则抗体筛查——筛查细胞

红细胞不规则抗体的筛查原理是用一套商品化的 2～3 个献血者的 O 型红细胞对受血者的血清或血浆进行抗原抗体反应，以筛查出在 37℃有临床意义的抗体。

每个筛选红细胞的表型或抗原谱已经详细筛选过，由 2～3 个人份的 O 型红细胞组成一套试剂，要求尽可能包括更多的抗原，但至少需要表达下列 18 个抗原：D、C、E、c、e、M、N、S、s、P1、Le^a、Le^b、K、k、Fy^a、Fy^b、Jk^a、Jk^b，且以纯合子基因所表达的抗原为佳，各组红细胞抗原最好具有互补性。随机获得的 O 型红细胞作为筛选红细胞则难以达到上述要求，易造成漏检。红细胞不规则抗体筛查不能确定不规则抗体特异性，只能以阴性和阳性表示。

（二）不规则抗体鉴定——谱细胞

不规则抗体鉴定包括自身抗体和同种抗体检查，以及抗体特异性检查。选择不同的谱细胞可以鉴定抗体特异性。谱细胞是商品化制备的 O 型红细胞，生产厂家已检测了这些红细胞的血型抗原，并附上抗原谱表，注明每一种红细胞的表现型。谱细胞通常包含 10～16 种已知抗原谱的 O 型红细胞配套组成，每一种红细胞来自一个 O 型献血者，每个抗原有足够的阳性和阴性细胞比例。

（三）不规则抗体筛查意义

产后出血目前仍是导致我国孕产妇死亡的第一位原因，而妊娠和输血也是导致不规则抗体产生的主要原因。由于不规则抗体阳性可致血型鉴定及配血困难，进而延误输血治疗最佳时机，可能导致孕产妇不良结局。同时一些回忆性抗体短时间内被大量激活可引起溶血性输血反应，因此，发达国家的输血科已将红细胞不规则抗体筛选试验列为输血前相容性试验的常规项目，在交叉配血试验之前完成或同时进行，包括对受血者和献血者的血液进行红细胞不规则抗体筛选。我国 2000 年的《临床输血技术规范》规定：对于有输血史、妊娠史、交叉配血不合或短期内需要接受多次输血者，应对患者的血液进行红细胞不规则抗体筛选试验。如果患者在输血前红细胞不规则抗体筛选结果为阳性，则应该让临床医师知道可能要推迟提供所需的血液，同时要预留足够的时间，让技术人员鉴定抗体的特异性，确认具有临床意义的抗体,并进一步制定恰当的输血方案。因此,在实际工作中要留有充分的时间来选择相应的抗原阴性血液,保障临床输血治疗的安全有效,防止患者因输注含有相应抗原的血液而引起溶血性输血反应。另外,对妊娠期孕妇进行不规则抗体的筛查,可尽早发现不规则抗体,并在妊娠期间及时对胎儿进行溶血病的预防和治疗,减少不规则抗体对母婴带来的伤害。

(四)不规则抗体筛选的局限性

为了保证输血安全,提高输血疗效,输血前进行抗体筛选是极其重要和必要的。使用简便快速、切实可行的不规则抗体筛检试验,如微柱凝胶和凝聚胺等技术进行不规则抗体筛检,可大大提高试验的准确性、临床的实用性和可操作性。但红细胞不规则抗体筛选技术有其局限性,该试验并不能检出所有有临床意义的不规则抗体,不规则抗体筛查阴性也并不意味被检血清中一定没有不规则抗体。筛选细胞大多不包括低频率抗原,故低频率抗原的抗体可能被漏检。其他导致可能被漏检的情况有:低亲和力和低效价抗体、标本采集后超出 48 h 再检测和有些抗体盐水介质中可溶解抗原不相合的红细胞而出现溶血等。

第三节 输 血 风 险

不规则抗体可引起血型鉴定和配血困难,有临床意义的不规则抗体会导致溶血性输血反应,破坏输入的不相容红细胞或缩短其寿命,轻者影响治疗效果,重者危及患者生命。因此孕妇应该在产前常规进行红细胞血型不规则抗体检测,以避免紧急输血时发生配血和用血困难。另外,许多患者体内不仅存在同种抗体,还会存在自身抗体,输血时会出现干扰同种抗体特异性鉴定、交叉配血不合等情况,可影响血液输注甚至输注疗效。本节主要介绍不规则抗体中的同种抗体相关输血问题。

一、血型鉴定和交叉配血困难

临床输血常规工作中血液相合的概念已由单纯指 ABO 系统的相合,而扩展为包括 ABO、Rh 在内的多种血型系统的血型相合。相应的常规配血工作也由单纯的规则抗体检测,改进为规则抗体和不规则抗体同时检测,并增加了受血者的红细胞不规则抗体筛查试验。我国的《临床输血技术规范》规定输血前试验应包括三个项目:ABO/Rh 血型鉴定、不规则抗体筛查和交叉配血,其目的是预先了解患者的血型抗体产生情况,为不规则抗体阳性者提前准备相合血液,以免延误抢救和治疗,降低此类不良反应的发生率和病死率。这一点对于产科出血的救治显得尤为重要,因产科出血往往具有致命性和不可预测性,一旦发生,除采取积极有效的止血治疗措施外,及时获得血制品至关重要。血型不规则抗体阳性往往会导致交叉配血困难而耽误临床用血、延误最佳治疗时机。因此,孕妇产前筛查与鉴定血型不规则抗体,可以及早发现不规则抗体,从而提前准备充足的相合血液,以保证体内有不规则抗体的孕产妇及时用血,避免由血型不合引起的输血反应,提高临床输注疗效。

血型试验是抗原抗体反应,当患者血清中存在 ABO 型以外的 IgM 或 IgG 和 IgM 混合型不规则抗体时,必然会导致 ABO 正反定型不一致。因此,红细胞血型不规则抗体阳性可以引起血型鉴定和交叉配血困难。而对于不规则抗体阳性的患者,交叉配血时需要从大量的红细胞中筛选出相应抗原阴性的红细胞进行交叉配血,耗时较长,尤其对于低频率抗体阳性患者,及时找到匹配的血源可能会更加困难。危重患者若等鉴定出抗体特异性,再找到没有相应抗原的红细胞输注,就会延误抢救时机,临床上往往也不现实。因此,临床实践中如出现被抢救患者交叉配血不合和(或)抗体筛查阳性,且此时输血科没有时间或没有条件给患者做进一步鉴定工作,应立即启动"交叉配血不合和(或)抗体筛查阳性患者紧急抢救输血推荐方案"。

二、溶血性输血反应

红细胞不规则抗体可引起免疫溶血性输血反应或使输入的红细胞存活期缩短。尽管不规则抗体在正常人群中检出率仅为 0.3%~2.0%,但如果不检测,则对受血者有潜在输血风险,特别是既往有多次输血史及妊娠史的受血者尤为重要。因此,筛选和鉴定不规则抗体对免疫溶血性疾病的诊断和保证临床输血安全具有重要的临床意义。

溶血性输血反应为患者接受免疫不相容的红细胞或有同种抗体的供者血浆,导致供者红细胞或自身红细胞在体内发生破坏而引起的反应。溶血性输血反应根据发生时间分为急性溶血反应和迟发性溶血反应。在美国食品与药品管理局(FDA)报道的因输血死亡的患者中,溶血性输血反应占 55.5%,而其中的 14% 是由不规则抗体引起的。溶血性输血反应的严重程度取决于输入不相容的红细胞的量、血浆中抗体的效价、激活补体的能力、补体浓度、抗原和抗体的特性、单核-吞噬细胞系统的功能及输血的速度等。不规则抗体引起的溶血性输血反应大多数为迟发性溶血反应,极少数也可以为急性溶血反应。机体第一次接触红细胞抗原时,初次抗体形成较迟,待抗体产生时,大多数输入的红细胞已不存在,一般也不会发生溶血。随后,抗体水平逐渐下降,再次输血前抗体筛查试验及交叉配血可能阴性。但输血后,患者对先前致敏的抗原产生回忆反应,并在几天内产生大量抗体,抗体性质多为 IgG 型。由于抗体效价低、分子质量小,可以造成红细胞致敏,但不能使红细胞凝集而激活整个补体系统,因此不会发生急性的快速溶血破坏。致敏的红细胞因被抗体包裹,导致细胞膜结构改变,变形能力下降,细胞脆性增高,容易在通过肝脾等处被扣留,并被网状内皮系统单核巨噬细胞识别、捕获、吞噬而破坏,形成血管外溶血。迟发性溶血反应大多数由 Rh、MNS、Kidd、Duffy、Kell、Lewis、Diego 等系统不规则抗体引起。

大多数急性溶血性输血反应是因误输 ABO 血型不合的血液引起,而 Kidd、Kell、MNS 与 Duffy 等血型不合,多为血管外溶血,有时也会发生严重的血管内溶血。不规则抗体产生的原因是由于输血和(或)妊娠而产生红细胞同种免疫。妊娠可产生免疫应答,故女性产生同种抗体及发生溶血反应的机会大于男性。所以,临床工作中要特别注意需要输血的女性患者,对于非 D 抗原引起的同种抗体反应要引起临床重视。临床医师应当认真填写患者的输血史、妊娠史,患者如有多次输血、妊娠史,最好在输血前做抗体筛选试验,以确定患者体内抗体的类型。供交叉配血用的患者血标本应当代表患者的当前免疫状况,因而必须在每次输血前 72 h 内采集,以供抗体筛选、交叉配血使用,这样才能防止迟发性溶血性反应的发生,确保输血安全。但在少数情况下,如未按常规进行 Rh 定型和抗体检测仅进行了盐水交叉配血试验,且受血者近期曾接受过 Rh 不相容输血,血浆中免疫抗体效价较高时,再次输入 Rh 不相容血液时也会引发急性溶血反应。

第四节　输血管理

输血前应了解患者的现病史及既往输血史和妊娠史。对于那些有输血史或妊娠史的患者,输血科应开展输血前不规则抗体筛查项目。有条件的输血科应尽早对抗体筛查阳性患者进行不规则抗体鉴定,以便能及时为患者挑选相合血液,同时也要注意不规则抗体检测的局限性,并加强输血效果评价。

一、输血前筛查

《临床输血技术规范》指出:"凡遇以下情况必须按《全国临床检验操作规程》有关规定做抗体筛选试验:交叉配血不合时;对有输血史、妊娠史或短期内需接受多次输血者。"

对于有反复输血史或者妊娠史的患者,在进行抗体筛查及交叉配血时应选择灵敏度高的方法,可更加有效的发现和确认患者体内是否存在不规则抗体以及抗体的强弱,从而及时有效地为患者选择相合的血液输注,避免含有不规则抗体的受血者因为输注含有相应抗原的红细胞而出现红细胞输注无效,甚至可能发生溶血性输血反应而危及生命。

二、临床输血策略

临床医师对患者进行输血决策时,应对其病史、实验室及辅助检查结果和既往治疗方案等重要临床信息进行全面评估和综合分析,秉承生命至上的治疗原则,权衡输血治疗的利弊。对于已检出不规则抗体患者,符合自体输血条件的应以自体输血作为首选输血治疗方案,不符合自体输血条件的应根据具体情况分别采用同型输血、相容性输血和"最小不相容"输血,而不可一味局限于同型输注。但是相容性输血和"最小不相容"输血仅限于因各种原因导致患者失血性休克或严重贫血,不立即输血将危及其生命,输血科已经采取各种措施后血液储备仍无法满足患者紧急抢救输血的需要,本着抢救生命为第一要义的原则下才可谨慎实施。

(一) 自体输血

自体输血应该作为不规则抗体阳性患者首选的输血治疗方式,适合所有符合自体输血条件的出血高危患者。自体输血方式包括贮存式、稀释式和回收式等,但对产科患者来说,回收式自体输血理论上存在红细胞同种免疫风险。因此,在实施血液回收时,原则上应该实施双管吸引,并尽可能避免胎儿红细胞的混入。Ralph 等在 70 例剖宫产术中采用单管吸引的自体血回收并回输的产妇中,对其中的 40 例产妇进行术后 3～6 个月的后续随访和不规则抗体检测,结果只有一位产妇检测出抗-S。此产妇在孕 33 周时因胎盘早剥实施剖宫产手术,术中进行了自体血回收并回输,但是她在剖宫产前曾经因为产前出血而输注了异体红细胞,所以抗-S 的产生是由于输注异体红细胞还是自体血回输造成不能确定。

(二) 同型输血

对于检出特异性不规则抗体患者,应选择相应抗原阴性的红细胞。在条件允许情况下,患者检测到不规则抗体阳性后需进一步确认不规则抗体的特异性,然后由血液供应中心提供相应抗原阴性的供者红细胞,即可实施同型输注。实际上,临床往往只能做到 ABO 血型系统和 Rh 血型系统 D 抗原的同型输注,要做到其他血型系统的同型输注非常困难,尤其在紧急输血时,一般医疗机构根本无法确认不规则抗体类型。血小板制品中可能会混有红细胞,理论上应输注相应抗原阴性的血小板或选择单采血小板。血浆与冷沉淀中存在少量红细胞基质,但没有完整的红细胞,前者免疫原性很弱,所以可以输相应抗原阳性的血浆。

(三) 相容性输血

由于急诊输血,受时间和条件的限制,无法做不规则抗体特异性鉴定,即使鉴定出抗体特异性,一时也很难找到完全相同型的血液,只能用"盲筛法"对供血者和受血者的血液做交叉配血后实施相容性输血。所谓的"盲筛法"是用患者的血样分别与多名供血者的血液做交叉配血,如供/受者配血相合,则证明受者体内没有针对供者红细胞的血型抗体,这种情况下一般是不会发生溶血性输血反应的。用于输血相容性检测的患者血液标本应当是输血前 3 天之内采集的,血液标本采集的当天视为第 0 天。反复多次输注全血或红细胞的患者,如果用于交叉配血的血液标本距上次输血超过 24 小时,建议重新采集。交叉配血等检测应当使用能检测出有临床意义的血型抗体的方法。

中国医师协会输血科医师分会和中华医学会临床输血学分会于 2014 年共同起草的《特殊情况紧急抢救输血推荐方案》针对被抢救患者交叉配血试验不合和(或)抗体筛查阳性,但此时输血科没有时间或没有条件给患者做进一步鉴定情况下,推荐输血方案如下:① 首先筛选与患者 ABO 血型同型且交叉配血试验阴性的供者红细胞输注;无法满足供应时可筛选 O 型且交叉配血试验阴性的供者红细胞输注。如果患者红细胞的直接抗球蛋白试验阳性,则与供者主侧交叉配血试验阴性即可输注。② 血浆输注应首选与患者 ABO 血型同型血浆;无法满足供应时可选择 AB 型血浆输注。③ 经主治医师或值班医师请示其上级医师同意后,填写《紧急抢救输血申请单》,报医院医务管理部门审批或总值班备案,并向输血科提出紧急抢救输血要求。特别紧急时先电话申请,随后补交《紧急抢救输血申请单》。④ 经医务管理部门审批或总值班备案后,医师填写《紧急抢救输血治疗知情同意书》,征得患者或其亲属同意后,医患双方在《紧急抢救输血治疗知情同意书》上签字,并保存在患者病历中。患者不能表达本人意愿且无亲属时,报医院授权人签字同意后保存在患者病历中。⑤ 抢救输血过程中由经治科室医护人员负责监控,一旦发现患者出现输血不良反应,应立即停止输血并予以紧急处置,病历中须详细记录。必要时请输血科紧急会诊。⑥ 输血完毕,经治科室医护人员应继续观察 30 min,详细填写输血病程记录和护理记录。⑦ 在紧急抢救输血过程中,有条件的输血科应继续对患者交叉配血不合原因开展相关试验,包括对抗体性质做进一步鉴定,或通过当地红细胞血型参比实验室尽快查明原因;原因明确后应积极联系所属辖区采供血机构提供该患者所需要的血液成分,得到供应后仍作为首选给予患者输注。⑧ 对已输入大量 O 型红细胞的患者,如果查明原因后仍需继续输血治疗,应重新抽取患者血标本做交叉配血试验,并遵循以下原则输血:交叉配血试验阴性者,可输注与患者 ABO 同型红细胞;交叉配血试验阳性者,应继续输注 O 型红细胞;尽早输注与患者 ABO/RhD 血型同型血小板。

《临床输血技术规范(2019 版征求意见稿)》推荐:异体输血首选 ABO 和 RhD 血型同型输血,次选相容性输血。医疗机构应当制定相容性输血的制度及流程。红细胞相容性输注,原则上仅用于 RhD 阴性、稀有血型、非同型造血干细胞移植和存在特殊抗体时,或者因抢救生命垂危患者需要输血但无同型血时。

(四)"最小不相容"输血

"最小不相容"输血目前尚存争议,也未被指南推荐,仅有少数文献报道。不规则抗体阳性或已鉴定出不规则抗体特异性患者需要输血治疗时,部分情况下可以获得同型或用"盲筛"的方法检测相容的血液,但是有时很难找到完全相配的血液。当患者已经处于失血性休克或严重贫血,不立即输血将危及其生命,尽管已经采取各种措施后仍找不到同型或相配合的血液,即便不相容性输血有不良反应,也要遵循两害相权取其轻的原则,谨慎输注"盲筛"配血呈最弱凝集的血液,即"最小不相容"输血。同时输注过程必须密切观察,并做好溶血性输血反应应急处理准备。实施"最小不相容"输血时,需要注意以下几个方面:① "最小不相容"输血的实施,首先所在医院要制定相应的特殊情况紧急抢救输血的管理制度,同时只能用于紧急抢救生命情况下,没有条件实施同型输血和相容性输血,而临床又急需要输注红细胞的患者。② 紧急输血时配血结果呈强凝集患者,发生大出血后由于输注大量液体包括血浆等治疗后,患者体内不规则抗体浓度得到稀释,此时应重新抽取血标本进行交叉配血,选择无凝集或最弱凝集的血液给予输注,必要时使用肾上腺皮质激素等免疫抑制剂。

三、输血疗效评价

随着不规则抗体筛查的逐渐普及,不规则抗体引起的红细胞输注无效发生率有所降低,但不规则抗体筛查也存在漏检的可能,低效价不规则抗体往往不能被有效地检出,造成相当一部分患者在临床上虽没有迟发性溶血反应的表现,但会发生红细胞输注无效,有文献报道红细胞输注无效率约为14.1%。

目前临床主要以观察患者输注红细胞后缺氧症状的改善,以及输血前、后循环血液中血红蛋白(Hb)浓度的变化为临床输注效果评价的主要指标。输注红细胞制剂后24 h内复查血红蛋白,并与输血前相比较,如果血红蛋白升高不理想,甚至无变化或降低,排除失血、血液稀释、溶血性输血反应等因素,且缺氧症状改善不明显,则可判定为红细胞输注无效。一般来说,患者无出现活动性出血时,输注1 U红细胞可使体重60 kg的成年人Hb水平提高约5 g/L(或使Hct提高约0.015)。红细胞输注疗效评价可通过红细胞输注有效率来计算,计算方法如下:红细胞输注有效率=输血后血红蛋白浓度实际提高值/输血后血红蛋白浓度预期提高值,其中输血后血红蛋白浓度实际提高值=输血后实际测量的血红蛋白浓度-输血前实际测量的血红蛋白浓度。血红蛋白升高预期值公式:血红蛋白升高预期值(g/L)=[供者血红蛋白(g/L)×输入量(L)]/[患者体重(kg)×0.085(L/kg)]×90%。公式中各参数的计算方法如下:供者血红蛋白浓度为供者血液发血前抽取标本检测所得的血红蛋白浓度;输入量=(A-B)/1.06,A为供者血液出库时血袋称重(单位为g),B为血液输注后血袋回收时称重(单位为g),供者血液的密度按照全血的密度1.06 g/ml计算。输血疗效分级评判:Hb升高值达到理论值的80%~100%为显效;介于10%~80%为有效;Hb升高值小于理论值的10%判为无效。

(傅　虹　陶为科　严海雅)

参考文献

[1]　KANG M G, LIN Y A, LEE K M. A hemolytic transfusion reaction due to Anti-Ku antibody in a patient with Knull phenotype: the first case in Korea[J]. J Lab Med, 2009, 29(3): 238-242.

[2]　洪小珍,许先国,朱发明,等. 血清学和分子生物学鉴定 Lewis 血型抗体引起的输血反应[J]. 中国实验血液学杂志,2008,16(5): 1192-1195.

[3]　孙万邦,新燕,林英姿. 医学免疫学[M].第2版.北京:高等教育出版社,2018: 20-42.

[4]　王静,蔡晓红,吴江.临床检验一万个为什么(输血检验分册)[M].北京:北京人民卫生出版社,2017: 47-69.

[5]　李志强.简明临床输血理论与实践[M].上海:上海世界图书出版公司,2010: 3-77.

[6]　BLUMENFELD O O, PATNAIK S K. Allelic genes of blood group antigens: a source of human mutations and cSNPs documented in the Blood Group Antigen Gene Mutation Database[J]. Hum Mutat, 2004, 23(1): 8-16.

[7]　STORRY J R, CLAUSEN F B, CASTILHO L, et al. International Society of Blood Transfusion Working Party on Red Cell Immunogenetics and Blood Group Terminology: Report of the Dubai, Copenhagen and Toronto meetings[J]. Vox Sang, 2019, 114(1): 95-102.

［8］ REID M，LOMAS‑FRANCIS C，OISSON M. The blood group antigen facts book［M］. 3rd ed. London：Academic Press，2012.

［9］ 兰炯采，负中桥，陈静娴.输血免疫血液学实验技术［M］.北京：人民卫生出版社，2011：1‑21.

［10］ 闫有敏，王帅，李德征.住院预输血患者不规则抗体检出率调查［J］.临床输血与检验，2015，17（2）：175‑176.

［11］ 吕颖，孙桂香，庄远，等.三次以上输血产生不规则抗体的临床分析［J］.标记免疫分析与临床，2015，22（1）：15‑17.

［12］ 闫有敏，王帅，李德征.住院预输血患者不规则抗体检出率调查［J］.临床输血与检验，2015，17（2）：175‑176.

［13］ 杨眉，罗洪，严丽，等.不规则抗体48480例筛查结果分析［J］.检验医学与临床，2013，10（6）：671‑672，674.

［14］ 李晓荣，鲁思文，詹晓燕.不规则抗体筛查与临床安全输血［J］.中国医药指南，2010，8（3）：77‑78.

［15］ 李慧，徐焕铭，张毅，等.输血前患者不规则抗体筛查及鉴定结果分析［J］.中国实验血液学杂志，2015，23（3）：861‑865.

［16］ 闫芳，刘亚庆，刘素芳，等.意外抗体的鉴定在疑难配血中的重要作用［J］.北京医学，2011，33（7）：587‑589.

［17］ 吴丽娜，陈勇，刘更夫.11886名拟输血患者不规则抗体检测结果分析及临床意义［J］.数理医药学杂志，2017，30（2）：220‑222.

［18］ 唐玉杰，施丽，唐生明.广西中北部地区不规则抗体筛选分析［J］.临床输血与检验，2017，19（2）：132‑135.

［19］ 池泉，郭永建，田兆嵩.红细胞血型抗体与输血安全［J］.中国输血杂志，2008，21（8）：649‑654.

［20］ 吴远军，刘彦慧，刘兴玲，等.汉族患者（30800例）及孕妇（4200例）红细胞血型不规则抗体分布的调查［J］.第四军医大学学报，2007，28（10）：922‑925.

［21］ TORMEY C A，FISK J，STACK G. Red blood cell alloantibody frequency，specificity，and properties in a population of male military veterans［J］. Transfusion，2008，48（10）：2069‑2076.

［22］ 胡斌，赖俊浩.受血者不规则抗体筛查与临床输血安全分析［J］.中国误诊学杂志，2011，11（25）：6088.

［23］ 赵绥民.溶血性输血反应的诊断与治疗［J］.中国输血杂志，2000，13（2）：133‑137.

［24］ 朱小影.不规则抗体筛查在临床输血中的价值［J］.国际检验医学杂志，2015，（23）：3486‑3487.

［25］ 陈小伍，于新发，田兆嵩.输血治疗学［M］.北京：科学出版社，2012.

［26］ 中华人民共和国卫生部.临床输血技术规范（2000年）［S］.中华人民共和国卫生部，2000.

［27］ 中国医师协会输血科医师分会，中华医学会临床输血学分会.特殊情况紧急抢救输血推荐方案［J］.中国输血杂志，2014，27（1）：1‑3.

［28］ 魏亚明，吕毅.基础输血学［M］.北京：人民卫生出版社，2011：399‑405.

［29］ 白宇，李越，曲浩.不规则抗体阳性患者临床急救输血的探讨［J］.医疗装备，2016，29（5）：22‑23.

［30］ RALPH C J，SULLIVAN I，FAULDS J. Intraoperative cell salvage blood as part of a blood conservation strategy in Cesarean section：is fetal red cell contamination important？［J］. Br J Anaesth，2011，107（3）：404‑408.

［31］ 孔文兵，赖福才，彭道波，等.红细胞血型不规则抗体与安全输血［J］.中国输血杂志，2014，27（9）：

929 - 930.

[32] 张曼,魏春梅,杨尖措.不规则抗体在临床输血治疗中的研究进展[J].国际输血及血液学杂志,2016,39(5)：448 - 451.

[33] 吕运来,负中桥,兰炯采,等.红细胞无效输注回顾性初探[J].中国输血杂志,2007,20(3)：220 - 221.

[34] 炯采,负中桥,陈静娴.输血免疫血液学实验技术[M].北京：人民卫生出版社,2011：187 - 188.

第十九章
红细胞内在缺陷性疾病与输血

红细胞内在缺陷性疾病是指一组自身红细胞异常性疾病,包括血红蛋白异常(如珠蛋白数量异常的地中海贫血和珠蛋白结构异常的不稳定血红蛋白病)、红细胞膜异常(如遗传性球形红细胞增多症和遗传性椭圆形红细胞增多症)和红细胞酶异常(如红细胞葡萄糖-6-磷酸脱氢酶缺乏症和丙酮酸激酶缺乏症)。异常红细胞流进脾脏时被吞噬、破坏,轻者症状常不明显,无须特殊治疗;重者可以表现为贫血、黄疸、肝脾肿大等,甚至发生溶血危象(红细胞破坏突然增加而引起的危象),严重者需要依赖红细胞输入。本章仅结合作者临床实践,以地中海贫血、红细胞葡萄糖-6-磷酸脱氢酶(G6PD)缺乏症、遗传性球形红细胞增多症、镰状细胞贫血为例,对该类疾病和输血相关问题进行简要阐述,更多详细内容请参考相关专业书籍。

第一节　正　常　红　细　胞

一、红细胞膜

红细胞膜是维持细胞结构完整必不可少的物质,膜的脂质双层和骨架蛋白使得红细胞具有伸展性、持久性及抗压性,这些特性有助于增加红细胞通过狭窄微循环通道时的变形能力。

跨膜蛋白主要负责转运细胞内外物质,磷脂双分子层结构可平衡红细胞内的阴、阳离子浓度,水分子则可自由通过。与血浆中相应离子浓度相比,红细胞呈现细胞内高钾低钠状态。在细胞及其周围环境中维持这种阳离子间的浓度梯度,主要依靠膜上钠钾泵的作用。

二、血红蛋白结构

正常血红蛋白中的珠蛋白含四种肽链,即 α、β、γ、δ。根据珠蛋白肽链组合不同,形成三种血红蛋白,即血红蛋白 A($\alpha2\beta2$)、血红蛋白 A2($\alpha2\delta2$)、血红蛋白 F($\alpha2\gamma2$)结合。成年人血红蛋白 A 约占 97%,血红蛋白 A2 约占 0.5%,血红蛋白 F 约占 2.5%。胎儿以血红蛋白 F 为主。

三、红细胞能量供应

成熟红细胞没有细胞核、线粒体和核糖蛋白体等细胞器,不能进行有氧氧化,不能利用脂肪酸。无氧酵解是葡萄糖能量代谢的重要途径,也是红细胞获取能量的唯一来源,提供维持细胞容积、形状及细胞内外 Na^+-K^+ 泵作用所需的能量。

四、红细胞代谢

红细胞平均寿命 120 天,每日有成熟红细胞衰老死亡,但也会有许多新生红细胞补充,使红细胞数量保持动态平衡。正常情况下衰老红细胞的破坏 90% 在单核-吞噬细胞系统,10% 在血管壁。脾脏是衰老红细胞和异常红细胞破坏的主要场所,因为:① 脾脏内葡萄糖浓度低,使流进脾脏的衰老红细胞无氧糖酵解代谢障碍。② 脾窦内氧分压极低(<40 mmHg),使衰老红细胞缺氧加重。③ 脾窦内 pH 低(pH 为 6.4～6.8)。④ 脾窦血管内皮基底膜小孔直径只有 3～5 μm,远小于红细胞直径,故成为衰老红细胞的物理屏障。⑤ 脾窦分布有大量巨噬细胞,易将衰老滞留红细胞吞噬破坏。

五、红细胞的变形能力

正常成熟红细胞呈双凹圆盘状,平均直径 7.2 μm。红细胞具有的变形能力与其独特功能密不可分,包括:① 红细胞膜的黏弹性:红细胞膜骨架蛋白成分及脂质双分子的流动性。一些研究表明膜表面的黏性系数等力学参数均与膜骨架蛋白有很大关联,而脂质的流动性则与膜的履带运动等活动有关。② 红细胞的几何形状:细胞表面积与体积的比值。红细胞膜面积相对于体积是相对过剩的,使红细胞能变成各种形状而不致破裂。③ 红细胞内液的黏度:称为红细胞内黏度,是决定红细胞变形性的重要因素。当内黏度增高时,红细胞变形性降低。血红蛋白的质、量和膜的离子通透性改变等因素均可引起红细胞内黏度的变化,从而改变红细胞变形能力。红细胞的这种变形能力使得其在微循环中能通过直径比它还小的毛细血管,是红细胞在机体内运输氧和各种代谢原料及产物的必要条件。

第二节　地中海贫血

地中海贫血亦称海洋性贫血(Thalassemia),是一组由于珠蛋白基因缺陷引起一种或多种珠蛋白肽链的生物合成降低或完全被抑制,导致珠蛋白肽链间的平衡被破坏所引起的溶血性贫血,以无效红细胞生成、溶血及不同程度的小细胞低色性贫血为特征,所以又称为珠蛋白生成障碍性贫血,是人类最常见的遗传性溶血性贫血。

地中海贫血以地中海沿岸地区、中东、南亚次大陆、中国和东南亚各国等为高发地区。在我国主要分布于长江以南省份,尤其以广东、广西、海南、四川、云南和台湾等省份多见。

一、发病机制

血红蛋白不同肽链受不同的遗传基因控制。由于珠蛋白基因缺陷(缺失或突变等),使血红蛋白分子中一条或几条珠蛋白链合成速率降低甚至完全受抑,从而引起组成血红蛋白的珠蛋白链比例失衡,导致成人型血红蛋白 A($\alpha2\beta2$)生物合成降低,同时造成其他珠蛋白肽链相应增多。血红蛋白珠蛋白链的比例失衡会降低血红蛋白稳定性,使其可溶性发生改变,容易发生聚集,形成四聚体或包涵体并附着于红细胞膜而使红细胞膜变僵硬,影响红细胞的可塑性或变形性,可以使红细胞寿命缩短且易受机械性损伤而发生溶血,包括在骨髓内破坏(无效造血)或在单核巨噬细胞系统内破坏(溶血),加重贫血。严重患者发生慢性进行性贫血,需终生依赖输血。由于贫血和造血代偿性增强,肠道铁吸收水平显著增加;加之重型地中海贫血患者反复接受输血治疗,进一步加重了其机体铁负荷,铁沉积于肝脏、心脏、性腺和内分泌器官等,最终导致实质器官功能障碍。

根据珠蛋白基因缺失或点突变的不同而致肽链合成障碍的不同,通常将地中海贫血分为 α、β、δ 和 δβ 等型,其中临床较为常见主要是 α-地中海贫血及 β-地中海贫血。

(一) α-地中海贫血

α-地中海贫血为 α-珠蛋白基因缺失或缺陷导致 α-珠蛋白合成受抑制。根据 α-珠蛋白基因缺失的数目和临床表现分为以下几类:① 静止型 α-地中海贫血(1 个 α 基因异常):为携带者,无临床症状。② 标准型 α-地中海贫血(2 个 α 基因异常):无明显临床症状,红细胞可呈小细胞低色素性。③ 血红蛋白 H 病(3 个 α 基因异常):贫血轻到中度,伴肝脾肿大和黄疸,少数贫血可达重度。妊娠、感染或服用氧化剂药物后,贫血加重。红细胞低色素明显,靶形细胞可见,红细胞渗透脆性增加。④ Bart's 水肿胎(4 个 α 基因异常):是 α-地中海贫血中最为严重的类型。α 链绝对缺乏,γ 链自相聚合成 γ4,其氧亲和力高,致使组织严重缺氧。血红蛋白 H 病和 Bart's 水肿胎是重度 α-地中海贫血的两种类型,均可导致胎儿宫内贫血、水肿,甚至胎死宫内。

(二) β-地中海贫血

β-地中海贫血以 β-珠蛋白基因缺陷导致 β-珠蛋白合成受抑制。γ 和 δ 链代偿合成,导致 HbA2(α2δ2)和 HbF(α2γ2)增多。HbF 的氧亲和力高,加重组织缺氧。临床上按其表现的病情分为轻型、中间型及重型:① 轻型:是一个 β-珠蛋白生成障碍性贫血基因和一个正常基因的杂合子状态,临床可无症状或轻度贫血,HbF 正常或轻度增加(<5%)。② 中间型:中度贫血,脾脏增大,可见靶形细胞,红细胞呈小细胞低色素性,HbF 可达 10%。③ 重型(Cooley 贫血):是两个 β 珠蛋白生成障碍性贫血基因的纯合子状态,贫血进行性加重,有黄疸及肝脾肿大,绝大多数未成年夭折,血红蛋白电泳 HbF 高达 30%~90%。轻型地中海贫血无须特殊治疗,而重型 β 地中海贫血应采取一种或数种方法予以治疗。

二、临床表现

能够存活并耐受妊娠及分娩的地中海贫血患者主要是静止型 α-地中海贫血及轻型 β-地中海贫血,在妊娠期可无明显临床症状。标准型 α-地中海贫血和中间型 β-地中海贫血可有中重度贫血表现。妊娠合并地中海贫血孕妇对分娩、手术和麻醉等耐受能力降低,容易出现胎儿窘迫、失血性休克、感染等。地中海贫血孕妇因长期慢性溶血、铁利用障碍、肠道铁吸收增加等原因,妊娠早期与其他地中海贫血患者一样有铁负荷过重。

三、治疗

(一) 一般治疗

以支持疗法为主,包括加强营养,积极预防妊娠并发症,如妊娠期高血压疾病、贫血性心脏病、心力衰竭及感染,避免使用影响骨髓造血功能及促进红细胞破坏的药物,以免加重贫血。

妊娠早期与其他地中海贫血患者一样有铁负荷过重,但随着孕周增大,由于妊娠期的生理性贫血和胎儿生长发育需要消耗孕妇体内的铁,则极易引起妊娠期缺铁性贫血,故多数学者主张轻度地中海贫血孕妇孕中期开始常规补充铁剂,但具体剂量需通过监测血红蛋白及血清铁蛋白调整。对输血后铁负荷过重患者,需联合使用铁螯合剂去铁治疗,其作用机制是通过铁螯合剂与铁离子特异性结合,形成大分子复合物而从尿、粪便中排出,从而防止体内铁负荷过重和铁沉着于各器官,预防并发症,减轻铁负荷过重引起的脂质过氧化物反应和自由基生成,减轻贫血症状。

(二) 输血治疗

有学者指出血红蛋白＜100 g/L 是妊娠妇女胎儿低出生体重和早产的一个独立危险因素。随着孕期贫血程度的加重,部分地中海贫血孕妇需要进行输血治疗,尽量选择去白细胞悬浮红细胞以预防同种免疫反应和非溶血性发热反应。1964 年 Wolman 提出高量输血的概念,将 Hb 维持在 80～100 g/L,以后又提出维持在 ≥90～105 g/L。高量输血是目前国际上推荐采纳的方法,可以纠正低氧血症和抑制髓外造血,从而避免心脏功能受损、肝脾肿大和骨骼畸形,延长寿命。同时输血前 Hb 维持在 100 g/L 水平的铁沉积,仅比维持在 60 g/L 增加 50%,且高水平的 Hb 可以降低肠道铁的吸收。地中海贫血患者在感染或手术失血时贫血加重,若有代偿不全的贫血症状,则可适当输注红细胞。

妊娠期的血液高凝状态及地中海贫血妇女血液循环中异常红细胞会活化内皮细胞产生促凝作用,故地中海贫血孕妇临床上多用肝素或低分子肝素预防血栓形成,对于已行脾切除术的地中海贫血孕妇给予一定量的阿司匹林也可预防血栓形成。

(三) 其他

目前,造血干细胞移植是根治 β-地中海贫血的唯一方法。脾脏是人体最大的免疫器官,通过脾切除对中间型 β-地中海贫血的疗效较好,对重型 β-地中海贫血效果较差,而且脾切除可致人体免疫功能减弱,容易导致感染。采用部分脾动脉栓塞技术(PSE)栓塞脾分支,可减弱脾组织对血细胞的破坏和保留脾脏的分泌功能。随着 PSE 的发展,为避免脾切除后继发的疾病,PSE 正逐步取代重型 β-地中海贫血患者的脾切除治疗。基因治疗在近几年有较大进展,但仍有许多研究处在实验阶段。

第三节　红细胞葡萄糖-6-磷酸脱氢酶缺乏症

红细胞葡萄糖-6-磷酸脱氢酶(glucose-6-phosphate dehydrogenase，G6PD)缺乏症是一种性染色体连锁不完全显性红细胞酶缺陷病,以参与红细胞内磷酸戊糖旁路代谢的 G6PD 活性降低和(或)酶性质改变导致的溶血为主要表现。我国广东、广西、海南、云南、贵州、四川等地高发,它是南方地区人群中常见的血液遗传病之一。

一、发病机制

本病主要是由于调控 G6PD 的基因突变所致。G6PD 是磷酸戊糖途径中 6-磷酸葡萄糖转化为 6-磷酸葡萄糖酸中的限速酶。G6PD 缺乏症的溶血机制被认为与红细胞过氧化损伤有关。血液循环高氧环境中的红细胞,其细胞膜一直处于细胞内外过氧化物包围中,在红细胞内,氧合血红蛋白不断转变为高铁血红蛋白,此过程伴有超氧阴离子的产生。为对抗各种外在和内在的过氧化物损伤,红细胞具有一系列抗氧化损害的保护机制,包括过氧化氢酶、过氧化物酶、超氧化物歧化酶和还原型谷胱甘肽等,若这些自然保护机制有缺陷或活化的有害氧衍生物过多,血红蛋白和红细胞膜都将受到过氧化损害。G6PD 缺乏使得红细胞还原型烟酰胺腺嘌呤二核苷酸磷酸和还原型谷胱甘肽生成减少,功能性地缺乏过氧化氢酶和过氧化物酶,抗氧化功能障碍。在接触氧化剂后,可造成细胞膜巯基的直接氧化损伤,导致血红蛋白变性和形成 Heinz 小体,使红细胞可塑性和变形性降低,经脾窦时红细胞不易变形而被扣留破坏。

二、临床表现

大多数红细胞 G6PD 缺乏者无临床表现,有溶血的患者与一般溶血性疾病的临床表现大致相同。发生严重贫血大多数是由服用氧化类药物、感染或进食蚕豆及豆制品等诱发。

(一)药物诱导的溶血性贫血

典型表现为服药后 2～3 天急性血管内溶血发作,程度与酶缺陷程度及药物剂量有关,停药后 7～10 天溶血逐渐停止。由于骨髓代偿增生,大量新生红细胞具有较强的 G6PD 酶活性,故常为自限性,20天即使继续用药,溶血也有缓解趋势。

常见的药物包括抗疟药、解热镇痛药、硝基呋喃类、磺胺类、亚甲蓝、砜类和樟脑丸等。

(二)蚕豆病

由于进食干、鲜蚕豆或其制品诱发引起的急性血管内溶血,一般进食后 1～2 天发病,溶血程度与食蚕豆的量无关。具有自限性过程,溶血持续 1 周左右停止。

(三)感染性溶血性贫血

细菌、病毒感染也可诱发 G6PD 缺乏者溶血发作,在感染后数日出现溶血,通常表现轻微,但有时也可致严重溶血,直到活动性感染结束后,贫血才会好转。

三、治疗

妊娠或哺乳期妇女应避免服用可以诱导溶血发作的药物和蚕豆制品,妊娠期应给予铁剂和叶酸,避免应用氧化剂类药物,及时治疗细菌性感染。G6PD 缺乏者溶血发作一般具有自限性,溶血轻者一般不需要输血;溶血严重者可以有血红蛋白尿,应维持水电解质平衡,纠正酸中毒、碱化尿液,维持足够尿量以免发生肾脏损伤,必要时输浓缩红细胞,维持 Hb 浓度在 70～90 g/L。G6PD 缺乏症多见于我国的南方,尤其是广东、广西较为多见。倘若献血员是存在 G6PD 活性低下而无临床症状,其献出的血液输注给 G6PD 缺乏症患者疗效就会欠佳,而且有可能引起第二次溶血。因此,G6PD 缺乏症高发地区,给相应患者输血治疗时,宜关注献血者的 G6PD 活性,在条件允许的情况下,建议检测 G6PD 活性。

第四节　遗传性球形红细胞增多症

遗传性球形红细胞增多症(hereditary spherocytosis,HS)是因先天性遗传性红细胞膜缺陷引起的一种慢性溶血性疾病。主要特征为不同程度的溶血、外周血球形红细胞显著增多、红细胞渗透脆性增加。脾切除后效果显著。

一、发病机制

遗传性红细胞膜缺陷相关溶血性贫血主要是由于编码红细胞膜蛋白及骨架蛋白的基因发生突变,使膜骨架和膜之间的垂直方向相互作用减弱,从而使膜脂质双层变得不稳定,部分脂质丢失,红细胞膜表面积减少,细胞呈球形,导致红细胞膜变形性可塑性降低、渗透脆性增加。脾脏是遗传性球形红细胞增多症患者红细胞破坏的主要场所,有两个基本因素:① 红细胞内在缺陷使膜表面积减少而成球形。② 完整的脾脏结构。已经证明正常红细胞在遗传性球形红细胞增多症患者体内生存期正常,而遗传性球形红细胞增多症的红细胞只有在无脾者体内生存期才能维持正常,说明遗传性球形红细胞增多症首

先有红细胞内在缺陷,才易在脾脏破坏。脾脏对球形红细胞增多症患者红细胞的影响包括以下两方面:
① 扣留并吞噬清除球形红细胞。② 加速球形红细胞的形成,推测可能是由于红细胞被扣留于脾髓内,葡萄糖利用受限、ATP 减少、乳酸堆积、pH 下降,在此情况下更易变成球形。

二、临床表现

遗传性球形红细胞增多症患者其临床特征为不同程度的溶血性贫血、球形红细胞增多、间歇性黄疸、脾肿大等。确诊依据为外周血涂片中发现球形红细胞、网织红细胞增多和渗透脆性增加。基于血红蛋白水平,网状细胞增多程度和胆红素水平,遗传性球形红细胞增多症可分为轻、中、重度。无症状或轻度贫血患者因为感染等诱发急性溶血性贫血或再生障碍危象才被确诊。

三、治疗

轻度遗传性球形红细胞增多症患者一般仅对症支持治疗并定期观察,防治感染。部分患者出现严重贫血,通常需要输血治疗。部分重度患者需要反复输血、频繁的血液学检测和脾切除。

脾切除对本病有显著疗效,尽管术后球形细胞仍然存在,并不能纠正红细胞膜缺陷、球形和渗透脆性增加,但由于破坏显著减少,贫血和黄疸得到改善,不再依赖输血治疗。有研究表明,大部分遗传性球形红细胞增多症不增加妊娠期并发症,只有约 1/3 未进行脾切除的遗传性球形红细胞增多症孕妇会出现严重并发症,如溶血危象,其特征是急剧的红细胞破坏导致严重贫血或者红细胞生成障碍,或二者兼有,常发生在脾脏功能良好的妇女。患有遗传性球形红细胞增多症患者,妊娠前先行脾切除手术可以改善妊娠期贫血。对于已行脾切除术孕妇应预防血栓形成。

第五节　镰状细胞性贫血

镰状细胞性贫血属于遗传性珠蛋白结构异常的血红蛋白病的一种,表现为珠蛋白链多聚体的形成,又称血红蛋白 S(HbS)病,主要见于黑人。绝大多数是常染色体显性遗传病。

一、发病机制

镰状细胞贫血因 β 珠蛋白链第 6 位谷氨酸被缬氨酸替代,生成异常 HbS。可分为 3 种形式:
① HbS 纯合子,即 SS 病或镰状细胞贫血(SCD),又称镰状细胞病。② HbS 杂合子,即 AS 病或镰状细胞特征。③ 与其他非镰化异常 Hb 的双重杂合子,包括 HbS - β 地中海贫血、HbS - α 地中海贫血、HbS - HbC、HbS - HbD。HbS 具有强烈的聚合倾向,在缺氧情况下形成溶解度很低的螺旋形多聚体,使红细胞扭曲成镰状细胞(镰变)。镰状化最初是可逆的,但反复镰状化与去镰状化作用使细胞膜损伤,导致不可逆的镰状细胞形成。

聚合物的形成和红细胞形态改变,改变了红细胞的生物物理性质,使其机械脆性增高,变形能力明显降低,易发生血管外和血管内溶血。镰状红细胞黏附于血管内皮细胞,影响微循环血流,高血流处的剪切力能够破坏 HbS 的胶状结构。僵硬的红细胞在微循环中瘀滞,也可造成血管阻塞。镰状易感性与下列因素有关,如血红蛋白浓度、血氧分压、pH、温度以及 2,3 - DPG 的水平等。血液淤积处(如脾)的氧分压低,特别容易出现血管闭塞和心肌梗死。大多数镰状细胞贫血患者的脾因早期多发性梗死而萎缩。

二、临床表现

镰状细胞贫血患者表现为黄疸、贫血及肝脾肿大。HbS 杂合子一般无症状或症状较轻；HbS-α 地中海贫血或 HbS-β 地中海贫血均可引起轻度贫血；HbS 杂合子合并缺铁性贫血或 HbS 杂合子合并 G6PD 缺乏可加重贫血的症状，呈中度贫血；HbS 纯合子临床表型为中度贫血，容易导致血管栓塞，可造成肢体或脏器的疼痛或功能障碍甚至坏死。其他急性事件包括再障危象、巨幼细胞危象和脾扣留危象等，可出现病情急剧恶化，甚至危及生命。红细胞镰变试验时可见大量镰状红细胞，血红蛋白电泳发现 HbS 将有助于诊断。

三、治疗

本病治疗主要是对症治疗，包括各种急性事件、危象的预防和处理、抗感染、补液和输血等。一般建议大手术前进行部分交换性输血，使循环中异常的血红蛋白低于 30%，以降低血液粘稠度，提高携氧能力，减少红细胞的镰变。此外，叶酸治疗可能有效。羟基脲能够诱导 HbF 合成，HbF 有抗镰变作用，可以在一定程度上缓解病情和疼痛。异基因造血干细胞移植是镰状细胞贫血唯一根治性疗法，但风险大，只适用于 HLA 与供体完全匹配的患者。

第六节　回收式自体输血应用

镰状细胞性贫血患者禁忌应用回收式自体输血，因为其红细胞在离体缺氧环境、离心浓缩和通过去白细胞滤器等过程中，红细胞容易发生镰状化，回输大量镰状细胞可引发镰状细胞危象。

除镰状细胞性贫血外，其他红细胞内在缺陷性疾病尽管不是回收式自体输血绝对禁忌证，但在异体红细胞供应完全可以满足临床需要情况下，不建议使用回收式自体输血，主要有以下考虑：① 患者术前往往存在贫血，因此红细胞回收效率并不高，即同样的回收血量，血细胞比容低的患者回收获得的红细胞相对比较少。② 疾病严重程度不同，异常红细胞比例存在差异。③ 由于红细胞内在缺陷，在术野创面血液负压吸引、过滤、离心、洗涤和去白细胞滤器过滤等过程中容易发生溶血破坏。④ 内在缺陷红细胞回输到体内后，其形态和功能变化尚无研究。因此，对于红细胞内在缺陷性疾病患者，实施回收式自体输血价值有限，严重贫血或大出血患者往往需要输注异体红细胞。

回收式自体输血在以下情况，充分评估利弊后考虑谨慎使用：① 患者术前多次输血已经产生不规则抗体。② 轻型患者，异常红细胞数量和结构功能影响较小。③ 患者术前已经行脾脏切除手术，有较高的血红蛋白和血细胞比容。④ 存在致命性大出血风险，如妊娠合并穿透性胎盘植入者，异体红细胞供应存在一定困难。

回收式自体输血在红细胞内在缺陷性疾病中的应用，其操作时需要注意以下几点：① 严格意义上的双管吸引，尽量避免羊水进入，可以不额外增加洗涤量，必要时可以不经过去白细胞滤器过滤，减少红细胞损伤。② 满足术野创面暴露情况下，使用最小吸引负压，并尽可能在血面下吸引。③ 达到预定洗涤量，废液排出管路内不是清亮液体，应增加洗涤量（大多数血液回收机在废液排出管路通道安装有传感器，可以检测排出废液颜色，必要时会自动追加洗涤量），充分清洗直至流出的废液清亮。④ 有条件应在自体血回输前进行游离血红蛋白测定。⑤ 自体血回输过程和回输后，要密切观察患者有无输血相关并发症，特别是有无溶血，并进行红细胞输注效果评价。

总之,红细胞内在缺陷性疾病是否可以实施回收式自体输血,取决于疾病性质及严重程度、出血量、出血速度、有无替代方案等,一般在异体红细胞可以得到及时供应情况下不建议使用。但当紧急大出血情况下,异体红细胞不能及时供应或患者存在不规则抗体,对于轻型患者或已经实施脾脏切除患者,除镰状细胞性贫血外,可以考虑回收式自体输血并在规范操作下谨慎使用。

（沈燕平　严海雅）

参考文献

［1］ 里奇曼.威廉姆斯血液学手册［M］.第 8 版.蒋知新,张战强,霍文静,主译.北京：人民军医出版社,2015：11 - 201.

［2］ 杨成民,刘进,赵桐茂.中华输血学［M］.北京：人民卫生出版社,2017.

［3］ 陈小伍,于新法,田兆嵩.输血治疗学［M］.北京：科学出版社,2012.

［4］ 王静,蔡晓红,吴江.临床检验一万个为什么(输血检验分册)［M］.北京：北京人民卫生出版社,2017.

［5］ 葛艳芬,李萍,王景健,等.镰状细胞综合征的血液学和临床特点研究［J］.中国全科医学,2015,(12)：1449 - 1453.

［6］ GIPSON M G, SMITH M T. Endovascular therapies for primary postpartum hemorrhage：techniques and outcomes［J］. Semin Intervent Radiol, 2013, 30(4)：333 - 339.

［7］ JENNINGS A, BRENNAN C. Cell salvage for obstetric patients who decline blood transfusion：a national survey［J］. Transfus Med, 2013, 23(1)：64 - 65.

［8］ CATLING S J, WILLIAMS S, FIELDING A M. Cell salvage in obstetrics：an evaluation of the ability of cell salvage combined with leucocyte depletion filtration to remove amniotic fluid from operative blood loss at caesarean section［J］. Int J Obstet Anesth, 1999, 8(2)：79 - 84.

［9］ DHARIWAL S K, KHAN K S, ALLARD S, et al. Does current evidence support the use of intraoperative cell salvage in reducing the need for blood transfusion in caesarean section？［J］. Curr Opin Obstet Gynecol, 2014, 26(6)：425 - 430.

［10］ National Institute for Health and Clinical Excellence. Guidance for the provision of intraoperative cell salvage［S］, 2013.

［11］ WATERS J H, LUKAUSKIENE E, ANDERSON M E. Intraoperative blood salvage during cesarean delivery in a patient with β thalassemia intermedia［J］. Anesth Analg, 2003, 97(6)：1808 - 1809.

［12］ FOX J S, AMARANATH L, HOELTGE G A. Autologous blood transfusion and intraoperative cell salvage in a patient with homozygous sickle cell disease［J］. Cleve Clin J Med, 1994, 61(2)：137 - 140.

第二十章
床旁凝血功能检测

正常凝血机制包括血管因素、血小板、凝血瀑布形成和抗凝及纤溶系统。凝血与抗凝血呈动态平衡状态,促凝和抗凝物质相互作用构成凝血过程的自我调控机制。

妊娠期妇女处于一个特殊的生理时期,其凝血与抗凝系统发生明显改变。从妊娠早期开始,包括纤维蛋白原、因子Ⅶ、Ⅷ、Ⅸ、Ⅹ、Ⅻ等绝大多数凝血因子浓度及活性均增加。由于血液稀释,妊娠期妇女血小板计数可以保持正常或轻度下降。妊娠妇女纤维蛋白原可比非妊娠妇女增加50%,可以从非孕期的2~4 g/L增加到4~6 g/L,但抗凝血酶Ⅲ含量下降。与此同时,妊娠期尽管纤溶酶含量增加,但组织纤溶酶原激活剂减少,且纤溶酶原激活剂抑制物增加,导致净效应纤溶活性降低。机体凝血-抗凝系统及纤溶-抗纤溶系统的变化,使妊娠妇女处于高凝状态。这种高凝状态多数情况下是一种生理性保护机制,但当促凝物质入血时,又可引起大量凝血因子与血小板消耗,同时纤溶系统被激活,使产妇的高凝状态很容易转变为低凝状态。大量凝血因子丢失和液体输入,可导致和加重稀释性凝血功能障碍。由于引起产后出血的病因不同,对凝血功能损害的类型、严重程度和发生时机存在差异,从而使干预时机和需要输注的血液成分也有区别(图20-1)。

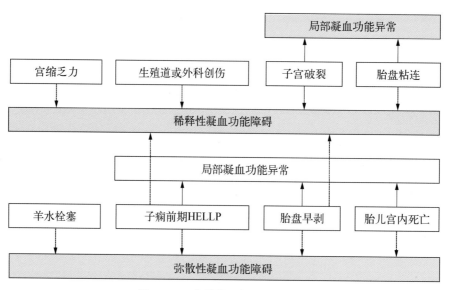

图20-1 产科常见凝血功能障碍

在产后出血的管理中,快速的凝血功能检测有利于早期发现凝血功能异常,有助于达到有效止血和改善产妇预后。本章节主要介绍血栓黏弹性检测相关内容,其他床旁凝血功能检测不在本章节进行叙述,如包括qLabs电化学检测仪(采用动态电流法可以在200~420 s获得PT、APTT、TT和Fib四项结果)和

Sonoclot 分析仪(采用黏弹性方法动态监测整个止血过程,了解血小板、凝血因子及纤溶情况)。

第一节　常用凝血实验室检测

一、级联反应凝血模式学说

传统的级联反应凝血模式学说,将凝血分为相对独立的内源性和外源性凝血途径,二者经过共同途径最终导致凝血酶的激活和纤维蛋白的形成(图 20 - 2)。目前临床上常规凝血功能检测与此学说相吻合。

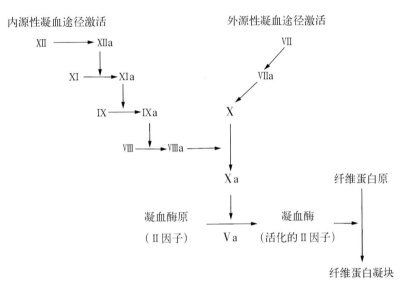

图 20 - 2　凝血系统瀑布/级联反应模型

二、检测项目及意义

(一)活化部分凝血活酶时间(activated partial thromboplatin time,APTT)

APTT 检测是将患者血浆样本加入足量的内源性凝血途径的激活物(如硅藻土、高岭土、二氧化硅或鞣花酸)和部分凝血活酶(代替血小板磷脂),再加钙以满足内源性凝血的全部条件,观察血浆最初纤维蛋白形成所需时间,是检查内源性凝血因子的一种过筛试验。APTT 正常参考范围为 31～43 s,延长 10 s 以上为异常。在多数患者,当血浆中的凝血因子浓度低于正常的 30%～40% 时才可以检测出凝血因子的缺乏。APTT 用于评估血浆介导的止血过程内源性凝血途径和共同凝血途径的完整性,筛选纤维蛋白原和凝血因子 Ⅱ、Ⅴ、Ⅸ、Ⅹ、Ⅺ、Ⅻ 是否缺乏。

(二)凝血酶原时间(prothrombin time,PT)和国际标准化比值(international normalized ratio,INR)

PT 检测采用在被检血浆中加入钙离子和组织促凝血酶原激酶(磷脂＋组织因子)为活化剂,即能满足外源性凝血的全部条件。观察血浆最初纤维蛋白形成所需时间即为 PT 时间,用于检查外源性凝血因子的一种过筛试验。PT 正常参考范围为 11～13 s,延长 3 s 以上为异常。INR 根据正常值评估患者凝血状态,将 PT 的值标准化(患者 PT/正常人 PT 均值)。PT 和 INR 用于评估外源性凝血途径和共同凝血途径,筛选纤维蛋白原和凝血因子 Ⅱ、Ⅴ、Ⅶ、Ⅹ 的缺乏或抑制物的存在。

（三）纤维蛋白原(fibrinogen, Fib)含量

在被检血浆中加入一定量凝血酶后,可使血浆中的纤维蛋白原转变成纤维蛋白,通过比浊测定法计算纤维蛋白原含量。纤维蛋白原正常参考范围为 2～4 g/L,妊娠期增高。消耗性或稀释性凝血功能异常时,纤维蛋白原通常是最先发生缺乏的凝血成分,查看血浆中纤维蛋白原含量动态系列分析可以看出纤维蛋白溶解和纤维蛋白原消耗的状态。

（四）凝血酶时间(thrombin time, TT)

即在受检血浆中加入标准凝血酶溶液后血浆凝固所需时间,反映血浆内纤维蛋白原水平及血浆中肝素样物质的多少。TT 正常对照为 16～18 s,延长 3 s 以上为异常。

（五）纤维蛋白(原)降解产物(fibrin degradation production, FDP)

在凝血过程中,纤维蛋白原在被凝血酶水解后,相继释放出纤维蛋白肽 A 和纤维蛋白肽 B,剩余的可溶性纤维蛋白单体,形成可溶性纤维蛋白单体聚合物,经凝血因子Ⅷa 和钙离子的作用后,形成稳定的纤维蛋白,完成血液凝固。这一过程是在经过一系列交联后完成,纤维蛋白形成后,性质稳定,一般不再溶解,即真正意义上的血栓。但血栓可被纤溶酶降解,纤溶酶对纤维蛋白的降解产生多种复合物,这种多种复合物总和称为纤维蛋白(原)降解产物(FDP)。正常参考范围为 0～5 mg/L(0～5 μg/ml),它是原发性纤溶亢进的标志物。

（六）D-二聚体

纤维蛋白(原)降解产物中有一种片段称为 D-二聚体,它是交联后纤维蛋白被纤溶酶降解的特异标志物之一,是确定体内有无血栓形成及继发性纤溶的指标。D-二聚体的含量变化可作为体内高凝状态和纤溶亢进的标志。D-二聚体有多种检测方法和多种检测试剂,目前尚无统一的国际标准,不同厂商的正常参考范围可能不同。

（七）血小板计数和出血时间

血小板计数仍然是筛查凝血异常的一项标准检查,大多数自动化血小板计数是用光学或者基于阻抗的测量方法,正常参考范围(125～300)×10^9/L。血小板止血作用包括黏附、聚集在血管受损处,形成白色血栓;释放活性物质,促进血小板聚集,增强血管收缩;促进凝血过程;血块收缩,形成稳固血栓;维持血管壁的完整性。血小板和其他血液中的细胞一样,在一天之中有生理性波动,相差可达 10% 幅度。血小板计数在一些干扰因素影响下会出现假性减低,如采血时血流不畅导致的血小板破坏;血液稀释或乙二胺四乙酸诱发的血小板成团等,遇到以上异常情况需要进一步评估,包括通过血涂片进行肉眼的血小板计数。

三、局限性

尽管血浆纤维蛋白原含量和血小板计数常常被用于作为止血治疗的管理目标,但存在一些局限性,包括:① 血小板功能正常是凝血功能正常的必要条件,但单纯的血小板记数正常不能反映其功能是否正常。② 低纤维蛋白原水平并不能确定是纤维蛋白原被大量消耗,还是已经发生纤溶亢进。③ FDP 和 D-二聚体虽可粗略反应纤溶状态,但结果缺乏特异性,如妊娠或手术都会导致其水平增高。④ 常规的凝血功能检测只能检测无血小板参与状态下的血浆中凝血因子活性,只能反映凝血过程中某一阶段或某种凝血产物,不能及时有效的反映整个凝血过程的动态变化。⑤ 可能产生大量的假阳性和假阴性结果,而且因为检验时间长(通常 30～60 min),不符合产后出血有效管理的要求,不能及时反映当前的止血作用从而延迟治疗,严重情况下可能间接导致包括死亡在内的不良预后。此外,由于体外试验所在的温度、pH、血小板水平与体内环境有所不同,并不能完全真实反映体内的凝血状态。

第二节　血栓黏弹性检测

一、细胞学基础的凝血模式学说

随着对凝血系统的深入研究和理解,人们意识到凝血系统极为复杂,不仅多种酶被发现在凝血系统中属于辅因子或是其活性形式的前体,而且血小板和血液中其他细胞成分在凝血过程中具有重要作用。新近提出的细胞学基础的凝血模式学说认为组织因子(TF)承载细胞是更重要的凝血启动者,血小板是凝血的关键与核心,血小板在凝血酶激活过程中起到关键性作用,而大量凝血酶的激活对形成坚固、稳定血凝块极为重要。以细胞为基础的凝血模式将凝血过程分为三个阶段(图 20-3),即凝血酶激活,凝血启动,凝血爆布。① 凝血酶激活阶段:TF 承载细胞暴露于创伤表面,FⅦ与 TF 结合后活化,并形成 TF/FⅦa 复合物,进一步激活 FⅩ和 FⅨ。FⅩa 在 TF 细胞表面激活 FⅤ并与 FⅤa 结合,FⅩa/FⅤa 复合物启动少量凝血酶的产生。另外,TF/FⅦa 复合物通过组织因子途径抑制物(tissue factor pathway inhibitor,TFPI)进行灭活,在 TF-承载细胞表面进行。② 凝血启动:少量凝血酶激活血小板,使其释放包括 FⅤ在内的 α 颗粒,并在血小板膜表面激活 FⅤ和 FⅪ,同时使 FⅧ从 FⅧ/vWF 复合物释出成为 FⅧa,同时 FⅪa 可进一步激活 FⅨ。③ 凝血瀑布:FⅨa 结合到血小板表面和 FⅧa 形成 FⅨa/FⅧa 复合物,后者激活聚集在活化血小板表面 FⅩ,从而形成大量 FⅩa。FⅩa/FⅤa 复合物激活产生大量的凝血酶(凝血酶爆发),诱导稳定的纤维蛋白凝块的产生。

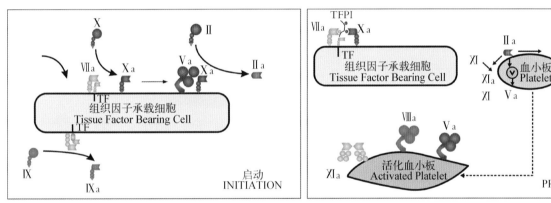

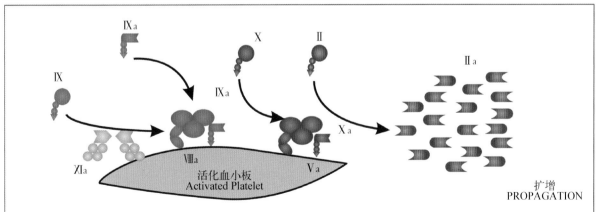

图 20-3　细胞学说凝血模式

（来自:MONROE D M,HOFFMAN M,ROBERTS H R. Platelets and thrombin generation[J]. Arterioscler Thromb Vasc Biol,2002,22(192):1381-1389.）

二、血栓弹力图(thrombelastogram, TEG)

血栓弹力图通过将感应器在血样中移动时的机械阻力转换为电子波形以便于量化分析,动态描记出血栓弹力图形,检测凝血过程中血凝块形成速度、血凝块强度以及血凝块稳定性,以动态评估血小板与凝血级联反应,以及其他因素对血浆因子活动的影响,从而全面反映除血管内皮因素之外,从血液凝固到溶解的全过程。它的工作原理符合细胞学基础的凝血模式学说,根据相关参数判断凝血异常发生的环节,做出定性和定量预测,指导临床及时选用合适种类和剂量的血液制品进行针对性的治疗,从而使珍贵的血液资源得到合理应用,对患者的凝血进行个体化的管理和有针对性的血液制品输注,降低输血传染疾病的风险。目前市场上的血栓黏力弹力分析系统有美国 Haemonetics 公司生产的传统血栓弹力图(thromboelastography, TEG)和德国 TEM 公司生产的旋转式血栓弹力图(rotational thromboelastography, ROTEM)(图 20-4,图 20-5)。

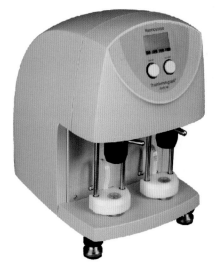

图 20-4　TEG5000

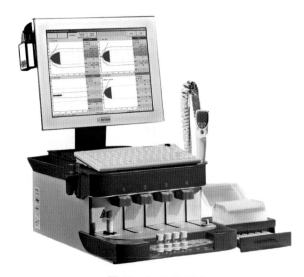

图 20-5　ROTEM

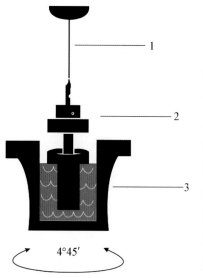

1 扭丝　2 探针　3 样本杯

图 20-6　TEG 样品杯的设计

(一) 工作原理

1. TEG 工作原理

仪器的主要部件是一个装入血液样本的测试杯、插入杯中的不锈钢探针及连接探针的传感器。将 0.36 ml 全血置于测试杯内,以 4°45′的弧度每 5 秒一个周期震荡旋转。纤维蛋白原与血小板结合后,血液凝固使杯体与探针结合成一体,纤维蛋白-血小板凝块强度能影响探针运动的幅度,以致较硬的血凝块能直接随着杯体的运动而移动探针(图 20-6)。因此,探针的运动幅度直接与已形成的血凝块的强度有关。当血凝块回缩或溶解时,探针与血凝块的联结解除,杯体的运动就不能再传递给探针了,其运动幅度减弱。探针的转动强度通过与杯盖连接的悬垂丝及机械电子传感器转换成电脑监控的电信号及图形,其输出强度与血凝块的强度相关,振幅值代表了任何时间的血凝块强度,随着血凝块收缩或降解,结合力破坏,振幅降低。

2. ROTEM 工作原理

将全血置入测试杯中,一个探针置入标本中以每 6 秒 4°45′ 的弧度旋转。未凝固或血块已溶解时,血液是液体,运动是无限制的,当血液开始凝固时,血栓会越来越多地限制探针的旋转,其旋转幅度随血块硬度变化而变化(图 20-7)。这种动态改变被机械地检测,通过连接的计算机描绘出典型的弹力图曲线。

ROTEM 是传统 TEG 方法的改进优化,包括检测速度和检测项目等。TEG 可同时处理两个标本,而 ROTEM 可同时处理四个标本。ROTEM 在 5～10 min 内即可获得检测结果,并通过加入不同的活化剂或抑制剂,可以得到 5 个测定界面,分别为内源图(INTEM)、外源图(EXTEM)、纤维蛋白原图(FIBTEM)、抗纤溶图(APTEM)和肝素图(HEPTEM),从而明确不同原因导致的凝血功能障碍,为临床提供有关治疗的重要信息,并及时进行监测和纠正。

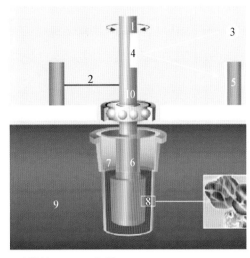

1 旋转轴	6 探针
2 阻力弹簧	7 样本杯
3 光源	8 纤维蛋白和血小板凝块开始形成
4 镜子	9 加热器
5 摄像头	10 旋转轴承

图 20-7　RPTEM 样品杯的设计

3. TEG 和 ROTEM 的区别

二者的工作原理类似,都基于动态测量血凝块的硬度,其区别主要见表 20-1。

表 20-1　TEG 和 ROTEM 的操作参数对比

操作特征	TEG	ROTEM
吸管	手动	自动
样本杯运动方式	震荡旋转	固定
探针运动	固定	移动
旋转角度	4°45′/5 s	4°45′/6 s
检测原理	探针传导	旋转的阻力
温度控制(℃)	24～40	30～40
温度调节	加热测试杯	加热金属块
样本杯内部结构	平滑	有 0.6～0.9 mm 厚度凸脊
样本杯材质	冰晶石(丙烯酸聚合物)	聚甲基丙烯酸甲酯

来自:WHITING D, DINARDO J A. TEG and ROTEM: Technology and clinical applications[J]. American Journal of Hematology, 2014,89(2):228-232.

(二) 基本参数

1. TEG 参数

通过监测血凝块形成速率以及细胞、血浆成分相互作用,可以动态测量血凝块的发生发展变化过程,定量分析整个血凝块形成及溶解情况。TEG 的典型图形见图 20-8,主要参数如下。

(1) R 值:即凝血反应时间,指血样开始被检测到初始血凝块形成(描记图幅度达 2 mm)所需的时间,参考范围 5～10 min,反映参加凝血启动过程(内源性、外源性和共同途径)所有凝血因子的综合作用,相当于凝血功能中的 PT 和 APTT。R 值因凝血因子缺乏而延长,因血液呈高凝状态而缩短。R 值<5 min 反映凝血因子过多或活性较强;R 值>10 min 反映凝血因子不足或活性较弱。

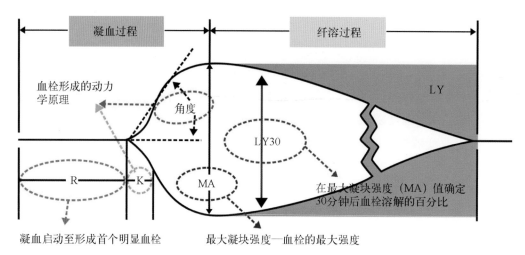

图 20‑8 TEG 的典型图形和测量参数

(来自：WHITING D, DINARDO J A. TEG and ROTEM: Technology and clinical applications[J]. American Journal of Hematology, 2014, 89(2): 228‑232.)

(2) K 值：从血凝块形成至血凝块达到一定的程度(R 值终点至描记图幅度达 20 mm)所需的时间，参考范围 1~3 min，反映血凝块形成的速率、稳固血凝块的形成时间和血凝块的加固速率。它受内源性凝血因子活性、纤维蛋白原和血小板的影响，主要受纤维蛋白原水平和功能影响。K 值降低，提示纤维蛋白原水平升高，反之则纤维蛋白原水平降低。

(3) α 角：指从血凝块形成点至描记图最大曲线弧度作切线与水平线的夹角，参考范围 53°~72°。α 角与 K 值的意义相同，反映血凝块聚合的速率。当血液处于严重低凝状态时，血凝块幅度达不到 20 mm，K 值无法确定，此时 α 角比 K 值更有价值，也更加直观。影响 α 角的因素与 K 值相同，α 角增大，提示纤维蛋白原水平升高，反之则纤维蛋白原水平降低。

(4) MA：即最大振幅，参考范围 51~69 mm，反映血凝块形成的最大强度及血凝块形成的稳定性，主要受纤维蛋白原和血小板两个因素的影响，其中血小板的作用(约占 80%)要比纤维蛋白原(约占 20%)大，血小板质量或数量的异常都会影响到 MA 值。MA>70 mm，血小板聚集功能较强，发生血栓的风险大；MA<50 mm，血小板功能聚集较弱，出血风险较大。

(5) LY30：MA 值后 30 min 血凝块消融(或减少)的幅度(%)，反映 MA 后 30 min 血液的纤溶活性，参考范围 0~7.5%。LY30>7.5%，提示机体存在纤溶亢进。

2. ROTEM 参数

ROTEM 的典型图形见图 20‑9，参数如下。

(1) CT(clotting time)：即凝血时间，指血样置入测试杯开始到初始血凝块形成(描记图幅度达 2 mm)所需的时间，参考范围 43~82 s。相当于 TEG 检测中的 R 值，因抗凝剂及凝血因子缺乏而延长，因血液呈高凝状态而缩短。例如，仅在 EXTEM 上显示 CT 延长，表明外源性通路的凝血因子缺乏(如华法林的影响)；仅在 INTEM 上显示 CT 延长，最常见的情况是患者接受了肝素或低分子肝素。

(2) CFT(clot formation time)：即血栓形成时间，是指从 CT 终点到描记幅度达 20 mm 所需的时间，相当于 TEG 中的 K 值。反映纤维蛋白和血小板在血凝块开始形成时的共同作用结果，即反映血凝块形成的速率。CFT 受纤维蛋白原水平高低的影响大，而受到血小板功能的影响则较小，影响二者的抗凝剂可使 CFT 时间延长。

(3) α 角：从血凝块形成起点(CT)至最大曲线弧度作切线与水平线的夹角，参考范围为 65°~80°。

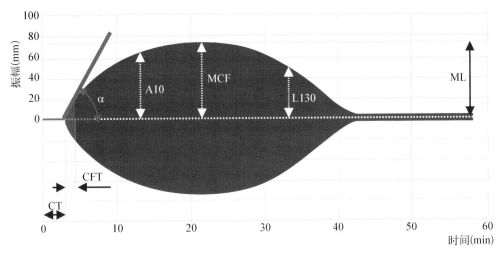

图 20 - 9　ROTEM 图形和测量参数

(来自：WHITING D，DINARDO J A. TEG and ROTEM：Technology and clinical applications[J]. American Journal of Hematology，2014，89(2)：228 - 232.)

α 角与 CFT 密切相关，都是反映血凝块的形成的速率，是纤维蛋白原和血小板在血凝块开始形成时的共同作用结果。当凝血处于重度低凝状态时，血凝块幅度达不到 20 mm，CFT 无法确定。因此，α 角比 CFT 更有价值。

（4）A5、A10 和 A15：是初始血凝块形成后的 5 min、10 min、15 min 分别测得的血凝块的振幅，其中 EXTEM A10 正常范围为 44～64 mm，FIBTEM A10 为 10～24 mm。

（5）MCF(maximum clot firmness)：即弹力图上的最大振幅，相当于 TEG 监测中的 MA 值，反映正在形成的血凝块的最大强度及血凝块形成的稳定性。MCF 参考范围：50～72 mm，其主要受纤维蛋白原及血小板两个因素的影响，以血小板的作用为主(约占 80%)，血小板质量或数量的异常都会影响到 MCF 值。

（6）ML(maximum lysis)：即最大溶解度，指的是血凝块在特定时间点的血凝块溶解的百分比。其中 LI30(lysis index)是弹力图上血凝块形成 30 min 后的溶解幅度(以 MCF 为基准)，称为 30 min 溶解指数，LI30 参考范围 94%～100%。ML 的异常升高表明纤溶亢进的存在，提示需要抗纤溶治疗。

3. 参数比较

TEG 和 ROTEM 虽然原理相近，但二者间结果不可互换，二者的比较见表 20 - 2。

表 20 - 2　TEG 和 ROTEM 参数比较

参数记录	TEG	ROTEM	描　　述
凝血启动	R	CT	血凝块振幅达 2 mm 所需的时间
血凝块形成	K	CFT	血凝块振幅从 2 mm 达到 20 mm 所需的时间
	α 角	α 角	振幅达 2 mm 水平线和振幅达 20 mm 曲线弧度之间形成的夹角
血凝块硬度/质量		A5、A10、A15	凝血启动后 5 min、10 min、15 min 分别测得的血凝块的振幅
	MA	MCF	血凝块的最大振幅
血凝块溶解	LY30	LI30	血凝块形成 30 min 后的溶解幅度(以 MA 和 MCF 为基准)
		ML	指的是血凝块达到最大振幅后硬度减弱的最大百分比

来自：MARK W，STEPHANIE F，DANIEL H，et al. Targeted thromboelastographic (TEG) blood component and pharmacologic hemostatic therapy in traumatic and acquired coagulopathy[J]. Current Drug Targets，2016，17(8)：954 - 970.

（三）检测类型及主要用途

1. TEG 检测类型及主要用途

通过 TEG 检测试剂中加入不同激活剂或抑制剂可以实现多种功能监测，从而提供更全面的凝血功能信息。TEG 检测类型包括普通 TEG、肝素酶对比检测、快速 TEG 和血小板图及功能性纤维蛋白原，主要用途见表20-3。

表20-3　TEG 检测类型和主要作用

种　类	主　要　作　用
高岭土检测（普通 TEG）	1. 评估凝血全貌，判断凝血状态 2. 指导成分输血 3. 区分原发和继发纤溶亢进 4. 判断促凝和抗凝等药物的疗效 5. 筛选血栓高风险的患者
肝素酶对比检测	1. 评估肝素、低分子肝素以及类肝素药物疗效 2. 评估是否肝素抵抗或过量，能在体外循环手术期间进行动态的凝血监测，提供凝血方面的早期信息，合理指导治疗
血小板图检测	血小板图检测利用4种诱导剂促进血液凝集：诱导剂高岭土激活血浆凝血酶的生成，凝血酶再激活血小板，形成凝血块；激活剂 F（含有活化的Ⅷ因子）不激活血小板而只将纤维蛋白原转化为纤维蛋白从而凝集；激活剂 F 联合 ADP 或花生四烯酸（AA）一方面将纤维蛋白原转化为纤维蛋白，另一方面激活未被药物抑制的血小板，凝集成块。通过比较不同反应杯中血块凝集的最大幅度（MA）之比，来量化 COX-1 途径或 ADP 受体被药物抑制的情况。此检测要求同时使用4条 TEG 通道（2台设备） 1. 测定单独或联合使用阿司匹林、波立维、GPⅡb/Ⅲa 受体拮抗剂药物的疗效；检测患者血小板被抗血小板药物抑制的情况 2. 评估使用抗血小板药物后的出血原因 3. 服用抗血小板药物的患者术前，术中出血的风险评估
功能性纤维蛋白原	试剂含有组织因子（TF）和阿昔单抗，一种 GPⅡb/Ⅲa 血小板受体抑制剂，可阻断血小板对血凝块形成的作用 意义：通过与高岭土检测比对，可以定性分析纤维蛋白原在无血小板作用情况下对血凝块强度的影响
快速 TEG	以 TF 为激活剂，能够加速凝血级联反应，以活化凝血时间（TEG ACT）取代普通 TEG 的反应时间（R）。普通 TEG 检测一般需要 30 min，而快速 TEG 可以在 19 min 内完成。TEG ACT 的正常范围为 86～118 s，其他参数和普通 TEG 一致 1. 由于能对凝血状态快速、实时、准确的进行评估，快速 TEG 在创伤后凝血病的诊断中应用价值较大 2. 在急诊外伤的患者中，其与输血的相关性优于传统凝血功能检测 3. ACT 常被用于监测体外循环手术转流后的肝素化效应

2. ROTEM 检测类型和主要用途

ROTEM 的最大优点在于其能在总体血凝块观察的基础上，在测试杯里加入各种激活剂或抑制剂，来分析凝血通路和功能成分（表20-4）。

表20-4　ROTEM 检测类型和成分治疗

检　测	加入试剂	提供的检测信息	成分治疗
INTEM（内源图）	接触性激活	快速评估血凝块形成、纤维蛋白聚合和内源性通路	血浆、血管加压素
EXTEM（外源图）	组织因子激活	快速评估血凝块形成、纤维蛋白聚合和外源性通路	血浆、第Ⅶ因子

续　表

检　测	加入试剂	提供的检测信息	成分治疗
FIBTEM(纤维蛋白原图)	组织因子激活+血小板抑制剂	无血小板状态下的纤维蛋白功能	冷沉淀、纤维蛋白原
APTEM(抗纤溶图)	组织因子激活+抑肽酶	抑制体外纤维蛋白溶解:通过与 EXTEM 对比快速检测纤溶	氨甲环酸
HEPTEM(肝素图)	接触性激活+肝素酶	去除肝素影响的 ROTEM 分析:特定检测肝素(与 INTEM 比较),评估肝素化患者的血凝块形成	鱼精蛋白

改编自：Zaky A. Thromboelastometry versus rotational thromboelastography in cardiac surgery[J]. Semin Cardiothorac Vasc Anesth，2017，21(3)：206－211.

(四) 图形及结果分析

1. TEG 图形及结果分析

以普通 TEG(高岭土检测)为例(表 20－5)。

表 20－5　TEG 图形、参数变化和主要诊断

凝血和纤溶	图　形	参数变化	主要诊断
正常		R 值、K 值、a 角、MA 正常	凝血功能基本正常
高凝		R 值、K 值缩短,MA 升高	血小板功能亢进凝血因子活性增高
		R 值缩短,MA 增大,LY30>7.5%	DIC 第一阶段(高凝)继发性纤溶亢进
低凝		R 值延长,MA 降低	DIC 第二阶段(低凝)
		R 值延长	凝血因子活性降低
		MA 降低	血小板数量和/或功能下降
纤溶亢进		R 值正常,MA 持续降低,LY30>7.5%	原发性纤溶亢进

改编自：WHITING D, DINARDO J A. TEG and ROTEM：Technology and clinical applications[J]. American Journal of Hematology，2014，89(2)：228－232.

2. ROTEM 图形及结果分析

ROTEM 的结果分析是沿时间轴(从左到右)进行的：凝血功能紊乱是通过凝血时间延长来表示的。

(1) 凝血功能正常情况下的 ROTEM 见图 20－10。

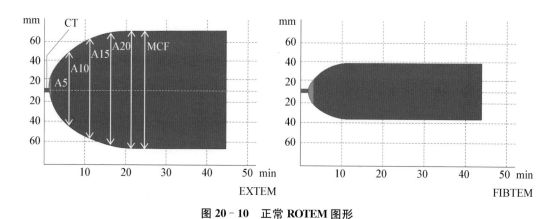

图 20 - 10　正常 ROTEM 图形

（来自：SOLOMON C，COLLIS R E，COLLINS P W. Haemostatic monitoring during postpartum haemorrhage and implications for management[J]. Br J Anaesth，2012，109(6)：851 - 863.）

（2）常见凝血功能异常的 ROTEM 图形

2014 年首次就血栓黏弹性检测指导血液制品和凝血物质的输注和启动值达成了一致意见，伴有出血和创伤性凝血病(TIC)的严重创伤患者早期使用 ROTEM 指导血液制品和凝血物质的输注，详见表 20 - 6。

表 20 - 6　ROTEM 图形、参数变化和治疗建议

图　　　　　形		治 疗 建 议
EXTEM A10<45 mm(A5<35 mm) 或MCF<55 mm	**FIBTEM** A10<10 mm(A5<9 mm) 或MCF<12 mm	补充纤维蛋白原(纤维蛋白原浓缩剂或冷沉淀)
EXTEM CT≥80 s和A10≥45 mm (A5≥35 mm)/MCF≥55 mm	**FIBTEM** 正常A10(A5≥9 mm) 或正常MCF	考虑输注血浆或凝血酶原复合物(PCC)(注：血小板和纤维蛋白原低也可使 CT 延长)
EXTEM A10<45 mm(A5<35 mm) 或MCF<55 mm	**FIBTEM** 正常A10(A5≥9 mm) 或正常MCF	考虑输注血小板
怀疑纤溶亢进，考虑做 FIBTEM		考虑抗纤溶治疗
EXTEM 异常增高 A10/MCF		考虑停止输血

摘自：① INABA K，RIZOLI S，VEIGAS P V，et al. 2014 Consensus conference on viscoelastic test-based transfusion guidelines for early trauma resuscitation：Report of the panel[J]. J Trauma Acute Care Surg，2015，78(6)：1220 - 1229. ② MAEGELE M，INABA K，RIZOLI S，et al. Early viscoelasticity-based coagulation therapy for severely injured bleeding patients：report of the consensus group on the consensus conference 2014 for formulation of S2k guidelines[J]. Anaesthesist，2015，64(10)：778 - 794.

三、TEG 和 ROTEM 在产科输血中的使用

虽然产后出血原因不同，但均可引起凝血功能异常。近年来，由于 TEG 和 ROTEM 可快速识别早

期凝血功能障碍,有利于控制出血和改善产后出血患者的结局,已越来越多的用于产科的凝血功能检测,并用来指导产科大出血输血方案的修订。

(一) 凝血功能检测与产后出血

1. 传统凝血功能检测在产后出血中的局限性

产科通常以常规的血小板计数、PT、APTT、血浆纤维蛋白原水平来评估凝血状态。怀疑有 DIC 或纤溶亢进时还需要 FDP 和 D-二聚体来粗略评估纤溶状态,但结果缺乏特异性。

目前很多指南推荐当 PT 和 APTT 超过正常值 1.5 倍时输注血浆,但产后出血时用 PT 和 APTT 来判断凝血状态存在以下不足:① 这些指标只能捕捉凝血开始部分(相当于 TEG 和 ROTEM 图形的起始阶段)。现实情况是即使已发生产后出血,PT 和 APTT 可能还是正常的。英国一项研究表明,即使出血在 1 500 ml,APTT 略微有变化,而 PT 则没有变化,PT 与出血量没有关联,APTT 相关性较弱。② PT 和 APTT 对纤维蛋白原水平不敏感,而产后出血时纤维蛋白原是第一个下降的指标。③ 传统 PT 和 APTT 检测需要 30~60 min,对产后出血临床治疗指导意义十分有限。④ 即使 PT 和 APTT 结果存在异常,也无法确定是哪一条凝血路径或成分出现异常。

产后出血时,血浆纤维蛋白原水平发生明显变化,其下降程度与出血原因和出血的严重程度有关。但是,单纯的低纤维蛋白原水平并不能区分纤维蛋白原是被大量消耗,还是已经发生了纤溶亢进。血小板计数在产后出血时并不是一个敏感指标,进行性血小板变化可能比单次血小板计数更有帮助,但在出血未控制的孕产妇大失血抢救过程中,实施起来不太实际。所以,尽管血浆纤维蛋白原水平和血小板计数通常被用来作为止血治疗的目标,但在产后出血管理中的作用有限,特别是不能及时反映当前的止血作用,而延迟治疗将导致包括死亡在内的不良结局。

2. TEG 和 ROTEM 的优势

TEG 与 ROTEM 利用图形和数值模拟血凝块从形成、加速、收缩和溶解的全过程,提高了识别凝血过程中某些异常的敏感度,不仅可以检测到血凝块形成初期的异常,还可以检测到由于血小板功能不全,或纤溶亢进引起的血凝块硬度不足和过早溶解,即可以反映凝血因子、血小板及纤维蛋白原等对血凝块强度的影响。TEG 和 ROTEM 用于产科出血中凝血功能检测具有以下优势:① 可以在手术室或产房内施行,为严重产后出血患者提供一个早期的,可靠的凝血异常的诊断,如 CT、CFT、α 角、A10 等在标本收到 15 min 内可以出结果,缩短了标本处理时间,利于动态跟踪产妇的凝血功能状态。② 使用 ROTEM 检测低纤维蛋白原血症可以预测重度产后出血,从而进行早期干预。③ 纤溶系统的活性在妊娠期间受到抑制,但在产后有所增加,以产后 3 h 到高峰。而在羊水栓塞、胎盘早剥、DIC 和组织损伤等情况下,纤溶系统可进入亢进状态,纤溶亢进可使血凝块功能下降,并触发消耗性凝血功能障碍。而产后出血中经验性抗纤溶治疗的安全性及有效性尚不确定,由于 TEG 和 ROTEM 可以快速识别纤溶亢进,客观反映标本采集时的纤溶活性,一旦纤溶亢进证实,即可采用有针对性的治疗,可以为难以控制的产后出血提供抗纤溶治疗的参考。④ ROTEM 的使用,使得血栓弹力图更进一步,把凝血功能异常鉴别为内源性、外源性、血小板、纤维蛋白原、纤溶亢进和肝素过多等情况,使得临床医师做出有针对性的治疗。

(二) 孕产妇中 TEG 和 ROTEM 参考值

由于孕期与围产期特殊的血流动力学和凝血改变,孕产妇的 TEG 和 ROTEM 参考值不能直接参照普通人群,其正常值也在不断摸索中,至今未确立明确的参考值范围,目前主要来自一些研究报道。

1. 正常孕产妇 TEG 参考值范围

Hill 等通过对 57 名健康足月妊娠孕产妇行剖宫产前进行 TEG 检测,获得了孕产妇的 TEG 参数值范围(表 20 - 7)。此研究建议在孕产妇中使用 TEG 检测时,对照孕产妇的参考值范围,对孕期凝血会有更准确的解释。

表 20 - 7　TEG 参数的孕妇参考值范围

参　数	普通 TEG 检测($n=56$)	快速 TEG 检测($n=50$)
R 值(min)	5.75(2.97~8.31)	1.10(0.47~1.73)
K 值(min)	1.30(0.77~1.99)	1.30(0.74~1.85)
α 角(°)	71.00(63.80~78.68)	72.15(65.67~79.10)
MA(mm)	76.65(69.44~84.20)	73.95(67.13~80.25)

来自:HILL J S, DEVENIE G, POWELL M. Point-of-care testing of coagulation and fibrinolytic status during postpartum haemorrhage: developing a thrombelastography ®-guided transfusion algorithm[J]. Anaesth Intensive Care, 2012, 40(6): 1007 - 1015.

2. 正常孕产妇 ROTEM 参考值

Huissoud 等对妊娠妇女和非妊娠妇女(对照组)的 ROTEM 参数的正常值进行对照研究,发现妊娠晚期与对照组比较,CT 和 LI30 没有显著改变,但 MCF、A5 显著升高(INTEM、EXTEM、FIBTEM),符合妊娠期的高凝状态,没有发现与妊娠相关的纤溶活性增加的证据。

3. 围产期 ROTEM 参考值

一项来自丹麦的多中心研究,研究对象是 161 名未发生产后出血的产妇,分别对分娩前(宫口开 6~10 cm 或计划剖宫产手术前,T1)和分娩后 1 h 内(T2)的 ROTEM 参数进行分析,发现分娩前和分娩后短时间内 ROTEM 参数值未发生显著变化。其中 FIBTEM A10、A20 和 MCF 与血浆纤维蛋白原水平显著相关($P<0.01$,$r=0.6$),EXTEM CFT、A10、A20 和 MCF 与血小板计数显著相关。作者认为 ROTEM 可用于产后出血早期凝血异常的诊断和治疗,但对产后出血进行干预和启动止血治疗的具体阈值需要进一步研究。

(三) TEG 和 ROTEM 在产后出血治疗决策中的应用

血栓弹力图在心脏外科和创伤外科的应用已被证明能减少血液制品的使用,在产科的应用还需要进一步积累经验。TEG 和 ROTEM 能动态分析机体血液凝固的全过程,检测凝血因子活性、血小板功能和纤维蛋白原水平,可以缩短标本处理时间,有利于持续跟踪产妇的凝血状态。近年来,已有研究使用 TEG 和 ROTEM 用于产妇凝血功能的监测及指导产后出血时输血方案的制订。

1. TEG 对产后出血治疗决策的指导

传统凝血检测的局限性使越来越多的研究推荐在产后出血中使用 TEG。TEG 的使用有利于指导临床合理用血,从而可减少出血量和用血量。Hill 等在澳大利亚国家血液管理局原有的框架下,完善了通过 TEG 指导的产科输血方案。建议在产后出血达到 500 ml(阴道分娩)或 1 000 ml(剖宫产)时启动这一输血预案,在行全血计数、凝血四项、D-二聚体、生化指标、动脉血气的同时,考虑进行动态 TEG 检测并进行对照,直至出血控制(图 20 - 11)。

2. ROTEM 对产后出血治疗决策的指导

通过使用 ROTEM,可以为严重产后出血患者提供早期的凝血诊断。CT、A5、A10 等值可在检测开始后的 10~20 min 内获得,可快速鉴别凝血异常发生在哪个环节,并指导纤维蛋白原、血小板和血浆制品的输注。因此,ROTEM 可用于优化产后出血患者的管理。目前为止,主要有以下几项研究。

(1) FIBTEM A5 与血浆纤维蛋白原的相关性

多项研究表明产后出血早期的纤维蛋白原降低对后续发生严重产后出血有预测作用。纤维蛋白原

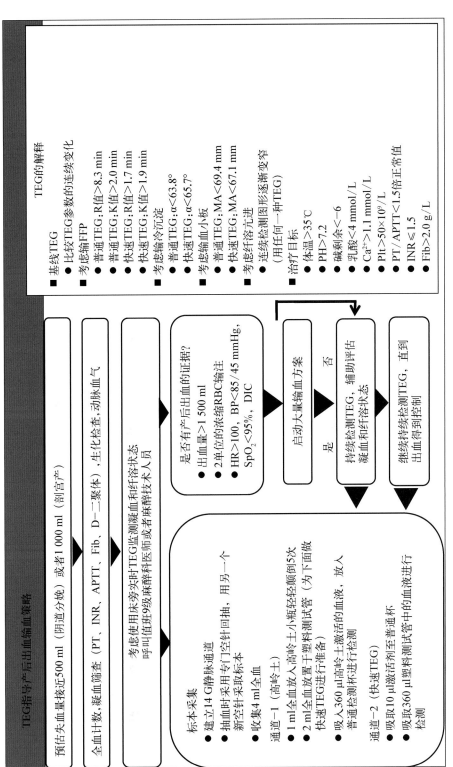

图 20 - 11　TEG 指导的产科输血方案

（采自：HILL J S, DEVENIE G, POWELL M. Point-of-care testing of coagulation and fibrinolytic status during postpartum haemorrhage: developing a thrombelastography ® -guided transfusion algorithm[J]. Anaesth Intensive Care, 2012, 40(6): 1007 - 1015.）

水平高于 4 g/L，79％的孕产妇不会发生严重出血，而低于 2 g/L 时，100％的孕产妇发生严重出血。Charbit 等发现，产后出血时纤维蛋白原浓度＜2 g/L，发展成严重产后出血的阳性预测值为 100％，纤维蛋白原每降低 1 g/L，严重产后出血发生率可增加 2.6 倍；而纤维蛋白原浓度＞4 g/L，发展成严重产后出血的阴性预测值为 85％～90％。FIBTEM A5 在 10 min 内即可获得结果，有研究发现，其与血浆纤维蛋白原具有一定的相关性。Huissoud 等发现，产后出血患者的 FIBTEM A5≤5 mm 和 A15 为 6 mm 时，检测到血浆纤维蛋白原浓度低于 1.5 g/L 的诊断的灵敏度为 100％，特异性分别为 85％和 88％。该作者认为在产后出血中使用 ROTEM 可以指导纤维蛋白原的替代治疗。

（2）FIBTEM 指导的输血方案

来自威尔士大学医院的研究发现，大多数产后大出血由宫缩乏力和创伤引起，通常不伴有早期凝血因子异常或低纤维蛋白原，即使是胎盘早剥和羊水栓塞患者，只要产科快速采取干预措施即可控制产后出血，而无需在早期即经验性的输注 FFP。

此项研究认为 FIBTEM 可在 10 min 内获得结果，如无活动性出血，应在获得凝血结果后再考虑是否需要输注血浆成分。文章作者建议 FIBTEM＞15 mm 不需要输 FFP；FIBTEM 在 12～15 mm 同时存在持续性出血，可先将血浆融化，但不需要自动分批发送，除非特别告知；FIBTEM＜12 mm，同时出血尚未控制，则自动发送血浆。如果 PT/APTT 比值异常，按照 15 ml/kg 给予 FFP；如果 PT/APTT 比值＞1.5，应与血液或输血相关专业人员讨论后增加 FFP 剂量。当血小板＜75×10⁹/L 时输注血小板，不建议经验性输注。输注 FFP 后还存在凝血功能障碍则给予纤维蛋白原浓缩剂，如使用后出血停止则无需再输注 FFP，因可能导致稀释性低凝和容量超负荷。如果纤维蛋白原浓缩剂的使用剂量超出说明书的推荐范围，也可以用冷沉淀。如果出血没有控制或出血开始时即存在凝血功能异常，可以使用氨甲环酸，见图 20-12。当然，此建议仅来自威尔士大学医学中心的研究，仅供参考。由于 ROTEM 在产科人群中的参考值还无最终定论，因此不能代替临床判断，使用中尚需积累更多的经验。

（3）ROTEM 早期参数 α 角和 A10 的预测价值

一项包括 100 例产后出血患者、ICU 患者和手术室内心胸外科手术患者的回顾性分析，研究早期参数 α 角和 A10 能否代替后期参数 A20 和 MCF，以及 EXTEM 和 FIBTEM 的 α 角和 A10 与纤维蛋白原水平和血小板计数的关系。

研究发现，所有患者的 EXTEM 和 FIBTEM 的 α 角和 A10 值与 EXTEM 和 FIBTEM 的 MCF 值显著相关，EXTEM A10 值和纤维蛋白原水平及血小板计数显著相关，FIBTEM A10 值和纤维蛋白原水平相关。EXTEM A10 和 FIBTEM A10 的差值反映血小板活性。100 名患者中，EXTEM 和血小板计数在产后出血患者高度相关（$r=0.80$）。EXTEM α 角≥65° 提示 A10≥44 mm 的概率大于 96％，早期预测 A10 正常和外源性凝血途径功能正常，不需要纤维蛋白原、血小板和凝血因子；EXTEM α 角＜65° 则提示 A10＜44 mm 的概率为 86％。FIBTEM α 角≥50° 提示 A10 正常的概率大于 96％，FIBTEM α 角＜50° 提示 A10＜10 mm 的概率 86％，提示低纤维蛋白原。

该文作者认为 EXTEM A10 和 FIBTEM A10 可以代替 MCF 结果；虽然不推荐用 EXTEM α 角替代 A10，但由于 α 角在 2 min 即可获得，且对 A10 值有预测作用，可根据其结果更早使用纤维蛋白原、血小板和凝血因子。

（4）以 FIBTEM A5 指导的产科大出血治疗方案

纤维蛋白原占血浆凝血因子容量的 85％～90％，是发生产后出血和血液稀释时第一个下降的凝血因子，也是进展为严重产后出血的独立变量，早期检测和积极纠正纤维蛋白原是有效管理产后出血的关键。

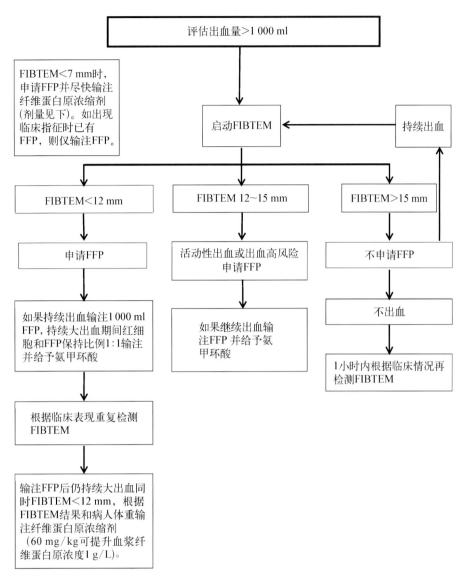

图 20‑12　来自威尔士大学的 FIBTEM 指导的输血方案

FIBTEM 与纤维蛋白原相关性好,妊娠晚期 FIBTEM MCF 正常范围 15～19 mm,显著高于非妊娠期的 10～12 mm,但 MCF 需 30～40 min 获得,而 A5 与 MCF 密切相关,因此大不列颠和爱尔兰麻醉科医师学会指定了以 ROTEM A5 为指导的产科大出血治疗方案(图 20‑13)。

该作者进行了连续的两阶段研究,将发生严重出血(估计失血量>1 500 ml),并且伴有凝血障碍(FIBTEM A5<12 mm,即血浆纤维蛋白原<2 g/L)的孕产妇纳入研究范围。第一阶段采用休克包方案(Shock Pack),即用 4 个单位的红细胞,4 个单位的 FFP 和一个成人剂量的血小板来纠正产后出血时的凝血功能障碍;第二阶段,通过 ROTEM A5 指导纤维蛋白原浓缩剂的使用,对两阶段血液制品的使用量进行比较。

两阶段的研究中,红细胞输注量没有差异,但输注超过 6 U 红细胞的孕产妇在第一阶段比第二阶段更多(分别是 12/42,29％和 5/51,10％,$P=0.029\,9$);第一阶段与第二阶段比较,纤维蛋白原浓缩剂的使用量更大[中位数(四分位距区间)]分别为 3,2[0～7,1(0～20.4)]g 和 0[0～3.0(0～12.4)]g,$P=0.000\,5$);使用纤维蛋白原浓缩剂的孕产妇更多(分别为 30/42,71％和 21/51,41％,$P=0.006\,2$);第一阶段发生循环超负荷风险更高(分别为 9.5％和 0,$P=0.038$)。因此作者认为产科大出血治疗中,以 ROTEM A5 为指导,可迅速纠正凝血功能障碍,减少血液制品的输注量,减轻输血带来的风险。

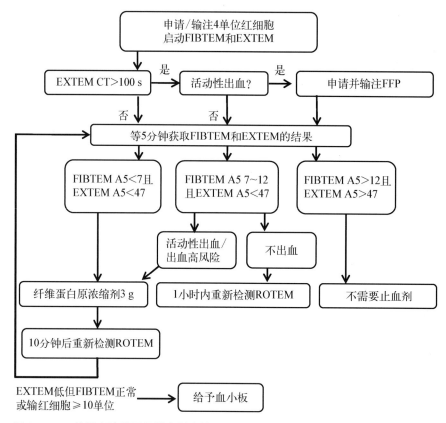

图 20-13 英国麻醉科医师学会制定的以 ROTEM A5 为指导的产科大出血治疗方案

3. 床旁凝血功能检测(PCVT)对严重产后出血患者预后的影响

血液制品输注应该个体化和根据 PCVT 调整,可以降低严重出血的心脏外科、肝移植和创伤患者的致死率和致病率。有作者对 CT、CFT、α 角、MCF 和 ML 指导的输血(即 PCVT 指导的输血方案)与经验性输血在严重产后出血中的使用进行了比较。

PCVT 指导的输血方案,当 FIBTEM A5<5 mm 或 FIBTEM A10<6 mm 时给予 5～10 U 的冷沉淀,每隔 20～60 min 重复检测,目标是使外科出血已经控制时的 FIBTEM A10 维持在 8 mm,而仍继续出血时 FIBTEM A10 维持在 10 mm,直到出血控制为止。当 FIBTEM 正常,CFT 和 α 角显示低凝,同时 EXTEM MCF<42 mm,给 5 U 血小板;当 EXTEM MCF<42 mm,EXTEM CT>80 s,给 2 U FFP。同时维持 Hct>21%。

20 349 例孕产妇中发生严重出血的有 86 例(包括剖宫产 68 例和阴道分娩 18 例),其中 28 例采用 PCVT 指导输血,58 例采用经验性输血。结果显示,PCVT 指导下的红细胞、FFP、血小板的输注均显著低(P<0.000 1),出血量更少(P<0.001),子宫切除例数更少(P=0.013),住院时间更短(P<0.001)和 ICU 入住率更低(P<0.001),术后第 1 天,Hct 更高(P=0.004)。因此作者认为,通过 PCVT 指导的输血方案较经验性输血方案减少了严重产后出血时血液制品的输注,个体化的管理可以降低 ICU 入住率,减少子宫切除,同时缩短住院时间。

(四) 指南建议

目前已有多个指南建议在输血过程中使用血栓弹力图进行凝血功能检测,避免程序化的输血。

1. 中华医学会麻醉学分会 2017 年《围术期血液管理专家共识》

围术期输血相关监测中的凝血功能监测:包括标准实验室诊断项目,如血小板计数、PT、APTT、

INR、纤维蛋白原等，必要时应进行床旁实时凝血功能监测，如 TEG、Sonoclot 等。

2. 欧洲麻醉科医师学会(ESA)2016 年《围术期严重出血管理指南》

围术期出血时，应以黏弹性止血试验(VHA)来指导止血剂的应用(1C)。该指南特别对产科出血提出：建议对出血的产妇评估纤维蛋白原水平，当纤维蛋白原<2 g/L 时预测有发生严重产后出血的风险(2B)。分娩时血小板计数动态下降或血小板计数<$100×10^9$/L，特别同时伴有血浆纤维蛋白原浓度<2.9 g/L 是预测产后出血风险的指标(C)。分娩初期，APTT 和 PT 对产后出血没有预测价值(C)。

3. 英国皇家妇产科医师学会 2016 年《产后出血预防和管理》

无论产科还是非产科，通过在床旁行血栓黏弹性检测(TEG 和 ROTEM)，并结合已定的治疗方案，能够减少出血量和血液制品的使用。其主要优点是与实验室检测相比，可更快获得结果。大不列颠和爱尔兰产科麻醉科医师协会已推荐在床旁检测中可使用 TEG 和 ROTEM。然而，英国健康管理局(NICE)认为没有充分证据推荐在产后出血治疗过程中常规进行的床旁血栓黏弹性检测。如果需开展，其质量控制方案应经过血液实验室认可。

四、血栓弹力图的局限性

血栓弹力图虽然是目前能较全面提供血液凝固全过程的检测方法，但从其原理分析及临床应用中仍有许多不足，如：① 尽管 TEG 采用全血作为检测标本，保留了血液其他成分对凝血的影响，但生理情况下凝血是从血小板黏附损伤血管内皮开始，而 TEG 无法模拟这种受损血管内皮活化血小板的作用，若血小板的功能障碍是由血小板和血管内皮作用的异常导致的，TEG 就无法鉴别。② 目前 TEG 检测都是在保持测试杯 37℃的条件下进行，而许多外科手术患者往往会发生低体温，相关研究证实低温下凝血因子活性受到抑制，这就使得 TEG 检测的凝血状况与患者体内的实际状态并不吻合。③ TEG 检测结果易受操作人员熟练程度的影响，不同检测人员之间检测结果有一定差异，尤以 R 值明显。一项来自 6 个不同国家 9 个实验室进行的关于 TEG 标准化的研究显示，不同实验室 TEG 结果差异显著，其变异系数大于 10%。因此，TEG 检测相关试剂和方法需更加标准化，确保 TEG 结果的一致性。④ 目前 TEG 检测激活剂有高岭土、组织因子或二者混合物，相关研究提示使用不同激活剂检测同一样本结果有显著差异，实际临床应用中根据患者凝血机制异常原因选用不同激活剂或许有更好的临床指导意义。如外伤患者中因受损部位组织因子暴露引起凝血异常，使用组织因子激活剂可更好模拟体内凝血过程，但一般医院实验室难以根据患者情况做出个体化的 TEG 检测。⑤ 目前临床采集样本多加入枸橼酸钠抑制钙离子进行抗凝，标本送至实验室检测时复钙化，多篇报道提示采用新鲜全血检测结果与加入枸橼酸钠的有差异。⑥ TEG 各参数正常参考范围国际上未达成统一，给临床解读 TEG 监测结果带来一定困难。⑦ 全血栓弹力图对原发性凝血功能障碍起不到鉴别诊断作用。某些生理状态(如妊娠、分娩、产褥期)、病理状态(如血小板减少、先兆子痫)和围术期状态(麻醉方式、静脉输液)也均被证明对血栓弹力图有影响，所以在产科的应用需要更多的研究来定义孕产妇"正常"的参考值范围。⑧ TEG 和 ROTEM 作为床旁凝血检测设备，需要产科医师、麻醉科医师或护士(而非实验室人员)对其参数进行判读和解释。最近，英国对 18 个使用 TEG 和 10 个使用 ROTEM 的医疗中心的患者进行综合评估，发现在治疗上有 TEG 和 ROTEM 指导的患者可以很大程度上改善预后。在产科需要有可熟练操作仪器且有较丰富实践经验的医务人员 24 h 待命，了解产妇特殊的参考值范围，并能对结果进行合理的分析和解释，以避免发生因判断错误而导致的治疗错误，同时医疗机构应有完善的质量控制流程。

综上所述,与传统的凝血功能检测相比,血栓弹力图从血小板聚集、凝血、纤溶的整个动态过程来监测凝血过程的变化,检测方法简单、快速,可在床旁初步判断凝血功能障碍的原因,及时指导治疗。但目前在产科使用的意义和正常范围还缺乏大数据研究分析,同时也要关注到血栓弹力图检测中存在一些影响因素,只有准确解读,才有益于临床。

(刘甜甜　陈俊妍　陶为科)

参考文献

[1] KATZ D, BEILIN Y. Disorders of coagulation in pregnancy[J]. Br J Anaesth, 2015, 115(suppl 2): ii75 - ii88.

[2] PITKIN R M, WITTE D L. Platelet and leukocyte counts in pregnancy[J]. J Am Med Assoc, 1979, 242(24): 2696 - 2698.

[3] LLOYD L D, BOVINGTON R, KAYE A, et al. Standard haemostatic tests following major obstetric haemorrhage[J]. Int J Obstet Anesth, 2011, 20(2): 135 - 141.

[4] HUISSOUD C, CARRABIN N, BENCHAIB M, et al. Coagulation assessment by rotation thrombelastometry in normal pregnancy[J]. Thromb Haemost, 2009, 101(04): 755 - 761.

[5] HOLMES V A, WALLACE J M. Haemostasis in normal pregnancy: a balancing act? [J]. Biochem Soc Trans, 2005, 33: 428 - 432.

[6] CERNECA F, RICCI G, SIMEONE R, et al. Coagulation and fibrinolysis changes in normal pregnancy. Increased levels of procoagulants and reduced levels of inhibitors during pregnancy induce a hypercoagulable state, combined with a reactive fibrinolysis[J]. Eur J Obstet Gynecol Reprod Biol, 1997, 73(1): 31 - 36.

[7] UCHIKOVA E H, LEDJEV I I. Changes in haemostasis during normal pregnancy[J]. Eur J Obstet Gynecol Reprod Biol, 2005, 119(2): 185 - 188.

[8] COLLINS P, ABDUL - KADIR R, THACHIL J. Management of coagulopathy associated with postpartum hemorrhage: guidance from the SSC of the ISTH[J]. J Thromb Haemost, 2016, 14(1): 205 - 210.

[9] CHEE Y L, GREAVES M. Role of coagulation testing in predicting bleeding risk[J]. Hematol J, 2003, 4(6): 373 - 378.

[10] Zaky A. Thromboelastometry versus rotational thromboelastography in cardiac surgery[J]. Semin Cardiothorac Vasc Anesth, 2017, 21(3): 206 - 211.

[11] WHITING D, DINARDO J A. TEG and ROTEM: Technology and clinical applications[J]. Am J Hematol, 2014, 89(2): 228 - 232.

[12] MONROE D M, HOFFMAN M, ROBERTS H R. Platelets and thrombin generation[J]. Arterioscler Thromb Vasc Biol, 2002, 22(9): 1381 - 1389.

[13] MARK W, STEPHANIE F, DANIEL H, et al. Targeted thromboelastographic (TEG) blood component and pharmacologic hemostatic therapy in traumatic and acquired coagulopathy[J]. Current Drug Targets, 2016, 17(8): 954 - 970.

[14] SIMON L, SANTI T M, SACQUIN P, et al. Pre-anaesthetic assessment of coagulation abnormalities in obstetric patients: usefulness, timing and clinical implications[J]. Br J Anaesth, 1997, 78(6):

678－683.

[15] ORLIKOWSKI C E，ROCKE D A. Coagulation monitoring in the obstetric patient[J]. Int Anesthesiol Clin，1994，32(2)：173－191.

[16] WONG C A，LIU S，GLASSENBERG R. Comparison of thrombelastography with common coagulation tests in preeclamptic and healthy parturients[J]. Reg Anesth Pain Med，1995，20(6)：521－527.

[17] CHARBIT B，MANDELBROT L，SAMAIN E，et al. The decrease of fibrinogen is an early predictor of the severity of postpartum hemorrhage[J]. J Thromb Haemost，2007，5(2)：266－273.

[18] KOZEK-LANGENECKER S A. Perioperative coagulation monitoring[J]. Best Pract Res Clin Anaesthesiol，2010，24(1)：27－40.

[19] HAAS T，SPIELMANN N，MAUCH J，et al. Comparison of thromboelastometry (ROTEM ®) with standard plasmatic coagulation testing in paediatric surgery[J]. Br J Anaesth，2012，108(1)：36－41.

[20] KASHUK J L，MOORE E E，SAWYER M，et al. Postinjury coagulopathy management：goal directed resuscitation via POC thrombelastography[J]. Annals of Surgery，2010，251(4)：604－614.

[21] BOUVIER-COLLE M H，OULD EL J D，VARNOUX N，et al. Evaluation of the quality of care for severe obstetrical haemorrhage in three French regions[J]. BJOG，2001，108(9)：898－903.

[22] ZUCKERMAN L，COHEN E，VAGHER J P，et al. Comparison of thrombelastography with common coagulation tests[J]. Thromb Haemost，1982，46(4)：752－756.

[23] BREMER H A，BROMMER E J，WALLENBURG H C. Effects of labor and delivery on fibrinolysis[J]. Eur J Obstet Gynecol Reprod Biol，1994，55(3)：163－168.

[24] HELLGREN M. Hemostasis during normal pregnancy and puerperium[J]. Semin Thromb Hemost，2003，29(2)：125－130.

[25] BRENNER B. Haemostatic changes in pregnancy[J]. Thromb Res，2004，114(5－6)：409－414.

[26] HUISSOUD C，CARRABIN N，AUDIBERT F，et al. Bedside assessment of fibrinogen level in postpartum haemorrhage by thrombelastometry[J]. BJOG，2009，116(8)：1097－1102.

[27] GÖRLINGER K，DIRKMANN D，HANKE A A，et al. First-line therapy with coagulation factor concentrates combined with point-of-care coagulation testing is associated with decreased allogeneic blood transfusion in cardiovascular surgery：a retrospective，single-center cohort study[J]. Anesthesiology，2011，115(6)：1179－1191.

[28] OGAWA S，SZLAM F，CHEN E P，et al. A comparative evaluation of rotation thromboelastometry and standard coagulation tests in hemodilution-induced coagulation changes after cardiac surgery[J]. Transfusion，2012，52(1)：14－22.

[29] SCHÖCHL H，COTTON B，INABA K，et al. FIBTEM provides early prediction of massive transfusion in trauma[J]. Crit Care，2011，15(6)：R265.

[30] SCHÖCHL H，NIENABER U，MAEGELE M，et al. Transfusion in trauma：thromboelastometry-guided coagulation factor concentrate-based therapy versus standard fresh frozen plasma-based therapy[J]. Crit Care，2011，15(2)：R83.

[31] MAKI M，SOGA K，SEKI H. Fibrinolytic activity during pregnancy[J]. Tohoku J Exp Med，1980，132(3)：349－354.

[32] GERBASI F R, BOTTOMS S, FARAG A, et al. Changes in hemostasis activity during delivery and the immediate postpartum period[J]. Am J Obstet Gynecol, 1990, 162(5): 1158 - 1163.

[33] ANNECKE T, GEISENBERGER T, KÜRZL R, et al. Algorithm-based coagulation management of catastrophic amniotic fluid embolism[J]. Blood Coagul Fibrin, 2010, 21(1): 95 - 100.

[34] WHITTA R K, COX D J, MALLETT S V. Thrombelastography reveals two causes of haemorrhage in HELLP syndrome[J]. Br J Anaesth , 1995, 74(4): 464 - 468.

[35] WIKKELSØ A J, EDWARDS H M, AFSHARI A, et al. Pre-emptive treatment with fibrinogen concentrate for postpartum haemorrhage: randomized controlled trial[J]. Br J Anaesth, 2015, 114 (4): 623 - 633.

[36] COLLIS R E, COLLINS P W. Haemostatic management of obstetric haemorrhage[J]. Anaesthesia, 2015, 70(Suppl 1): 78 - 86.

[37] MALLAIAH S, BARCLAY P, HARROD I, et al. Introduction of an algorithm for ROTEM-guided fibrinogen concentrate administration in major obstetric haemorrhage[J]. Anaesthesia, 2015, 70(2): 166 - 175.

[38] ARMSTRONG S, FERNANDO R, ASHPOLE K, et al. Assessment of coagulation in the obstetric population using ROTEM ® thromboelastometry[J]. Int J Obstet Anesth, 2011, 20(4): 293 - 298.

[39] DE LANGE N M, VAN RHEENEN-FLACH L E, LANCE M D, et al. Peri-partum reference ranges for ROTEM ® thromboelastometry[J]. Br J Anaesth, 2014, 112(5): 852 - 859.

[40] WEBER C F, GÖRLINGER K, MEININGER D, et al. Point-of-care testing: a prospective, randomized clinical trial of efficacy in coagulopathic cardiac surgery patients[J]. Anesthesiology, 2012, 117(3): 531 - 547.

[41] NAKAYAMA Y, NAKAJIMA Y, TANAKA K A, et al. Thromboelastometry-guided intraoperative haemostatic management reduces bleeding and red cell transfusion after paediatric cardiac surgery[J]. Br J Anaesth, 2015, 114(1): 91 - 102.

[42] JOHANSSON P I, STENSBALLE J, OSTROWSKI S R. Current management of massive hemorrhage in trauma[J]. Scand J Trauma Resusc Emerg Med, 2012, 20(1): 47.

[43] VEIGAS P V, CALLUM J, RIZOLI S, et al. A systematic review on the rotational thrombelastometry (ROTEM ®) values for the diagnosis of coagulopathy, prediction and guidance of blood transfusion and prediction of mortality in trauma patients[J]. Scand J Trauma Resus Em Med, 2016, 24(1): 114.

[44] TREVISAN D, ZAVATTI L, GABBIERI D, et al. Point-of-care-based protocol with first-line therapy with coagulation factor concentrates is associated with decrease allogenic blood transfusion and costs in cardiovascular surgery: an Italian single-center experience[J]. Minerva Anestesiol, 2016, 82(10): 1077 - 1088.

[45] GÖRLINGER K, DIRKMANN D, HANKE A A. Potential value of transfusion protocols in cardiac surgery[J]. Curr Opin Anaesthesiol, 2013, 26(2): 230 - 243.

[46] SOLOMON C, COLLIS R E, COLLINS P W. Haemostatic monitoring during postpartum haemorrhage and implications for management[J]. Br J Anaesth, 2012, 109(6): 851 - 863.

[47] INABA K, RIZOLI S, VEIGAS P V, et al. 2014 Consensus conference on viscoelastic test-based

transfusion guidelines for early trauma resuscitation: Report of the panel[J]. J Trauma Acute Care Surg, 2015, 78(6): 1220 - 1229.

[48]　MAEGELE M, INABA K, RIZOLI S, et al. Early viscoelasticity-based coagulation therapy for severely injured bleeding patients: report of the consensus group on the consensus conference 2014 for formulation of S2k guidelines[J]. Anaesthesist, 2015, 64(10): 778 - 794.

[49]　LANGE N M, LANCE M D, GROOT R D, et al. Obstetric hemorrhage and coagulation: an update. Thromboelastography, thromboelastometry, and conventional coagulation tests in the diagnosis and prediction of postpartum hemorrhage[J]. Obstet Gynecol Surv, 2012, 67(7): 426 - 435.

[50]　HILL J S, DEVENIE G, POWELL M. Point-of-care testing of coagulation and fibrinolytic status during postpartum haemorrhage: developing a thrombelastography ®-guided transfusion algorithm[J]. Anaesth Intensive Care, 2012, 40(6): 1007 - 1015.

[51]　SAVRY C, QUINIO P, LEFÈVRE F, et al. Manageability and potential for haemostasis monitoring by near-patient modified thromboelastometer (Rotem) in intensive care unit[J]. Ann Fr Anesth Reanim, 2005, 24(6): 607 - 616.

[52]　GÖRLINGER K, DIRKMANN D, HANKE A A, et al. First-line therapy with coagulation factor concentrates combined with point-of-care coagulation testing is associated with decreased allogeneic blood transfusion in cardiovascular surgery: a retrospective, single-center cohort study [J]. Anesthesiology, 2011, 115(6): 1179 - 1191.

[53]　COAKLEY M, REDDY K, MACKIE I, et al. Transfusion triggers in orthotopic liver transplantation: a comparison of the thromboelastometry analyzer, the thromboelastogram, and conventional coagulation tests [J]. J Cardiothor Vasc An, 2006, 20(4): 548 - 553.

[54]　GÖRLINGER K. Coagulation management during liver transplantation[J]. Hämostaseologie, 2006, 26(3 suppl 1): S64 - S76.

[55]　TOFFALETTI J G, BUCKNER K A. Use of earlier-reported rotational thromboelastometry parameters to evaluate clotting status, fibrinogen, and platelet activities in postpartum hemorrhage compared to surgery and intensive care patients[J]. Anesth Analg, 2019, 128(3): 414 - 423.

[56]　MALLAIAH S, BARCLAY P, HARROD I, et al. Introduction of an algorithm for ROTEM-guided fibrinogen concentrate administration in major obstetric haemorrhage[J]. Anaesthesia, 2015, 70(2): 166 - 175.

[57]　SNEGOVSKIKH D, SOUZA D, WALTON Z, et al. Point-of-care viscoelastic testing improves the outcome of pregnancies complicated by severe postpartum hemorrhage[J]. J Clin Anesth, 2018, 44: 50 - 56.

第二十一章
若干输血相关指南

第一节　围术期严重出血管理指南(2016)

围术期出血的管理涉及多种评估和策略,以确保患者的合理诊疗。首先,识别围术期出血高危患者非常重要。其次,采用措施纠正术前贫血和稳定循环功能以增加患者对出血的耐受性。最后,应采取具有针对性的干预措施,以减少术中及术后出血,降低发病率和死亡率。指南更新的目标是为医疗人员提供最近证据的概述,以协助能够改善患者的临床管理。在更新的电子数据库中进行检索,从 2011 年或 2012 年(取决于检索限制)到 2015 年出版的、不受语种限制的所有文献,共搜索出18 334 文章。对所有的文章进行评估并根据新的证据,修订了现有的 2013 年指导建议。此更新包括对现有建议的措辞进行修改,或改变推荐等级(表 21 - 1),并增加了新的建议。最终草案指南发布于欧洲麻醉科医师学会网并公示 4 周。对所有意见进行了整理,并酌情修改。本指南反映了这项工作的结果。

表 21 - 1　推荐建议分级

分　级	描　述
1A	强推荐,高质量证据
1B	强推荐,中等质量证据
1C	强推荐,低质量证据
2A	弱推荐,高质量证据
2B	弱推荐,中等质量证据
2C	弱推荐,低质量证据

一、评估出凝血状态

推荐在手术或有创操作前,应用通过对话或标准问卷式调查以明确患者的手术出血史和/或家族遗传性出血史,以及药物使用情况。(1C)

相对于择期手术前常规检测凝血功能,如 APTT、INR 和血小板计数等,推荐进行标准问卷式调查获得患者出血史和用药史。(1C)

围术期出血时,推荐采用基于黏弹性凝血试验(VHA)检测凝血的干预流程(包括阈值及目标)实施个体化止血干预。(1C)

如果没有 VHA,推荐应用基于常规凝血试验确定阈值的干预流程。(1C)

- 血小板功能的评估

推荐只在既往有出血史相关的患者行术前血小板功能检测。（2B）

推荐术前进行血小板功能检测的目的是发现因疾病或抗血小板药物所致的血小板功能下降。（2B）

出血时间受诸多因素影响，对划分出血风险无益。（C）

二、术前和术后贫血的纠正

不论术前条件和手术类型，成年人和儿童的术前贫血是围术期输血的较强预测因子，还可能与不良事件有关。（B）

对有出血倾向的患者，推荐在术前 3～8 周对贫血进行评估。（1C）

如存在贫血，推荐明确原因（缺铁性、肾性或炎症性）。（1C）

推荐补充铁剂治疗缺铁性贫血。（1B）

推荐静脉补铁优于口服补铁。（1C）

如已排除或治疗引起贫血的其他原因，建议使用促红细胞生成素。（2B）

如术前行贮存式自体输血，建议补铁或使用促红细胞生成素以避免术前贫血并降低总体输血率。（2C）

术前贫血患者，推荐联合使用静脉补铁与红细胞生成素，同时实施限制性输血策略。（1C）

术前贫血的非癌症患者行择期大手术，推荐延期手术，直至贫血纠正。（1C）

术后贫血患者，建议静脉补铁。（2C）

三、优化循环功能

推荐整个手术过程中积极和及时地稳定心脏前负荷，对患者有利。（1B）

当出现不可控制出血的情况下，建议可考虑降低心脏前负荷阈值和（或）允许性低血压。（2C）

在循环平稳时，推荐避免过量胶体液或晶体液导致的组织间隙水肿引起的高血容量，从而影响最佳心脏前负荷。（1B）

严重出血时，推荐反对使用 CVP 和肺动脉楔压来作为指导液体治疗和优化心脏前负荷唯一参数。应考虑动态评估输液反应和心排血量的无创监测。（1B）

建议根据治疗方案，及时使用等张晶体补充细胞外液丢失。（2C）

与晶体液相比，使用等渗胶体液（如人血白蛋白和羟乙基淀粉）维持血流动力学稳定，不易引起组织水肿。（C）

严重出血患者输注胶体液，因影响纤维蛋白聚合和血小板聚集，可加重稀释性凝血功能障碍。（C）

建议使用晶体平衡液作为术前准备的基础液体。（2C）

- 输血阈值

活动性出血时，推荐的目标血红蛋白浓度是 7～9 g/dl。（1C）

连续监测血红蛋白可评估变化趋势。（C）

四、氧浓度

对于出血患者，推荐吸入足够高的氧浓度，以避免动脉低氧血症，同时应避免高氧血症［$PaO_2 >$

26.7 kPa(200 mmHg)]。(1C)

五、组织灌注的监测

急性出血时,推荐反复测量 Hct/Hb、血乳酸和碱缺失来监测组织灌注、组织氧合和出血动态。还可以通过监测心排血量、动态容量参数(如每搏变异度、脉搏压力变异度)、呼气末二氧化碳和中心静脉血氧饱和度达到上述目的。(1C)

- 等容性血液稀释

建议择期手术使用急性等容性血液稀释(ANH)。(2C)

推荐反对 ANH 与控制性降压的联合使用。(1B)

对已存在或获得性凝血功能障碍患者,建议谨慎使用 ANH。(2C)

六、不稳定血液制品输注

推荐所有国家制定国家的血液监测质量系统。(1B)

推荐采用限制性输注方案,有助于减少对异体血液制品的输注。(1A)

推荐新鲜冰冻血浆(FFP)和血小板需进行病原体灭活。(1C)

推荐输注去白细胞的血液制品。(1B)

推荐血液机构执行识别患者的标准流程,同时培训医务人员尽早识别和迅速处理输血反应。(1C)

输注含血浆的血液制品时,推荐采用男性捐献政策以防止输血相关急性肺损伤(TRALI)的发生。(1C)

推荐不管是一级还是二级亲属所献的所有红细胞、血小板和白细胞都必须经过辐照后才可以使用,即使受血者具有免疫力。高危患者必须输注辐照后的红细胞、血小板和白细胞。(1C)

异体输血会增加院内感染的发生率。(B)

(一)存储消耗

推荐血液机构在输注红细胞时,应采用先采先输的方法,以减少红细胞浪费。(1A)

(二)血液回收

推荐心脏和骨科大手术时采用血液回收进行血液保护。(1B)

反对体外循环心脏手术中常规采用富血小板血浆分离进行血液保护。(1B)

采用腹腔污染物清除后再进行血液回收洗涤,并联合广谱抗生素的应用,肠道手术不再是血液回的禁忌。(1C)

如果血液吸引回收可以避开肿瘤部位且联合使用去白细胞滤器,肿瘤手术不再是血液回收的禁忌。(2C)

(三)血浆和血小板的输注

对术前合并国际标准化比值(INR)的轻-中度升高,推荐反对通过输注血浆来纠正。(1C)

推荐尽早靶向治疗血浆凝血因子缺乏。凝血因子来源有凝血因子浓缩物、冷沉淀和大量血浆。其选择主要依据临床表现、出血类型、凝血因子缺乏类型和可获得资源。(1B)

在治疗获得性凝血因子缺乏的情况下,建议当存在无法控制的大出血(除创伤之外)时,考虑早期实施比例输血(RBC∶血浆∶血小板),然后尽快建立一个目标导向的治疗方法。(2C)

建议凝血因子浓缩物作为获得性凝血因子缺乏患者的一线治疗,因其具有疗效高和传染性很小的优点。(2C)

推荐反对在围术期出血管理中滥用血浆。(1C)

建议血小板计数$<50\times10^9$/L 或明确是因抗血小板药物引起的出血才输注血小板浓缩物。(2C)

七、一般凝血功能管理

在获得性凝血功能障碍中,当纤维蛋白原浓度$<1.5\sim2$ g/L 时,应考虑低纤维蛋白原血症,这与增加出血风险有关。(C)

推荐治疗出血患者并存的低纤维蛋白原血症。(1C)

推荐纤维蛋白原浓缩剂治疗的初始剂量为 $25\sim50$ mg/kg。(2C)

如没有纤维蛋白原浓缩剂时,建议冷沉淀治疗,初始剂量为 $4\sim6$ ml/kg。(2C)

单独输注血浆不能纠正低纤维蛋白原血症。(C)

出血且伴有凝血因子Ⅷ活性降低($<30\%$),建议输注 30 IU/kg 的凝血因子Ⅷ浓缩剂。(2C)

在严重的围术期出血时,推荐使用维生素 K 拮抗剂的患者,在采取其他凝血治疗步骤之前,应首先给予凝血酶原复合物和静脉输注维生素 K。(1B)

对于出血患者,单独的 INR 或 PT 或 VHA 凝血时间延长,不能作为凝血酶原复合物和口服抗凝药的指征。(C)

推荐反对预防性使用重组活化凝血因子Ⅶ(rFⅦa),因为它会增加致命性血栓形成的风险。(1B)

当采用常规、外科手术或介入性放射学无法阻止的致命出血和(或)当综合凝血治疗失败后,建议可考虑使用 rFⅦa。(2C)

在大手术时预防出血或治疗(至少怀疑)纤溶亢进引起的出血,推荐使用氨甲环酸,剂量 $20\sim25$ mg/kg。(1B)

特殊情况下(获得性血管性血友病综合征),建议使用去氨加压素。(2C)

目前尚无证据支持,推荐在择期手术患者出血时补充抗凝血酶。

推荐对医务人员进行有组织的培训和训练。(1C)

(一)纠正其他因素

推荐围术期做好保温工作,可减少术中出血和输血需求。(1B)

尽管单独纠正 pH 不能立即纠正酸中毒介导凝血功能障碍,仍推荐在治疗酸中毒凝血功能障碍时,纠正 pH。(1C)

推荐只在 pH 纠正后,才使用 rFⅦa。(1C)

在大量输血期间,如钙离子浓度过低,推荐输注钙剂,以维持正常血钙浓度(>0.9 mmol/L)。(1B)

在内镜治疗非静脉曲张引起的上消化道出血失败后,建议使用耐受性较好的血管内栓塞术,以替代开放手术治疗。(2C)

血管造影阳性下消化道出血患者,建议首选高选择性栓塞治疗。(2C)

建议栓塞作为治疗胰腺炎患者合并动脉并发症的一线方法。(2C)

(二)费用问题

出血和输注异体血,二者均可独立增加发病率、病死率、延长入住 ICU 和住院时间,并增加住院费用。(B)

氨甲环酸可减少围术期出血量和输血需求,在一些大手术和创伤情况下,可节省相当一部分费用。(B)

推荐在适应证内使用rFⅦa,因为在适应证之外使用rFⅦa的有效性(减少输血需求和降低病死率)尚未得到证明,而且发生动脉血栓栓塞事件的风险和成本都很高。(1A)

对于部分患者,使用血液回收是能节省费用的。(A)

目前还没有关于比例输血方案是否能节省费用的调查研究。

在外伤、心脏手术和肝移植手术中,采用凝血因子浓缩剂[纤维蛋白原和(或)凝血酶原复合物]靶向治疗可能会减少输血相关费用。(C)

八、产科出血的处理

推荐围产期出血(PPH)应由多学科团队进行管理。(1C)

推荐采用缩宫剂、手术或血管内介入以及促凝药物等逐步升级的产后出血管理方案。(1B)

风险意识和早期识别严重的产后出血是至关重要的。(C)

建议应由多学科治疗团队对胎盘植入产妇进行治疗。(2C)

产科血液回收是一项耐受较好的技术,但应采取措施预防Rh同种免疫。(C)

建议在剖宫产术中使用血液回收,可减少术后异体输血并缩短住院时间。(2B)

在产后第4、8和12周行静脉补铁,可缓解疲劳。(B)

建议评估出血产妇的纤维蛋白原水平,当低于2 g/L时可预测有发生严重产后出血的风险。(2B)

分娩时血小板计数动态下降或低于100×10^9/L,特别伴有血浆纤维蛋白原浓度低于2.9 g/L,是预测产后出血风险的指标。(C)

分娩初期,APTT和PT对产后出血的预测价值不高。(C)

黏弹性凝血试验(VHA)可用于产科凝血障碍的诊断。(B)

推荐反对预防性使用纤维蛋白原替代疗法,但可用于伴有低纤维蛋白原血症的持续产后出血患者。(1C)

严重产后出血时,建议使用VHA指导的干预方案。(2C)

建议剖宫产前和产前出血时,可考虑使用氨甲环酸。(2B)

在产后出血时,推荐尽早静脉注射1 g氨甲环酸,如继续出血,可重复使用。(1B)

第二节　产后出血预防和管理(2016)

一、目的和适用范围

原发性产后出血(postpartum haemorrhage,PPH)是产科大出血最常见的类型。原发性产后出血的传统定义是指胎儿娩出后24 h内经生殖道的出血量超过500 ml。产后出血可分为轻度出血(500~1 000 ml)和大量出血(超过1 000 ml)。大量出血又分为中度出血(1001~2 000 ml)和重度出血(>2 000 ml)。对低体重(如<60 kg)产妇,较少的产后出血即可出现具有临床意义的症状。本指南的推荐意见适用于出血量超过500 ml的原发性产后出血产妇。

继发性产后出血是指产后24 h到12周以内经产道的异常或过量的出血。本指南也包含特别针对处理继发性产后出血的推荐意见。

本指南不推荐用于妊娠合并出血性疾病和正在接受抗凝治疗的产后出血高危产妇或拒绝血液输注产妇，如有需要请参见其他指南。

该指南的制定主要针对英国有完善组织架构医院的产科医师。对因设施、资源以及常规实践不同的机构，该指南的推荐意见可能不适用。特别是随着在家分娩或助产士主导机构日益增多，产科医师和助产士应制定适用包括产后出血在内的社区产科急症的管理指南。但这在本指南范围之外。

本指南仅适用于产后出血的管理；产前出血的管理参见英国皇家妇产科医师学会（RCOG）Green-top 指南第 63 号；与胎盘前置和胎盘植入相关产后出血的预防与管理参见 RCOG Green-top 指南第 27 号；关于血液和血液制品在产科实践中的指南参见 RCOG Green-top 指南第 47 号。

二、流行病学背景与概况

不论在发达国家还是发展中国家，产科出血仍是导致产妇死亡的主要原因之一。在英国和爱尔兰的 2011—2013 年有关产妇死亡和发病率的保密调查报告中，有 13 例产妇是明确因产后出血导致的死亡；该报告将产科出血列为直接导致产妇死亡的第二大病因。该报告中的推荐意见主要集中在基础临床技能、严重出血的及时诊断、强调交流和团队在产科出血管理中的作用。一项系统性评价的综述认为，产后出血的发生率可能存在着地区差异。因此，推荐使用标准化的产后出血评估方法以便不同地区的数据具有可比性。

三、证据的识别和评估

本指南是采用 RCOG 推荐的制定 Green-top 指南的标准化方法进行制定的。在 Cochrane 图书馆（包括系统评价的 Cochrane 数据库和效果评价的摘要数据库）、EMBASE，Trip，MEDLINE 和 PubMed（电子数据库）上检索的相关的随机对照研究（RCT）、系统性评价和荟萃分析。本指南仅检索在 2007 年到 2015 年 9 月期间发表的文章。检索时使用相关 Mesh 主题词，全部副主题词以及与一个关键词的联合检索。检索词包括："产后出血""七因子""缩宫素""卡贝缩宫素""卡波前列腺素""子宫收缩剂""B-Lynch 缝合""子宫动脉栓塞""双髂内动脉结扎""Rusch 球囊""Sengstaken 导管""血栓弹性描记图""血栓弹力图""纤维蛋白原浓度""床边检测"，并限定试验对象是人类的英文文献。在国家卫生图书馆和国家指导中心数据库中，也检索相关的指南和评价。像英国标准血液输血委员会和其他国家机构等组织制定的指南和推荐也在考虑范围之内。

推荐的建议都尽可能基于现有证据之上；如缺乏可获得的证据，推荐建议被标记为"最佳实践推荐"。更多关于证据的评估分类和推荐等级的信息，见表 21-2。

表 21-2　证据的评估分类和推荐等级

证据水平的分类		推荐的等级
1++	高质量的荟萃分析，随机对照试验或有极低风险偏倚随机对照试验的系统性评价	A 级	至少一个荟萃分析，系统性评价或可直接适用于目标人群的被鉴定为 1++ 的 RCT；一项关于 RCTs 的系统性评价或可直接适用于目标人群、主要由研究组成的并被鉴定为 1+ 的证据，且与总体结果的一致
1+	组织合理的荟萃分析，随机对照试验或有低风险偏倚随机对照试验的系统性评价		

续　表

证据水平的分类			推荐的等级	
1−	荟萃分析,随机对照试验或有高风险偏倚随机对照试验的系统性评价	B级	可直接适用于目标人群的2++研究的证据,且与总体结果的一致;或从1++或1+的研究中推断出的证据
2++	高质量的病例对照或队列研究的系统性评价,或具有极低风险的混杂,偏倚或机会并且很可能为因果关系的、高质量的病例对照或队列研究	C级	可直接适用于目标人群的2+研究的证据,且与总体结果的一致;或从2++的研究中推断出的证据
2+	有低风险的混杂,偏倚或机会并且有可能为因果关系的、组织合理的病例对照或队列研究	D级	3类或4类证据,或从2+的研究中推断出的证据
2−	具有高风险的混杂,偏倚或机会并且很可能不是因果关系的病例对照或队列研究		良好的实践点
3	非分析性研究,如个案报道、病例系列	√	最佳实践推荐是建立在指南开发小组的临床经验之上
4	专家共识		

四、产后出血的预测和预防

产后出血的危险因素及如何降低危险因素

1. 危险因素

【推荐1】　产后出血的危险因素可在产前或产中出现,应根据危险因素的情况适当调整诊疗计划。（最佳实践推荐）

【推荐2】　临床医师必须知晓产后出血的危险因素,并在指导孕妇选择分娩地点时,将其作为需要考虑的因素。（最佳实践推荐）

【推荐3】　存在已知产后出血危险因素的孕妇宜选择在有输血科的医疗机构进行分娩。（推荐等级：D）

2. 降低风险——治疗产前贫血

【推荐4】　应对产前贫血进行适当评估和治疗,可降低产后出血相关疾病的发病率。（推荐等级：D）

3. 降低风险——减少产时出血

【推荐5】　子宫按摩并非是预防产后出血的有效手段。（推荐等级：A）

【推荐6】　第三产程应常规预防性使用宫缩剂,可降低产后出血风险。（推荐等级：A）

【推荐7】　无产后出血危险因素的产妇经阴道分娩时,缩宫素（10 IU 肌内注射）是第三产程预防出血的药物,使用更大剂量缩宫素无益。（推荐等级：A）

【推荐8】　对剖宫产产妇,使用缩宫素（5 IU 缓慢静脉滴注）以促进子宫收缩和减少出血。（推荐等级：B）

【推荐9】　麦角新碱-缩宫素联合用于出血高危且无高血压的产妇,能降低轻度产后出血（500～1 000 ml）的风险。（推荐等级：C）

【推荐10】　对于出血高危的产妇,使用产后出血综合预防措施的效果可能比单独使用缩宫素更加

有效。（最佳实践推荐）

【推荐11】 对产后出血高危产妇行剖宫产时,在使用缩宫素的基础上,临床医师应考虑静脉用氨甲环酸(0.5~1.0 g)以减少出血。（推荐等级:A）

五、产后出血的管理

(一) 识别出血的严重程度

【推荐12】 临床医师应知晓以肉眼估计围产期出血量是不精确的,产后出血评估时应结合临床症状和体征。（推荐等级:C）

(二) 沟通与多学科管理

1. 与孕产妇沟通

【推荐13】 与孕产妇及分娩陪伴者的交流沟通非常重要,从一开始就应该提供清晰的现场信息。（最佳实践推荐）

2. 当产妇发生产后出血时应通知哪些人员

【推荐14】 宜通知具有一定专业水平的相关人员做好抢救产后出血产妇的准备。（最佳实践推荐）

【推荐15】 产妇出现轻度产后出血(出血量 500~1 000 ml)但没有休克临床表现时,宜通知主管助产士、一线产科和麻醉科医师做好抢救产后出血产妇的准备。（最佳实践推荐）

【推荐16】 产妇出现严重产后出血(出血量超过 1 000 ml)且仍持续出血或临床休克时,应立即召集包括资深专家在内的多学科团队参加抢救。（最佳实践推荐）

(三) 复苏

1. 轻型产后出血的处理方法

【推荐17】 没有休克临床表现的轻度产后出血(出血量 500~1 000 ml)应采取治疗措施:（最佳实践推荐）

建立 1 条 14G 静脉通路;

紧急静脉采血 20 ml 检测:a. 血型和抗体筛查;b. 全血细胞计数;c. 凝血功能检测,包括纤维蛋白原(Fib);

每 15 min 测量脉搏、呼吸和血压;

开始输注温的晶体液。

2. 严重产后出血的处理方法

【推荐18】 对于严重产后出血(出血量超过 1 000 ml)且仍持续出血或临床休克时的处理方案:（最佳实践推荐）

A 和 B——评估气道和呼吸;

C——评估循环状态;

患者取平卧位;

采取可用的适宜措施保持产妇体温;

如临床需要,尽早尽快地输血;

在血液制品到达之前,最多可输注 3.5 L 温液体,最初输注 2 L 温的等渗晶体液,随后液体复苏可使用等渗晶体液或胶体液(琥珀酰明胶),但不应输注羟乙基淀粉;

应采用可用的最好预温设备来快速加温需要输注的液体；

不宜使用专用血液过滤器，其可导致输注速度降低。

3. 输注红细胞

【推荐19】 没有输注红细胞绝对指征，应根据临床和血液学评估结果来决定是否输血。（最佳临床推荐）

【推荐20】 产科大出血的处理方案应包含有使用 O 型 RhD 阴性和 K 阴性血液制品的紧急供血方并尽快转为同型输血。（推荐等级：D）

【推荐21】 如产妇存在特殊的红细胞抗体，需与输血科密切联系，以避免发生危及生命大出血时延误红细胞的输注时机。（推荐等级：D）

【推荐22】 所有分娩机构，尤其是没有输血科的小型分娩机构，都应保证可以提供 O 型 RhD 阴性血液制品。（最佳临床推荐）

【推荐23】 不论剖宫产还是阴道分娩，治疗产后出血时应考虑紧急使用术中血液回收。（推荐等级：D）

4. 新鲜冰冻血浆（FFP）

【推荐24】 如果凝血试验未出结果且仍有活动性出血，输注 4 U 红细胞后应输注 FFP 12～15 ml/kg，直到获得凝血试验结果。（推荐等级：D）

【推荐25】 如果凝血试验未出结果，但怀疑有凝血功能障碍（如胎盘早剥或者羊水栓塞），或怀疑产后出血存在延迟，应考虑早期输注 FFP。（最佳实践推荐）

【推荐26】 如果 PT（APTT）>1.5 倍正常值且仍有活动性出血，很可能需要超过 15 ml/kg 的 FFP 方能纠正凝血功能。（推荐等级：D）

【推荐27】 临床医师应意识到，在预计可能需要这些血液成分的时候就应及时通知输血科，因需解冻而存在一定的时间延迟。（最佳实践推荐）

5. 纤维蛋白原

【推荐28】 对尚未控制的产后出血，应维持血浆 Fib 水平在 2 g/L 以上。（推荐等级：C）

【推荐29】 冷沉淀可作为纤维蛋白原的替代品输注。（推荐等级：D）

6. 输注血小板

【推荐30】 在产后出血期间，当实验室检查提示血小板水平低于 $75×10^9/L$ 时，应该输注血小板。（推荐等级：D）

7. 抗纤溶药物是否有效

【推荐31】 产后出血的治疗应该考虑使用氨甲环酸。（推荐等级：B）

8. 重组活化凝血因子Ⅶa(rFⅦa)是否有治疗作用

【推荐32】 在治疗严重产后出血时，不推荐常规使用 rFⅦa，除非其是作为临床试验的一部分。（最佳实践推荐）

（四）严重产后出血的监测和检查

【推荐33】 严重产后出血（出血量超过 1 000 ml）且出血尚未控制或临床休克的监测和检查方案：（推荐等级：D）

(1) 紧急静脉抽血（20 ml）做以下检测：交叉配血（至少 4 U）；全血细胞计数；凝血功能筛查（包括 Fib）；基础肝肾功能检测。

（2）每 15 min 测量 1 次体温。

（3）连续监测脉搏、血压和呼吸频率（使用氧饱和度监测仪、心电图和自动血压计记录）。

（4）留置 Foley 导尿管以监测尿量。

（5）建立 2 条 14G 外周静脉通路。

（6）考虑有创动脉监测（丰富经验的医师到场后立即行动脉置管）。

（7）如出血控制后或需要严密的监测，可考虑将产妇转入 ICU 或产科特护病房。

（8）使用改良产科早期预警评分表（MEOWS）进行记录。

（9）如发现 MEOWS 评分异常时，应立即采取进一步措施。

（10）记录液体出入量、血液及血液制品的输注和抢救过程。

（五）麻醉科医师在产后出血处理中的作用

【推荐 34】 产后出血的处理需要多学科团队协作；麻醉科医师对于维持血流动力学稳定至关重要，如必要，还负责决定并实施最佳的麻醉方案。（推荐等级：D）

（六）可采取哪些止血措施

【推荐 35】 临床医师应准备采用多种联合方法控制产后出血，包括药物、物理方法和外科手术。这些方法都应该是直接针对出血原因。（推荐等级：D）

1. 可以采用哪些药物和物理措施进行止血

【推荐 36】 如出血是宫缩乏力导致的，则应序贯地反复使用物理和药物治疗方法，直至出血停止。（最佳实践推荐）

2. 可以采用哪些手术止血方法

【推荐 37】 如果药物止血失败，应尽早采取外科手术干预。（推荐等级：D）

【推荐 38】 如宫缩乏力是唯一或主要出血原因的大部分产妇，宫腔球囊填塞可作为"外科"治疗的一线方法。（推荐等级：C）

【推荐 39】 根据产妇病情和医师经验，可将外科保守治疗作为二线止血方法。（推荐等级：C）

【推荐 40】 手术室应有子宫背带式（B-Lynch）缝合技术的分解示意图。（最佳实践推荐）

【推荐 41】 尽早行子宫切除术，尤其对合并胎盘植入或子宫破裂的产妇。（推荐等级：C）

【推荐 42】 如有可能，应该与第二个经验丰富的医师共同做出切除子宫的决定。（最佳实践推荐）

六、继发性产后出血的处理

【推荐 43】 对于继发性产后出血的产妇，应行阴道微生物检测（阴道上段和宫颈内拭子），如果怀疑子宫内膜炎，应合理使用抗生素治疗。（推荐等级：D）

【推荐 44】 尽管盆腔超声检查对妊娠物残留（RPOC）的诊断并不可靠，但盆腔超声检查可以帮助排除妊娠物残留。（推荐等级：C）

【推荐 45】 需要经验丰富的临床医师实施或指导采用外科方法清除残留的胎盘组织。（推荐等级：D）

七、风险管理

（一）培训和准备：确保产后出血的最佳管理措施

【推荐 46】 每个产科病区都应有产后出血的多学科管理方案。（最佳实践推荐）

【推荐 47】 所有产科工作人员都应接受产科急症处理的相关培训,包括产后出血的处理。(推荐等级:B)

【推荐 48】 应开展产后出血的多学科培训,包括团队演练。(推荐等级:B)

【推荐 49】 对所有出血量超过 1 500 ml 的产后出血产妇,应作为正式的临床事件分析。(推荐等级:D)

(二)记录

【推荐 50】 精确记录产后出血产妇的分娩情况是至关重要的。(最佳实践推荐)

(三)病例汇报

【推荐 51】 在双方均方便的时候,应为产妇(尽可能包括其分娩陪伴者)提供参与产科出血抢救相关事件讨论的机会。(最佳实践推荐)

八、对未来研究的建议

(1)需要开展能够确定治疗原发性产后出血的宫缩剂最佳联合用药方案、给药途径和剂量的 RCT 研究。

(2)需要评估使用 TEG 和 ROTEM 等床旁检测在产后出血处理中的作用。

(3)需要确定在产科出血管理中红细胞和 FFP 的最佳输注比例。

(4)需要开展能够确定纤维蛋白原浓缩剂在产后出血处理中作用的研究。

(5)需要评估凝血酶原复合物在产后出血处理中的作用。

(6)需要开展能够了解宫缩剂(米索前列醇和麦角新碱)在继发性产后出血处理中作用的 RCT 研究。

九、对审核主题的建议

(1)接受孕期贫血筛查的孕妇比例(100%)。

(2)第三产程中使用缩宫素的产妇比例(100%)。

(3)在产房中接受产后出血风险因素评估的产妇比例(100%)。

(4)适宜记录管理过程,尤其是产后出血的产妇各种事件的发生时间(100%)。

(5)产妇出血量超过 1 500 ml 时,通知产后出血风险管理团队(100%)。

(6)具有接受过产后出血技能培训多学科团队的比例(100%)。

第三节 产后出血实践公告(2017)

一、概述

产后出血是指产后 24 h 内累计出血量超过 1 000 ml,或伴低血容量症状或体征的出血,仍是世界上导致孕产妇死亡的主要原因。此外,继发于产后出血的严重并发症包括:成人呼吸窘迫综合征、休克、弥散性血管内凝血(DIC)、急性肾衰竭、丧失生育能力和产后垂体坏死(希恩综合征)。

在美国,需要输血的出血是导致产妇重症疾病的主要原因,其次为 DIC。1994 年至 2006 年期间,因宫缩乏力发生率增高导致了美国产后出血率增加了 26%。相反,自 20 世纪 80 年代末以来,因产后出血导致的产妇病死率一直在下降,而在 2009 年,仅占产妇病死率 10％多一些(大约每 100 000 例活产中有 1.7 例死亡)。其死亡率下降与输血和围产期子宫切除术的增加有关。

美国妇产科医师学会(ACOG)发布该指南的目的是讨论产后出血的危险因素,以及其评估、预防和治疗措施。另外,该指南将鼓励妇产科医师和其他产科医务人员积极参与治疗产后出血的标准化管理(如政策、指南和流程图),并发挥其重要作用。

二、背景

ACOG 的 reVITALize 项目中,产后出血的定义为:无论何种分娩方式,产后 24 h 内累计出血量超过或等于 1 000 ml 或伴低血容量症状或体征的出血(包括分娩时)。产后出血传统定义是指阴道分娩后出血量超过 500 ml 或剖宫产后出血量超过 1 000 ml。产后出血新定义很可能会减少产后出血的人数。即使按照新定义,当阴道分娩出血量超过 500 ml 时,应视为异常,也提醒医护人员应评估是否存在血容量不足。尽管目测法估计出血量是不准确的,使用对估计出血量有一定指导意义的教程,可提高估计出血量的准确性。之前,将 Hct 下降 10％作为定义产后出血的一种代替标志,但 Hb 或 Hct 浓度测定经常延迟,不能反映当前的血液学状态,在急性产后出血诊疗中的没有临床应用价值。

对分娩后产妇,早期识别大量出血的症状和体征是至关重要的,因心动过速和低血压经常不出现或直至严重出血后才会出现。因此,对伴有心动过速或低血压的产妇,妇产科医师或者其他产科医务人员应考虑出血量已达产妇全身血容量的 25％(约 1 500 ml 或更多)。因此,早期识别产后出血(如在生命体征恶化之前)应作为改善产妇结局的一个目标。

(一) 不同的诊断

对产科出血的产妇,最基本的治疗要求是妇产科医师或者其他产科医务人员首先确定出血来源(子宫、宫颈、阴道、尿道周围、阴蒂周围、会阴周围、肛门周围或直肠),可通过详细的体格检查后快速判断。在明确出血的解剖部位后,进一步明确出血原因也很重要,因为不同出血的治疗方案有很大差距。最常见的病因分为原发性或继发性原因(表 21 - 3)。原发性产后出血发生在产后 24 h 内,而继发性产后出血被定义为产后 24 h 后至 12 周的过量出血。

表 21 - 3　产后出血的原因

原　因	描　述
原发性	子宫收缩乏力
	产道损伤
	胎盘残留
	异常胎盘粘连(植入)
	凝血功能异常(DIC 等) *
	子宫内翻
继发性	子宫胎盘附着部位复旧不良
	妊娠物残留
	感染
	遗传性的凝血功能障碍(例如,von Willebrand 凝血因子缺失)

＊包括遗传性凝血功能障碍和急性凝血疾病(由羊水栓塞、胎盘早剥和重度子痫前期等导致的)。

评估一个正在出血的产妇,可考虑易记的"4 Ts"会很有帮助——子宫张力(tone)、组织损伤

(trauma)、组织残留(tissue)和凝血酶(thrombin)。子宫张力异常(宫缩乏力)常导致 70%~80% 的产后出血,通常是产后出血的可疑首要病因。宫缩乏力导致产后出血的推荐干预措施包括子宫按摩、双手压迫子宫和缩宫剂。产妇损伤表现为产道撕裂伤、扩张型血肿和子宫破裂。胎盘组织残留可通过体检或床边超声检查宫腔容易确诊,可行人工剥离胎盘或刮宫术。凝血酶是评估产妇凝血状态的一个指标,如异常可用凝血因子、纤维蛋白原或其他因子代替。明确最可能的诊断十分重要,因为只有明确诊断,才能采用适当的干预措施。

(二) 危险因素

因为产后出血的不可预测性并较为常见,其能导致严重并发症的发病率和死亡率,所有产科的医护人员,包括医师、助产士和护士,都应时刻做好治疗产后出血的准备。目前一些比较明确的危险因素,如产程延长、绒毛膜羊膜炎等,可导致产后出血(表 21-4)。然而,许多不伴有相关危险因素的产妇亦会发生产后出血。一些国家和国家性组织,建议产前和入院时对孕产妇进行出血危险评估,且应随着分娩或产后其他危险因素的发展而不断调整。

表 21-4 产后出血的产前和产时危险因素

病 因 学	原 发 因 素	危 险 因 素
子宫收缩异常-宫缩乏力	宫缩乏力	缩宫素使用时间延长 多次妊娠 绒毛膜羊膜炎 全麻
	子宫过度膨胀	两胎或者多胎妊娠 羊水过多 巨大儿
	子宫肌瘤	多发子宫肌瘤
	子宫翻转	脐带过度牵拉 脐带过短 胎盘植入位置过高
产道损伤	外阴切开术	阴道辅助分娩
	宫颈、阴道、会阴撕裂	急诊分娩
	子宫破裂	
胎盘组织残留	胎盘残留	副胎盘
	胎盘植入	子宫手术史
		胎盘不全娩出
凝血异常	子痫前期	非常规撕裂伤
	遗传性凝血因子缺失(von Willebrand,血友病)	瘀斑 胎死宫内
	严重感染	胎盘早剥
	羊水栓塞	发热,脓毒血症
	过度晶体输注	出血
	治疗性抗凝药的使用	目前抗栓治疗

改编自:Maternity-Prevention, Early Recognition & Management of Postpartum Haemorrhage(PPH). Policy Directive. North Sydney:NSW Ministry of Health, 2010.

现有产后出血危险评估工具已被证实可有效鉴别出 60%～85% 发生严重产科出血的产妇。表
21-5 列出了一个产后出血危险评估工具。然而,一项使用该工具对 10 000 多例产妇的回顾性队列研
究表明,即使其能鉴别出 80% 以上发生严重产后出血的产妇,但仍有 40% 以上未发生产后出血的产妇
也被归于出血高危组,因此该工具的特异性在 60% 以下。此外,约有 1% 低危组的产妇发生了严重产后
出血,表明通过风险评估鉴别产后出血产妇,其临床价值很低。这些结果强调对所有产妇均需行严密监
测,即使最初那些被认为是低风险的产妇。

表 21-5 风险评估工具的举例

低 危 因 素	中 危 因 素	高 危 因 素
单胎	剖宫产或子宫手术史	胎盘前置、粘连、植入、穿透
<4 次分娩史	>4 次分娩史	血细胞比容<30%
无瘢痕子宫	多胎妊娠	入院时出血
无产后出血史	大子宫肌瘤	已知凝血缺陷
	绒毛膜羊膜炎	产后出血史
	使用硫酸镁	异常生命体征(心动过速和低血压)
	使用缩宫素时间过长	

改编自:LYNDON A,LAGREW D,SHIELDS L,et al. Improving health care response to obstetric hemorrhage version 2.0. A California quality improvement toolkit. Stamford (CA):California Maternal Quality Care Collaborative;Sacramento (CA):California Department of Public Health,2015.

(三) 预防

许多组织推荐积极治疗第三产程是减少产后出血发生率的一种方法。此积极治疗的三个部分是:
缩宫素的使用、子宫按摩和脐带牵拉。预防性肌内注射或稀释后静脉注射 10 IU 缩宫素一直是效果最
好、不良反应较少的宫缩剂。缩宫素联合麦角新碱或米索前列醇并不增加缩宫素对产后出血的预防效
果。到底是在延迟钳夹脐带后、胎儿前肩娩出后或者胎盘娩出后给药——即缩宫素的使用时机尚无充
分研究支持,也无与产后出血危险因素相关的研究。需特别指出的是,延迟钳夹脐带后使用缩宫素,并
不增加产后出血的危险。WHO、ACOG、美国家庭医师学会和妇女健康-产科-新生儿科护士协会均推
荐在胎儿娩出后使用宫缩剂(通常是缩宫素)以预防产后出血。因此,所有产科机构均应有产后立即常
规使用宫缩剂的指南。

尽管设计良好的研究数量有限,一个小型研究表明子宫按摩可减少产后出血量,并减少其他宫缩剂
的使用;但是一份 Cochrane 评价发现无统计学差异且证据不足。而且早期钳夹脐带和脐带牵拉均未发
现对产后出血的发生率或出血量有显著影响。此外,一份 Cochrane 评价发现,两项有关乳头刺激和母
乳喂养在防治产后出血时并无差异。

(四) 治疗技术

因出血原因和可选择治疗方案不同,产后出血的治疗也因人而异。一般来说,产后出血的处理应采
用多学科、多方面的治疗方法,包括在维持血流动力学稳定的同时,快速鉴别和治疗出血原因。宫缩乏
力导致产后出血的治疗方案包括:宫缩剂的使用、子宫填塞(如宫腔球囊)、手术止血(如 B-Lynch 手
术)、盆腔动脉栓塞术以及最终的子宫切除术。一般来说,应首选微创治疗;如无效,可采用更多的有创
治疗。

已创建出流程图式的产后出血系统化方案,并已广泛应用在个别医疗机构和卫生系统。这些方案

采用一种多学科(如产科、护理、麻醉、输血医学)、多方面、逐步检测和治疗产后出血的方案。其目的是尽早、持续地治疗产后出血,以减少产妇严重并发症的发病率和病死率,并确定是否采取更积极的干预措施(如子宫切除或其他手术)和入住 ICU。尽管早期采用这些措施治疗产后出血,但有关产妇结果(如产妇严重并发症的发病率或 ICU 入住率等)的证据,尚无定论。

(五) 资源有限的医疗机构

许多有孕产妇服务的医疗机构都位于农村或小型社区。在美国,50%的保障型医疗机构和 92%的农村医院提供产科服务。因这些医疗中心不具备与多数城市医院一样的资源,制定一个处理产科急症(包括产后出血)的综合计划是很重要的。需要强调的是,这些中心应考虑制定有关筛选适当病例进行分流或转诊上级医疗中心的指南。另外,对现有资源评估,并制定一个评估和治疗产后出血的综合计划,对于降低发病率十分重要。

二、临床思路和推荐

(一) 在产后即刻大出血产妇的初步评估和治疗中,应考虑哪些因素

当产后出血超过预期量(阴道分娩 500 ml 或剖宫产 1 000 ml)时,应对孕产妇进行仔细和彻底的评估。对子宫、子宫颈、阴道、阴唇和会阴的快速体格检查常能鉴别出产后出血的病因(有时是多个出血灶)。妇产科医师和其他产科医务人员应该熟悉产后出血诊断和治疗的流程图;最好在产房和分娩室内粘贴这些流程图。最常见的病因包括宫缩乏力、产道撕裂伤、胎盘组织残留;少见的原因包括胎盘早剥、凝血功能障碍(获得或遗传性)、羊水栓塞、胎盘植入或子宫内翻。

1. 宫缩乏力

因为宫缩乏力引起 70%~80%的产后出血,所以它仍是产后出血最常见的独立因素,且其发生率似乎呈上升趋势。在分娩时,风险因素包括但不限于以下因素:产程延长、引产、缩宫素的长时间使用、绒毛膜羊膜炎、多胎妊娠、羊水过多和子宫肌瘤(表 21-4 和表 21-5)。

在产后出血的情况下,发现一个柔软且收缩不良的子宫(沼泽样的)提示收缩乏力是致病因素。当怀疑宫缩乏力时,应排空膀胱,采用双合诊检查盆腔,同时清除宫腔内血块,并按摩子宫。除了缩宫素,3%~25%的产后出血孕产妇需使用另一种宫缩剂。最常用的附加宫缩剂包括甲基麦角新碱、15-甲基前列腺素 F2α 或米索前列醇。如 2015 年一篇系统综述中讨论的那样,目前尚无证据说明何种附加宫缩剂最有效。治疗难治性宫缩乏力可能需要其他辅助方法,如应用宫腔填塞球囊进行填塞止血或压迫缝合止血。

少数情况下,宫底收缩变硬,但子宫下段仍处于扩张和收缩乏力状态。此时,常需人工清除所有血块,并从双侧压迫子宫以减少失血,等待宫缩剂起效。如果子宫下段持续性收缩乏力,可考虑宫腔填塞球囊治疗。

2. 产科损伤

产道撕裂是产科损伤最常见的并发症。尽管这种撕裂以静脉出血为主,也可能是导致产后出血的病因。对于宫颈撕裂、伴动脉出血的撕裂以及上段阴道撕裂,应行快速鉴别和修复。同样,如果阴道下段、外阴、阴蒂周围和会阴等撕裂出血较多时,也应予以修复。如果怀疑有子宫动脉撕裂,应行放射介入治疗或手术探查结扎治疗。修复可能需麻醉辅助并转移至设备齐全的手术室。

产道血肿(阴唇、阴道、阔韧带或腹膜后)也能导致显著失血,常发生于无法控制急性分娩或器械助产。阴唇、直肠和骨盆压迫或疼痛,或生命体征恶化,可能是产道血肿的唯一症状,也可能直到产后数小时才被确诊。一旦确诊,大多数产道血肿可行保守治疗。然而,血肿快速进行性增大是切开引流的指征,尤其在生命体征异常时。血肿切开只用于最严重的病例,其原因是血肿切开时,通常无法确定出血点,可能需缝合或结扎来止血。动脉栓塞是另一种治疗血肿的方法,在切开血肿之前应考虑其可行性。

当孕产妇生命体征恶化但未见明显出血时,提示产科团队应警惕是否存在腹腔或腹膜后出血的可能。此时,应立即实施复苏措施、影像学诊断和手术干预或放射介入治疗。

3. 胎盘残留

所有胎盘娩出后,应对胎盘的完整性进行详细检查。即使胎盘完好无缺,宫腔内仍有妊娠附属物残留的可能(如副胎盘)。存在人工剥离胎盘、既往子宫手术史或其他导致胎盘病态附着的危险因素时,应考虑胎盘组织残留或胎盘植入可能。超声检查或宫腔手检常用于诊断胎盘组织残留。如超声检查示正常子宫内膜线,胎盘组织残留的可能很小。尽管胎盘组织残留的超声显影表现不一,如发现宫腔内有回声团块,应高度怀疑有胎盘组织残留。一旦确诊胎盘残留,应首先尝试人工剥离。如产妇有充分的区域性镇痛,应评估宫腔条件。如果人工剥离失败,可使用刮匙或大号卵圆钳清除残留组织。为预防产后子宫穿孔,并确保清除所有残留组织,可使用超声引导。如果胎盘组织黏附子宫壁,应考虑胎盘植入可能,尤其存在胎盘植入的危险因素时。

4. 急性凝血功能障碍

急性凝血功能障碍可加重产后出血,此时除了大量出血外,还应考虑两种特殊病因:胎盘早剥和羊水栓塞。胎盘早剥时血液渗入子宫肌层(库弗莱尔子宫),可致宫缩乏力;DIC 和低纤维蛋白原血症是其并发症。胎盘早剥通常表现为阴道出血、宫缩过频和疼痛。其典型宫缩为高频率、低幅度收缩。17%需大量输血的病例是由胎盘早剥引起的。

羊水栓塞是一种罕见的、不可预测的、不可预防的和极其严重的产科急症,其三联征包括:循环衰竭、呼吸衰竭和 DIC。因伴有严重凝血功能障碍,产后出血多见于羊水栓塞。凝血功能障碍和继发产后出血常需要积极的容量替代治疗和启动 MTP。

(二) 治疗产后出血的药物和外科方法

在治疗产后出血时,应尽量选用微创治疗方法来控制出血及止血。治疗方案取决于产后出血的病因。虽然出血病因如宫颈裂伤和胎盘植入等均有特定的治疗方法,但目前尚无证据表明哪种方案最佳。然而,治疗由宫缩乏力(最常见的原因)所致产后出血的方法多种多样。因此,本节将重点讨论不同产后出血治疗方法的证据来源。一般来说,在产后出血的治疗中,应尽量首用微创治疗方法,但若无效,为确保生命安全,可能需要更积极的干预措施,包括子宫切除术。目前有关产后出血治疗效果的随机对照研究较少,因此,治疗方案的制定多基于观察性研究和临床经验。

1. 宫缩剂

宫缩剂是治疗由宫缩乏力导致产后出血的一线药物。只要没有禁忌证,医务人员可自行选择宫缩剂种类,因为目前尚无证据表明某种药物对宫缩乏力的治疗效果优于另一种。常见的宫缩剂(如缩宫素、甲基麦角新碱、15-甲基前列腺素 F2α 和米索前列醇)及其使用剂量在表 21-6 中列出。如果没有禁忌证、无良好宫缩反应且出血不止时,可采用多种宫缩剂快速序贯的联合用药。当宫缩剂不能有效控制产后出血时,应快速采取其他干预措施(如填塞或外科技术),提高护理级别并增加人员配备。

表 21-6 产后出血紧急药物处理

药 物	计量和途径	频 率	禁 忌	不良反应
缩宫素	10~40 IU/ 500~1 000 ml 静脉滴注或 10 IU 肌内注射	连续	罕见,过敏	通常没有,恶心、呕吐、长期使用后低钠血症、静脉推注(不建议)后低血压
甲基麦角新碱	0.2 mg 肌内注射	每 2~4 h 1 次	高血压、子痫前期、心血管疾病、过敏	恶心、呕吐、严重高血压(尤其是静脉推注,不建议)
15-甲基前列腺素 F2α	0.25 mg 肌内注射/子宫肌内注射	每 15~90 min 1 次,最多 8 次	哮喘。相对禁忌证:高血压、急性肝、肺或心脏疾病	恶心、呕吐、腹泻、发热(一过性)、头痛、发冷、寒战、支气管痉挛
米索前列醇	600~1 000 μg,口服、舌下、纳肛	1 次	罕见,药物过敏或前列腺素过敏者	恶心、呕吐、腹泻、寒战、发热(短暂)、头痛

改编自:LYNDON A, LAGREW D, SHIELDS L, et al. Improving health care response to obstetric hemorrhage version 2.0. A California quality improvement toolkit. Stamford (CA): California Maternal Quality Care Collaborative; Sacramento (CA): California Department of Public Health, 2015.

2. 氨甲环酸

氨甲环酸是一种可以静脉注射或口服的抗纤维蛋白溶解剂。WOMAN(世界产妇抗纤溶研究)是一项大型、随机、国际性临床试验,比较了静脉滴注 1 g 氨甲环酸与同等剂量安慰剂治疗产后出血的疗效。虽然使用氨甲环酸并不能降低子宫切除术或其他原因导致死亡的首要临床结局,但氨甲环酸能显著降低产科出血致死亚组的病死率(氨甲环酸组和安慰剂组分别为 1.5% 和 1.9%,$P = 0.045$)。如果产后 3 h 内给予治疗,氨甲环酸组的产科出血致死率为 1.2%,而安慰剂组为 1.7%($P = 0.008$)。许多小型研究表明,预防性给予氨甲环酸能适度减少产科失血,可作为产后出血治疗的一部分。此外,在术中使用氨甲环酸其血栓形成风险与对照组无差异,且接受氨甲环酸治疗产妇其血栓形成风险并没有升高,这也在 WOMAN 试验中得到证实。目前,在研究背景之外推荐使用氨甲环酸作为预防产后出血方法的证据不足。尽管 WOMAN 试验的普遍适用性和在美国疗效程度的不确定,但鉴于降低产科出血致死率的发现,故在初始药物治疗产科出血失败时,应考虑使用氨甲环酸。早期使用氨甲环酸的效果可能优于延迟使用,因为在分层分析中发现,产后 3 h 内使用氨甲环酸的效果最佳。对于不熟悉氨甲环酸的临床医师,应在咨询本院或地区大出血治疗专家后使用,并明确地将其纳入治疗指南中。

3. 填塞技术

当宫缩剂和子宫按摩不能维持满意宫缩和控制出血时,使用压迫(包括手工压迫)、宫腔填塞或加压可有效减少继发于宫缩乏力的出血(表 21-7)。虽然比较这些方法的证据不足或缺乏,但医疗机构采用一种方法并培训医务人员是十分重要的。例如,加利福尼亚产妇护理合作组织推荐,在缩宫剂治疗失败后使用宫内球囊填塞治疗。

表 21-7 产后出血填塞技术

技 术	说 明
市售宫内球囊填塞装置	经宫颈插入或通过剖宫产切口;有一个血液排出口
——Bakri 球囊	用 300~500 ml 的生理盐水充囊
——Ebb 子宫填塞器	双球囊:子宫内球囊最大推荐填充量为 750 ml;阴道内球囊最大推荐填充量 300 ml
Foley 导尿管	插入一个或多个 60 ml 的气囊导尿管,并填充 60 ml 生理盐水
子宫填塞	4 英寸纱布用 5 ml 盐水加 5 000 U 凝血酶浸泡,然后用卵圆钳从一侧宫角填充到另一侧宫角

使用宫内球囊填塞好处的证据是有限的。然而,一项研究表明,86%球囊填塞的产妇不需要进一步的治疗或手术。类似地,一项研究综述发现,75%球囊填塞的产妇不需要进一步的治疗。在一些难治性病例中,可联合使用宫内填塞和子宫加压缝合。

如果没有球囊填塞条件,可使用纱布填塞宫腔。这需要使用海绵棒将纱布仔细从一侧宫角一层层填到另一侧宫角,来回叠放,其末端通过宫颈内口放置入阴道。为避免取纱布时遗留,需仔细清点纱布并系在一起。同样,还可以使用多根大 Foley 导管(在宫腔填塞装置商业开发之前较常见),但其难度在于需同时放置多根导管并仔细计数。如果压迫或宫腔填塞或二者合用均不能充分控制出血,可暂时使用它们,同时准备行子宫动脉栓塞(UAE)或子宫切除术。

4. 子宫动脉栓塞术

UAE 的适应证是血流动力学稳定,具有持续缓慢出血以及微创治疗(宫缩剂、子宫按摩、子宫压迫和手工清除血凝块)失败。当 UAE 成功时,它有利于保留产妇子宫以及未来生育能力。不影响 X 线鉴别出血血管的栓塞材料包括可吸收明胶海绵、线圈或微粒栓塞剂。研究($n = 15$)表明,UAE 治疗产后出血的成功率中位数为 89%(58%～98%)。此外,最大系列研究之一(114 例 UAE)显示,UAE 的成功率超过 80%,其中 15%需要后续行子宫切除术。据个案系列研究显示,UAE 的严重损害(子宫坏死、深静脉血栓或周围神经病变)的风险较低(低于 5%)。报道显示,有 43%行 UAE 的产妇患有不孕症。其他研究发现,在 UAE 术后产妇中,再次妊娠并发症如早产(5%～15%)和胎儿生长受限(7%)的比例和普通产妇相似。

5. 外科治疗

(1) 血管结扎

当微创方法如宫缩剂(伴或不伴填塞)或 UAE 不能控制产后出血时,则需开腹探查术。对阴道分娩产妇,常选择腹部正中垂直切口,以优化暴露并减少手术出血的风险。对剖宫产产妇,可使用原手术切口。有几种技术可控制出血,但其证据有限。结扎宫缩乏力产妇的血管,其主要目的是降低流向子宫血液的脉压。一常见首选方法是双侧子宫动脉结扎术(O'Leary 缝合),可实现减少子宫血流的目的,且操作快速简单。类似地,为进一步减少子宫血流,可缝合子宫卵巢韧带内的血管。病例报告研究显示,血管结扎作为产后出血的二线治疗方法,其成功率中位数为 92%。

由于这些创伤较小血管结扎术的有效性,实施髂内动脉结扎的例数比以往有所减少。这种结扎术成功率没有之前认为的那么高,因为医师不熟悉这项技术(需腹膜后入路),所以现在已极少使用。

(2) 子宫压迫缝合术

尽管尚无高质量研究为子宫压迫缝合的成功提供证据,但 B-Lynch 缝合是治疗宫缩乏力的最常见子宫压迫技术。然而,一些研究也描述了其他子宫压迫技术,如 Cho 和 Hayman 技术。作为对药物治疗无效宫缩乏力的二线治疗方法,子宫压迫缝合术的有效性为 60%～75%,且尚无研究表明哪种方法效果最佳。

B-Lynch 缝合从子宫颈缝合到子宫底,对子宫体产生物理压迫。应使用大号缝合线(如 1 号铬缝线)以防止断裂,并且缝合线可迅速被吸收,以预防在子宫复旧后缝合线持续存在而出现肠疝的风险。医师应熟悉该技术,并在产房和分娩室提供流程图,有助于医师快速参考。小型病例研究提示,压迫缝合和宫腔球囊的效果相似。已有压迫缝合后子宫坏死的报道,然而,因为个案报道和系列研究的病例数较少,无法明确其确切发病率。

(3) 子宫切除术

当保守治疗失败时,子宫切除术被认为是最确切的治疗方法,不仅与永久性不育有关,而且也与潜在手术并发症有关。例如,六项小样本研究显示,膀胱损伤率为 6%～12%,输尿管损伤率为 0.4%～41%,这是目前比较子宫切除术和其他治疗方法的研究不足。此外,没有足够的证据检验不同子宫切除术(例如全子宫切除术和次全子宫切除术)的效果。因此,在紧急产后子宫切除术时,应使用最快最安全的手术方式。

(三) 分娩前未诊断的胎盘植入的临床顾虑

胎盘植入是指部分或整个胎盘侵入子宫肌层,并且在第三产程不能从子宫壁分离,可危及产妇生命安全。最明确的危险因素是既往子宫手术史,特别是剖宫产史和前置胎盘病史。一项涉及超过 30 000 例无阴道分娩的剖宫产产妇的多中心研究发现,胎盘植入的风险随着剖宫产次数的增加而增加(例如,当产妇从第 1 次到第 6 次剖宫产时,其发病率分别为 0.2%、0.3%、0.6%、2.1%、2.3% 和 6.7%)。因此,对前置胎盘和既往剖宫产史的产妇,妇产科医师应高度怀疑胎盘植入可能。对于前置胎盘的产妇,合并胎盘植入的风险更高;在其第 1 次到第 5 次或更多剖宫产时,胎盘植入的发病率分别为 3%、11%、40%、61% 和 67%。当产前确诊胎盘植入时,应制定一个组织良好、多学科治疗和分娩计划。准备工作包括确定分娩日期、组建一经验丰富的团队(包括外科、麻醉科、输血科、护理和新生儿重症监护病房等人员)和相关资源(包括手术室和设备)。

在阴道分娩和产后出血的情况下,如胎盘不易剥离,应强烈怀疑胎盘植入,此时不应在分娩室再尝试人工剥离胎盘。产妇应转移至手术室做进一步评估。应告知产妇有行子宫切除和输血治疗的可能。在手术室,评估异常胎盘的附着程度(如面积和深度)来确定治疗方案(例如,子宫楔形切除或子宫切除)。如果有持续的出血且胎盘植入诊断明确,应立即行子宫切除术。应建立至少两条大口径静脉通路。血液制品(包括红细胞、新鲜冰冻血浆、血小板和冷沉淀)应随时可用,且告知输血科可能需要更多的血液制品。一旦疑似胎盘植入确诊,应通知其他专科如泌尿科、外科或介入科,做好随时支援的准备。

如果胎盘小局灶性植入时,可考虑保留子宫;然而,大多数持续出血的病例中,需行经腹子宫切除术。最近一项回顾性研究显示,保留子宫有 40% 的风险需行急诊子宫切除术,其中有 42% 的产妇出现严重并发症。一项对 407 个病例的回顾风险分析,这些产妇再次妊娠发生异常黏附胎盘的概率约为 20%。在胎盘局灶性植入的情况下,如产妇有强烈愿望保留生育能力和明确理解这种方法的重大风险时,可以考虑保留子宫;如出现不能控制持续出血,应行子宫切除术。

(四) 子宫破裂导致出血的治疗方案

子宫破裂可发生在有既往剖宫产史,或其他涉及子宫壁的宫内操作或创伤手术以及先天性畸形(小角子宫),或自发的,特别存在异常分娩时。子宫破裂需要手术治疗,如可能需采用特殊方法来重建子宫。治疗方案取决于子宫破裂的程度和部位、产妇目前的临床状态及其对未来生育的要求。例如,剖宫产瘢痕处破裂经常采取修剪其切口边缘并行缝合。除了考虑子宫肌层的破坏外,仍需考虑到邻近组织,如阔韧带、宫旁血管、输尿管和膀胱的损伤。尽管产妇不愿行子宫切除术,但是在危及生命时,必须切除子宫。是否行静脉补液、子宫药物以及输血的支持治疗,取决于产妇的失血程度和血流动力学状态。

(五) 子宫内翻的治疗方法

子宫内翻(宫体下降,有时完全脱出子宫颈)可能与严重出血和心血管功能衰竭有关。子宫内翻相对较少,阴道分娩时其发病率为 1/20 000～1/3 700,剖宫产为 1/1 860。尽管上次妊娠出现子宫内翻会增加下次妊娠再次发生的风险(1/26),但仍比较少见。双合诊检查时,发现宫颈或其下方的固定肿块,且腹部触诊未触及宫体,提示子宫内翻。如胎盘剥离前发生子宫内翻,通常在子宫复位前不应分离或剥离胎盘,因为这会导致更多的出血。

子宫内翻的手法复位是将手掌或握紧的拳头托在宫底(处于内翻状态,且最低点达到或超过宫颈口),就像手握网球,通过手指向上施加环形压力。为恢复正常解剖位置,必须使子宫松弛。特布他林、硫酸镁、卤化类全麻药和硝酸甘油均可松弛子宫,但没有证据表明哪一药物最优。小型研究表明无论是否使用子宫松弛剂,手法复位通常可以成功复位。极少不成功的,需行剖腹手术。据报道,两种手术方式能复位宫体至腹腔。Huntington 术式是使用 Babcock 或 Allis 钳向上渐进式的牵拉内翻宫体。Haultain 术式是从后方切开宫颈,可手法复位内翻子宫,随后进行切口修复缝合。

当纠正内翻子宫同时,应实施相关出血的支持性措施和治疗。许多病例报道表明,对于反复发生子宫内翻的产妇,可使用宫腔填塞球囊预防子宫内翻的复发以及出血。在数量有限的病例报道称,采用子宫压迫缝合也能成功地预防子宫内翻的急性复发。

(六) 继发性或迟发性产后出血的治疗方法

大约 1% 的产妇发生继发性产后出血,其定义是分娩 24 h 后至产后 12 周内的过量出血。继发性出血需考虑一些特定的病因。无论是否有感染,宫缩乏力(可继发于妊娠物残留)会导致继发性出血。超声检查有助于鉴别宫腔组织。有子宫压痛和低热时,应高度怀疑子宫内膜炎。继发性产后出血也可能是出血性疾病的首发症状,如血管性血友病。

应针对出血病因进行治疗,包括使用宫缩剂和抗生素,如这些治疗无效,或怀疑妊娠物残留,则需行刮宫术。如果治疗子宫内膜炎,常选广谱抗生素联合克林霉素和庆大霉素。刮宫术在去除较少组织的情况下可快速止血。实时超声引导下行刮宫术有助于预防子宫穿孔。在开始任何手术之前,应告知产妇有切除子宫可能。

(七) 在产后出血期间和之后的最佳输血方案

1. 输血治疗的时机

一般依据对出血量和持续出血的评估决定是否启动输血治疗。但是在产后出血时,血红蛋白或血细胞比容的急性变化往往不能准确地反映出血量。如前所述,直到发生大量出血,产妇的生命体征才会出现显著变化。早期复苏不足和低灌注可导致乳酸性酸中毒,伴多器官功能障碍的全身炎症反应综合征和凝血功能障碍。在持续出血的产妇中,如出血量达到 1 500 ml 或以上,或有异常生命体征(心动过速和低血压),应立即准备输血。因为大量出血会导致凝血因子的消耗,所以这类产妇会出现消耗性凝血功能障碍,即 DIC;这时需同时输注浓缩红细胞、血小板和凝血因子。

2. 输血和产科大出血

大量输血通常是指 24 h 内输注 10 U 或以上的悬浮红细胞,或 1 h 内输注 4 U 悬浮红细胞且仍需继续输血;或输血量超过自身血容量。尽管产后出血早期大量输血的优势缺乏高质量的证据,但在输血科有足够血源时,大量输血方案(MTP)应该是产后出血综合治疗方案的一部分。

产妇最佳血制品输注治疗和输注时机选择的推荐,目前主要限于专家共识,创伤性文献的方案改编以及少数临床报道。均推荐使用多成分的输血治疗,即输注固定比例的悬浮红细胞、新鲜或解冻血浆、血小板和冷沉淀。当启动 MTP 时,应按固定比例输注悬浮红细胞、新鲜冰冻血浆和血小板。初始推荐悬浮红细胞：新鲜冰冻血浆：血小板的输注比例为 1：1：1,以模拟全血置换。最近一项调查显示,超过 80% 的机构使用红细胞：血浆的输注比例为 1：1。这些推荐与以前的建议比例为 4：4：1 或 6：4：1 方案不同,这与血小板单位的定义有关。比推荐比例更重要的是,每个机构均应有一个特定的多成分输血治疗方案。如可疑 DIC 产妇(如消耗性凝血功能障碍或低纤维蛋白原血症,或都有),应考虑使用冷沉淀。在胎盘早剥或羊水栓塞的情况下,应警惕极低纤维蛋白原血症的出现,且尽早使用冷沉淀应作为复苏的一部分。

虽然小医院可能没有所有的血液制品,但每个产科都应有一个全面的产妇出血应急治疗计划,包括获取红细胞流程。在紧急情况下,还应随时供应特殊血型或 O 型 Rh 阴性血液。医师应熟悉其医院有关联合血液成分治疗的方案与建议。尚未证实哪一种输血方案比另一种更有效,因此,每家医院据其特有的资源进行具体的调整。

对拒绝各种治疗的产妇制定解决方案也很重要,如耶和华见证会产妇通常拒绝输血。这类产妇因拒绝输血,使产后出血致死率增加了 44 倍甚至 130 倍,因为这类产妇可能会接受某种血液制品,所以应在产前与产妇做好知情同意,若出现严重产后出血则可立即使用。

尽管产科输血常能挽救生命,但使用血液制品,特别在大量输血时是存在风险的。大量输血时,会出现高钾血症和柠檬酸盐毒性(保存血液制品的防腐剂),并将进一步加重低钙血症。酸中毒、低钙血症和低体温的共同作用会导致凝血功能恶化和发病率的增加。晶体液的过度复苏也可导致稀释性凝血功能障碍,并可诱发肺水肿。其他并发症包括:输血发热非溶血反应(0.8 例/1 000 U 输血)、急性溶血反应(0.19 例/1 000 U 输血)、急性输血相关性肺损伤(0.1 例/1 000 U 输血)。输血相关的感染(如肝炎、HIV、West Nile 病毒、Chagas 病、疟疾和 Lyme 病)相对罕见(低于 1/1 000 000～1/100 000)。

3. 其他相关治疗

(1) 血液回收

已证实,产妇使用术中血液回收(自体血回输)是安全有效的,主要受专业人员和设备的限制。在预期有明显出血时,如前置胎盘和胎盘植入,自体输血可降低异体血的需要或异体输血量。早期羊水污染的顾虑,已被高质量滤器技术消除了。关于 Rh 同种免疫的顾虑,则有必要对抗-D 进行适当的检测和治疗。然而,因大部分产后失血是不可预测的,因此血液回收很少使用。

(2) 凝血酶原复合物和纤维蛋白原浓缩剂

凝血酶原复合物(PCC)是从人血浆提取的维生素 K 依赖性凝血因子的浓缩物,是紧急逆转维生素 K 拮抗剂(如华法林)介导的获得性凝血因子缺乏的一线治疗药物。不同制剂的 PCC 含有不同种凝血因子,有包含 3 种(凝血因子Ⅱ、Ⅸ、Ⅹ)或 4 种(凝血因子Ⅱ、Ⅶ、Ⅸ、Ⅹ)。纤维蛋白原浓缩剂被批准用于治疗先天性纤维蛋白原缺乏患者的急性出血发作。在治疗产后出血和 DIC 时,使用 PCC 和纤维蛋白原浓缩剂的数据比较有限,因此,只有在多次使用标准化 MTP,并咨询本院或当地的大量输血治疗专家后才能使用这些药物。

(3) 重组活化凝血因子Ⅶ(rFⅦa)

凝血因子Ⅶ是一种维生素 K 依赖性丝氨酸蛋白酶,在凝血中起着关键作用。美国食品与药品管理局(FDA)批准的 rFⅦa 唯一适应证是治疗患有血友病 A 和 B 的患者。rFⅦa 在原发性产后出血中的作用是存在争议的。据报道,rFⅦa 可明显改善产科出血患者的止血功能,但有 2%～9% 的可能会引起致命性血栓的形成。使用 rFⅦa 不是公认一线治疗药物;因此,只有在多次使用标准化 MTP,并咨询本院或当地的大输血治疗专家后才能使用。

(八) 产后出血治疗后非急性产后贫血的最佳治疗方法

产妇出血稳定后,贫血程度有时不明显,直至次日收到常规的产后实验室结果,或开始走动时出现眩晕或头晕的症状。此时需决定是输注悬浮红细胞,还是口服或静脉补铁。在决定治疗的最佳方案时,应综合考虑持续出血程度(恶露)、后续出血风险以及产妇临床表现。当产妇血红蛋白小于 7 g/dl(血细胞比容<20％)时常需输注红细胞。另外,对于血红蛋白小于 7 g/dl 且无临床症状、血流动力学稳定的产妇,应在权衡输血治疗、口服补铁或静脉补铁后,行个体化治疗。每种治疗方式均是为补充红细胞,只是速度不同。尽管常规输血从 2 U 红细胞开始,但美国血库协会最新推荐是,生命体征稳定的产妇应从 1 U 开始输注,且需重新评估。

在产后贫血不需输血但需补铁时,一些小样本 RCT 对比了静脉补铁(亚铁蔗糖)和口服补铁的效果。其中两项研究显示,在静脉补铁 14 天后,血红蛋白水平显著升高,总体而言口服补铁组血红蛋白增加 1.4～1.5 g/dl,而静脉补铁组升高 2.0～3.8 g/dl,但差异无统计学意义。在治疗 40～42 天后,两组在血红蛋白水平和临床症状均无统计学差异。

(九) 有效改善产后出血的治疗的系统水平的干预措施

使用标准化的多级评估和反应方案,与产妇出血的早期干预和处理有关。然而研究尚未始终表明其对产妇结局的改善(包括严重发病率和病死率)。2015 年卫生研究和质量管理局的系统综述发现,尚无一致的证据表明标准化方案在严重产后出血、输血、子宫切除、ICU 入住率或致死率有益。尽管缺乏一致的证据,许多组织机构推荐采取有组织和多学科的方法降低产后出血的发病率和死亡率,并针对导致产妇发病率和死亡率的这一主要原因进行质量改进。因此,所有产科机构都应该有一个标准化的全院流程来治疗产科出血。妇产科医师和其他产科护理人员应与其机构合作,组建多学科应急团队,制定阶段性产后出血方案(包括加强护理指南和 MTP)。

每个产科病房都应该建立一有组织的、系统的产科出血应急预案,用于各重要人员的协调。医疗机构应采用一系统的方式来实施四个关键要素:① 做好产后出血响应准备。② 对所有产妇采取评估和预防措施。③ 应对严重产科出血的多学科团队。④ 基于系统质量改进流程,通过报告和系统学习提高响应能力。妇女医疗保健中心患者安全委员会已经推行了一个系统(其官网提供有关详细信息)。为确保医务人员掌握每个设施的处理流程及使用,需进行团队协议依从性的学习、演练和评审。

包括产后出血情景在内的多学科模拟团队训练,能改善产科安全与结局。出血演练有多种目的,包括:鉴别诊疗误区、提高信心与技能、试用并改进核对清单、识别和纠正系统问题、使队员熟悉治疗流程、确保及时治疗产后出血。尽管没有建立一个演练、模拟和团队训练的标准化方案,但有几种推荐的工具和技术可以纳入基于病房的改进策略。

三、推荐和总结

(一) A 级证据(建议和结论基于良好和一致的科学证据)

(1) 所有产科机构均应有产后立即常规使用宫缩剂的指南。

(2) 宫缩剂是治疗由宫缩乏力导致产后出血的一线药物。只要没有禁忌证,医务人员可自行选择宫缩剂种类,因为目前尚无证据表明某种药物对宫缩乏力的治疗效果优于另一种。

(二) B 级证据(建议和结论基于有限或不一致的科学证据)

(1) 当宫缩剂不能有效控制产后出血时,应快速采取其他干预措施(如填塞或外科技术),提高护理级别并增加人员配备。

(2) 鉴于降低产科出血致死率的发现,故在初始药物治疗产科出血失败时,应考虑使用氨甲环酸。

(3) 妇产科医师和其他产科护理人员应与其机构合作,组建多学科应急团队,制定阶段性产后出血方案(包括加强护理指南和 MTP)。

(三)C级证据(建议和结论主要基于共识和专家意见)

(1) 产后出血的处理应采用多学科、多方面的治疗方法,包括在维持血流动力学稳定的同时,快速鉴别和治疗出血的原因。

(2) 一般来说,在产后出血的治疗中,应尽量首用微创治疗方法,但若无效,为确保生命安全,可能需要更积极的干预措施,包括子宫切除术。

(3) 当需启动 MTP 时,应按一固定比例输注悬浮红细胞、新鲜冰冻血浆和血小板。

(4) 医院应采用一系统的方式来实施四个关键要素:① 做好产后出血响应准备。② 对所有产妇采取评估和预防措施。③ 应对严重产科出血的多学科团队。④ 基于系统质量改进流程,通过报告和系统学习提高响应能力。

第四节　围术期血液回收指南(2018)

一、摘要

血液回收通常被推荐用于减少异体红细胞输注和(或)术后严重贫血的情况。支持并鼓励对有适应证的患者尽可能开展围术期血液回收,并推荐所有开展外科手术并有潜在出血并发症的医院(除外小手术/日间手术)均应确保此项技术可以 24 h 响应。

二、推荐意见

(1) 血液回收通常被推荐用于减少异体红细胞输注和(或)术后严重贫血的情况。

(2) 推荐所有开展外科手术并有潜在出血并发症的医院应当确保血液回收设备和相关技术人员可以 24 h 响应。

(3) 外科手术预计成人失血量>500 ml(或失血量>10%估计全血容量)或体重 10 kg 以上儿童失血量>8 ml/kg(或失血量>10%估计全血容量)的手术,应考虑先进行自体血回收("单纯收集"模式),必要时再进行处理回输。

(4) 每家医院都应该指定血液回收技术的临床负责人和协调员各 1 名,负责制定和落实所有相关人员基本能力的培训方案、数据收集和审计。

(5) 如果需要对恶性肿瘤或感染外科手术中实施血液回收,应向患者告知潜在的风险与收益,并获得患者的知情同意。

(6) 恶性肿瘤手术和感染部位手术实施血液回收,在自体血回输前应当考虑使用去白细胞滤器。有诸多研究证明使用去白细胞滤器对产妇有益。

(7) 目前证据尚不支持剖宫产手术常规使用血液回收,对于术前贫血、预计出血高风险或术中发生意外出血的产妇应考虑并采用"单纯收集"模式。

三、相关指南

本指南更新了英国麻醉科医师学会 2009 年发布的术中血液回收指南。英国健康管理局(NICE)于 2005 年产科和 2008 年泌尿外科分别发布术中血液回收指南。英国血液回收行动组和澳大利亚国家血液管理局均发布了相关指南,最新 NICE 输血指南均提到了血液回收。

（1）制定指南目的：血液回收作为血液保护方案（患者血液管理）构成之一,制定指南是为了更好地阐述、支持并鼓励合理开展此项技术。

（2）本指南与以往指南的差别：本指南推荐更广泛地使用血液回收技术,并推荐实施重大手术的医院均应普遍使用。

四、介绍

上一版血液回收指南发表于 2009 年,当时血液回收技术尚未被广泛应用,许多医院刚引进设备。不过从那时起,此项技术利用率和使用范围得到迅速扩展。本指南目的是提供一系列实用性建议以推广其使用。

异体输血虽然可以挽救生命,但血液资源稀缺、昂贵且存在潜在风险。为减少或替代异体输血,已经开展了大量的实践工作。2012 年,英国国家输血委员会、英国国民医疗服务体系（NHS）血液和移植委员会以及英国卫生部在英格兰和北威尔士发起了患者血液管理（PBM）倡议。患者血液管理是指一种基于证据的多学科方法,对需要输血的患者进行管理,包括：术前血红蛋白优化、无血手术、使用抗纤溶药物、血液保护技术、循证输血指征等,如果按此实施,应该可以减少异体输血。

对患者围术期管理中,麻醉科医师在倡导患者血液管理策略中发挥着重要作用。作为患者血液管理策略的核心,血液回收是一种相对简单有效的血液保护技术,可降低异体输血的需求和用量并维持术后血红蛋白浓度。血液回收是自体输血方法的一种,它包括收集术中和术后早期的失血,再回输给患者。术中血液回收通常需要对术野回收血液进行处理的设备,然而在某些情况下,术后未经洗涤的过滤血液也可以进行回输。

目前,NICE 推荐在预计发生大量失血的手术中考虑使用血液回收,如心脏大血管手术、复杂泌尿外科手术、产科和整形外科手术。麻醉科医师协会将成人显著失血定义为失血量＞500 ml。英国血液回收行动组最近的一项调查显示,血液回收技术已经被用于多个临床学科,但有些医院仍面临着重大困难,如缺少相应技术人员,培训不足和资金短缺。产科是血液回收技术使用率增加最为显著的学科,其他学科在 2010—2014 年间血液回收使用情况基本保持稳定。

本指南目标是支持和鼓励继续推动围术期血液回收技术的合理使用,推荐所有开展外科手术（小手术/日间手术除外）的医院应当确保此项技术可以 24 h 响应。

（一）术中血液回收的原则与实施

血液回收通过低压吸引、抗凝、过滤、离心和洗涤获得自体红细胞回输给患者。尽管设备不同,但最终获得的都是悬浮在生理盐水中的自体红细胞。

血液回收应与其他 PBM 措施一起使用,此项技术适用于预计可以减少异体红细胞输注和（或）术后严重贫血的情况,成人患者失血可能超过 500 ml 的外科手术均应考虑血液回收。NICE 建议,不需给氨甲环酸的手术不必常规准备血液回收。患者存在以下情况则应该考虑实施血液回收：存在凝血功能异常或其他危险因素增加出血风险；紧急手术来不及纠正术前贫血；由于宗教或其他原因拒绝接受异体输血。如果预计失血量不确定,建议采取最经济有效的措施是仅安装负压吸引、抗凝和储血罐,即"单纯收集"状态。只有当收集到足够的血液（通常＞500 ml）时,再安装离心杯进行血液处理。

血液回收通常用于以下类型手术：心脏大血管手术,肝胆、脊柱、泌尿等外科大手术,整形手术特别是髋关节置换术,胸、腹和盆腔创伤手术,产科手术和产科大出血。

血液回收没有绝对禁忌证,但术野回收血液存在被肠道内容物、感染或肿瘤细胞等污染可能时,应根据污染的程度视为相对禁忌证,在这种情况下应对血液回收的风险和获益进行评估权衡利弊。患者通常不会拒绝,包括耶和华见证会患者也能接受,这需要术前进行沟通并记录在案。有肝素诱发血小板减少病史患者,则抗凝剂禁用肝素,可用枸橼酸盐代替。当术野存在可能导致红细胞裂解或者不能够静脉使用的特殊药物污染时,则应暂停血液回收并更换为普通吸引装置进行吸引,待术野采用生理盐水冲洗后才可继续血液回收。建议术前向患者提供血液回收相关详细信息,告知益处和潜在的风险。

(二) 组织人员的服务和教育

血液回收应作为围术期管理的一部分,建议所有开展外科手术并有潜在出血并发症的医院应当确保血液回收设备和相关技术人员可以 24 h 响应。手术室应该对血液回收技术指定 1 名临床负责人和 1 名协调员(例如,手术室护士、麻醉助理医师/麻醉护士、灌注师)来负责管理和开展这项工作。

每个外科和产科都应该制定符合本科室实际情况的自体血回收操作流程。这些操作流程应具体规定:员工培训、患者选择、患者信息、知情同意、输液袋标签标准、输血前核查、不良事件报告、质量控制和审计。参考国家职业标准制定,这些广义和通用的标准适合所有参与血液回收工作的相关人员,与专业背景无关。同时应培训足够数量的技术人员来熟练使用这项技术,确保可以 24 h 响应。

尽管手术室可能有专门的血液回收操作人员,但更常见的是由手术室工作人员或灌注师来承担这一部分角色。必须对所有参与血液回收工作人员进行培训,评估他们是否具备安装和使用这个设备的能力,同时由协调员负责整理培训和评估的记录,对参加培训的人员进行资质的档案记录。与既定指导标准保持一致,具体政策应该明确血液回收团队中不同角色需要培训内容和培训周期。

血液回收操作人员负责在其专业领域和能力范围内工作,并应该保持一定数量的临床应用病例。在血液回收工作开展较少的医院,管理人员应该通过其他途径进行学习巩固,如模拟训练或与其他单位协作来实现。此外,用人单位开展维护培训和工作能力评估是安全开展血液回收工作的基础。

血液回收工作人员培训包括理论与实践操作,培训完成应当进行能力评估。以下内容应定期审核:保养合同和常规维修;定期检测回输血血红蛋白浓度;授权人员的培训和评估记录。针对设备的培训可由制造商或指定的当地培训人员来提供。然而,临床实践工作的能力应该由用人单位来测评。

所有血液回收实施都应对其进行精确的临床编码,以符合经批准的 NHS 基本信息标准(SNOMED - CT 代码 233568002)。手术室内血液回收的使用以及红细胞的输注需要清晰的文书记录。最终获得的自体红细胞需由责任医师授权后方可在手术室外输注。输血袋和贮血器的标识至少包括患者的全名、出生日期、唯一识别号、自体红细胞制品有效期和时间(输血袋上)。

(三) 技术方面

血液回收系统应根据制造商的说明使用,原则上应该选择自动模式下运行。市场上有几种不同的吸引装置和不同品牌的机器,应分别对工作人员进行相应培训。一家机构建议选择同类型血液回收机以便于操作人员熟练掌握并积累经验。通常吸引负压调至 $100\sim150$ mmHg,避免负压过大导致红细胞破坏。快速失血期间,负压水平可以临时增加从而快速清除术野血液,待失血速度减慢后再降至较低水平。

自体血回输时间应在制造商推荐时间窗内,通常是术中血液回收操作完成后 4 h 内,术后血液回收开始的 6 h 内。此外,处理完成后自体血不能放在冰箱中,应全程放在患者旁边。如果使用肝素化盐水作为抗凝溶液,必须保证加入准确的肝素容量和浓度,并清楚地标记在液袋上,以免意外静脉注射。患者快速失血而血液回收系统采用手动或紧急模式运行,或由于操作失误,回输血内可能会残留过量肝素,应检测活化凝血时间(ACT)或活化部分凝血活酶时间(APTT),如果升高(如 ACT>125 s),则需要补充鱼精蛋白。如果抗凝剂为枸橼酸盐,在上述情况下用量过大时,应注意可能导致低钙血症,需要补充钙剂。

自体血回输前床旁核查同异体输血,应使用带滤器的输血器输注。由于存在空气栓塞风险,因而不建议血袋外加压输血。所有一次性使用材料用完应丢弃,并按照操作手册和感染管理要求对设备进行清洁。

每台机器都应完成审计日志并保存在设备旁。严重不良事件或不良反应应汇报给科室负责人和医院输血委员会,适当时机完成报告并上传至输血严重反应管理机构和(或)英国药品与保健品管理局。

(四) 产科

产科出血是孕产妇死亡的重要原因,大多数报道显示因出血导致孕产妇死亡人数的增加几乎翻倍,主要原因是胎盘异常,这也是引起英国孕产妇死亡的主要原因。来自英国的全国调查显示,血液回收在产科被广泛使用,回输率和成本效益是可变的,并与失血量直接相关。尽管血液回收机已经普及,并且产科手术中实施血液回收安全性已经得到认可,但由于急诊剖宫产手术出血的不可预测性和紧迫性,因此在产科领域推广仍面临挑战。

SALVO 试验(剖宫产术中血液回收:一项随机对照试验)是迄今为止规模最大($n=3\,054$)的研究血液回收在剖宫产术中的作用。该研究没有发现剖宫产术中采用血液回收后对于异体输血用量产生积极影响,也未发现常规采用整套回收回输系统所带来成本效益的放大。然而,机构层面的成本仍然取决于病例数量、预期失血量和初始投资成本。通过纱垫洗涤等提高回收率方法改善复杂成本效益分析。此外,虽然 SALVO 试验在胎盘异常情况下的前瞻性研究没有显示出有效性,但这项试验不能用来证明或否定血液回收在产科预计出血高危手术中的作用。与以往研究一样,SALVO 试验也发现回输血中有胎儿红细胞残留,血液回输后存在将来妊娠发生溶血性疾病风险,需要进一步研究 RhD 和其他红细胞抗原同种免疫的长期影响,同时强调开展血液回收的单位应严格遵守抗 D 免疫球蛋白治疗指南。使用去白细胞滤器和采用双管吸引现在受到质疑。双管吸引即一个吸引装置用于吸引废弃的羊水和其他污染物,另一个吸引术野出血,可以减少初始羊水污染。尽管体外研究均表明血液回收通过离心洗涤过滤等处理可有效去除羊水成分,并与初始羊水污染程度无关。应考虑使用去白细胞滤器,但会降低输注速度,从而对临床治疗产生一定影响。由于去白细胞滤器是黏附过滤器,所以血液不能强行通过,并且过滤能力饱和时需要更换,也可能引起缓激肽增加发生低血压。不建议在产科手术中常规使用双管吸引或去白细胞滤器。

根据目前证据,无论是择期还是紧急剖宫产手术都不建议常规使用血液回收。对于术前贫血或术中意外出血的产妇,应考虑采用"单纯收集"方式。如果产妇拒绝异体输血或预计有大出血风险,应与产妇讨论实施血液回收的风险和获益。

(五) 心脏和血管外科手术中的血液回收

在英格兰和威尔士,心脏手术约占全部输血的 6%,这是因为在手术区域大量失血中,凝血病和与体外循环相关的血小板功能受损加重了失血。心脏手术中血液回收被广泛接受;对 31 项试验的荟萃分析显示,常规使用血液回收可使红细胞输注量减少达 40%。

心肺转流前后患者没有肝素化期间的失血,不采用血液回收都是浪费。心肺转流期间,心脏吸引器可以收集术野失血,通过滤器返回心肺转流贮血器,然后进入患者的循环。有研究采用血液回收的吸引器取代心脏吸引器,发现会导致凝血因子和血小板的耗竭,因此不做推荐。

在心肺流转后,500~1 000 ml 的血液会留在转流管路和贮血器中。通常这些血液会未经处理直接回输给患者,但是有证据表明,通过使用血液回收系统分离和洗涤红细胞再输注给患者,会提高红细胞的浓度,增加患者血细胞比容,可能对减少异体输血有利。然而,对残留泵血进行离心操作也有效地提高血细胞比容之前再灌注,而其他血液浓缩装置尚未显示出有效。我们建议,如果已经进行了血液回收,可以在重新输注前使用浓缩剩余的旁路泵血液;或者,采用离心的方法是合理的。

英国的一些中心在心脏手术过程中经常使用血液回收。然而,例如原发性冠状动脉搭桥术或单瓣膜手术等低风险手术的成本效益存在矛盾。在所有心脏手术中,我们建议,至少采用在"单纯收集"模式下使用血液回收。如果收集的血液超过了 500 ml,则可以对其进行处理并返回输给患者。对于没有行心肺流转的心脏手术,均推荐采用血液回收。

在开放式主动脉手术中使用血液回收也颇具规模。它已被证明是安全的,有荟萃分析显示,在接受择期腹主动脉瘤修复手术的患者中,使用血液回收可以将红细胞输注的风险降低 37%。在紧急腹主动脉瘤修复手术中的一项研究表明,每位患者可以节省最多 3 U 的红细胞,并且医院病死率降低了。我们建议,在所有开放式主动脉手术中常规使用血液回收,并考虑在所有预计失血量>500 ml 的血管外科手术中考虑使用血液回收。

(六) 骨科和创伤

从 19 年和 200 多万关节置换术的数据显示,在 2011 年之前,红细胞输注量有所增加,而这与发病率的增加有关。在对包括髋关节置换术和膝关节置换术在内的 RCT 的荟萃分析中,术中血液回收显著降低了异体红细胞输血输注率和输注量。当预计失血量>500 ml 时,对所有接受整形外科手术或创伤手术的患者,应考虑使用术中血液回收。如果术中使用骨水泥,期间应暂停使用血液回收;当骨水泥完全凝固后,方可继续血液回收。对于翻修手术,当金属制品可以在原位进行时,例如先前做过脊柱手术,有证据表明,标准 40 μm 过滤器不能消除最小的钛碎片,因此应谨慎使用。然而,我们仍然建议在这种情况下考虑血液回收,但条件是使用标准的吸力,直到手术野已经冲洗和移除所有金属碎片。同时,当手术野受到抗生素、碘或局部凝血剂的污染时,不应使用血液回收。一旦这些物质被移除,就可以继续血液回收。

在无法应用止血带的手术中,如髋关节置换术或脊柱外科手术中,血液回收尤其有用。当使用止血带时,例如,在膝盖手术中,止血带一松开即可安装使用血液回收设备,血液回输可以在术后进行。另一方面,术后经引流收集的处理或未处理的血液,都可以再次输注。

一项 Cochrane 研究关于腹部或胸部创伤患者中使用血液回收与常规治疗进行比较,结果发现使用血液回收可减少 4.7(95%CI 1.3~8.1)单位的异体红细胞。结果表明,在这种情况下,血液回收可以减少输血,并且具有成本效益。一项 30 例髋臼骨折固定术患者术中使用血液回收的前瞻性研究显示,平均失血量 1 233 ml,回输血量 388 ml,其中只有 47%的患者需要异体输血。战地医院的一项有关血液回收可行性研究表明,与肢体爆炸损伤患者相比,血液回收在胸腹腔枪伤患者中效果更好。

推荐创伤/急诊手术室应该具备可以 24 h 响应的血液回收设备和经过培训的操作人员。

(七) 儿科

儿童和婴儿异体输血的并发症可能比成人更常见。儿童术前自体捐赠存在实际和复杂的后勤问题,使其成本高昂且效益不确定。血液回收应作为全面的患者血液管理规划的一部分。血液回收最常用于脊柱手术(较大的儿童或青少年)、心脏手术、肝移植和颅面手术中。血液回收可根据临床情况,取代或减少异体输血。在儿科文献中,要求使用血液回收的预期失血量(EBL)与血容量(BV)的比值

(EBL/BV)在 10%～40%，这与各地惯例和设备可利用率有关。工作组建议，当儿童的失血量超过 8 ml/kg(大约相当于超过总血容量 10%)，和儿童体重超过 10 kg 时，应考虑至少使用"单纯收集"模式的血液回收。

有些血液回收机处理时先将回收血液进行离心浓缩，等离心杯内浓缩红细胞满杯后才能自动进入洗涤程序。但多数情况下，因回收血量不足而不能行自动清洗，可通过下列方法来避免此类情况：把血液吸引回收到含有肝素盐水的储血罐内，一旦收集的血量达到血液回收机最低要求，就可以使用血液回收机进行洗涤；使用体积较小的离心杯；使用手动洗涤程序洗涤未满的离心杯；也可使用具有连续处理模式的血液回收机。但这些方法之间是否有实际差异一直受到质疑。

现已有关于儿童血液回收成本效益的研究。Samnaliev 等人研究了 478 名在波士顿儿童医院接受心脏或骨科手术的儿童的血液回收的成本和收益，这些儿童根据当地的协议获得了血液回收资格。他们的结论是，血液回收是最具成本效益的策略，尽管使用血液回收的儿童中有一半也需要输注异体血。Golab 等人认为，虽然血液回收是安全的，减少了异体输血，但它的成本很高。Cholette 等人并没有对血液回收的成本进行严格的调查。不同医疗机构由于一次性材料和人员等经费支出不同，使得血液回收成本存在差异，但可以确定的是能够减少异体输血。

(八) 术后血液回收

患者可能在术后会继续出血，在许多外科手术后，通常使用引流来防止积血。通过引流管收集的血液可以通过两种方式进行回输：一种是洗涤后回输指回收血液经过离心洗涤处理后将红细胞回输，与术中回收血液处理相同；另一种是过滤后回输指收集的血液通过过滤后直接回输给患者，不进行离心或洗涤。

一项 Cochrane 研究评价分析了 29 例心脏和骨科手术使用术后血液回收，结果发现异体红细胞输注减少了 41%(RR 0.59；95% CI 0.48～0.73)。

在骨科手术后重新输注回收的血液，无论有无洗涤，都是安全经济的。在骨科手术后，尤其是全膝关节置换术后，可以使用未洗涤的术后血液回收，有效减少异体血的输注。

在心脏手术后，通过胸腔引流收集的血液必须经过血液回收系统处理，然后再输注，因为脂肪和其他污染物需通过血液回收系统清除。我们建议，在心脏手术后的前 6 h 中出血>100 ml/h 的患者，不论是否因为出血需要再次开胸，都应考虑(洗涤过的)血液回收。

(九) 恶性肿瘤手术

尽管有理论上的担忧，但在恶性肿瘤手术中血液回收并没有绝对的禁忌证。血液回收的使用存在争议，因为肿瘤细胞经常出现在手术野，可以在回收的血液中发现，理论上可能在血液再输注后转移。事实上，不论是否使用血液回收的情况下，在恶性肿瘤手术的患者循环血液中常常能发现肿瘤细胞，而且这些细胞中极少数能够引起转移。使用去白细胞滤器可以减少回收血液中的肿瘤细胞数量，对血液制品的质量没有明显的不良影响。尚未证实去白细胞滤器的使用与血液回收的血液中的缓激肽或白三烯的产生有关。血液回收可以减少或避免异体输血，这与免疫抑制和恶性肿瘤复发密切相关。去白细胞滤器的一个主要缺点是通过输血速度较慢，因此临床医师需要权衡使用与否的利害关系。

总之，尽管理论上存在风险和益处，但没有确凿的证据表明血液回收可以诱导肿瘤转移或影响肿瘤患者预后。诱发转移扩散的理论风险(未被证实)被减少的异体输血和免疫调节所抵消，这已得到证实。因此，许多临床医师为接受重大恶性肿瘤手术的患者实施血液回收。工作组建议，在恶性肿瘤手术前与患者讨论潜在的风险和益处，并获得患者知情同意。

（十）感染和污染手术

感染和污染手术并不是血液回收的绝对禁忌证，但是尚存在争议，一方面术野血液回收理论上可能存在病原体和毒素入血而加重脓毒血症；另一方面血液回收可减少异体血的暴露，从而降低异体输血相关免疫功能抑制所带来的术后感染风险。回收血液经过洗涤处理和联合使用去白细胞滤器可以清除大部分细菌，但这主要取决于污染程度。没有确凿证据表明血液回收在受污染手术使用，存在加重脓毒血症、预后不良或其他特异并发症的风险，包括在重大创伤手术中使用。

推荐在恶性肿瘤手术和受感染手术野中使用血液回收应根据具体情况加以考虑，并取得患者知情同意和联合使用去白细胞滤器。

第五节　产后出血预防与处理指南（2014）

产后出血是目前我国孕产妇死亡的首位原因。绝大多数产后出血所导致的孕产妇死亡是可避免或创造条件可避免的，其关键在于早期诊断和正确处理。中华医学会妇产科学分会产科学组已于2009年制定并发表了《产后出血预防与处理指南（草案）》，对指导产后出血的临床诊治工作、降低其所导致的孕产妇死亡率发挥了重要作用。近年来，有关防治产后出血的研究取得不少新的进展，因此，有必要对该指南草案进行修订。中华医学会妇产科学分会产科学组组织专家进行了多次讨论，在广泛征求意见的基础上，推出了《产后出血预防与处理指南（2014）》。本指南在《产后出血预防与处理指南（草案）》的基础上进行了修订，主要参考WHO、国际妇产科联盟（FIGO）、加拿大、美国和英国关于产后出血的诊断与治疗指南以及最新的循证医学证据，并结合国内外有关的临床经验，旨在规范和指导全国妇产科医师对产后出血的预防和处理。

一、产后出血的原因与高危因素

产后出血的四大原因是子宫收缩乏力、产道损伤、胎盘因素和凝血功能障碍；四大原因可以合并存在，也可以互为因果；每种原因又包括各种病因和高危因素，见表21-8。所有孕产妇都有发生产后出血的可能，但有一种或多种高危因素者更易发生。值得注意的是，有些孕产妇如妊娠期高血压疾病、妊娠合并贫血、脱水或身材矮小的产妇等，即使未达到产后出血的诊断标准，也会出现严重的病理生理改变。

表 21-8　产后出血的原因及对应的高危因素

原因或病因	对应的高危因素
子宫收缩乏力	
全身因素	产妇体质虚弱、合并慢性全身性疾病或精神紧张等
药物	过多使用麻醉剂、镇静剂或宫缩抑制剂等
产程因素	急产、产程延长或滞产、试产失败等
产科并发症	子痫前期等
羊膜腔内感染	胎膜破裂时间长、发热等
子宫过度膨胀	羊水过多、多胎妊娠、巨大儿等
子宫肌壁损伤	多产、剖宫产史、子宫肌瘤剔除术后等
子宫发育异常	双子宫、双角子宫、残角子宫等

续　表

原因或病因	对应的高危因素
产道损伤	
子宫颈、阴道或会阴裂伤	急产、手术产、软产道弹性差、水肿或瘢痕形成等
剖宫产子宫切口延伸或裂伤	胎位不正、胎头位置过低等
子宫破裂	子宫手术史
子宫体内翻	多产、子宫底部胎盘、第三产程处理不当
胎盘因素	
胎盘异常	多次人工流产或分娩史、子宫手术史、前置胎盘
胎盘、胎膜残留	胎盘早剥、胎盘植入、多产、既往有胎盘粘连史
凝血功能障碍	
血液系统疾病	遗传性凝血功能疾病、血小板减少症
肝脏疾病	重症肝炎、妊娠期急性脂肪肝
产科 DIC	羊水栓塞、Ⅱ～Ⅲ度胎盘早剥、死胎滞留时间长、重度子痫前期及休克晚期

二、产后出血的定义与诊断

产后出血是指胎儿娩出后 24 h 内，阴道分娩者出血量≥500 ml、剖宫产分娩者出血量≥1 000 ml；严重产后出血是指胎儿娩出后 24 h 内出血量≥1 000 ml；难治性产后出血是指经宫缩剂、持续性子宫按摩或按压等保守措施无法止血，需要外科手术、介入治疗甚至切除子宫的严重产后出血。

诊断产后出血的关键在于对出血量有正确的测量和估计，错误低估将会丧失抢救时机。突发大量的产后出血易得到重视和早期诊断，而缓慢、持续的少量出血和血肿容易被忽视。出血量的绝对值对不同体质者临床意义不同，因此，最好能计算出产后出血量占总血容量的百分比，妊娠末期总血容量的简易计算方法为非孕期体质量(kg)×7％×(1+40％)，或非孕期体质量(kg)×10％。

常用的估计出血量的方法有：① 称重法或容积法。② 监测生命体征、尿量和精神状态。③ 休克指数法，休克指数＝心率/收缩压(mmHg)，见表 21 - 9。④ 血红蛋白水平测定，血红蛋白每下降 10 g/L，出血量为 400～500 ml。但是在产后出血早期，由于血液浓缩，血红蛋白值常不能准确反映实际出血量。值得注意的是，出血速度也是反映病情轻重的重要指标。重症产后出血情况包括：出血速度＞150 ml/min；3 h 内出血量超过总血容量的 50％；24 h 内出血量超过全身总血容量。

表 21 - 9　休克指数与估计失血量

休 克 指 数	估计失血量(ml)	占血容量的比例(％)
<0.9	<500	<20
1.0	1 000	20
1.5	1 500	30
2.0	≥2 500	≥50

三、产后出血的预防

(一) 加强产前保健

产前积极治疗基础疾病，充分认识产后出血的高危因素，高危孕妇尤其是凶险性前置胎盘、胎盘植入者应于分娩前转诊到有输血和抢救条件的医院分娩。

（二）积极处理第三产程

积极正确地处理第三产程能够有效降低产后出血量和产后出血的危险度，为常规推荐（Ⅰ级证据）。

1. 预防性使用宫缩剂

是预防产后出血最重要的常规推荐措施，首选缩宫素。应用方法：头位胎儿前肩娩出后、胎位异常胎儿全身娩出后、多胎妊娠最后 1 个胎儿娩出后，予缩宫素 10 U 加入 500 ml 液体中以 100～150 ml/h 静脉滴注或缩宫素 10 U 肌内注射。预防剖宫产产后出血还可考虑应用卡贝缩宫素，其半衰期长（40～50 min），起效快（2 min），给药简便，100 μg 单剂静脉推注可减少治疗性宫缩剂的应用，其安全性与缩宫素相似。如果缺乏缩宫素，也可选择使用麦角新碱或米索前列醇。

2. 延迟钳夹脐带和控制性牵拉脐带

最新的研究证据表明，胎儿娩出后 1～3 min 钳夹脐带对胎儿更有利，应常规推荐，仅在怀疑胎儿窒息而需要及时娩出并抢救的情况下才考虑娩出后立即钳夹并切断脐带（Ⅰ级证据）。控制性牵拉脐带以协助胎盘娩出并非预防产后出血的必要手段，仅在接生者熟练牵拉方法且认为确有必要时选择性使用（Ⅰ级证据）。

3. 预防性子宫按摩

预防性使用宫缩剂后，不推荐常规进行预防性子宫按摩来预防产后出血（Ⅰ级证据）。但是，接生者应该在产后常规触摸宫底，了解子宫收缩情况。

产后 2 h，有高危因素者产后 4 h 是发生产后出血的高危时段，应密切观察子宫收缩情况和出血量变化，产妇并应及时排空膀胱。

四、产后出血的处理

（一）一般处理

在寻找出血原因的同时进行一般处理，包括向有经验的助产士、上级产科医师、麻醉科医师等求助，通知输血科和检验科做好准备；建立双静脉通道，积极补充血容量；进行呼吸管理，保持气道通畅，必要时给氧；监测出血量和生命体征，留置尿管，记录尿量，交叉配血；进行基础的实验室检查（血常规、凝血功能、肝肾功能等）并行动态监测。

（二）针对产后出血原因的处理

病因治疗是最根本的治疗，检查宫缩情况、胎盘、产道及凝血功能，针对出血原因进行积极处理。

1. 子宫收缩乏力的处理

（1）子宫按摩或压迫法：可采用经腹按摩或经腹经阴道联合按压，按摩时间以子宫恢复正常收缩并能保持收缩状态为止，应配合应用宫缩剂。

（2）应用宫缩剂：① 缩宫素：为预防和治疗产后出血的一线药物。治疗产后出血方法为：缩宫素 10 U 肌内注射或子宫肌层或子宫颈注射，以后 10～20 U 加入 500 ml 晶体液中静脉滴注，给药速度根据患者的反应调整，常规速度 250 ml/h，约 80 mU/min。静脉滴注能立即起效，但半衰期短（1～6 min），故需持续静脉滴注。缩宫素应用相对安全，但大剂量应用时可引起高血压、水中毒和心血管系统不良反应；快速静脉注射未稀释的缩宫素，可导致低血压、心动过速和（或）心律失常，禁忌使用。因缩宫素有受体饱和现象，无限制加大用量反而效果不佳，并可出现不良反应，故 24 h 总量应控制在 60 U 内。② 卡贝缩宫素：使用方法同预防剖宫产产后出血。③ 卡前列素氨丁三醇：为前列腺素 F2α 衍生物(15-甲基 PGF2α),能引起全子宫协调强有力的收缩。用法为 250 μg 深部肌内注射或子宫肌层注射,3 min 起作用,30 min 达作用高峰,可维持 2 h;必要时重复使用,总量不超过 2 000 μg。哮喘、心脏病和青光眼患者禁用,高血压患者慎用;不良反应常见的有暂时性的呕吐、腹泻等。④ 米索前列醇:系前列腺素 E1 的衍生物,可引起全子宫有力收缩,在没有缩宫素的情况下也可作为治疗子宫收缩乏力性产后出血的一线药物,应用方法:米索前列醇 200～600 μg 顿服或舌下给药。但米索前列醇不良反应较大,恶心、呕吐、腹泻、寒战和体温升高较常见;高血压、活动性心、肝、肾疾病及肾上腺皮质功能不全者慎用,青光眼、哮喘及过敏体质者禁用。⑤ 其他:治疗产后出血的宫缩剂还包括卡前列甲酯栓(可直肠或阴道给药,偶有一过性胃肠道反应或面部潮红但会很快消失)以及麦角新碱等。

(3) 止血药物:如果宫缩剂止血失败,或者出血可能与创伤相关,可考虑使用止血药物。推荐使用氨甲环酸,其具有抗纤维蛋白溶解的作用,1 次 1.00 g 静脉滴注或静脉注射,1 日用量为 0.75～2.00 g。

(4) 手术治疗:在上述处理效果不佳时,可根据患者情况和医师的熟练程度选用下列手术方法。如合并凝血功能异常,除手术外,需补充凝血因子等。① 宫腔填塞术:有宫腔水囊压迫和宫腔纱条填塞两种方法,阴道分娩后宜选用水囊压迫,剖宫产术中可选用水囊或纱条填塞。宫腔填塞术后应密切观察出血量、子宫底高度、生命体征变化等,动态监测血红蛋白、凝血功能状况,以避免宫腔积血,水囊或纱条放置 24～48 h 后取出,注意预防感染。② 子宫压迫缝合术:最常用的是 B-Lynch 缝合术,适用于子宫收缩乏力、胎盘因素和凝血功能异常性产后出血,子宫按摩和宫缩剂无效并有可能切除子宫的患者。先试用两手加压,观察出血量是否减少以估计 B-Lynch 缝合术成功止血的可能性,应用可吸收线缝合。B-Lynch 缝合术后并发症的报道较为罕见,但有感染和组织坏死的可能,应掌握手术适应证。除此之外,还有多种改良的子宫缝合技术如方块缝合等。③ 盆腔血管结扎术:包括子宫动脉结扎和髂内动脉结扎,子宫血管结扎术适用于难治性产后出血,尤其是剖宫产术中子宫收缩乏力或胎盘因素的出血,经宫缩剂和按摩子宫无效,或子宫切口撕裂而局部止血困难者。推荐实施 3 步血管结扎术法:即双侧子宫动脉上行支结扎;双侧子宫动脉下行支结扎;双侧卵巢子宫血管吻合支结扎异。见图 21-1。髂内动

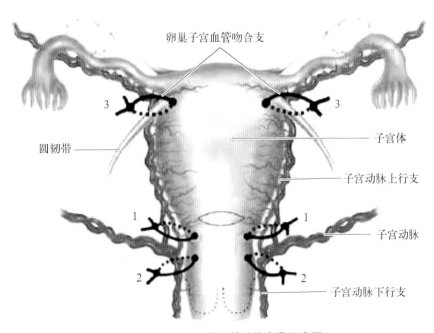

图 21-1　子宫血管结扎步骤示意图

1:双侧子宫动脉上行支结扎;2:双侧子宫动脉下行支结扎;3:双侧卵巢子宫血管吻合支结扎

脉结扎术手术操作困难,需要对盆底手术熟练的妇产科医师操作。适用于子宫颈或盆底渗血、子宫颈或阔韧带出血、腹膜后血肿、保守治疗无效的产后出血,结扎前后需准确辨认髂外动脉和股动脉,必须小心,勿损伤髂内静脉,否则可导致严重的盆底出血。④ 经导管动脉栓塞术(transcatheter arterial embolization,TAE):此方法适用于有条件的医院。适应证:经保守治疗无效的各种难治性产后出血(包括子宫收缩乏力、产道损伤和胎盘因素等),孕产妇生命体征稳定。禁忌证:生命体征不稳定、不宜搬动的患者;合并有其他脏器出血的 DIC;严重的心、肝、肾和凝血功能障碍;对造影剂过敏者。⑤ 子宫切除术:适用于各种保守性治疗方法无效者。一般为子宫次全切除术,如前置胎盘或部分胎盘植入子宫颈时行子宫全切除术。操作注意事项:由于子宫切除时仍有活动性出血,故需以最快的速度"钳夹、切断、下移",直至钳夹至子宫动脉水平以下,然后缝合打结,注意避免损伤输尿管。对子宫切除术后盆腔广泛渗血者,可用大纱条填塞压迫止血并积极纠正凝血功能障碍。

2. 产道损伤的处理

充分暴露手术视野,在良好照明下,查明损伤部位,注意有无多处损伤,缝合时注意恢复解剖结构,并应在超过裂伤顶端 0.5 cm 处开始缝合,必要时应用椎管内麻醉。发现血肿尽早处理,可采取切开清除积血、缝扎止血或碘伏纱条填塞血肿压迫止血(24~48 h 后取出)。

(1)子宫体内翻:如发生子宫体内翻,产妇无严重休克或出血,子宫颈环尚未缩紧,可立即将内翻子宫体还纳,还纳困难者可在麻醉后还纳。还纳后静脉滴注缩宫素,直至宫缩良好后将手撤出。如经阴道还纳失败,可改为经腹子宫还纳术,如果患者血压不稳定,在抗休克同时行还纳术。

(2)子宫破裂:立即开腹行手术修补或行子宫切除术。

3. 胎盘因素的处理

胎儿娩出后,尽量等待胎盘自然娩出。

(1)胎盘滞留伴出血:对胎盘未娩出伴活动性出血者可立即行人工剥离胎盘术,并加用强效宫缩剂。对于阴道分娩者术前可用镇静剂,手法要正确、轻柔,勿强行撕拉,以防胎盘残留、子宫损伤或子宫体内翻的发生。

(2)胎盘残留:对胎盘、胎膜残留者应用手或器械清理,动作要轻柔,避免子宫穿孔。

(3)胎盘植入:胎盘植入伴活动性出血,若为剖宫产可先采用保守治疗方法,如盆腔血管结扎、子宫局部楔形切除、介入治疗等;若为阴道分娩应在输液和(或)输血的前提下,进行介入治疗或其他保守性手术治疗。如果保守治疗方法不能有效止血,则应考虑及时行子宫切除术。

(4)凶险性前置胎盘:即附着于子宫下段剖宫产瘢痕处的前置胎盘,常常合并有胎盘植入,出血量大。此处将其单独列出以引起重视。如果保守治疗措施如局部缝扎或楔形切除、血管结扎、压迫缝合、子宫动脉栓塞等无法有效止血,应早期做出切除子宫的决策,以免发展为失血性休克和多器官功能衰竭而危及产妇生命。对于有条件的医院,也可采用预防性髂内动脉球囊阻断术,以减少术中出血。

4. 凝血功能障碍的处理

一旦确诊为凝血功能障碍,尤其是 DIC,应迅速补充相应的凝血因子。

(1)血小板计数:产后出血尚未控制时,若血小板计数低于$(50\sim75)\times10^9/L$ 或血小板计数降低并出现不可控制的渗血时,则需考虑输注血小板,治疗目标是维持血小板计数在 $50\times10^9/L$ 以上。

(2)新鲜冰冻血浆:是新鲜抗凝全血于 6~8 h 内分离血浆并快速冰冻,几乎保存了血液中所有的凝血因子、血浆蛋白、纤维蛋白原。应用剂量为 10~15 ml/kg。

（3）冷沉淀：输注冷沉淀主要为纠正纤维蛋白原的缺乏，如纤维蛋白原水平高于 1.5 g/L 不必输注冷沉淀。冷沉淀常用剂量为 0.10～0.15 U/kg。

（4）纤维蛋白原：输入纤维蛋白原 1 g 可提升血液中纤维蛋白原 0.25 g/L，1 次可输入纤维蛋白原 4～6 g（也可根据患者具体情况决定输入剂量）。

总之，补充凝血因子的主要目标是维持凝血酶原时间及活化凝血酶原时间均<1.5 倍平均值，并维持纤维蛋白原水平在 1 g/L 以上。

（三）产后出血的输血治疗

成分输血在治疗产后出血尤其是严重产后出血中起着非常重要的作用。产后出血输血的目的在于增加血液的携氧能力和补充丢失的凝血因子。应结合临床实际情况掌握好输血的指征，既要做到输血及时、合理，又要做到尽量减少不必要的输血及其带来的相关不良后果。

（1）红细胞悬液：产后出血何时输注红细胞尚无统一的指征，往往是根据产妇出血量的多少、临床表现如休克相关的生命体征变化、止血情况和继续出血的风险、血红蛋白水平等综合考虑来决定是否输注。一般情况下，血红蛋白水平>100 g/L 可不考虑输注红细胞，而血红蛋白水平<60 g/L 几乎都需要输血，血红蛋白水平<70 g/L 应考虑输血，如果出血较为凶险且出血尚未完全控制或继续出血的风险较大，可适当放宽输血指征。每个单位红细胞悬液是从 200 ml 全血中提取的，每输注两个单位红细胞悬液可使血红蛋白水平提高约 10 g/L，应尽量维持血红蛋白水平>80 g/L。

另外，在剖宫产术中如果出血量超过 1 500 ml，有条件的医院还可考虑自体血过滤后回输。

（2）凝血因子：补充凝血因子的方法同上述，包括输注新鲜冰冻血浆、血小板、冷沉淀、纤维蛋白原等。另外，在药物和手术治疗都无法有效止血且出血量较大并存在凝血功能障碍的情况下，有条件的医院还可考虑使用重组活化Ⅶ因子（rFⅦa）作为辅助治疗的方法，但由于临床研究证据不足而不推荐常规应用，应用剂量为 90 μg/kg，可在 15～30 min 内重复给药。

（3）止血复苏及产科大量输血：止血复苏（hemostatic resuscitation）强调在大量输注红细胞时，早期、积极的输注血浆及血小板以纠正凝血功能异常（无需等待凝血功能检查结果），而限制早期输入过多的液体来扩容（晶体液不超过 2 000 ml，胶体液不超过 1 500 ml），允许在控制性低压的条件下进行复苏。过早输入大量的液体容易导致血液中凝血因子及血小板的浓度降低而发生"稀释性凝血功能障碍"，甚至发生 DIC 及难以控制的出血；过量的晶体液往往积聚于第三间隙中，可能造成脑、心、肺的水肿及腹腔间隔室综合征等并发症。

产科大量输血在处理严重产后出血中的作用越来越受到重视，应用也越来越多，但目前并无统一的产科大量输血方案（massive transfusion protocol，MTP），按照国内外常用的推荐方案，建议红细胞：血浆：血小板以 1∶1∶1 的比例（如 10 U 红细胞悬液＋1 000 ml 新鲜冰冻血浆＋1 U 机采血小板）输注。如果条件允许，还可以考虑及早应用 rFⅦa。

五、产后出血的防治流程

产后出血的处理可分为预警期、处理期和危重期，分别启动一级、二级和三级急救方案，见图 21-2。产后 2 h 出血量达到 400 ml 且出血尚未控制者为预警线，应迅速启动一级急救处理，包括迅速建立两条畅通的静脉通道、吸氧、监测生命体征和尿量、向上级医护人员求助、交叉配血，同时积极寻找出血原因并进行处理；如果继续出血，应启动相应的二、三级急救措施。病因治疗是产后出血的最重要的治疗，同时应抗休克治疗，并求助麻醉科、ICU、血液科医师等协助抢救。在抢救产后大出血时，团体协作

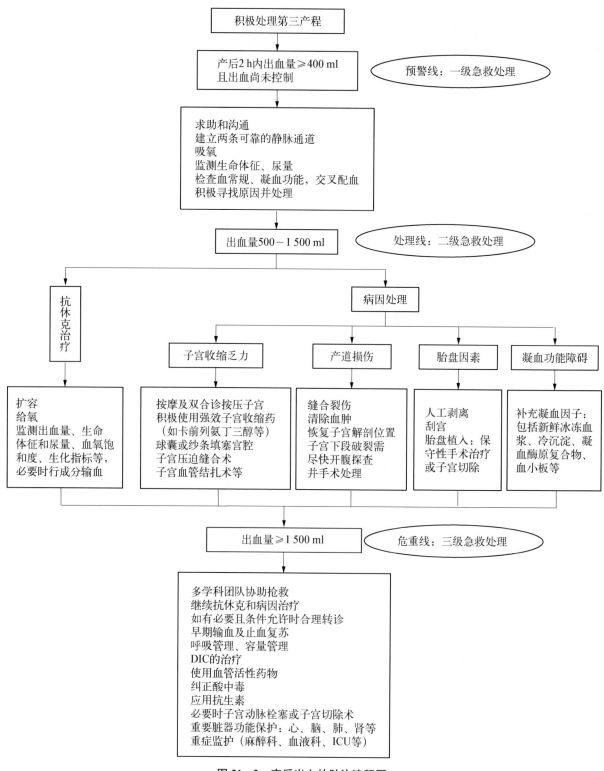

图 21-2 产后出血的防治流程图

十分重要。

如果缺乏严重产后出血的抢救条件,应尽早合理转诊。转诊条件包括:① 产妇生命体征平稳,能够耐受转诊。② 转诊前与接诊单位充分的沟通、协调。③ 接诊单位具有相关的抢救条件。但是,对于已经发生严重产后出血且不宜转诊者,应当就地抢救,可请上级医院会诊。

第六节　围术期血液管理专家共识(2017)

围术期血液管理是指包括围术期输血以及减少失血、优化血液制品、减少输血相关风险和各种血液保护措施的综合应用等。围术期输血是指在围术期输入血液或其相关成分,包括自体血以及异体全血、红细胞、血小板、新鲜冰冻血浆和冷沉淀等。成分输血是依据患者病情的实际需要,输入相关的血液成分。血液管理的其他措施包括为避免或减少失血及输入异体血所使用的药物和技术。

一、术前评估

(1) 了解既往有无输血史,有输血史者应询问有无输血并发症。

(2) 了解有无先天性或获得性血液疾病。

(3) 了解患者出血史、家族出血史及详细用药史。

(4) 了解有无服用影响凝血功能的药物(例如华法林、氯吡格雷、阿司匹林、其他抗凝药和可能影响凝血的维生素类或草药补充剂)造成的凝血病史。

(5) 了解有无血栓病史(例如深静脉血栓形成、肺栓塞)。

(6) 了解有无活动性出血或急、慢性贫血情况。

(7) 一般体格检查(例如瘀点、瘀斑、苍白)。

(8) 了解实验室检查结果,包括血常规、凝血功能检查、肝功能、血型鉴定(包括 ABO 血型和 Rh 血型)、乙肝和丙肝相关检查、梅毒抗体以及 HIV 抗体等。

(9) 术前重要脏器功能评估,确定可能影响红细胞最终输注需求(例如血红蛋白水平)的器官缺血(例如心肺疾病)的危险因素。

(10) 告知患者及家属输血的风险及益处。

(11) 为使患者做好准备,如果可能,术前应提前(例如若干天或周)进行充分评估。

二、术前准备

(1) 填写《临床输血申请单》,签署《输血治疗同意书》。

(2) 血型鉴定和交叉配血试验。

(3) 咨询相关专科医师或会诊。择期手术患者应暂停抗凝治疗(例如华法林、抗凝血酶制剂达比加群酯),对特定患者可使用短效药(例如肝素、低分子量肝素)进行桥接治疗;除有经皮冠状动脉介入治疗史的患者外,如果临床上可行,建议在术前较充足的时间内停用非阿司匹林类的抗血小板药(例如噻吩并吡啶类,包括氯吡格雷、替格瑞洛或普拉格雷);根据外科手术的情况,考虑是否停用阿司匹林。

(4) 当改变患者抗凝状态时,需充分衡量血栓形成的风险和出血增加的风险。

(5) 既往有出血史的患者应行血小板功能检测,判断血小板功能减退是否因使用抗血小板药所致。

(6) 了解患者贫血的原因(慢性出血、缺铁性贫血、肾功能不全、溶血性贫血或炎症性贫血等),并根据病因治疗贫血,首先考虑铁剂治疗。

(7) 血液病患者术前应进行病因治疗和(或)全身支持治疗,包括少量输血或成分输血、补铁、加强营养等。

(8) 如患者选择自体输血且条件许可时,可在术前采集自体血。

(9) Rh 阴性和其他稀有血型患者,术前应备好预估的需要血量。

三、围术期输血及辅助治疗

(一)围术期输血相关监测

1. 失血量监测

在外科医师的参与下,应实时对手术区域进行视觉评估,评估凝血或手术出血的情况。失血情况作定量测定,包括检查吸引罐、止血纱布和外科引流管。

2. 重要脏器灌注或氧供监测

除观察临床症状和体征外,还需监测血压、心率、脉搏氧饱和度、心电图等,必要时可行超声心动图、肾功能监测(尿排出量)、脑氧饱和度监测、动脉血气分析和混合静脉血氧饱和度等监测。

3. 凝血功能监测

包括标准实验室诊断项目,如血小板计数、PT、APTT、INR、纤维蛋白原等,必要时应进行床旁实时凝血功能监测,如血栓弹力图(TEG)、Sonoclot 等。

4. 监测原则

(1) 除常规监测外,术中出血患者应在血细胞比容、血红蛋白水平和凝血功能的监测下指导成分输血。

(2) 围术期应维持患者前负荷,但要避免全身血容量过高。严重出血时,应考虑动态评估液体反应性和无创心排血量的监测,不应将中心静脉压和肺动脉楔压作为判断血容量的唯一标准。

(3) 出现急性出血时,建议反复测量血细胞比容、血红蛋白、血清乳酸水平及酸碱平衡情况,以了解组织灌注、组织氧合及出血的动态变化。

(二)红细胞

1. 红细胞制品

包括浓缩红细胞、红细胞悬液、洗涤红细胞、少白红细胞、辐照红细胞等,每单位红细胞制品中红细胞含量相当于 200 ml 全血中的红细胞含量。

2. 输注指征

建议采用限制性输血策略,血红蛋白≥100 g/L 的患者围术期不需要输注红细胞;患者血红蛋白<70 g/L 建议注红细胞;血红蛋白在 70~100 g/L 时,应根据患者心肺代偿功能、有无代谢率增高及有无活动性出血等因素决定是否输注红细胞。

以下情况也需要输注红细胞:① 术前有症状的难治性贫血患者:心功能Ⅲ~Ⅳ级、心脏病患者(充血性心力衰竭、心绞痛)及对铁剂、叶酸和维生素 B12 治疗无效者。② 血红蛋白<80 g/L 并伴有症状(胸痛、体位性低血压、对液体治疗反应迟钝的心动过速或充血性心力衰竭)的患者,应该考虑输注红细胞。③ 术前心肺功能不全、严重低血压或代谢率增高的患者,应保持相对较高的血红蛋白水平(80~100 g/L)以保证足够的氧输送。④ 对围术期严重出血的患儿,建议血红蛋白浓度维持水平应>80 g/L。

3. 测算浓缩红细胞补充量

临床工作可按下述公式大约测算浓缩红细胞补充量

成人:浓缩红细胞补充量 =(Hct 预计值－Hct 实测值)×55×体重/0.60

小儿：红细胞补充量＝(Hb 预计值－Hb 实测值)×体重×5(Hb 单位为 mg/dl)

大多数患者维持血红蛋白 70～80 g/L(Hct 21％～24％)，存在心肌缺血、冠心病的患者维持血红蛋白 100 g/L(Hct 30％)以上。

输注红细胞时，也可参考围术期输血指征评分(表 21－10)决定开始输注的患者血红蛋白浓度及输注后的目标血红蛋白浓度。

表 21－10　围术期输血指征评分(peri-operative transfusion trigger score, POTTS)

加　分	维持基本正常心输出量所需肾上腺素输注速度	维持 SpO$_2$≥95％时所需吸入气氧浓度	中心体温	心绞痛
0	不需要	≤35％	<38℃	无
+10	≤0.05 μg/(kg·min)	36％～50％	38～40℃	运动或体力劳动或激动时发生
+20	≥0.06 μg/(kg·min)	≥51％	>40℃	日常活动或休息安静时发生

上述四项总计分再加 60 分为 POTTS 总分。最高分为 100 分，即如果总分≥100 分则算为 100 分，评分值对应启动输注 RBCs 且需维持的最低血红蛋白浓度。POTTS 评分<实测血红蛋白浓度，不需输注 RBCs；POTTS 评分≥实测血红蛋白浓度，需输注 RBCs。每一次准备输入同种异体红细胞前均需评分。

4. 注意事项

(1) 不能依赖输注红细胞来替代容量治疗。

(2) 少白红细胞适用于产生白细胞抗体患者。

(3) 洗涤红细胞适用于自身免疫性溶血和对血浆蛋白有过敏反应的患者。

(4) 对于行心脏手术的患者，建议输注少白红细胞。

(5) 高原地区酌情提高血红蛋白水平和放宽输血指征。

(6) 急性大失血无同型血源时，建议参考"特殊情况紧急输血专家共识"，可适量输入 O 型血浓缩红细胞，并密切监测溶血反应。

(三) 浓缩血小板

1. 血小板制品

包括手工分离血小板、机器单采血小板。

2. 输注指征

用于血小板数量减少或功能异常伴异常渗血的患者。

(1) 血小板计数≥100×10^9/L，不需要输注血小板。

(2) 术前血小板计数<50×10^9/L，应考虑输注血小板(产妇血小板可能低于 50×10^9/L 而不一定输注血小板)。

(3) 血小板计数在(50～100)×10^9/L，应根据是否有自发性出血或伤口渗血决定是否输注血小板。

(4) 如术中出现不可控性渗血，经实验室检查确定有血小板功能低下，输注血小板不受上述指征的限制。

(5) 血小板功能低下(如继发于术前阿斯匹林治疗)对出血的影响比血小板计数更重要。手术类型和范围、出血速率、控制出血的能力、出血所致的潜在后果以及影响血小板功能的相关因素(如低体温、体外循环、肾功能衰竭、严重肝病等)，都是决定是否输注血小板的指征。

3. 注意事项

（1）手工分离血小板含量约为 $2.4 \times 10^{10}/L$，保存期为 24 h；机器单采血小板含含量约为 $2.5 \times 10^{11}/L$，保存期为 5 天。

（2）每份机采浓缩血小板可使成人外周血血小板数量增加 $(7 \sim 10) \times 10^9/L$。

（3）小儿输注 5 ml/kg 血小板，可使外周血血小板数量增加 $(20 \sim 50) \times 10^9/L$。

（4）血小板常规输注不应超过一个治疗量（国内 10 U 全血制备的血小板相当于 1 个治疗量，一个治疗量就是血浆中血小板数量达到 2.5×10^9 血小板），仅在伴有严重血小板数量减少或重要部位（如中枢神经系统、眼）出血时，才考虑给予一个治疗量以上的血小板。

（5）每个治疗量血小板输注后应重新进行临床评估，检测血小板水平，在需要的情况下才继续输注。

（四）血浆

用于围术期凝血因子缺乏的患者。研究表明北美洲、欧洲的白种人维持正常凝血因子浓度的 30% 或不稳定凝血因子仅需维持 $5\% \sim 20\%$，就可以达到正常凝血状况。

1. 血浆制品

包括新鲜冰冻血浆（FFP）、冰冻血浆和新鲜血浆。

2. 使用 FFP 的指征

（1）PT 或 APTT＞正常 1.5 倍或 INR＞2.0，创面弥漫性渗血。

（2）患者急性大出血输入大量库存全血或浓缩红细胞（出血量或输血量相当于患者自身血容量）。

（3）病史或临床过程表现为先天性或获得性凝血功能障碍。

（4）紧急对抗华法林的抗凝血作用（FFP，$5 \sim 8$ ml/kg）。

（5）凝血功能异常患者进行高出血风险的有创操作或手术前，考虑预防性使用新鲜冰冻血浆。

（6）新鲜冰冻血浆输注后，应重新进行临床评估和凝血检查，若需要再继续输注。

3. 使用说明

（1）新鲜冰冻血浆内含全部凝血因子及血浆蛋白，规格常为 200 ml、100 ml。

（2）每单位（相当于 200 ml 新鲜全血中血浆含量）新鲜冰冻血浆可使成人增加约 $2\% \sim 3\%$ 的凝血因子，应用时需根据临床症状和监测结果及时调整剂量。

（3）通常，新鲜冰冻血浆的首次剂量为 $10 \sim 15$ ml/kg，维持剂量需要根据患者的出血情况和实验室检查结果决定，一般为 $5 \sim 10$ ml/kg。倘若出现大量出血，使用剂量取决于出血的控制情况，最大剂量甚至可达 $50 \sim 60$ ml/kg。

（4）普通冰冻血浆用于Ⅲ和Ⅷ因子以外的凝血因子缺乏患者的替代治疗。

（5）不应该将血浆作为容量补充剂。

（6）小儿使用 FFP 有致严重不良反应的风险。

（五）冷沉淀

冷沉淀是新鲜冰冻血浆在 (4 ± 2)℃ 下融化后获得的血浆沉淀蛋白部分，含有因子Ⅷ、纤维蛋白原、血管性假血友病因子（vWF）、纤维结合蛋白（纤维粘连蛋白）以及因子ⅩⅢ。200 ml 全血分离制备的新鲜冰冻血浆制备的冷沉淀为 1 个单位。

1. 输注目的

补充纤维蛋白原和（或）Ⅷ因子。纤维蛋白原浓度≥150 mg/dl 时，一般不输注冷沉淀。若条件许可,对出血患者应先测定纤维蛋白原浓度再决定是否输注冷沉淀。

2. 以下情况应考虑输注冷沉淀

(1) 存在严重伤口渗血且纤维蛋白原浓度<150 mg/dl。

(2) 存在严重伤口渗血且已大量输血,无法及时测定纤维蛋白原浓度时,将输注冷沉淀作为辅助治疗措施。

(3) 儿童及成人轻型甲型血友病、血管性血友病、纤维蛋白原缺乏症及凝血因子Ⅷ缺乏症患者。

(4) 严重甲型血友病需加用Ⅷ因子浓缩剂。

(5) 纤维蛋白原水平<100 mg/dl的患者,当进行高出血风险的有创操作或手术前,考虑预防性使用冷沉淀。

3. 使用说明

(1) 围术期纤维蛋白原浓度应维持在100~150 mg/dl之上,应根据伤口渗血及出血情况决定冷沉淀的补充量。在冷沉淀输注结束后,应临床评估、重复检测纤维蛋白原,若需要可再补充。一个单位冷沉淀约含150 mg纤维蛋白原,使用20单位冷沉淀可恢复到必要的纤维蛋白原浓度。

(2) 冷沉淀用于Ⅷ因子水平低下或缺乏的补充,按每单位冷沉淀含Ⅷ因子80 IU估算。轻度、中度和重度Ⅷ因子水平低下或缺乏时,补充剂量分别为10~15 IU/kg、20~30 IU/kg和40~50 IU/kg;用于纤维蛋白原水平低下或缺乏补充,按每单位冷沉淀含纤维蛋白原150 mg估算,通常首次剂量50~60 mg/kg,维持量10~20 mg/kg。

(六) 全血

全血输注存在很多弊端,目前主张不用或少用全血,输全血的适应证越来越少,其主要用于:① 急性大量失血可能发生低血容量性休克的患者:只有在失血量超过全身血容量30%时,在扩充血容量的基础上,输用红细胞或全血。② 体外循环。③ 换血治疗,用于新生儿溶血病患儿的换血治疗,以去除胆红素抗体及抗体致敏的红细胞。

(七) 大失血时药物辅助治疗

(1) 纤维蛋白原:血浆纤维蛋白原水平<150 mg/dl或血栓弹力图提示功能性纤维蛋白原不足时,可使用纤维蛋白原。纤维蛋白原浓缩物初次输注的剂量为25~50 mg/kg。

(2) 凝血因子ⅩⅢ浓缩物:应用于凝血因子ⅩⅢ活性<60%时,治疗剂量为30 IU/kg。

(3) 凝血酶原复合物:若出现明显渗血和凝血时间延长,建议使用凝血酶原复合物(20~30 IU/kg)。曾接受口服抗凝药治疗的患者,在运用其他凝血药处理围术期严重渗血前,应给予凝血酶原复合物(PPC)和维生素K。

对于接受泰毕全®(达比加群酯)治疗的患者,在急诊手术、介入性操作或者出现危及生命或无法控制的出血并发症,急需逆转达比加群酯的抗凝效应时首选其特异性拮抗剂Praxbind,逆转效果不佳时给予PPC治疗也证明有效。PPC同样推荐用于紧急情况下逆转沙班类药物的抗凝作用。

(4) 重组活化凝血因子Ⅶ:严重渗血时,若常规治疗手段均失败,可考虑使用重组活化凝血因子Ⅶ,它还可用于治疗合并低温或酸中毒的凝血障碍,其使用剂量为90~120 μg/kg,可反复使用。

(5) 氨甲环酸:应用于纤溶亢进时,可明显减少患者输血量,推荐剂量为20~25 mg/kg,可反复使用或1~2 mg/(kg·h)静脉泵注维持。

(6) Ca^{2+}:维持正常的钙离子水平(≥0.9 mmol/L)有助于维持凝血功能正常。

(7) 去氨加压素:预防性应用可使甲型血友病和血管性血友病患者术中出血减少,但重复使用可使疗效降低。

(八) 相关因素的治疗

(1) 应努力避免围术期低温,积极为患者保温。体温<34℃将影响血小板功能和延长凝血酶激活。

(2) 及时诊断并有效治疗严重酸中毒和严重贫血,pH<7.10 显著影响机体凝血功能。Hct 明显下降也影响血小板的黏附和聚集。

四、自体输血

自体输血可以避免输注异体血时的潜在输血反应、血源传播性疾病和免疫抑制,对一时无法获得同型血的患者也是唯一血源。

(一) 贮存式自体输血

术前一定时间采集患者自身的血液进行保存,在手术期间使用。

1. 适应证

(1) 患者身体一般情况良好,血红蛋白≥110 g/L 或血细胞比容≥0.33,拟行择期手术,且能签署知情同意书,均适合贮存式自体输血。

(2) 术前估计术中出血量超过自身循环血容量 20% 且必须输血的患者。

(3) 稀有血型配血困难的患者。

(4) 对输异体血产生免疫抗体的患者。

(5) 拒绝输注同种异体血的患者。

2. 禁忌证

(1) 血红蛋白<110 g/L 的患者。

(2) 有细菌性感染的患者。

(3) 凝血功能异常和造血功能异常的患者。

(4) 输血可能性小的患者,不需做自体贮血。

(5) 冠心病、严重主动脉瓣狭窄等心脑血管疾病及重症患者慎用。

3. 注意事项

(1) 按相应的血液储存条件,手术前 2~3 周完成血液采集(可一次或分多次)。

(2) 每次采血不建议超过 500 ml(或自身血容量的 10%),两次采血间隔不少于 3 天,最后一次采血应在手术前 3 天完成。

(3) 采血前后可给予患者铁剂、维生素 C 及叶酸(有条件的可应用重组人促红细胞生成素)等治疗。

(二) 急性等容性血液稀释

急性等容性血液稀释一般在麻醉后、手术主要出血步骤开始前,抽取患者一定量的自体血在室温下保存备用,同时输入胶体液或一定比例晶体液补充血容量,以减少手术出血时血液的有形成份丢失。待主要出血操作完成后或根据术中失血及患者情况,将自体血回输给患者。

1. 适应证

患者身体一般情况良好,血红蛋白≥110 g/L(血细胞比容≥0.33),估计术中失血量大时,可以考虑进行急性等容性血液稀释。年龄并非该技术的禁忌;当手术需要降低血液黏稠度,改善微循环时也可采用该技术。

2. 禁忌证

（1）血红蛋白<110 g/L。

（2）低蛋白血症。

（3）凝血功能障碍。

（4）不具备监护条件。

（5）心肺功能不良的患者。

3. 注意事项

（1）应注意血液稀释程度，一般使血细胞比容不低于25%。

（2）术中必须密切监测患者血压、心率、脉搏血氧饱和度、血细胞比容以及尿量的变化，必要时应监测中心静脉压。

（3）采集血液时必须与抗凝剂充分混匀，室温保存6 h内应完成回输，后采集的血液应先回输。

（三）回收式自体输血

血液回收是指使用血液回收装置，将患者体腔积血、手术失血及术后引流血液进行回收、抗凝、洗涤、滤过等处理，然后回输给患者。血液回收必须采用合格的设备，回收处理的血液必须达到一定的质量标准。体外循环后的机器余血应尽可能回输给患者。回收式自体输血推荐用于预计血量较大的手术，如体外循环、骨科手术、颅脑外科及大血管手术、胸腹腔闭合出血的手术。也可谨慎用于特殊的产科患者（胎盘疾病、预计出血量大），应用时需采用单独吸引管道回收血液，并于回输时使用白细胞滤器或微聚体滤器。当Rh阴性血型产妇使用自体血回输后，建议检测母体血液中胎儿红细胞含量。

回收血液的禁忌证：① 血液流出血管外超过6 h。② 怀疑流出的血液含有癌细胞。③ 怀疑流出的血液被细菌、粪便等污染。④ 流出的血液严重溶血。⑤ 和白细胞滤器联合使用时，可适当放宽使用适应证。

五、围术期输血不良反应

常见的输血反应和并发症包括非溶血性发热反应、变态反应和过敏反应、溶血反应、细菌污染、循环超负荷、出血倾向、酸碱平衡失调、输血相关性急性肺损伤和传播感染性疾病等。

（一）非溶血性发热反应

发热反应多发生在输血后1～2 h内，常先出现发冷或寒战，继以高热，体温可高达39～40℃，伴有皮肤潮红、头痛，多数患者血压无变化。症状持续少则十几分钟，多则1～2 h后缓解。

（二）变态反应和过敏反应

变态反应主要表现为皮肤红斑、荨麻疹和瘙痒。过敏反应并不常见，其特点是输入几毫升全血或血液制品后立刻发生，主要表现为咳嗽、呼吸困难、喘鸣、面色潮红、神志不清、休克等症状。术中输血过敏反应不易及时发现，若患者出现眼睑水肿、皮肤荨麻疹、血压下降、气道阻力增加等情况时应警惕输血过敏反应。

（三）溶血反应

绝大多数由异型血输注所致。其典型症状是输入几十毫升血制品后，出现休克、寒战、高热、呼吸困难、腰背酸痛、心前区压迫感、头痛、血红蛋白尿、异常出血等，严重者可致死亡。接受手术麻醉的患者，其唯一早期征象是伤口渗血和低血压。

（四）细菌污染反应

如果污染血液的是非致病菌,可能只引起类似发热反应的症状。但因多数是毒性大的致病菌,即使输入 10～20 ml,也可立刻导致患者休克。库存低温条件下生长的革兰阴性杆菌,其内毒素所致的休克,可引起血红蛋白尿和急性肾功能衰竭。

（五）循环超负荷

心脏代偿功能减退的患者,当输血过量或速度太快时,可因循环超负荷造成心力衰竭和急性肺水肿。临床表现为剧烈的头部胀痛、呼吸困难、发绀、咳嗽、大量血性泡沫痰以及颈静脉怒张、肺部湿啰音、静脉压升高,胸部拍片显示肺水肿征象,严重者可致死亡。

（六）出血倾向

大量快速输血可因凝血因子过度稀释或缺乏,导致创面渗血不止或术后持续出血等凝血异常。

（七）电解质及酸碱平衡失调

库血保存时间越长,血浆酸性和钾离子浓度越高。大量输血常可导致一过性代谢性酸中毒,若机体代偿功能良好,酸中毒可迅速纠正。对血清钾浓度高的患者,更容易发生高钾血症,大量输血时应提高警惕。此外,输注大量枸橼酸盐后,可降低血清钙水平,进而影响凝血功能;枸橼酸盐代谢后产生碳酸氢钠,可引起代谢性碱中毒,会使血清钾降低。

（八）输血相关性急性肺损伤

是一种输血后数小时内出现的非心源性肺水肿,病因是某些白细胞抗体导致的免疫反应。临床表现为输血后出现低氧血症、发热、呼吸困难、双肺可闻及干啰音、细湿啰音或水泡音,尤其见于重力依赖区。

（九）输血相关性移植物抗宿主病

是输血最严重的并发症。多于输血后 1～2 周出现,其机制是受血者输入含有免疫活性的淋巴细胞（主要是 T 淋巴细胞）的血液或血液成分后,发生的一种与骨髓移植引起的抗宿主病类似的临床症候群,死亡率高达 90%～100%。临床症状初期多为高热,全身皮肤剥脱和消化道症状,发展至终末期则表现为骨髓衰竭。

（十）传染性疾病

输注检验不合格的异体血时,主要传播肝炎和 HIV。目前,核酸技术的应用大幅降低了血液传播性传染病的发生率。迄今为止,疟疾、SARS、Chagas 病和变异型 Creutzfeldt-Jakob 症仍无法检测。

（十一）免疫功能抑制

输入异体血可能抑制受血者的免疫功能,可能影响疾病的转归。应严格遵循输血适应证,避免不必要的输血。

六、围术期输血不良反应的防治

在全身麻醉状态下,输血反应的症状和体征往往被掩盖,不易观察和早期发现,并且还可能会被漏诊,应引起麻醉科医师的警惕。输血前应由两名医护人员严格核对患者姓名、性别、年龄、病案或住院号、床号、血型、交叉配血报告单及血袋标签等各项内容,检查血袋有无破损渗漏,血液颜色是否正常。上述信息准确无误后方可输血。此外,在输血过程中应仔细、定时查看是否存在输血反应的症状和体征,包括荨麻疹、发热、心动过速、低血压、脉搏血氧饱和度下降、气道峰压升高、尿量减少、血红蛋白尿和伤口渗血等。

如发生输血不良反应,治疗措施如下。

(1) 首先应立即停止输血。核对受血者与供血者的姓名和血型。采取供血者血袋内血和受血者输血前后血样本,重新化验血型和交叉配血试验,以及作细菌涂片和培养。

(2) 保持静脉输液通路畅通和呼吸道通畅。

(3) 抗过敏或抗休克治疗。

(4) 维持血流动力学稳定和电解质、酸碱平衡。

(5) 保护肾功能:碱化尿液、利尿等。

(6) 根据凝血因子缺乏的情况,补充相关血制品或辅助用药,如新鲜冰冻血浆、凝血酶原复合物及血小板等。

(7) 防治弥散性血管内凝血。

(8) 必要时行血液透析或换血疗法。

第七节　特殊情况紧急抢救输血推荐方案

一、《特殊情况紧急抢救输血推荐方案》(以下简称《推荐方案》)及相关说明

(一)《推荐方案》应用范围

(1) ABO 疑难血型患者紧急抢救输血。

(2) ABO 同型血液储备无法满足需求时患者紧急抢救输血。

(3) RhD 阴性患者紧急抢救输血。

(4) 交叉配血不合或(和)抗体筛查阳性患者紧急抢救输血。

(二)《推荐方案》启动指征

由各种原因导致患者失血性休克或严重贫血,不立即输血将危及其生命,且在紧急输(备)血过程中出现下列情况之一者,本着抢救生命为第一要义的原则,立即启动《推荐方案》程序。

(1) 采取各种措施,输血科(血库)血液储备仍无法满足患者紧急抢救输血的需要。

(2) 输血科(血库)在 30 分钟内无法确定患者 ABO 或 RhD 血型或(和)交叉配血试验不合时。

(三)《推荐方案》启动流程

(1) 输血科(血库)工作人员根据患者输血前血型血清学试验结果及血液库存情况,凡符合《推荐方案》启动指征 2 条中任何一条,立即向临床科室负责医师说明情况。

(2) 临床科室主治医师及以上人员根据患者病情和输血科(血库)反馈信息,判定符合《推荐方案》启动指征,双方协商后决定启动《推荐方案》程序。

(3) 输血科和临床科室分别将患者病情上报医院医务管理部门审批或总值班备案后,立即启动特殊情况紧急抢救输血程序。

(4) 临床科室医师向患者及其家属告知启动特殊情况紧急抢救输血的必要性、方案及风险,医患双方共同签署《特殊情况紧急抢救输血治疗知情同意书》。

(四)《推荐方案》医学文书要求

(1)《特殊情况紧急抢救输血申请单》(以下简称《紧急抢救输血申请单》):在常规《输血申请单》中增加启动"特殊情况紧急抢救输血"的原因项。

(2)《特殊情况紧急抢救输血治疗知情同意书》(以下简称《紧急抢救输血治疗知情同意书》):在常规《输血治疗知情同意书》中增加以下内容:① 紧急抢救输血原因。② 紧急抢救输血处理方案,特别是相容性输血。③ 输血治疗风险:相容性输血后可能发生溶血性输血反应,产生不规则抗体,无效输注,RhD 阴性患者产生同种免疫反应后再输血问题,育龄期女性患者非同型输血后可能产生 HDN 的风险,例如 RhD 阴性育龄妇女输注 RhD 阳性红细胞后,可能出现流产、死胎、新生儿溶血病(女童患者成年后风险同上)等。

(3)《输血病历》:临床医师应在患者病历中详细记录的内容至少包括特殊情况紧急抢救输血的指征,相容性输血理由,输注血液成分血型、种类及剂量、可能出现的意外情况分析及应对措施等,以及患者的输血疗效评估,有无输血不良反应与处理和恢复情况等。

(4)特殊情况紧急抢救输血后,对怀疑发生溶血反应、免疫反应和无效输注的患者,在具备追踪随访条件时,需进行相关监测,监测及分析情况应在病程记录中体现,内容至少包括:① 输血后 2 小时内的外周血血红蛋白及网织红细胞值,直接抗球蛋白试验结果,血浆游离血红蛋白值,尿血红蛋白值,肾功能测定结果(监控急性溶血性输血反应)。② 输血后 24 小时内的外周血血红蛋白及网织红细胞值,血浆游离血红蛋白值,血清间接胆红素值,尿血红蛋白值,肾功能测定结果(监控急性溶血性输血反应和无效输血)。③ 输血后第 3 天、第 7 天、第 14 天分别检测血红蛋白、血清间接胆红素并筛查不规则抗体等项目(监控迟发性溶血性输血反应和同种免疫反应)。

(五) 几点说明

1. ABO 疑难血型判定提示

(1) 正、反定型不一致。

(2) 与先前血型鉴定结果不一致。

(3) 弱凝集、混合凝集或其他情况难以准确判定结果。

(4) 与 ABO 同型血液交叉配血试验不相合。

(5) 不符合一般遗传规律。

2. RhD 抗原阴性判定及处理原则

RhD 抗原初筛试验阴性者,RhD 抗原结果难以判定或(和)先前鉴定不一致,均暂按 RhD 阴性血型处理。

3. 特殊情况紧急抢救输注血小板的建议

(1) 首选与受血者 ABO/RhD 血型同型血小板输注。

(2) 在紧急抢救患者生命时,发现患者血型难以判断或血小板供应短缺时,可以选择不同血型的单采血小板输注。

(3) 输注不同血型的单采血小板前,要向患者及其家属告知风险,例如供者血浆中的血型抗体引起急性溶血反应的可能,血小板输注无效的可能,RhD 阴性患者输注 RhD 阳性供者的血小板后可能被其中残留的红细胞免疫而产生抗-D,特别是育龄期妇女可能发生流产、死胎、新生儿溶血病(女童患者成年后风险同上)等。

(4) 输注不同血型的单采血小板,应选择抗- A、抗- B 效价≤64 的供者,儿童应尽量减少血小板中的血浆量,以防止发生溶血性输血反应。

(5) AB 型单采血小板的血浆中不含抗- A、抗- B,但 AB 型血小板上有 A 抗原和 B 抗原,因此非同型输注比较安全但疗效略差。

（6）RhD 阴性无抗-D 的患者，特别是育龄期妇女和女童，输注 RhD 阳性供者的单采血小板后，有条件者可尽快注射抗 D 免疫球蛋白以预防抗体产生。

4. 严禁对《推荐方案》以外情况以"临床紧急输血"名义给予非同型输血。

二、《推荐方案》具体内容

（一）ABO 疑难血型患者紧急抢救输血推荐方案

符合 ABO 疑难血型判定提示内容和紧急抢救输血指征的患者，应立即启动《推荐方案》程序。

（1）经主治医师或值班医师请示其上级医师同意后，填写《紧急抢救输血申请单》，报医院医务管理部门审批或总值班备案，并向输血科（血库）提出紧急抢救输血要求。特别紧急时先电话申请，随后补交《紧急抢救输血申请单》。

（2）经医务管理部门审批或总值班备案后，医师填写《紧急抢救输血治疗知情同意书》，征得患者或其亲属同意后，医患双方在《紧急抢救输血治疗知情同意书》上签字，并保存在患者病历中。患者不能表达本人意愿且无亲属时，报医院授权人签字同意后保存在患者病历中。

（3）血液输注首选 O 型红细胞，须进行主侧交叉配血；血浆输注应选用 AB 型。

（4）抢救输血过程中由经治科室医护人员负责监控，一旦发现患者出现输血不良反应，应立即停止输血并予以紧急处置，病历中须详细记录。必要时请输血科紧急会诊。

（5）输血完毕，经治科室医护人员应继续观察 30 分钟，详细填写输血病程记录和护理记录。

（6）在患者紧急抢救输血过程中，输血科（血库）应继续对患者 ABO 血型做进一步鉴定，尽快确定患者 ABO 血型。

（7）患者 ABO 疑难血型确认后，若需继续输血治疗，应重新抽取患者血标本做交叉配血试验，并遵循以下原则输血：① 交叉配血试验阴性者，可输注与患者 ABO 同型红细胞。② 交叉配血试验阳性者，应继续输注 O 型红细胞。③ 尽早输注与患者 ABO/RhD 血型同型血小板。

（二）ABO 同型血液储备无法满足需求时紧急抢救输血推荐方案

输血科（血库）血液储备无法满足患者紧急抢救输血需要时，立即报告申请用血的临床科室医师，尽快启动特殊情况紧急抢救输血程序，具体可参照《ABO 疑难血型患者紧急抢救输血推荐方案》中 1～5 项进行。

当输血科（血库）再次获得与患者 ABO 血型同型血液时，若患者仍需继续输血治疗，遵循原则可参照《ABO 疑难血型患者紧急抢救输血推荐方案》中第 7 项进行。

（三）RhD 阴性患者紧急抢救输血推荐方案

（1）RhD 阴性患者输血，无论有无抗-D，均应首选 ABO 血型与患者同型 RhD 阴性红细胞输注。

（2）对 RhD 阴性且无抗-D 的患者，在无法满足供应与其 ABO 血型同型 RhD 阴性红细胞的紧急情况下，可根据"血液相容性输注"原则实施救治：① 首选与患者 ABO 血型相容 RhD 阴性红细胞输注。② 次选与患者 ABO 血型同型 RhD 阳性红细胞输注。③ 三选 O 型 RhD 阳性红细胞输注。

上述 3 种情况均须在与患者主侧交叉配血阴性情况下输注。

（3）血浆输注，与患者 ABO 血型同型的 RhD 阴性和 RhD 阳性血浆均可输注，无法满足供应时可选择 AB 型 RhD 阴性和阳性血浆输注；对 RhD 阴性血浆应在筛查排除存在抗-D 后输注，以防止抢救过程中有可能输 RhD 阳性红细胞引起的溶血反应。

（4）RhD 阴性患者紧急抢救输血的申请、审批等程序，可参照《ABO 疑难血型患者紧急抢救输血推荐方案》中 1、2 项,4、5 项进行。

（5）在紧急抢救输血过程中,输血科(血库)应积极联系所属辖区采供血机构提供与患者 ABO/RhD 血型同型血液。一旦得到供应仍作为首选给予患者输注。

（四）交叉配血试验不合或(和)抗体筛查阳性患者紧急抢救输血推荐方案

被抢救患者交叉配血试验不合或(和)抗体筛查阳性,但此时输血科(血库)没有时间或没有条件给患者做进一步鉴定,应立即启动《交叉配血不合或(和)抗体筛查阳性患者紧急抢救输血推荐方案》。

（1）首先筛选与患者 ABO 血型同型且交叉配血试验阴性的供者红细胞输注;无法满足供应时可筛选 O 型且交叉配血试验阴性的供者红细胞输注。如果患者红细胞的直接抗球蛋白试验阳性,则与供者主侧交叉配血试验阴性即可输注。

（2）血浆输注应首选与患者 ABO 血型同型血浆;无法满足供应时可选择 AB 型血浆输注。

（3）交叉配血试验不合或(和)抗体筛查阳性患者的紧急抢救输血申请、审批等程序,可参照《ABO 疑难血型患者紧急抢救输血推荐方案》中 1、2 项,4、5 项进行。

（4）在紧急抢救输血过程中,有条件的输血科(血库)应继续对患者交叉配血不合原因开展相关试验,包括对抗体性质做进一步鉴定,或通过当地红细胞血型参比实验室尽快查明原因;原因明确后应积极联系所属辖区采供血机构提供该患者所需要的血液成分,得到供应后仍作为首选给予患者输注。

对已输入大量 O 型红细胞的患者,如果查明原因后仍需继续输血治疗,可参照《ABO 疑难血型患者紧急抢救输血推荐方案》中第 7 项进行。

第八节   全血和成分血使用(WS/T 623—2018)

1 范围

本标准规定了全血和成分血的适应证、输注剂量和使用方法。
本标准适用于医疗机构开展临床输血治疗的全过程。

2 规范性引用文件

下列文件对于本文件的应用是必不可少的。凡是注日期的引用文件,仅注日期的版本适用于本文件。凡是不注日期的引用文件,其最新版本(包括所有的修改单)适用于本文件。

GB 18469   全血及成分血质量要求

WS/T 203   输血医学常用术语

WS/T 433—2013   静脉治疗护理技术操作规范

3 术语和定义

GB 18469 及 WS/T 203 界定的以及下列术语和定义适用于本文件。

3.1 大量失血 massive blood loss

24 h 内丢失一个自身血容量(正常成人体重的 7%;儿童体重的 8%～9%);或 3 h 内丢失 50% 自身血容量;或成人出血速度达到 150 ml/min;或出血速度达到 1.5 ml/(kg·min)超过 20 min;失血导致收缩压低于 90 mmHg 或成人心率超过 110 次/min。

3.2　普通冰冻血浆 frozen plasma

冰冻血浆的一种,含有稳定的凝血因子。

3.3　去冷沉淀血浆 plasma cryoprecipitate reduced

冰冻血浆的一种,也称为冷上清,从新鲜冰冻血浆中分离出冷沉淀凝血因子后的血浆。

4　缩略语

下列缩略语适用于本文件。

APTT:活化部分凝血活酶时间(activated partial thromboplastin time)

DIC:弥散性血管内凝血(disseminated intravascular coagulation)

Hb:血红蛋白(hemoglobin)

Hct:红细胞压积(hematocrit)

INR:国际标准化比值(international normalized ratio)

PT:凝血酶原时间(prothrombin time)

SCID:严重联合免疫缺陷(severe combined immune deficiency)

TACO:输血相关循环超负荷(transfusion associated circulatory overload)

TA‑GVHD:输血相关移植物抗宿主病(transfusion associated graft-versus-host disease)

TRALI:输血相关急性肺损伤(transfusion related acute lung injury)

TTP:血栓性血小板减少性紫癜(thrombotic thrombocytopenic purpura)

vWF:血管性血友病因子(von willebrand factor)

5　通则

5.1　不可替代原则

只有通过输血才能缓解病情和治疗患者疾病时,才考虑输血治疗。

5.2　最小剂量原则

临床输血剂量应考虑输注可有效缓解病情的最小剂量。

5.3　个体化输注原则

临床医生应针对不同患者的具体病情制定最优输血策略。

5.4　安全输注原则

输血治疗应以安全为前提,避免对患者造成额外伤害。

5.5　合理输注原则

临床医生应对患者进行输血前评估,严格掌握输血适应证。

5.6　有效输注原则

临床医生应对患者输血后的效果进行分析,评价输注的有效性,为后续的治疗方案提供依据。

6　全血及成分血的特点和使用方法

6.1　全血

6.1.1　特点

全血制剂的成分与体内循环血液成分基本一致,采集后随着保存期的延长,全血中血小板及不稳定凝血因子逐渐失去生物学活性。目前临床应用较少。

6.1.2　功能

提高血液携氧能力,增加血容量。

6.1.3　适应证

适用于大量失血及血液置换的患者。

不适用于符合成分血输注指征的患者;也不宜用于治疗凝血障碍、单纯性扩充血容量、促进伤口愈合或是改善人体状态。

6.1.4　输注原则

按照 ABO 及 Rh 同型且交叉配血相合的原则进行输注。

6.1.5　输注剂量

输注剂量取决于失血量、失血速度、组织缺氧情况等。

6.2　红细胞

6.2.1　功能

提高血液携氧能力,缓解缺氧引起的临床症状。

6.2.2　适应证

适用于改善慢性贫血或急性失血导致的缺氧症状,也可用于血液置换,如严重的新生儿溶血病、寄生虫感染(疟疾、巴贝西虫病等)、镰状细胞贫血等。

不适用于药物治疗有效的贫血;也不应作为扩充血容量、促进伤口愈合或是改善人体状态的治疗手段。

6.2.3　红细胞制剂常见种类

红细胞制剂常见种类的特点及适应证见表 21-11。

表 21-11　红细胞制剂常见种类的特点及适应证

品　名	特　点	适　应　证
浓缩红细胞	最小限度扩充血容量,减轻受血者循环负荷,并减少血液添加剂对患者的影响	适用于存在循环超负荷高危因素的患者,如充血性心力衰竭患者及婴幼儿患者等
洗涤红细胞	去除了全血中 98% 以上的血浆,可降低过敏、非溶血性发热反应等输血不良反应	适用于以下患者改善慢性贫血或急性失血引起的缺氧症状: a) 对血浆成分过敏的患者; b) IgA 缺乏的患者; c) 非同型造血干细胞移植的患者; d) 高钾血症及肝肾功能障碍的患者; e) 新生儿输血、宫内输血及换血等。
冰冻解冻去甘油红细胞	冰冻红细胞保存期长; 解冻、洗涤过程去除了绝大多数白细胞及血浆	适用于稀有血型患者及有特殊情况患者的自体红细胞保存与使用等
悬浮红细胞	Hct 适中(0.50~0.65),输注过程较为流畅	适用于以上患者之外的慢性贫血或急性失血患者

6.2.4　输注指征

6.2.4.1　血流动力学稳定的患者

血流动力学稳定的患者红细胞输注指征见表 21-12。制定输血策略应同时参考临床症状、Hb 水平、心肺功能、组织氧供与氧耗等因素,不应将 Hb 作为输注红细胞成分的唯一指征。

表 21 - 12 血流动力学稳定的患者红细胞输注指征

Hb 水平	建 议	临 床 表 现
>100 g/L	不推荐输注	特殊情况(例如心肺功能重度障碍等患者)由临床医生根据患者病情决定是否输注
80~100 g/L	一般不需要输注,特殊情况可考虑输注	术后或患有心血管疾病的患者出现临床症状时(胸痛;体位性低血压或液体复苏无效的心动过速;贫血所致的充血性心力衰竭等); 重型地中海贫血; 镰状细胞贫血患者术前;急性冠状动脉综合征等
70~80 g/L	综合评估各项因素后可考虑输注	术后; 心血管疾病等
<70 g/L	考虑输注	重症监护等
<60 g/L	推荐输注	有症状的慢性贫血患者 Hb<60 g/L 可考虑通过输血减轻症状,降低贫血相关风险; 无症状的慢性贫血患者宜采取其他治疗方法,如药物治疗等

注:高海拔地区及婴幼儿患者可依据病情适当提高 Hb 阈值。

6.2.4.2 活动性出血患者

活动性出血患者由临床医生根据出血情况及止血效果决定是否输注红细胞。

6.2.5 输注原则

6.2.5.1 浓缩红细胞、悬浮红细胞按照 ABO 同型且交叉配血相容性原则进行输注。

6.2.5.2 洗涤红细胞、冰冻解冻去甘油红细胞按照交叉配血主侧相容性原则输注,优先选择 ABO 同型输注。

6.2.6 输注剂量

6.2.6.1 患者未出现活动性出血时,红细胞使用剂量根据病情和预期 Hb 水平而定。输注 1 U 红细胞可使体重 60 kg 的成年人 Hb 水平提高约 5 g/L(或使 Hct 提高约 0.015)。婴幼儿每次可输注 10~15 ml/kg,Hb 水平提高 20~30 g/L。

6.2.6.2 患者处于活动性出血时,红细胞输注剂量取决于失血量、失血速度及组织缺氧情况。

6.2.6.3 洗涤红细胞、冰冻解冻去甘油红细胞等在加工过程中会损失部分红细胞,用量可适当增加。

6.3 血小板

6.3.1 功能

预防或治疗因血小板数量减少或功能异常而引起的出血或出血倾向。

6.3.2 适应证

适用于血小板数量减少或功能异常引起的凝血功能障碍。

不适用于与血小板数量减少或功能异常无关的出血,也不适用于自身免疫性血小板减少症,TTP,或肝素诱导的血小板减少症,除非出血危及生命。

6.3.3 血小板制剂常见种类

血小板制剂常见种类及特点见表 21 - 13。

表 21‑13 血小板制剂常见种类及特点

品 名	特 点
浓缩血小板	从全血中分离制备的血小板,浓度及纯度高,来源于 200 mL 全血中分离制备的血小板含量$\geqslant 2.0 \times 10^{10}$ 个,见 GB 18469; 一般需多袋联合使用
混合浓缩血小板	两袋及两袋以上的浓缩血小板汇集在同一血袋内的血小板制剂,血小板含量$\geqslant 2.0 \times 10^{10} \times$ 混合单位数,见 GB 18469
单采血小板	采用血细胞分离机从单个献血者循环血液中采集,纯度高,血小板含量$\geqslant 2.5 \times 10^{11}$ 个/治疗剂量,见 GB 18469; 与混合浓缩血小板相比,可降低同种免疫反应的发生率

6.3.4 输注指征

6.3.4.1 常规输注指征

血小板输注指征见表 21‑14。

表 21‑14 血小板输注指征

血 小 板 计 数	临 床 表 现
$\leqslant 100 \times 10^{9}/L$	神经外科或眼科手术; 心胸外科手术患者凝血指标异常,并伴随大量微血管出血
$\leqslant 80 \times 10^{9}/L$	椎管内麻醉
$\leqslant 50 \times 10^{9}/L$	急性失血或有创操作(择期诊断性腰椎穿刺和非神经轴索手术等)
$\leqslant 20 \times 10^{9}/L$	中心静脉导管置入; 病情不稳定(如伴有发热或感染等)的非出血患者
$\leqslant 10 \times 10^{9}/L$	病情稳定的非出血患者,预防自发性出血

6.3.4.2 体外循环心脏手术

血小板计数和功能正常的体外循环心脏手术患者,不推荐常规预防性输注血小板。若患者存在血小板减少症和(或)血小板功能异常,围手术期出血时建议输注血小板。

6.3.4.3 使用抗血小板药物

使用抗血小板药物的患者血小板功能正常时不推荐常规预防性输注血小板;有创操作前可考虑预防性输注,出血危及生命时应输注。

6.3.4.4 血小板功能障碍

先天性或获得性血小板功能障碍的患者关键部位出血或重大手术前,无论血小板计数水平如何均应进行血小板输注。血小板功能障碍与血小板本身无关时(例如尿毒症、血管性血友病、高球蛋白血症等)一般不输注血小板。

6.3.5 输注原则

6.3.5.1 按照 ABO 同型原则输注,出血危及生命且无同型血小板时,可考虑输注次侧相容性血小板。

6.3.5.2 血小板输注无效时,可开展血小板配型选择相容性血小板。

6.3.5.3 血小板应一次足量输注。

6.3.6 输注剂量

6.3.6.1 患者无活动性出血时,输注剂量取决于患者输注前血小板计数及预期达到的血小板计

数。通常成人每次输注一个治疗剂量。

6.3.6.2　患者处于活动性出血时，血小板的输注剂量取决于患者的出血情况及止血效果。

6.3.6.3　输注一个单位血小板，成人（70 kg）可升高 $4\times10^9/L\sim8\times10^9/L$ 血小板，儿童（18 kg）大约可升高 $17\times10^9/L$；婴幼儿输注血小板 $5\sim10$ ml/kg，血小板可升高 $40\times10^9/L\sim80\times10^9/L$。

6.4　血浆

6.4.1　功能

补充凝血因子，预防或治疗凝血因子缺乏引起出血或出血倾向。

6.4.2　适应证

无相应凝血因子浓缩制剂应用时，可用于多种原因导致的凝血因子缺乏，也可用于大量输血、大面积烧伤、创伤、血浆置换等。

不适用于单纯扩充血容量和升高蛋白浓度，也不适用可通过其他方式（如维生素 K、冷沉淀凝血因子、凝血因子浓缩制剂等）治疗的凝血障碍。

6.4.3　血浆制剂常见种类

血浆制剂常见种类的特点及适应证见表 21-15。

表 21-15　血浆制剂常见种类的特点及适应证

品　名	特　点	适 应 证
新鲜冰冻血浆	含有全部的凝血因子	适用于补充凝血因子缺乏引起的出血或出血倾向
单采新鲜冰冻血浆	同新鲜冰冻血浆	同上
病毒灭活新鲜冰冻血浆	降低经输血传播疾病的风险，但会损失部分凝血因子，尤其是不稳定凝血因子（V 和Ⅷ）	同上，宜增加使用剂量
普通冰冻血浆	与新鲜冰冻血浆相比，缺少不稳定凝血因子（V 和Ⅷ）	适用于补充稳定的凝血因子
病毒灭活冰冻血浆	降低经输血传播疾病的风险，但会损失部分凝血因子	同上，宜增加使用剂量
去冷沉淀血浆	与新鲜冰冻血浆相比，缺少Ⅷ因子、ⅩⅢ因子、vWF、纤维蛋白原及纤维结合蛋白等；但白蛋白和其他凝血因子与新鲜冰冻血浆含量相当	适用于 TTP 患者的输注或血浆置换

6.4.4　输注指征

6.4.4.1　血浆输注宜参考凝血功能检测结果及临床出血情况。PT 大于正常范围均值的 1.5 倍和（或）APTT 大于正常范围上限的 1.5 倍，或 INR 大于 1.7 时可考虑输注血浆。凝血试验结果不易获取时，由临床医生根据患者出血情况决定是否输注血浆。

6.4.4.2　华法林治疗患者发生颅内出血时建议给予血浆输注。

6.4.5　输注原则

按交叉配血次侧相容性原则输注，献血者不规则抗体筛查阴性的血浆可直接进行 ABO 相容性输注。优先选择 ABO 同型血浆。

6.4.6　输注剂量

由临床状况和患者体重决定，通常成人为 $10\sim20$ ml/kg，婴幼儿 $10\sim15$ ml/kg。用于治疗多种凝血因子缺乏疾病时，参考实验室凝血功能检测结果。

6.5 冷沉淀

6.5.1 功能

补充Ⅷ因子、ⅩⅢ因子、vWF、纤维蛋白原和纤维结合蛋白。

6.5.2 适应证

主要适用于纤维蛋白原缺乏引起的出血,也可用于无特异性浓缩制剂使用时的Ⅷ因子缺乏症、ⅩⅢ因子缺乏症、血管性血友病、纤维蛋白异常及纤维蛋白原缺乏症;也可用于大量输血、DIC以及其他治疗方法无效的尿毒症出血。

有特异性浓缩制剂可供使用时冷沉淀凝血因子不宜作为首选治疗方案。

6.5.3 输注指征

大量输血或DIC伴纤维蛋白原水平$<1.0 \, \text{g/L}$时,可输注冷沉淀凝血因子。创伤、产科和心脏手术患者纤维蛋白原维持在$1.5 \sim 2.0 \, \text{g/L}$。

6.5.4 输注原则

按照交叉配血次侧相容性原则输注,献血者不规则抗体筛查阴性的冷沉淀凝血因子可直接进行ABO相容性输注。

6.5.5 输注剂量

输注剂量和频率取决于纤维蛋白原消耗速度、恢复时间和半衰期。纤维蛋白原在无其他消耗(如出血、DIC等)的情况下半衰期大约是4天。通常成人每$5 \sim 10 \, \text{kg}$输注2 U,婴幼儿减半。(1 U:由200 ml全血分离的血浆制备,且符合GB 18469质量要求。)

6.6 单采粒细胞

6.6.1 功能

提高机体抗感染能力。

6.6.2 适应证

适用于出现感染、抗生素治疗48 h无效且中性粒细胞绝对值小于$0.5 \times 10^9/\text{L}$的患者及先天性粒细胞功能障碍患者(如慢性肉芽肿病等)。

不适用于抗生素治疗有效的感染,也不适用于骨髓移植后粒细胞的重建。

6.6.3 输注原则

6.6.3.1 按照ABO同型原则输注;如患者发生同种免疫反应或输注无效时,可输注白细胞抗原相合的献血者单采粒细胞。

6.6.3.2 单采粒细胞制剂应辐照后输注。

6.6.4 输注剂量

推荐成人和年龄较大的儿童每次输注剂量为$4 \times 10^{10} \sim 8 \times 10^{10}$个粒细胞,婴幼儿每次输注$1 \times 10^9 \sim 2 \times 10^9$个粒细胞/kg。粒细胞输注频率宜参考患者病情,一般每日1次,严重感染时可1日2次,输注$4 \sim 6$天,直到感染得到控制。

6.7 去白细胞血液

6.7.1 功能

减少非溶血性发热反应、白细胞抗原同种免疫反应及巨细胞病毒(CMV)和人T淋巴细胞病毒(HTLV)-Ⅰ/Ⅱ感染等。

6.7.2 适应证

适用于需多次输血、有非溶血性发热反应史、免疫功能低下易感染 CMV 等病原微生物的患者等。

不适用于预防 TA-GVHD。

6.7.3 输注原则

与同类型非去白细胞血液制剂相同。

6.8 辐照血液

6.8.1 功能

预防免疫功能低下的患者发生 TA-GVHD。

6.8.2 适应证

宫内换血和宫内输血;已知或疑似免疫缺陷的儿科患者;先天性细胞免疫缺陷症(如 SCID、先天性胸腺和甲状旁腺发育不全)和霍奇金病;粒细胞输注;亲属间输血(不受亲缘关系远近及患者免疫状态限制);人类白细胞抗原(HLA)配型的血液成分输注;接受移植手术的患者输血;患者正在接受抑制 T 细胞功能的治疗(如嘌呤核苷类药物-氟达拉滨、苯达莫司汀、咪唑硫嘌呤;阿仑单抗等)等。

与同类型非辐照血液制剂相同。

6.8.3 输注原则

与同类型非辐照血液制剂相同。

7 输血不良反应

输血治疗可能发生发热、过敏等不良症状,医务人员应有效识别和上报输血不良反应类型,并有效处理。临床医生可以根据不同成分血的特点选择相应血液制剂降低不良反应的发生率。

输血不良反应的分类主要有输血相关循环超负荷、输血相关急性肺损伤、输血相关呼吸困难、过敏反应、输血相关低血压反应、非溶血性发热反应、急性溶血性输血反应、迟发性溶血性输血反应、迟发性血浆反应、输血相关性移植物抗宿主病、输血后紫癜、感染性输血反应、其他/未知。

8 注意事项

8.1 使用时间与输注速度

8.1.1 全血和成分血出库后,应在 4 h 内完成输注,不应再进行保存。

8.1.2 输注速度宜先慢后快,起始的 15 min 慢速输注,严密监测是否发生输血不良反应,若无不良反应,以患者能够耐受的最快速度完成输注。

8.2 输血器材

输血器材使用注意事项见 WS/T 433—2013 中 6.6 及 6.7。

8.3 药物添加

除生理盐水外,血液制剂中不得添加任何药物。

8.4 血液加温

血液置换、大量输血及患者体内存在具有临床意义的冷凝集素时宜进行血液加温。血液加温宜采用专用血液加温仪。

第九节　输血反应分类(WS/T 624—2018)

1　范围

本标准规定了输血反应的分类。

本标准适用于全国各级各类医疗机构输血反应诊治与报告统计,同时为卫生行政部门管理督导与评审提供依据。

2　术语和定义

下列术语和定义适用于本文件。

2.1　输血反应/输血并发症 transfusion reactions/complications

与输血具有时序相关性的不良反应。不良反应的原因可能是不良事件,也可能是患者与所输注血液相互作用。

2.2　急性/速发性输血反应 acute/Immediate transfusion reactions,ATR/ITR

发生在输血过程中、输血后即刻至输血后 24 h 内的输血反应。

2.3　慢性/迟发性输血反应 chronic/delayed transfusion reactions,CTR/DTR

发生在输血结束后 24 h 至 28 天的输血反应。

2.4　输血传播性感染/输血感染性反应 transfusion-transmitted infections,TTI/transfusion-transmitted infectious reactions,TTIR

病原体通过输血过程从献血者体内进入到受血者体内并引起相应的感染或疾病。

2.5　输血非感染性反应 transfusion-transmitted non-infectious reactions,TTNIR

与输血具有时序相关性的非病原体引起的不良反应。

3　输血反应分类

3.1　输血传播性感染(transfusion-transmitted infections,TTI)

输血前无相应病原体感染病史,无临床症状,血清标志物检测阴性。但输血后出现相应病原体感染症状,且从患者体内分离出病原体与献血者体内的病原体具有高度的同源性。

3.1.1　输血传播病毒感染(transfusion-transmitted virus infections,TTVI)

3.1.1.1　病毒性肝炎(viral hepatitis):由肝炎病毒引起,主要涉及乙型、丙型、丁型和戊型等肝炎病毒。

3.1.1.2　获得性免疫缺陷综合征(acquired immune deficiency syndrome,AIDS):由人类免疫缺陷病毒(human immunodeficiency virus,HIV)引起,可并发各种机会性感染及肿瘤,严重者可导致死亡。

3.1.1.3　巨细胞病毒感染(cytomegalovirus infection):由巨细胞病毒(cytomegaoviyns,CMV)引起,受染后病毒可局限于涎腺,有的则导致全身性感染。CMV 感染大多呈亚临床型,显性感染者则有多样化的临床表现,严重者可致死。

3.1.1.4　EB 病毒感染(EpsteinBarr virus infection,EBVI):由 EB 病毒引起,95%以上的成人可

携带,且与鼻咽癌、儿童淋巴瘤的发生具有相关性。

3.1.1.5 人类细小病毒 B19 感染(human parvovirus B19 infection,HPB19I):由人类细小病毒 B19(human parvovirus B19)引起,可出现传染性红斑和急性关节病。在某些血液系统疾病和免疫受损患者可导致再生障碍危象。

3.1.1.6 成人 T 细胞白血病/淋巴瘤(adult T-cell leukemia/lymphoma,ATLL):由人 T 淋巴细胞病毒-1 型(human T-lymphotropic virus,HTLV-1)引起,可呈急性或慢性起病,可出现皮肤损伤、外周血淋巴细胞计数显著升高、肝脾与淋巴结肿大等表现。

3.1.1.7 西尼罗河病毒感染(West Nile virus infection,WNVI):由西尼罗河病毒引起,80%的感染为隐性感染;少数人可出现类似上呼吸道感染的症状;极少数人可表现为病毒性脑炎、脑膜脑炎和脑膜炎等。

3.1.1.8 上述未涉及的病毒感染。

3.1.2 输血传播细菌感染(transfusion-transmitted bacteria infections,TTBI)

3.1.2.1 革兰阳性球菌感染(Gram-positive cocci infection):常见于金黄色葡萄球菌、表皮葡萄球菌、肠球菌和链球菌等。

3.1.2.2 革兰阴性杆菌感染(Gram-negative bacillus infection):常见于大肠杆菌、肺炎克雷伯菌、铜绿假单胞菌、变形杆菌、耶尔森菌、黏质沙雷菌等。

3.1.2.3 厌氧菌感染(anaerobic infection):常见于拟杆菌、梭状芽胞杆菌、产气荚膜杆菌等。

3.1.2.4 上述未涉及的细菌感染。

3.1.3 输血传播寄生虫感染(transfusion-transmitted parasitic infections,TTPI)

3.1.3.1 疟疾(malaria):由疟原虫感染引起,以反复发作的间歇性寒战、高热、随后出汗热退为特点,可引起脾肿大、贫血等表现。

3.1.3.2 巴贝西虫病(babesiosis):由巴贝西虫(babesia)通过蜱类媒介感染引起人兽共染性疾病。发病初期症状轻重悬殊。急性发病时颇似疟疾,具有间歇热、脾肿大、黄疸及溶血等特征。慢性患者的原虫血症可持续数月以至数年。

3.1.3.3 克氏锥虫病(trypanosomiasis cruzi):由克氏锥虫(trypanosoma cruzi)引起。急性期可出现发热、全身淋巴结肿大、心脏增大等等表现;慢性期可出现心肌炎、心脏增大、食管或结肠扩张等表现。

3.1.3.4 上述未涉及的寄生虫感染。

3.1.4 输血传播其他病原体感染

3.1.4.1 梅毒(syphilis):由梅毒螺旋体(treponema pallidum)引起,通常除侵犯皮肤黏膜外,还可累及内脏器官出现相应临床表现。

3.1.4.2 克-雅氏病变异型(Creutzfeldt-Jakob disease):由朊病毒(prion)感染引起人畜可共患的中枢神经系统退化性病变。朊病毒是蛋白质病毒,是一种蛋白质侵染颗粒,也是唯一不应用 DNA、RNA 作遗传物质的病毒。

3.1.4.3 真菌感染(fungal infection):可见于白色念珠菌占绝大多数,也可是热带念珠菌、毛霉菌等。

3.1.4.4 上述未涉及其他病原体感染。

3.2 输血非感染性反应(transfusion-transmitted non-infectious reactions,TTNIR)

3.2.1 过敏反应(allergic reactions)

过敏原与体内已有的抗体间相互作用所致。在一些情况下,输入来自于具有遗传性过敏体质的献血者的抗体也会发生。部分可见于先天性 IgA 缺乏的患者。根据临床表现可分为局部性与全身性过敏反应。

3.2.2 溶血性输血反应(hemolytic transfusion reactions，HTR)

3.2.2.1 急性/速发型溶血性输血反应(acute/immediate hemolytic transfusion reactions，AHTR/IHTR)常发生在输血过程中、输血后即刻、或输血后 24 h 内。由于输入血液与患者间的免疫不相容性导致红细胞裂解或/和清除加速。常由 IgM 抗体引起，多为血管内溶血，最常见于 ABO 血型不相容输血。

3.2.2.2 慢性/迟发型溶血性输血反应(chronic/delayed hemolytic transfusion reactions，CHTR/DHTR)常发生在输血结束后 24 h 至 28 天。患者输血后体内产生针对红细胞血型抗原的意外抗体；当再次输血时，体内意外抗体可与输入红细胞相互作用，导致红细胞裂解或(和)清除加速。常由 IgG 抗体引起，多为血管外溶血，最常见于 Rh 血型不相容输血。

3.2.3 迟发性血清学输血反应(delayed serologic transfusion reactions，DSTR)

患者输血后体内出现具有临床意义的红细胞血型的意外抗体，常可维持数月至数年，外周血血红蛋白值变化可不明显。

3.2.4 非溶血性发热反应(febrile non-hemolytic transfusion reactions，FNHTR)

在输血中或输血结束后 4 h 内，患者基础体温升高 1℃ 以上或伴有寒战，无原发病、过敏、溶血与细菌污染等所致发热证据。主要是由于输注了含有白细胞的血液成分与患者体内已有的抗体发生免疫反应，或(和)血液储存过程中白细胞释放的可溶性细胞因子等所致。

3.2.5 输血后紫癜(post transfusion purpura，PTP)

多见于输血后 5~10 天，主要是由于患者体内血小板特异性抗体与献血者血小板上相应抗原结合形成抗原抗体复合物，导致患者血小板破坏。可出现外周血血小板数明显减少，皮肤瘀点或(和)瘀斑，是一种自限性疾病。

3.2.6 输血相关移植物抗宿主病(transfusion-associated graft versus host disease，TA-GVHD)

具有免疫活性的淋巴细胞输注给免疫功能缺陷或免疫功能抑制的患者，在其机体内存活、增殖，并攻击宿主组织细胞。可出现发热、皮疹、肝功能损害、全血细胞减少；骨髓增生低下，且造血细胞减少及淋巴细胞增多等。

3.2.7 输血相关急性肺损伤(transfusion-related acute lung injury，TRALI)

输血中或输血后 6 h 内出现急性呼吸困难伴进行性低氧血症，血氧分压/氧合指数(PaO_2/FiO_2)≤300 mmHg，胸部 X 线示双侧肺部浸润，且无输血相关性循环超负荷(TACO)及输血引起的严重过敏反应和细菌污染反应表现。

3.2.8 输血相关呼吸困难(transfusion-associated dyspnea，TAD)

输血结束后 24 h 内发生呼吸窘迫，不符合输血相关性急性肺损伤(TRALI)、输血相关循环超负荷(TACO)或过敏反应诊断依据，且不能用患者潜在或已有疾病解释。

3.2.9 输血相关循环超负荷(transfusion-associated circulation overload，TACO)

由于输血速度过快或(和)输血量过大或患者潜在心肺疾病不能有效接受血液输注容量等所致急性心功能衰竭。可出现紫绀、气急、心悸、听诊闻及湿性啰音或水泡音等表现。

3.2.10 输血相关性低血压(transfusion-associated hypotensive，TAH)

在输血过程中或输血结束后 1 h 内出现唯一血压下降表现，其收缩压下降(＜90 mmHg 或较基础血压下降≥40 mmHg)或脉压差减少(<20 mmHg)。

3.2.11 铁超负荷(iron overload)

长期多次输血可导致患者体内铁超负荷,且存积于机体实质细胞中,导致心、肝和内分泌腺等器官组织损害和皮肤色素沉着等表现。

3.2.12 肺血管微栓塞(microembolization of pulmonary vessels)

由于血液成分在储存过程中,白细胞、血小板与纤维蛋白等形成的微聚物可通过标准孔径输血滤器,输入患者机体后引起肺血管栓塞导致急性肺功能不全等。

3.2.13 空气栓塞(air embolism)

由于输血过程中空气通过输血管路进入患者机体静脉系统所致。

3.2.14 大量输血相关并发症(complication of massive transfusion)

3.2.14.1 凝血功能障碍(coagulation dysfunction):由于患者在出凝血过程中会丢失或消耗大量血小板及凝血因子,或(和)血液成分中血小板及不稳定凝血因子含量随着保存期延长而下降,或(和)以具有抗凝作用枸橼酸盐为主要成分血液制剂大量输注,或(和)抗休克扩容时大量静脉输注晶体液使患者机体残存的血小板与凝血因子含量更低所致。

3.2.14.2 枸橼酸盐中毒(citrate toxicity):全血及血液成分大多采用以枸橼酸盐为主要成分的抗凝剂。大量输血或实施血液成分置换术时,可导致患者血浆中枸橼酸盐浓度达到 1 g/L 易引起中毒。

3.2.14.3 高钾血症(hyperkalemia):全血和红细胞成分中血钾离子浓度随保存时间延长逐渐增高。大量输注保存期相对较长的全血和红细胞成分时,可导致患者机体血钾离子浓度明显增高。

3.2.14.4 低钙血症(hypocalcemia):全血及血液成分大多采用以枸橼酸盐为主要成分的抗凝剂。大量输血或实施血液成分置换术时,易引起患者血钙离子浓度明显降低。

3.2.14.5 高氨血症(hyperammonemia):全血和红细胞成分中血氨随保存时间延长逐渐增高。大量输注保存期较长的全血和红细胞成分时,可导致患者机体血氨浓度明显增高。

3.2.14.6 酸碱平衡失调(acid-base imbalance):全血和红细胞成分保存液中含有枸橼酸盐等。随保存时间延长乳酸生成增加。大量输注时,可导致患者机体酸碱平衡失调。

3.2.14.7 低体温(hypothermia):由于快速大量输注温度低于患者体温的全血和血液成分,机体体温≤36℃,使患者血红蛋白与氧亲和力增加,从而影响氧在器官与组织中释放,最终导致器官与组织的缺氧状况。

3.2.15 其他

上述未涉及的输血非感染性反应。

(殷利军 方进龙 徐铭军)

参考文献

[1] KOZEK - LANGENECKER S A, IMBERGER G, RAHE - MEYER N, et al. Management of severe perioperative bleeding: guidelines from the European Society of Anaesthesiology [J]. Eur J Anaesthesiol, 2017, 34(6): 332 - 395.

[2] MAVRIDES E, ALLARD S, CHANDRAHARAN E, et al. Prevention and management of postpartum haemorrhage[J]. BJOG, 2017, 124(5): e106 - e149.

［3］ SHIELDS L E，GOFFMAN D，CAUGHEY A. ACOG practice bulletin：Clinical management guidelines for obstetrician-gynecologists［J］. Obstet Gynecol，2017，130(4)，e168－e186.

［4］ KLEIN A A，BAILEY C R，CHARLTON A J，et al. Association of Anaesthetists guidelines：cell salvage for peri-operative blood conservation 2018［J］. Anaesthesia，2018，73(9)：1141－1150.

第二十二章
输血相关问题简答

第一节 基 础 理 论

1. 造血细胞的发育

血细胞的发育是连续的。根据造血细胞的功能与形态特征,一般把血细胞的生成过程分为多能干细胞池、定向干细胞池(又称祖细胞池)及形态学上可辨认的细胞池三个阶段。在这一发育过程中,细胞要经过一系列的增殖、分化和成熟,最终转变为具有特定功能的终末细胞,释放到外周血中,成为循环的血细胞。

2. 为什么造血干细胞具有自我更新或自我维持的特性

造血干细胞(hemopoietic stem cell,HSC)是一类具有高度自我更新、多向分化、重建长期造血功能以及损伤后再生能力的造血前体细胞,能分化为各种髓系和淋巴系细胞。另外它还具有广泛迁移以及特异性归巢的特性,以保证其能优先定位于造血微环境中。HSC 在体内以非增殖状态的方式存在。正常干细胞进行不对称性有丝分裂,即一个造血干细胞进行分裂所产生的两个子细胞,只有一个子细胞分化为早期的造血祖细胞,而另一个子细胞则继续保持干细胞的全部特征不变。此为造血干细胞的自我更新和自我维持功能,既保证了正常人体内造血干细胞数量的稳定,又能够不断产生造血祖细胞以保证机体血细胞的更新和补充。

3. 目前已经发现的红细胞抗原和血型系统有多少个

截至 2017 年 7 月,被国际输血协会(The International Society Blood Transfusion,ISBT)认可的红细胞血型抗原总数为 346 个,其中有 308 个主要抗原分属于 36 个血型系统,其余 38 个抗原尚未被归类,它们受控 45 个基因和 1 802 个等位基因。临床上最重要和最为人们熟知的仍是 ABO 和 Rh 两个血型系统。其他血型系统有 MNS 血型系统、P1 血型系统、Lutheran 血型系统、Kell 血型系统、Lewis 血型系统、Duffy 血型系统、Kidd 血型系统、Diego 血型系统、Yt 血型系统、Xg 血型系统、Scianna 血型系统、Dombrock 血型系统、Colton 血型系统、Landsteiner－Wiener 血型系统、Chido－Rodgers 血型系统、H 血型系统、Kx 血型系统、Gerbich 血型系统、Cromer 血型系统、Knops 血型系统、Indian 血型系统、Ok 血型系统、Raph 血型系统、John Milton Hagen 血型系统、I 血型系统、Globoside 血型系统、GIL 血型系统、Rh-associated glycoprotei 血型系统、Forssman 血型系统、LAN 血型系统、VEL 血型系统、CD59 血型系统、Augustine 血型系统。

4. 为什么有些人类红细胞抗原不能归入血型系统

由于大量红细胞血型抗原及它们相关的血清学特征不断地被发现,对它们的遗传、生物化学及控制它们的血型基因也逐步确认,为了使血型学的研究和应用工作能在国际上统一和保持连贯性,便于合作和交流,成立了国际输血协会(ISBT)红细胞表面抗原命名术语委员会,其主要工作是为血型抗原建立和维持一个以遗传为基础的命名和分类系统。该系统规定了血型抗原必须是用相应抗体检测到的红细胞表面抗原,属于遗传性状。在对人类红细胞血型抗原进行归类时,引入了"血型系统""血型集合""高频抗原组"和"低频抗原组"等概念。血型系统是由单一基因位点或多个紧密连锁基因位点上的等位基因编码的一组血型抗原组成,它描述了不同抗原之间的关系,是等位基因的产物。血型集合是指在血清学、生物化学、遗传学特性方面有相关性,基因序列尚未确定而达不到血型系统命名标准的血型抗原。血型集合中的抗原一旦确定了相应的基因序列,即被归入血型系统。目前不能归类到血型系统和血型集合的抗原,按照在人群中分布频率,归类到高频抗原和低频抗原组。血型抗原频率$>90\%$属于高频抗原组,血型抗原频率$<1\%$属于低频抗原组。

5. 为什么 Rh 血型是以恒河猴英文名称的前两个字母来命名

Rh 血型的命名来源于它的发现过程。1939 年,一位产妇由于分娩时大出血,输注与其 ABO 血型相同的丈夫的血液后发生了严重的溶血性输血反应。Levine 和 Stetson 经试验检测出该产妇血清中存在一种非 ABO 血型抗体,后来证实,该血型抗体是第一例被发现的人类 Rh 血型抗体。1940 年,Karl Landsteiner 和 Wiener 用恒河猴(Macacus Rhesus)的红细胞免疫天竺鼠和家兔得到的抗血清与一组白种人红细胞进行凝集试验,结果发现,该抗血清与该组 85% 的红细胞发生凝集反应,而与其余 15% 的红细胞不发生凝集反应。他们认为呈现凝集反应的红细胞上含有与恒河猴红细胞相同的抗原,并取恒河猴 Rhesus 的前两个字母 Rh 对这一抗原加以命名。同年,Wiener 和 Peters 研究证明了这些动物血清中的抗体与之前 Levine 在产妇血清中发现的抗体是类似的。随着对 Rh 血型系统研究的深入,1942 年,Fisk 和 Foord 证明了动物血清的抗 Rh 抗体与人血清中的抗 Rh 抗体并不完全相同。但由于此时,Rh 的概念已被广泛应用,以及出于对 Landsteiner 和 Wiener 的尊重,将免疫动物获得的异种抗体命名为抗 LW 抗体,并沿用至今,以示与人类的同种抗 D 免疫球蛋白区别。

6. 为什么 ABO 血型系统的抗原是 A、B、H 抗原而不是 A、B、O 抗原

ABO 血型抗原的化学结构属于糖蛋白(glycoprotein),A、B 抗原的产生及定位由 ABO、Hh、Sese 三组独立的基因所控制。ABO 基因位于第 9 号染色体上,Hh 和 Sese 基因紧密连锁,位于第 19 号染色体上。ABO 抗原并不是 ABO 基因的直接产物,而是 A、B 和 H 基因的产物。A、B 和 H 基因只是编码产生特异性糖基转移酶(glycosyltransferases),使相对应的糖基(glycosyl)连接到基础前身物质(basic precursor substance)上,形成特异性抗原。H 基因编码岩藻糖转移酶(L - fucosyltransferase),该酶将 L-岩藻糖(L - fucose,Fuc)连接到基础前身物质末端的 D-半乳糖(D - galatose,Gal)上形成 H 抗原;A 基因编码的 N-乙酰胺半乳糖转移酶(N - Acetamide galactosyl transferase),将 N-乙酰半乳糖胺(N - acetylgalactosamine)连接到 H 抗原末端半乳糖基上,形成相应的 A 抗原;B 基因编码的 D-半乳糖转移酶(D - galactosyl transferase),将 D-半乳糖连接到 H 抗原末端半乳糖基上,形成 B 抗原;由于 O 基因是无效基因(amorph),不能编码糖基转移酶,所以不能将任何糖基连接到 H 抗原上。因此,O 型红细胞上缺乏 A、B 抗原,只有大量的 H 抗原。

7. 什么叫天然抗体和不规则抗体

有些血型抗体的产生并没有经过输血、妊娠或注射抗原的刺激,似乎是天然存在的,因而称为天然抗体。实际上,"天然抗体"也是机体对抗原免疫应答的产物,只是可能没有可察觉的抗原刺激,并非天然产生的抗体。天然抗体的产生机制可能与环境中广泛存在的菌类、花粉、尘埃等有关,这些物质与某些抗原有共同成分表位,通过隐性刺激机体产生血型抗体。多数天然抗体是 IgM 类抗体,最佳反应温度为室温或更低,主要存在于 ABO、Hh、Ii、MNS、P、Lewis 等系统。

不规则抗体是指除 ABO 血型系统外,其他血型系统产生的抗体均不符合 Landsteiner 规律,称为不规则抗体或意外抗体。不规则抗体多为 IgG 抗体,主要是经输血或妊娠等免疫刺激产生,在盐水介质中不能凝集而只能致敏相应抗原的红细胞,必须通过特殊介质才能使致敏红细胞出现凝集反应。其他血型系统的不规则抗体也会导致输血反应,轻者引起寒战、发热,影响治疗效果;重者可以破坏输注的不配合的红细胞或缩短其寿命,产生溶血性输血反应,危及患者生命。此外,对孕妇而言,不规则抗体可能会引起新生儿溶血病,影响新生儿脏器的发育,并使其智力发育受到伤害,严重者则会危及新生儿的生命安全。

8. 为什么有些人会产生血型抗原的自身抗体

在正常情况下,由于自身耐受机制,机体的免疫系统对自身的抗原物质不产生免疫应答。自身免疫性溶血性贫血(autoimmune hemolytic anemia, AIHA)中,由于免疫功能紊乱产生抗自身红细胞抗体,与红细胞表面抗原结合,或激活补体使红细胞加速破坏而导致溶血性贫血。包括 AIHA 在内的许多自身免疫性疾病的起始原因和发病机制尚不清楚。一些理化因素(例如,服用某些药物、接触某些化学毒物或 X 线照射)或生物学因素(例如,受病毒、细菌感染)可直接引起组织抗原变性或改变细胞代谢过程的基因表达,从而改变自身抗原的性质,诱导自身应答,导致自身免疫性疾病。此外,免疫调节失常是导致自身免疫性疾病的重要原因。正常情况下,免疫功能处在一个调节网络的控制之下,当调节作用失控或抑制细胞缺陷时,可以使禁忌克隆的细胞复活,重新获得了对自身抗原的应答能力,就有可能发生自身免疫病。先天易感性遗传因素对自身免疫病的发生也起一定的作用。

9. 为什么不是所有的红细胞血型抗体都具有临床意义

红细胞血型抗体是机体受到血型抗原刺激后,B 细胞被活化,增殖分化为浆细胞,其产生能与相应抗原特异性结合,并引起免疫反应的免疫球蛋白,它广泛存在于血液及体液中。无论何种红细胞血型抗体,不一定都具有临床意义。只有导致红细胞寿命缩短、溶血性输血反应及新生儿溶血病的抗体,才具有临床意义。通常在 37℃温度下,抗体与红细胞不发生反应者,一般无临床意义。例如,MNS、P 系统抗体多数情况下无临床意义,少数情况可能会导致输血反应或新生儿溶血病,那么该抗体就有临床意义,不能一概而论。抗体如果有临床意义,输血时应选择交叉配血试验(抗球蛋白方法)阴性,相对应抗原阴性的血液。

10. 为什么有的 RhD 阴性受血者即使多次接受 RhD 阳性红细胞也不产生抗-D

RhD 阴性的人接受 RhD 阳性血输注后,并非一定会产生抗-D,这与受血者免疫状态、输入血液制品的种类、红细胞的数量以及其他未知因素有关。有多项相关研究显示,RhD 阴性个体接受 RhD 阳性血输注后抗-D 的发生率为 20%~80%。还有研究提示,对于接受 RhD 阳性血输注的 RhD 阴性患者而言,严重外伤等重症患者由于免疫反应水平降低,产生抗体的概率更低。在亚洲人群中,大概有 1/3 的 RhD 阴性受血者即使多次输注 RhD 阳性红细胞也不会产生抗-D,除了免疫状态等因素外,还有一部分是因为亚洲人群的 RhD 阴性个体中有一部分属于 Del 表型,这种表型的人接受 RhD 阳性红细胞是不会产生抗-D 的。

11. 为什么 RhD 变异型既是 RhD 阳性供血者又是 RhD 阴性受血者

红细胞上所含 D 抗原发生量和质的变化而形成的 RhD 血型,统称为 D 变异型(D variants)。变异型 D 在初筛试验中,常被定义为 RhD 阴性,需进一步做血清学确认试验。一旦确认试验证实了 RhD 变异型,作为供血者,由于 RhD 变异型红细胞上也是含有弱的 D 抗原或者部分 D 表位,可以免疫 RhD 阴性受血者产生抗-D,其红细胞应视作 RhD 阳性供应临床。然而,作为受血者,D 变异型个体由于可能缺乏某些 D 抗原表位,不能输注 RhD 阳性红细胞,否则可能经免疫产生抗-D,应视作 RhD 阴性输注 RhD 阴性红细胞。

12. 胎母血型不相容有什么风险

胎儿和母亲血型不相容时因流产或分娩等原因造成胎儿红细胞进入母体循环,母体产生了相应的 IgG 类抗体,后者通过胎盘作用于胎儿红细胞,使之溶血造成死胎。如胎儿存活,出生后来自母体的抗体继续造成新生儿红细胞溶血,严重者引起新生儿溶血病,甚至死亡。

13. 为什么 Rh 新生儿溶血病多数发生在第二胎

Rh 阴性孕妇在首次妊娠末期或胎盘剥离时,Rh 阳性的胎儿血(约 0.5~1 ml)进入 Rh 阴性母体中,经过 8~9 周产生 IgM(初次免疫反应),其不能通过胎盘,到以后产生少量 IgG 时,胎儿已经娩出而不致受累。如母亲再次妊娠,胎儿还是 Rh 阳性,若孕期中少量胎血进入母体循环,则几天内便产生大量的 IgG 抗体,该抗体通过胎盘引起胎儿红细胞溶血,Rh 溶血病的症状随胎次增多而加重,这是由于在首次分娩时有超过 0.5~1 ml 胎儿血进入母循环,而且第二次致敏仅需 0.01~0.1 ml 胎血,并很快产生大量 IgG 抗体所致,所以 Rh 新生儿溶血病多数发生在第二胎。

14. 为什么 Rh 新生儿溶血病有时也会发生在第一胎

由于当 Rh 阴性孕妇尚为胎儿时,她母亲是 Rh 阳性,存在血型不合,若此时母亲少量的血经胎盘进入胎儿体内使胎儿发生了初次免疫反应。当该孕妇第一次妊娠时,若她的胎儿是 Rh 阳性,也可发生 Rh 新生儿溶血病,此现象也可称为"外祖母学说"。如果孕妇曾有过流产史或 RhD 抗原不合输血史那她的体内也会存在抗体,发生 Rh 新生儿溶血病。因此,也有 Rh 阴性的孕妇第一胎就发生 Rh 新生儿溶血病的情况。

15. 为什么 Rh 胎儿与新生儿溶血病一般要比 ABO 胎儿与新生儿溶血病严重

虽然 Rh 血型抗体引起的新生儿溶血病发病率比 ABO 溶血病低,但是 Rh 胎儿与新生儿溶血病(Rh HDFN)具有发病早、进展快、病情危重等特点,可导致胎儿流产、早产、死胎、新生儿贫血、黄疸及胆红素性脑病等致残的后果,严重影响新生儿的生存质量。由于 ABO 血型抗原在出生时发育尚不完全,另外,85% 的白人携带 FUT2 基因,分泌可溶性 A、B 抗原进入体液,这些可溶性 A、B 抗原可中和血型物质,保护胎儿及新生儿红细胞免受溶血的破坏。而且 ABO 胎儿与新生儿溶血病(ABO HDFN)依赖于补体,而补体在新生儿时期量很少。Rh 抗体对于补体依赖性较差,可同时引起血管内和血管外溶血,病情更为严重复杂,需要及时治疗。且 Rh HDFN 的症状还会随着妊娠次数的增加而越来越严重,因为孕妇再次接触 Rh 阳性抗原的刺激时,记忆 B 细胞迅速反应而产生大量的 IgG 抗体,随着妊娠次数的增多,母体内 IgG 抗体也逐渐增多,抗体效价逐渐增高,使得 Rh 胎儿与新生儿溶血病一般要比 ABO 胎儿与新生儿溶血病严重。

16. 血小板表面的血型抗原及其临床意义

血小板表面存在着两类血型抗原,即血小板相关抗原和血小板特异性抗原。血小板特异的同种抗原系统于 1988 年由血小板血清学的国际血液学标准化会议提出了统一命名,通称人类血小板特异性抗原(human platelet antigen,HPA);而血小板相关性抗原由吸附或者内源性合成而来,如 ABO 抗原和 HLA 抗原。血小板携带的 HLA 抗原为 HLA-A、HLA-B、HLA-C 抗原。新生儿同种免疫性血小板减少症就是由于母亲的同种抗体与新生儿体内的血小板表面抗原发生免疫反应导致的疾病。另外,多次输血后机体将产生血小板的同种抗体,也会与输注的血小板发生免疫反应引起血小板减少症。当机体内存在 HLA、HPA-1a 和 HPA-3a 抗体时可引发输注血小板无效的症状。因此,血小板表面抗原或者血清中相关抗体的检测不仅对输血安全有意义,也对新生儿同种免疫性血小板减少症的筛查具有非常重要的意义。

第二节　输血相关检验技术

1. 为什么 ABO 血型鉴定最重要

ABO 血型系统是人类发现的最早的血型系统,也是最重要的血型系统。ABO 血型抗原在所有血型抗原中抗原性最强,并具有其他血型系统所没有的两个特性:① 血清中常存在反应性强的抗体,而红细胞上必然缺乏与之相对应的特异性抗原。② 许多组织细胞上有规律地存在着 A、B、H 抗原,以及分泌型个体的分泌物中存在着 A、B、H 血型物质。

这两个特性使 ABO 血型系统成为临床输血和器官移植中最为重要的血型系统。ABO 血型不相配合的输血可以引起急性溶血性输血反应。由 IgM 型抗-A 或抗-B 引起的血管内溶血,可发生弥散性血管内凝血(DIC)、休克和肾衰竭,严重者甚至死亡。IgG 型抗-A 或抗-B 可通过胎盘屏障,可能使 ABO 血型不相配合的妊娠(尤其是 O 型的孕妇)发生新生儿溶血病。因此,ABO 血型鉴定尤为重要。

2. 为什么鉴定 ABO 血型要用正、反定型两种方法

ABO 血型为红细胞上最重要的血型系统,其定型原则是以检测到红细胞表面抗原为准。根据红细胞上有 A 抗原、B 抗原和血清中有抗-A、抗-B 的情况下,将血型分为 A、B、O、AB 四型。可利用红细胞凝集试验,通过正、反定型鉴定 ABO 血型。正定型是指用已知抗-A 或抗-B 的血清来测定红细胞上有无相应的 A 和(或)B 抗原;反定型是指用已知标准 A 细胞和 B 细胞来测定血清中有无相应的抗-A 和(或)抗-B。ABO 血型鉴定时需要进行反定型,其意义在于:能检验正定型结果的准确性,纠正漏检、误报;可以发现亚型,能够排除获得性抗原(如类 B 抗原)和冷凝集现象对红细胞正定型的干扰;可以发现 ABO 亚型中的意外抗体。ABO 血型鉴定时,正、反定型结果应一致,如果两个结果不相符,提示该个体血型可能存在异常情况,应通过进一步试验分析是否存在生理病理的改变造成鉴定结果的不一致,从而进一步确定患者血型。

3. 为什么新生儿 ABO 血型鉴定主要以正定型为主

新生儿出生后开始产生抗体,直到 3~6 个月时才能被检出,在 5~10 岁时达到高峰,以后逐渐下降,65 岁以上者抗体水平较低。因此,新生儿以及出生 6 个月以内的婴儿由于无 ABO 抗体或抗体较弱,所以该人群 ABO 血型鉴定时可以正定型的结果为主。同时,新生儿血清中也可能存在来自母体的抗体,在鉴定时应注意鉴别。

4. 为什么 Rh 血型鉴定也被列为常规血型鉴定项目

Rh 血型系统是第四个被发现的血型系统,是重要性仅次于 ABO 血型系统。Rh 血型系统的抗体多为 IgG 型抗体,有些也存在 IgM 型抗体。Rh 抗体一般不活化补体,所引起的输血反应主要为血管外溶血。Rh 血型不相配合的妊娠或输血可刺激机体产生 Rh 抗体,抗体可存在很多年并能引起新生儿溶血病或溶血反应。即使抗体下降到无法检测的水平再次接触抗原也可迅速发生继发性免疫反应。RhD 抗原的免疫原性很强,在中国汉族人群中,未经 Rh 阳性红细胞免疫刺激的 Rh 阴性患者,输注大剂量的 Rh 阳性红细胞后,大约有 2/3 的机会产生抗-D。因此,Rh 血型鉴定也被列为常规血型鉴定项目,以避免 Rh 血型不相配合输血造成的输血反应,以及有生育可能的 Rh 阴性妇女因为 Rh 血型不相配合造成的新生儿溶血。

5. 为什么输血前要进行抗体筛查

抗体筛查试验主要是为了检测患者血浆中是否存在不规则抗体,以便发现具有临床意义的抗体,从而选择合适的配血方法和血液制品。抗体筛查试验是在 37℃ 条件下,通过已知具有临床意义的血型抗原表型的 O 型试剂红细胞组检测标本血浆中是否存在相应的不规则抗体。抗体筛查结果为阳性,表示该患者血浆中存在具有临床意义的不规则抗体,输血时不仅需要供血者的 ABO、RhD 血型与患者相符,而且供血者红细胞表面也必须没有患者血浆不规则抗体对应的抗原,以避免发生相关输血反应,从而达到安全用血的目的。

6. 为什么妊娠史和输血史等对血型鉴定有影响

妊娠和输血是引起红细胞同种免疫最常见原因,如果没有妊娠史和输血史,极少会免疫产生具有临床意义的同种抗体。在进行实验室检查之前尽可能了解、核对患者的有关资料,包括基本资料、临床诊断、药物史,尤其是妊娠史和输血史,既往输血反应的记录等,这有助于更准确地进行血型和抗体相关检测,分析可能出现的血清学问题。如果有输血史,则有必要进一步了解最后一次输血的日期。如果患者在过去 3 个月内输过血,那么供血者的红细胞还没有完全代谢,可能依然存在于患者的血液循环中,导致血型定型试验会出现混合凝集外观的结果。因此在血型鉴定和输血前应询问患者的妊娠和输血等相关病史,并注意其对血型鉴定的影响。

7. 为什么多次输血的患者再次输血前要做抗体筛查

患者短时间内进行多次输血后,容易在体内产生相应的红细胞血型不规则抗体。临床医师与输血科人员应对于短时间内多次输血的患者重新检测其血清中不规则抗体,以反映下次输血前患者体内免疫情况。对于多次输血的患者再次进行抗体筛查试验结果为阳性时,应进一步对抗体的特异性进行检测,以确保患者输注无对应相关抗原的血液制品,保证输血的安全有效。要注意的是,对于多次输血的患者,其交叉配血试验所用标本必须及时重新抽取,以确保交叉配血试验所用标本可以反映患者体内实时情况,确保交叉配血试验结果的准确性,保证输血安全。

8. 为什么对于有输血史、妊娠史及短期内多次输血的受血者要做血型复核和抗体筛查

血型复核和抗体筛查主要是针对不规则抗体。不规则抗体阳性常引起免疫性溶血性输血反应、新生儿溶血病或使输入的红细胞存活期缩短。不规则抗体常由输血、妊娠产生,也有天然产生。正常情况下,血液中并不存在不规则抗体,但在多次输血、妊娠以及移植后,易产生红细胞同种抗体,可能引起迟发性免疫反应。据报道,大量输血产生不规则抗体的频率为 15%~20%,随着输血量和输血次数的增加,产生不规则抗体的频率也不断增高。我国《临床输血技术规范》指出:对有输血史、妊娠史或交叉配血试验不合者,要进行血型复核和抗体筛查。这样有利于早期发现和确认具有临床意义的抗体,避免由于临时找不到相合的血液造成的病情延误。配血前确定不规则抗体的存在并进行抗体特异性鉴定,然后选择相应抗原阴性的红细胞进行交叉配血和输血,防止输血反应或输血无效,确保输血安全。

9. 为什么抗体筛查细胞存在一定的局限性

目前抗体筛查细胞尚存在一定的局限性,其原因是:① 抗体筛查细胞并不能覆盖所有具有临床意义的血型抗原,一些低频抗原并没有涵盖在内。② 抗体筛查细胞很多血型系统都不是纯合子,一些具有剂量效应的抗体与具有双剂量抗原的细胞反应较好,杂合子的细胞可能出现弱反应或不反应

的情况,可能会造成弱抗体的漏检。③ 细胞储存时,一些抗原不稳定会变质,不能保证所有抗原阳性的细胞都与含有其特异性抗体的被检血清反应。④ 抗体筛查细胞的制备难度的影响:对于抗体筛查细胞要求临床意义的抗原在一组谱红细胞具有一定的分布特点,以便在检测相应抗体时会出现不同的反应格局,同时为了能从统计学上保证对抗体特异性的确认,每一种血型抗原最好在谱红细胞上保持一定的阴性和阳性比例等,但目前的抗体筛查细胞还不能满足所有的临床需求,存在一定的局限性。

10. 为什么 RhD 阴性的产妇要检测抗 D 免疫球蛋白效价

RhD 阴性的产妇主要是指 D 抗原阴性。D 抗原的免疫原性很强,其临床的重要性仅次于 A 和 B 抗原。Rh 阴性的产妇尤其是二次妊娠的产妇,其产生抗-D 的可能性很大。抗-D 为 IgG 类抗体,可以通过胎盘屏障,对于大部分 RhD 阴性的产妇而言,其胎儿血型多为 RhD 阳性,监测产妇血清中抗-D 的效价,有助于预测胎儿发生新生儿溶血的可能性,对于抗-D 效价较高的产妇可以提前进行干预,采取相应措施并定期检测母体与胎儿相关指标,以保障胎儿的安全。一般认为,在孕妇抗-D 效价上升>1:16～1:32 时即需要警惕 RhD 不合的新生儿溶血病的发生。当孕妇抗-D 效价上升>1:32～1:64 时,可以考虑产前血浆置换等措施,使胎儿安全孕至 32～35 周。

11. 为什么 O 型的产妇要检测抗-A 和抗-B 效价

在母亲与新生儿血型不合的新生儿溶血病中,ABO 血型不合的新生儿溶血病占到了 2/3。其中患儿母亲(产妇)为 O 型的在 ABO 血型不合的新生儿溶血病中占到了 90% 以上。由于 O 型产妇本身的血型抗体中就含有 IgM 和 IgG 两类抗体,因此 O 型产妇是发生新生儿溶血病的危险因素之一。因此对于 O 型产妇进行抗-A 和抗-B 效价的检测有利于新生儿溶血病的发现与观测。对于 O 型产妇来说,当其 IgG 类抗-A(B)效价>1:64 时就应开始注意胎儿与产妇相应指标的观测;当 IgG 类抗-A(B)效价≥1:128～1:256 时要警惕胎儿可能有溶血;当 IgG 类抗-A(B)效价≥1:512 时表明胎儿发生溶血的风险较高。虽然抗体效价高不一定会发生新生儿溶血,但是结合抗体效价结果与其他临床指标对于新生儿溶血病的诊断具有很高的临床意义。

12. 为什么交叉配血试验所使用的血标本必须是常规使用 3 天内标本

根据《临床输血技术规范》第四章第十四条"受血者配血试验的血标本必须是输血前 3 天之内的"。使用的交叉配血试验标本必须是新鲜的,能代表患者当前免疫状态。最近有输血史或妊娠史的患者可能因免疫回忆反应产生抗体,如果交叉配血标本采集时间过早,可能会造成抗体漏检,继而可能因交叉配血相合为患者输注并不适宜的红细胞,发生输血安全问题。而且标本留置时间过长,血液易受细菌污染,加上环境污染,红细胞易受破坏,常导致血型鉴定异常和影响不规则抗体的鉴定以及效价,溶血标本对交叉配血试验的结果会产生影响,造成输血困难。

13. 为什么要进行抗体效价测定

抗体效价测定是一种抗体半定量的分析方法。抗体效价测定可以应用选定的红细胞对系列稀释的血清(通常是二倍法)来滴定,以肉眼可见凝集的最高血清稀释度数值的倒数来表示效价。抗体效价是体现抗体反应能力的指标之一,可以评价抗体的量,通常抗体的浓度与效价呈正相关。抗体效价的测定对于妊娠患者比较有意义。产前测定孕妇血清中 IgG 抗体的效价,如 IgG 抗-A、抗-B 以及抗-D,可作为母亲与新生儿血型不合的新生儿溶血病的预测和监控指标之一。对于 ABO 血型不合的新生儿溶血病,当产前产妇血清中 IgG 型抗-A(B)效价>1:64 时,以及对于 RhD 血型不合的新生儿溶血病,产前产妇血清中抗-D 效价上升且>1:32 时应该注意监测产妇与胎儿的相关指标以便及时采取措施。产后测定产妇血清中 IgG 抗体的效价,如 IgG 抗- A、抗- B 以及抗- D,也可作为诊断母亲与新生儿不合的新生儿溶血病指标之一。

14. 为什么输血前要进行交叉配血试验

交叉配血试验也称为血液配合性试验,是检查患者与输注的血液是否相合。交叉配血试验相合,表明患者与供血者血液之间没有检出不配合的抗原、抗体成分,配血无禁忌,可以输注。交叉配血试验是保障输血安全的重要措施,可以避免由于某些失误造成的输血危险。交叉配血试验包括以下三项:① 主侧配血:患者血清与供血者红细胞反应,检测患者体内是否存在针对供血者红细胞的抗体。② 次侧配血:患者红细胞与供血者血清反应,检测供血者血液中是否存在针对患者红细胞的抗体。③ 自身对照:患者红细胞与自身血清反应,以排除自身抗体,直接抗球蛋白试验阳性以及红细胞"缗钱"状凝集等干扰试验结果的判读因素。

交叉配血试验的要求是:在任何步骤均不出现溶血或同种凝集的结果时,方可将供血者的血液成分输注给患者。

15. 能否从输液肢体采集血标本

不能从输液肢体采集血标本。因为血型鉴定配血时需要红细胞及患者血清,既要检测红细胞表面的血型抗原又要检测血清中的抗体,从输液侧肢体采集的血标本有可能出现对患者红细胞的干扰或者血清抗体的稀释和干扰,影响血型的鉴定和交叉配血试验的结果。

第三节　血液成分及血浆制品

1. 为什么血液要进行成分分离

不同血液成分的寿命不同且需要不同的体外保存条件,全血保存条件主要是针对红细胞,对于其他成分并不适合且会发生保存损害,发生一系列可逆和(或)不可逆的变化,很快丧失其生理功能。血液采集离体后的"全血"不再是真正意义上的全血。自 20 世纪下半叶始,血液成分制备越来越普及。将采集的全血在规定时间内,用物理方法分离成体积小、纯度高、临床疗效好、不良反应少的单一血液成分(如红细胞、血小板、血浆等)的技术称为血液成分制备。对血液成分进行制备和分离,是为了合理保存各种血液成分,科学用血,依据患者病情的实际需要进行成分输血。

2. 悬浮红细胞有哪些优点

悬浮红细胞是指将采集到多联采血袋内的全血在全封闭的条件下通过离心的方法将大部分血浆移除后,加入适量添加剂的红细胞成分,其血细胞比容为 0.5～0.65。目前国内常用的红细胞添加剂是 MAP,其主要成分为:氯化钠、磷酸盐、腺嘌呤、葡萄糖、甘露醇。悬浮红细胞优点如下:① 血浆基本上被移除,显著减少了输血不良反应。② 红细胞被添加液稀释了,输注更流畅。③ 一般用三联袋在密闭条件下制备,保存时间长。保存期因添加液不同而异,可长达 21～42 天,我国所用的 MAP 配方可保存35 天,国外多用保存 42 天的配方。

3. 浓缩红细胞有何优点和缺点

浓缩红细胞是指将采集到多联袋内的全血中大部分血浆在全密闭的条件下分离出后剩余的部分所制成的血细胞成分,一个单位(200 ml)全血制成浓缩红细胞体积为(120±12)ml,血细胞比容为 0.70～0.80。浓缩红细胞的优点是:① 容量小,只有全血的 54%～66%,因而减少了输血后循环超负荷的危险。② 由于移去了血浆内的异体蛋白,减少了输血不良反应,尤其是抗原或抗体引起的发热及过敏反应。③ 减少了输入的抗凝剂、乳酸、钾和氨等。④ 红细胞较浓、较纯、输注后疗效快而确切，缺点是浓缩红细胞黏稠、流动性相对较差，故而输注时流速慢，和全血一样有白膜（白细胞、血小板和纤维蛋白凝聚物）。

4. 洗涤红细胞有何优点

洗涤红细胞是指将保存期内的全血经离心去除血浆和白细胞后，再用生理盐水洗涤 3～6 次（红细胞回收率≥70%，白细胞清除率≥80%，血浆蛋白清除率≥98%），所得红细胞制品即为洗涤红细胞。洗涤红细胞的优点是既去除了某些引起输血反应的物质，也去除了血细胞代谢产物、血小板及白细胞形成的微聚集物以及红细胞膜表面的抗体，可显著降低输血不良反应的发生。洗涤红细胞同时缺乏同种抗-A、抗-B，因此洗涤的 O 型红细胞可以输给无不规则抗体的任何 ABO 血型患者。

5. 为什么低温保存红细胞使用前要洗涤，洗涤后红细胞可以保存多少时间

低温保存红细胞即冰冻解冻去甘油红细胞，临床习惯称冰冻红细胞，是将保存 6 天内的全血经离心去除血浆，加高浓度（57%）甘油作为红细胞冷冻保存剂，室温静置平衡后置−80℃冰箱或干冰中速冻保存。需要使用时，先将冰冻红细胞在 37～40℃ 水浴箱中解冻，再以生理盐水加羟乙基淀粉溶液洗涤去甘油，最后用生理盐水洗涤并以此悬浮红细胞。这种红细胞制备成本较高、工艺复杂、制备时间长，目前主要为稀有血型患者和自身红细胞长期储存患者的临床紧急供血需求。冰冻红细胞解冻洗涤后，4±2℃保存，需在 24 h 内输注。

6. 什么叫去白细胞悬浮红细胞，其质量标准及优点

一般指在红细胞储存前，通过去白细胞滤器过滤去除血液中绝大部分的白细胞而制得。我国的国家标准为：全血或红细胞型去白细胞塑料血袋制备 1 U 全血或红细胞悬液的剩余白细胞数应小于 $2.5×10^6$/U，红细胞回收率应不低于 85%。其优点可以有效降低血液中白细胞所致的各种输血不良反应及相关性疾病，如：① 减少 HLA 抗原量，有效预防非溶血性发热性输血反应及 HLA 同种免疫的发生。② 显著降低嗜白细胞病毒（CMV、HLTV）感染的危险，降低了经血液传播疾病的风险。但去白细胞悬浮红细胞不能防止输血相关性移植物抗宿主病（GVHD）的发生。

7. 何谓新鲜冰冻血浆，其质量标准是什么

在采集后 6～8 h 内将新鲜全血内的血浆分离出来并在−50℃下迅速冻结而成。新鲜冰冻血浆在−20℃以下保存一年。新鲜冰冻血浆包含全部凝血因子，特别是不稳定的 V 因子和Ⅷ因子。新鲜冰冻血浆的主要质量标准有以下几点：① 肉眼观察 30～37℃融化的新鲜冰冻血浆，应呈淡黄色澄清液体，应无纤维蛋白析出、无黄疸、无气泡及重度乳糜出现，血袋无破损。② 包括两种规格：200 ml 全血制备的新鲜冰冻血浆：100±10 ml；400 ml 全血制备的新鲜冰冻血浆：200±20 ml。③ 血浆蛋白含量≥50 g/L。④ Ⅷ因子含量≥0.71 U/ml。

8. 何谓普通冰冻血浆，其如何贮存，有效期多长

将采集 8 h 后，但又在有效期内的全血的血浆分离出并冻结而成。可在−20℃以下保存 5 年，新鲜冰冻血浆保存一年后可转为普通冰冻血浆。与新鲜冰冻血浆相比，普通冰冻血浆缺乏不稳定的 V 因子和Ⅷ因子。普通冰冻血浆应保存在−20℃以下的冰柜中，可保存 5 年。

9. 为什么冰冻血浆要在 37℃ 环境中融化，并且融化后不能再冰冻

新鲜冰冻血浆含有全部凝血因子，普通冰冻血浆含稳定的凝血因子，主要用于各种凝血因子缺乏症患者的补充治疗。科学、规范地融化血浆对于保证血浆的质量和疗效是非常重要的，冰冻血浆使用时应在 37℃ 条件下融化，不断轻轻摇动血袋，直到血浆完全融化成液体为止。温度绝对不可超过 37℃，如果

温度过高会破坏血浆的所含凝血因子和蛋白质。如置室温自然融化或自来水融化,因速度缓慢,凝血因子会被消耗且易有大量纤维蛋白析出。由于凝血因子大部分为蛋白质,反复冻融和长期放置均可导致其破坏加速或效力降低,因此在血浆融化后应尽快输注,如因故未能及时输注,可在 4℃暂时保存,但不能超过 24 h,将血浆中凝血因子的消耗降到最小范围,以保证临床治疗的最佳效果。特别是新鲜冰冻血浆几乎含有全部的血浆凝血因子,包括不稳定 FV 和 FⅧ。融化后,FV、FⅨ、FⅪ 活性随着时间的延长,其活性呈下降趋势。FⅧ的半衰期在 8～12 h,FⅨ 活性 24 h 内无明显变化,FⅩ 活性在保存 12 h 和 24 h 都会有所衰减。

10. 何谓冷沉淀,其成分有哪些

冷沉淀是将保存期内新鲜冰冻血浆置 4℃条件下融化至尚剩少量冰碴时取出,离心后移出上层血浆,剩下不易溶解的白色沉淀物为冷沉淀。冷沉淀与最后剩下的血浆(25 ml 左右)即刻置于 −18℃冰冻保存,有效期从采血之日起 1 年。冷沉淀的成分有:① 凝血因子Ⅷ,约是新鲜冰冻血浆中因子Ⅷ的 10 倍。② 纤维蛋白原,相当于血浆的 5 倍。③ 血管性血友病因子(von Willebrand Factor,vWF)。④ 纤维结合蛋白,即纤维粘连蛋白。⑤ 凝血因子ⅩⅢ。

11. 何为单采血小板,其质量标准是什么

单采血小板是指用全自动血细胞分离机一次性从单个献血者采集到的血小板制剂,我国规定单采血小板每袋至少含血小板 2.5×10^{11} 个。国家标准要求单采血小板中血小板含量$\geqslant 2.5 \times 10^{11}$/袋,白细胞残留量$\leqslant 5.0 \times 10^8$/袋,红细胞混入量$\leqslant 8.0 \times 10^9$/袋,24 h 保存期体积为 125～200 ml,5 天保存期体积为 250～300 ml;pH 为 6.7～7.4。HBsAg、HCV - Ab、HIV - Ab、梅毒螺旋体血清学试验均为阴性,ALT 正常,无细菌生长。外观呈淡黄色云雾状、无纤维蛋白析出、无黄疸、无气泡、无重度乳糜、容器无破损。

12. 何为浓缩血小板,其质量标准是什么

采集的单一人份全血(200 ml 或者 400 ml)在 6 h 内分离制备的血小板,制备后要求在室温保存,24 h 内输注。合并浓缩血小板是在无菌条件下将多个浓缩血小板合并在一起组成悬液。400 ml 全血制备者,血小板含量$\geqslant 4.0 \times 10^{10}$,红细胞混入量$\leqslant 2.0 \times 10^9$;200 ml 全血制备者,血小板含量$\geqslant 2.0 \times 10^{10}$,红细胞混入量$\leqslant 1.0 \times 10^9$。

13. 血小板应如何保存,其有效期多长

血小板应贮存在 22±2℃(轻振荡)的专用保存箱中。手工分离的浓缩血小板用普通袋制备可保存 24 h,专用袋制备可保存 5 天。机器单采的浓缩血小板用专用袋制备可保存 5 天。

14. 何谓新鲜冰冻血小板,其主要成分是什么

200 ml 或 400 ml 全血,在 6 h 内分离制备手工浓缩血小板,或者机器采集浓缩血小板添加二甲基亚砜(终浓度为 5%),按照要求盒装后直接放入 −80℃冰箱冰冻保存的血小板。新鲜冰冻血小板的主要成分是血小板、血浆和浓度为 5%的二甲基亚砜。

15. 为什么说新鲜冰冻血小板适合急诊抢救和战略储备,为什么其不需要提前预约

因为冰冻血小板具有长期大量储备、即刻止血效果可靠、随需随取的优势,从而能满足急诊抢救和战略储备,能更好地适应平时血液储备的需求。新鲜冰冻血小板具有长期大量储备的优势,无须临时召集捐血者通过体检、化验、复检、采集等一系列复杂耗时的过程。因此,可以随需随取,实现临床应用"零预约"。

16. 新鲜冰冻血小板使用前如何进行融化

深低温保存血小板从−80℃冰箱中取出后,在室温稍作停留,以免投入水浴中发生爆裂。但这一步骤不宜超过 5 min。采用水浴温度超过 40℃条件的复温对血小板并不利,尤其是当水浴时间过长时。在 37℃循环式水浴复温便于标准化控制,效果较好,但不宜超过 20 min。

17. 为什么血小板冰冻保存有失败可能,失败的常见原因有哪些

血小板具有非常独特的低温生物学和低温物理学特性,成功的血小板冰冻保存需要很高的技术要求做保证。在当前条件下血小板胞内冰晶的形成可能是血小板致死损伤的主要原因且尚不能完全控制。因此,任何一个关键步骤做不好,血小板冰冻保存就会失败。冰冻血小板制作的关键步骤和技术必须严格执行,否则可能造成血小板冰冻保存失败。导致血小板冰冻保存失败的常见原因有:① 袋装血小板厚度超过 5 cm。② 储存血小板的−80℃冰箱温度不稳定,温度在−40℃以上超过 1 h。③ 运输采用冰块做冷源或者与新鲜冰冻血浆同时运输。

18. 我国目前能够生产的凝血因子制剂有哪几种

目前我国能够生产的凝血因子制剂有纤维蛋白原、凝血酶原复合物浓缩剂、抗血友病球蛋白、凝血酶和纤维蛋白胶等。其中,凝血酶和纤维蛋白胶是外用制剂。

19. 何谓凝血酶制品,为什么凝血酶绝对不可以血管内给药

凝血酶制品由血浆中提纯,经除菌、过滤、冷冻、干燥而获得。凝血酶通过水解纤维蛋白原,激活凝血因子 XIII、V、VIII 和血小板等,在局部止血中发挥较好的作用。因凝血酶是一个强烈的止血制剂,可以在血管中直接导致纤维蛋白形成并使凝血因子 XIII、V、VIII 和血小板等激活,引起弥散性血管内凝血的严重后果,所以凝血酶绝对禁止血管内给药。

20. 凝血酶原复合物有哪些主要的组成部分,其适应证是什么

凝血酶原复合物的主要成分是凝血因子 II、VII、IX、X(F II、F VII、F IX、F X)。主要用于治疗先天性和获得性凝血因子 II、VII、IX、X 缺乏症,包括:① 乙型血友病出血的防治(在没有 F IX 浓缩剂的国家和地区,主要依赖其治疗乙型血友病)。② 治疗已产生因子 VIII 抑制物的甲型血友病患者的出血症状。③ 逆转香豆素类抗凝药效果。④ 各种原因所致的凝血酶原时间延长而拟作外科手术患者。⑤ 凝血因子 VII 缺乏致严重出血,其能有效控制出血,但不宜作为单个因子 F VII 缺乏的替代治疗,除非无新鲜冰冻血浆可用,或证实新鲜冰冻血浆无效。⑥ 因肝病导致的凝血机制紊乱。

21. 纤维蛋白原制剂的来源及适应证

纤维蛋白原由肝脏合成,在凝血酶的作用下释放出肽 A 和 B 后成为纤维蛋白单体,后者自行聚集为纤维蛋白多聚体在凝血因子 XIII 的作用下后者转变为交联的纤维蛋白从而达到止血作用。其适应证主要有:① 先天性低(无)纤维蛋白原血症及先天性异常纤维蛋白原血症。② 获得性纤维蛋白原缺陷症。③ 弥散性血管内凝血的低凝期和纤溶亢进期。④ 原发性纤维蛋白原缺乏症。

第四节　临床输血

1. 不同血液成分输注时间要求

血液输注前从冷链箱内取出,在室温中停留的时间不得超过 30 min。输注前将血袋里的血液轻轻摇匀,避免剧烈震荡。血液内不得加入其他药物,如需稀释只能用静脉注射用生理盐水。血液成分输注的时间见表 22 - 1。

表 22-1　血液成分输注的时间

血液成分	开始	结束
全血/红细胞	30 min 内	4 h 以内
手工分离浓缩血小板	立即	20 min 以内
新鲜冰冻血浆	30 min 内	20 min 以内

2. 影响红细胞输血疗效的因素有哪些

影响红细胞输血疗效的因素有：① 红细胞贮存及运输时间：贮存时间越长，红细胞受损越严重，最长的运输时间不得超过 24 h。② 白细胞含量：红细胞中含有少量的白细胞，而易引起各种不良反应，降低输注效率，而去白和洗涤红细胞则降低了不良反应的发生率。③ 输血次数：输血次数＞3 次、既往输血量＞10 U，可能会刺激患者体内免疫系统，有可能会导致抗体产生，从而降低输血效率。④ 妊娠次数：妊娠 2 次以上是红细胞输注无效的危险因素，因妊娠妇女可能对胎儿红细胞表达的异体抗原产生抗体。⑤ 发热。⑥ 疾病影响：如感染、肝脾肿大、DIC、恶性肿瘤等。⑦ 药物性溶血性贫血。

3. 紧急情况下红细胞选择有哪些原则

紧急情况下血液选择原则：① 首先选择同型血液输注或者相合血型输注。② 不进行交叉配血试验的 O 型红细胞输注给紧急抢救患者。③ 输血知情随后补签，非同型血输注要上报医院备案（表 22-2）。

表 22-2　紧急情况下 ABO 非同型红细胞输注的选择顺序

受血者血型	首选	次选	三选	四选
O	O	无	无	无
A	A	O	无	无
B	B	O	无	无
AB	AB	A	B	O

4. 抗体筛查阳性时的输血原则

抗体筛查试验阳性时，首先应尽量确认抗体的性质和特异性，符合自体输血条件的应以自体输血作为首选输血治疗方案，不符合自体输血条件的应根据具体情况分别采用同型输血、相容性输血和"最小不相容"输血，不可一味局限于同型输血。

5. 什么叫相容性输血

相容性输血是指患者与供血者血型尽管不相同，只要供者红细胞进入患者体内碰不到对应的抗体，就不会发生免疫性溶血性输血反应，即配血相合，故又称"配合型输血"。异型输血要遵循以下 3 个原则：① 抗原与抗体二者不同时存在。② ABO 亚型红细胞输给 ABO 型患者。③ 患者红细胞有某种抗原而供者红细胞无某种抗原。

6. 何为"最小不相容"输血

抗体筛查试验阳性同时又没有相配合的血液时，可以选用配血结果呈最弱凝集的血液给患者输注，输注过程仔细观察，做好应急处理准备。对于该类患者输血的注意事项还包括：① 对检出冷自身抗体患者，需在 37℃ 条件下配血，并且所配制的相合血液需加温至 37℃ 后再进行输注。② 对温自身抗体凝集强度为（＋＋）及以上患者，建议暂缓输血并进行相应临床治疗，待凝集强度减弱时，再进行交叉配血及输血治疗。温抗体阳性且病情危重，确实需要输血治疗的患者，根据患者状况选择交叉配血反应最弱的供者洗涤红细胞进行输注。③ 对同种抗体和自身抗体同时存在的患者,应选择同种抗体所对应的抗原呈阴性,并且其凝集强度弱于自身的供者红细胞输注,同时应减慢输注速度和监测输血过程。④ 对存在自身抗体但无法完全排除同种抗体的患者,应先排除吸附于红细胞膜上的自身抗体的干扰,准确测定 ABO、Rh 血型,筛选并鉴定同种抗体特异性,再选 ABO、Rh 血型相同的多份血进行交叉配血,选择"最小不相容",即交叉配血反应最弱的血液输注。

7. 哪种情况下血液需要加温输注

一般情况下血液不需要加温,下列情况可对血液进行加温处理:① 大剂量输血。② 快速输血。③ 新生儿与婴幼儿换血治疗。④ 严重冷凝集患者输血。

8. 血液加温需要注意什么

血液加温注意事项如下:① 将血袋置于 $35\sim38^{\circ}\text{C}$ 水浴中,轻轻摇动血袋,并不断测试水温,15 min 左右取出备用。② 加温的血液控制在 32°C,不得超过 35°C,水温不得超过 38°C,以免造成红细胞损伤或破坏而引起急性溶血反应。③ 加温过的血液要尽快输注,因故未能输注不得再入冰箱保存。④ 有条件可使用血液加温器,严格按说明书操作。

9. RhD 阴性产妇的红细胞输注原则是什么

应采用自体输血、同型输血或配合型输血。具体为:① 患者有抗-D 存在时,必须输 RhD 阴性 ABO 同型红细胞。② 患者无抗-D 存在时,尽可能输 RhD 阴性 ABO 同型红细胞,紧急情况下可以输入配血相合的红细胞,但对育龄妇女或女童应告知 Rh 同种免疫风险。

10. RhD 阴性红细胞输给 RhD 阳性患者是否安全

RhD 阳性患者的红细胞带 D 抗原,一般情况不会产生抗-D。RhD 阴性供者的红细胞不带 D 抗原,把 RhD 阴性红细胞输给 RhD 阳性患者,虽然是异型输血,但是安全。反之,把 RhD 阳性红细胞输给 RhD 阴性患者,则不一定安全,是否安全取决于患者体内有无抗-D。

11. RhD 阴性患者输 RhD 阳性供者的血浆是否安全

只要抗原抗体不同时存在,输血是安全的。RhD 阴性患者输 RhD 阳性供者的血浆是否安全,取决于两个因素:一是 RhD 阴性患者体内是否有抗-D,二是 RhD 阳性供者的血浆中是否有一定数量的残存 RhD 阳性细胞。如果没有 RhD 阴性供者的血浆,可以把 RhD 阳性供者血浆中残存的 RhD 阳性红细胞高速离心除去以后再输给 RhD 阴性患者。

12. RhD 阴性患者输 RhD 阳性供者的血小板是否安全

血小板上有 ABH 抗原,但是没有 RhD 抗原。因此,RhD 阴性患者无论有无抗-D,输 RhD 阳性供者的血小板都不会"抗原抗体同时存在",都是安全的。但是,如果 RhD 阴性患者含抗-D,RhD 阳性供者的血小板中残存一定数量的 RhD 阳性红细胞,输血小板就可能有一定风险。此时可以输单采血小板,因为单采血小板中所含红细胞极少。

13. 为什么对 RhD 阴性的育龄妇女或女童最好避免使用 RhD 阳性供者的浓缩血小板

Rh 血型系统在血型系统中最具复杂性和多态性,是输血医学中仅次于 ABO 的重要血型系统。通常人们所称的 Rh 阳性或阴性是指 D 抗原的阳性或阴性,即个体红细胞上是否有 D 抗原的存在决定了是否为 RhD 阳性。目前已有许多文献证明血小板上没有 RhD 抗原。浓缩血小板(platelet concentrates,PC)系全血采集后 6 h 内,室温条件下,经离心、分离等手工方法制备的血小板浓缩悬液。因为浓缩血小板中可含有不等量的红细胞,输注前需要完成红细胞交叉配血试验。而对 RhD 阴性妇女若输注 RhD 阳性供者的浓缩血小板,虽然血小板上没有 RhD 抗原,但若血小板制品中混杂大量红细胞可能使受者产生 RhD 抗原同种免疫。因此对 RhD 阴性的育龄妇女,最好避免使用 RhD 阳性供者的浓缩血小板。急需输注血小板时,常规地输注 RhD 阳性供者血小板也是合理的,对育龄妇女可以注射抗 D 免疫球蛋白,以防止 Rh 同种免疫。

14. 输注血小板有哪些注意事项

输注血小板的注意事项有以下几点:① 血小板功能随保存时间延长而持续降低,所以制备后应尽快输注。② 严格掌握血小板输注适应证,尽量减少血小板输注次数,防止反复输注血小板产生同种免疫而导致输注无效,否则应改用 HLA 相合的血小板输注以改善疗效。③ 注意避免血小板输注的禁忌证。

15. 为什么有些疾病不适合输注血小板

血小板输注是预防和治疗因血小板减少或血小板功能障碍导致的出血,恢复和维持人体正常止血和凝血功能的重要措施。血小板有手工分离浓缩血小板与机器单采血小板之分,浓缩血小板由多人份血液经提纯制备而成,单采血小板是由单一献血员血液制备而成。单采血小板治疗效果好,不良反应少。但临床上有些疾病并不适合血小板输注:① 血栓性血小板减少性紫癜(thrombotic thrombocytopenic purpura,TTP):输注血小板可促进血栓形成,加重病情。② 输血后紫癜:受血者体内存在血小板特异性抗体。③ 免疫性血小板减少症(immune thrombocytopenic purpura,ITP):由于受血者血液循环中存在血小板自身抗体,输入的血小板很快被破坏(但急性 ITP 患者有大出血时,或 ITP 患者进行手术时,输注血小板也是需要的)。④ 未经治疗的 DIC。⑤ 药物诱发的血小板减少:如肝素诱导的血小板减少症(heparin-induced thrombocytopenia,HIT)。⑥ 溶血性尿毒症综合征(HOS)。⑦ 脓毒血症和脾功能亢进引起的血小板减少,输入的血小板很快从循环中被破坏清除。

16. 反复输血所致血小板输注无效症,临床医师首先应考虑什么原因所致

反复输注血小板后出现提升血小板计数的效果降低,主要是输注的血小板消耗或者破坏加速所致,其原因有:① 免疫介导:存在 HLA 抗体(约占 80%)、血小板特异性抗体(HPA 抗体)、ABO 抗体及其他不完全抗体(非同型输注)、血浆蛋白同种免疫和免疫复合物等。② 非免疫介导:脾功能亢进、感染、高热、活动性出血、发生 DIC 或 ITP 等。③ 血小板制品质量本身有问题。④ 操作不当:包括静置时间过长;误将血小板置于 4℃冰箱临时保存;输注过慢和时间过长;在血小板制品外增加了不透气的密封外包装袋;在血小板制品中加入药物,导致血小板破坏等。

17. 冷沉淀的主要适应证有哪些

冷沉淀主要适用于:① 儿童及成年人(轻型)血友病 A。② 先天性或获得性纤维蛋白原缺乏症患者。③ 凝血因子缺乏症患者(手术后出血、严重外伤、DIC 等患者)。④ 血管性血友病。⑤ 补充纤维结合蛋白。⑥ 外科制备纤维蛋白胶。

18. 为何说低温冷沉淀是高危险制品

冷沉淀的制备过程相当简单,只有一个解冻和离心的过程,导致输血相关病毒传播疾病的风险极大增加,长期使用冷沉淀的患者感染丙肝和乙肝病毒的风险极高。因此,在发达国家冷沉淀目前的应用已经大大减少。

19. 为什么直系亲属间不建议相互输血

输血相关性移植物抗宿主病是一种可致命的迟发性输血不良反应,临床表现缺乏特异性,一般在输血后 8~10 天产生,但最早有输血后 2 天发病的,最迟也有输血后 30 天发病的。TA-GVHD 发生具有 3 个基本条件:① 供血者和患者的 HLA 抗原性存在差异。② 输注的血液中具有免疫活性的淋巴细胞。③ 患者免疫缺陷或免疫抑制,不能识别和清除输注的淋巴细胞。

TA-GVHD 也会发生于免疫功能正常者,多为一级、二级亲属间相互输血,其风险较非亲属间输

血高数倍。究其原因,可能是亲缘关系越近,其 HLA 相配合的概率也越高,当患者输注含有免疫活性淋巴细胞的血液后,其免疫系统没有识别并清除供血者血液免疫活性的淋巴细胞,从而导致其在患者体内植活、增殖,最后导致 TA - GVHD。因此,直系亲属间不建议相互输血。

20. 进行血液回收时,使用何种抗凝剂最好

各种可以用于静脉输注的抗凝剂均可使用,但以肝素或枸橼酸为最佳。在抗凝时最主要的问题不是抗凝剂的种类,而是抗凝剂与血液混合的比例和均匀度。产科自体血回收配制肝素抗凝液的方法是:在 1 000 ml 生理盐水中加入 60 000 单位肝素,摇匀。在实施前,必须对所用管路用 100～200 ml 抗凝剂进行预充。回收血吸入的速度改变时,应同时调整抗凝剂的滴速。抗凝不足容易形成血凝块,可以发现以下情况: ① 回收血快速凝集而影响红细胞回收效果。② 回收血在储血罐内发生凝集,甚至堵塞储血罐,造成回收血和储血罐浪费。③ 洗涤后自体血含有血凝块堵塞去白细胞滤器。

21. 在回收血时,负压吸引应控制在多大压力范围内合适

吸引负压调节至 100～150 mmHg 比较合适,因为红细胞对负压的耐受性比较低。负压过大可致细胞发生不可修复的损伤或死亡,原则上在满足手术野吸引要求情况下使用最小负压。目前国内多数医院采取中心负压吸引,需要加装负压表和负压调节器,对其进行具体调节。当吸引器头被血块、组织等堵塞后,吸引管变瘪,血液在强大负压作用下在管道内往返摔打更加大了血液的破坏,从而导致临床上红细胞溶血和亚溶血——“延迟性”溶血发生。有些储血罐上有自动调节负压的减压阀,可以保证负压在要求范围内。

22. 在进行血液回收时可使用那些液体作为清洗液

理论上只要不引起溶血,可以使用各种液体进行清洗。国外多用林格液,因其在各方面(pH、渗透压、各种离子的浓度等)更符合生理情况。国内目前多使用生理盐水作为清洗液,但在条件允许的情况下,为减少清洗对红细胞形态、功能的影响时,应尽量使用林格液清洗。清洗液的量需按照离心杯容积:清洗液量＝1:(8～10)设置,如:225 ml 离心杯需使用 2 000 ml 清洗液进行洗涤。

23. 回输血 Hct 达到多少才符合标准

评估回输的自体血质量除了是否洗涤干净外,Hct 也是一个重要标准。Hct 太低,会影响回输的质量,Hct 太高,会影响回输的速度。一般为 0.45～0.60 之间。

24. 红细胞回收率受哪些因素影响

文献报道回收式自体输血时,红细胞回收率为 30％～80％,一般为 50％。因此,对于术前贫血、出血,以及术中出血量大的产妇,当自体血回输不能满足临床需要时,即使实施自体血回收并回输,还是存在需要输注异体红细胞的可能。红细胞回收率受以下因素影响: ① 术中出血是否全部回收到储血罐或部分经阴道丢失无法回收。② 红细胞回收率受产妇术前 Hb/Hct、出血速度、吸引负压、吸引方式(单管/双管吸引)等影响。

25. 为什么自体血不能加压回输

自体血回输管路在出厂时已预充了 20 ml 消毒空气,在第一个排空周期中,这些消毒空气被排入回输袋中,同样去白细胞滤器管路里也有消毒空气,因此给含有空气的血液回输袋加压时可导致空气输入到产妇体内增加气栓风险。其次加压会影响过滤效果,同时也会引起细胞破坏。回输过程中一旦发生低血压等不良反应,应立即停止输血,排查原因,及时处理。

26. 为什么回收式自体输血回收的血液不可长久保存

回收式自体输血是将术前已出血液、手术野中所出血液,也可以是术后体腔和(或)手术部位引流出

的血液进行回收,经抗凝、过滤、洗涤、浓缩等处理后再回输给患者本人。目前使用最多的是术中回收式自体输血,首先这项技术是在一个开放的环境中进行,特别是术前创伤性出血的血液回收,存在细菌污染的可能;其次经负压吸引回收的过程也会导致红细胞的损伤和破坏,各种细胞因子的释放和激活;此外,洗涤后最终获得的自体红细胞基本上是生理盐水中悬浮,缺乏类似异体红细胞保存所添加的保养液。所以,回收式自体输血技术获得的洗涤后自体红细胞不适合长期保存,一般在常温下放置不宜超过6 h,低温(4±2)℃下放置不宜超过 24 h,以避免感染和细胞破坏。

27. 产科回收式自体输血中为何要应用去白细胞滤器

产科回收血混有羊水成分,由于担心羊水栓塞风险,回收式自体输血在产科应用受到限制,甚至被列为禁忌。去白细胞滤器通过机械拦截和吸附作用,不仅可以去除回输血中的微聚体,还可以有效清除白细胞、板层小体、脂肪和胎儿鳞状上皮细胞等。现有研究认为现代智能血液回收机联合去白细胞滤器可有效去除绝大部分污染物,目前国内外剖宫产术中回收式自体输血的实际应用已超过数千余例,没有直接相关并发症的报道,也已有多个指南建议将此项技术用于产科出血高危产妇。

28. RhD 阴性血型产妇是否可以采用回收式自体输血

尚未被 D 抗原致敏的 RhD 阴性产妇应慎用回收式自体输血,因为血液回收机联合去白细胞滤器并不能去除自体血中的胎儿红细胞,如胎儿为 RhD 阳性则自体血回输存在 Rh 同种免疫风险。当产妇需要输血而异体 RhD 阴性红细胞无法满足临床需要时,可以选择回收式自体输血,但是应该检测母体血液中胎儿红细胞含量,并在回输后 72 h 内给予抗 D 免疫球蛋白治疗。如孩子生父或孕育的胎儿也是Rh 阴性,或产妇已经产生抗- D,则就不存在 Rh 同种免疫问题。由于抗 D 免疫球蛋白至今还未获得国家相关部门认可批准,故必须在获得正式批准后临床才能使用。

29. 回收式自体输血是否需要补充凝血因子

血液回收机处理后的最终血液制品是自体浓缩红细胞,凝血因子和血小板则被清除,因此临床上应根据出血量、出血速度、临床体征和实验室检查等决定是否需要补充凝血因子和血小板。

30. 血液回收机需要多少时间得到可以回输的血液

只要储血罐内血量足够,血液从充杯、离心浓缩、洗涤和排空一个循环,一般需要 5 min。处理时间取决于下列因素:回收血液血细胞比容、离心杯容量、离心杯充注速率、洗涤容量、洗涤流速、排空流速,上述诸因素结合起来决定了任何血液回收机的总处理时间。

31. 实施产科回收式自体输血时,血液吸引回收需要注意什么

为了减少羊水成分、组织细胞和胎儿血液成分混入,也便于准确统计出血量,原则上对清亮羊水予以废弃,可以实施双管吸引(1 根吸引管吸引羊水和胎盘血,另 1 根吸引管在胎盘娩出后再进行自体血回收),但当胎盘附着前壁子宫切口或胎盘植入不能剥离时,为避免大量血液浪费,可实施单管吸引。尽可能在血面下吸引,避免大量空气与血液一起吸入,防止红细胞溶血破坏。防止大量组织碎屑或血凝块吸入储血罐阻塞管道或滤器。术野存在可能导致红细胞裂解或者不能够静脉使用的特殊药物,则应更换为常规吸引器并暂停血液回收,待术野采用生理盐水冲洗后才可继续血液回收。

第五节　输　血　反　应

1. 引起急性溶血性输血反应的原因有哪些

急性溶血性输血反应可以是免疫性的,也可以是非免疫性的。前者在大多数情况下是输入的 ABO

血型不相合的红细胞,在血管内被受血者的抗-A或抗-B破坏所致,这大多由于人为的错误造成的。非免疫性的溶血性输血反应少见,包括低渗液体输注、冰冻或过热破坏红细胞等。

2. 出现哪些情况要考虑溶血性输血反应

患者在输血过程中出现腰背疼痛、面色潮红、发冷发热、呼吸困难、尿呈酱油色等;手术麻醉患者出现原因不明血压下降、伤口过度渗血等要考虑急性溶血反应。迟发性溶血反应多有输血史或妊娠史,输血后发生无其他原因的发热、黄疸和贫血。严重溶血反应可出现休克和肾功能损害。

3. 全麻手术患者出现哪些表现,临床医师须高度怀疑患者有溶血性输血反应可能

全麻手术患者在输血时或输血后出现体温升高、原因不明的心动过速、手术野的弥漫性渗血、血压下降和血红蛋白尿等重要表现,临床医师须高度怀疑患者有溶血性输血反应可能。

4. 发生急性溶血性输血反应如何处理

一旦发生急性溶血性输血反应,紧急处理:① 立即停止输血。② 更换输液器,使用生理盐水维持静脉通路。③ 核对血袋标签以及受血者的姓名、住院号以及血型等信息。④ 尽快报告输血科发生AHTRs,及时调查原因。⑤ 监测生命体征、尿色尿量等。进一步治疗方案:① 碱化尿液。② 利尿补液扩血管保护肾脏。③ 抗凝或输血浆、血小板以防治DIC。④ 血浆置换。

5. 引起迟发性溶血性输血反应的原因有哪些

引起迟发性溶血性输血反应的原因有:① Rh血型不合输血:多次输血或妊娠史,使患者体内产生特异性免疫抗体。② 其他稀有血型不合:如Kidd(Jk)、Duffy(Fy)、MNS等,在多次输血或妊娠后,体内抗体效价到达一定程度,再次输入抗原阳性血液后将引起溶血。③ 少数ABO血型不合输血:受血者免疫功能低下,但当受血者抗体效价逐渐升高时,数天后将发生溶血反应。④ 输注O型全血。

6. 迟发性溶血性输血反应(DHTRs)的临床特点有哪些

迟发性溶血性输血反应一般比急性溶血性输血反应轻微,临床容易被忽视,如遇原因不明的输血后贫血、发热、寒战、黄疸、疼痛、呼吸困难和血红蛋白尿,可考虑DHTRs。溶血主要在血管外发生,但也可以发生于血管内,导致血红蛋白尿。血胆红素升高,黄疸常于输血后5~7天出现。虽然DHTRs一般不严重,但也有少数情况会继发肾衰竭和DIC,甚至导致死亡。镰状红细胞病患者发生DHTRs风险高达4%~22%,而且可能会出现溶血危险而威胁患者生命。此外,有球形红细胞增多,结合珠蛋白降低,高铁蛋白阳性,直接抗人球蛋白试验(DAT)阳性。即使DAT阴性结果,也不能排除迟发性溶血性输血反应的可能性。因为输入的红细胞全部破坏后就不会出现阳性结果。输血后4~7天可在患者血清中检出同种抗体(抗体可以是一种或者几种)。一旦查出抗体,间接抗球蛋白试验就变成阳性。

7. 如何预防迟发性溶血性输血反应

迟发性溶血性输血反应的预防为:① 完善并正确执行输血前血型血清学检查。② 坚持对有输血史和妊娠史的患者做不规则抗体筛选。③ 每次输血前试验所有血样本只能在输血前48 h内抽取。④ 对于镰状细胞病患者应进行完善的红细胞表型鉴定。

8. 什么叫输血相关性急性肺损伤(TRALI)

TRALI是输血反应的一个非常严重的类型,其发病率为1/5 000~1/3 000。献血者如果有多次输血或妊娠史,体内可能产生HLA抗体、抗中性粒细胞抗体等多种同种抗体,将与受血者相应抗原发生抗原抗体反应,激活中性粒细胞,生成并释放大量炎性介质,导致了肺泡-毛细血管膜的损伤,引起肺水肿。输入任何血液制品均可诱发。典型病例可出现呼吸困难、低氧血症、心动过速、发热、低血压和发绀等。

9. 为什么输注洗涤红细胞极少发生 TRALI

现有临床研究发现,输注含血浆成分的血液制品均可以导致 TRALI 的发生,唯一没有病例报道的血液成分是输注洗涤红细胞。洗涤红细胞由全血经离心后充分去除血浆、白膜层细胞后,反复加无菌生理盐水混匀、洗涤、离心、去上清液 3～4 次,最终去除 98％以上的血浆、95％以上的白细胞和血小板,同时也清除保存过程中产生的钾、氨、乳酸、细胞碎片等代谢废弃物,红细胞回收率达到 70％～75％以上,并悬浮在生理盐水或红细胞保养液中。由此可见,洗涤红细胞几乎不含有血浆成分,故也不会有抗 HLA 和抗 HNA 等生物活性分子及各种活性脂质,它们不会与患者发生抗原-抗体反应,也就不能激活补体并引起致敏的中性粒细胞活化,不能形成肺浸润及肺血管内皮细胞损伤等症状和低氧血症表现。

10. 为什么输血会引起肺微血管栓塞

采集后 24 h 内的血液开始形成以血小板为主的微聚体。血液在 2～6℃保存 5～6 天时微聚体迅速增加;保存 1 周后,血液中的白细胞碎片、血小板碎片、红细胞碎片、细胞分解物、变性蛋白及纤维蛋白等参与微聚体形成,使微聚体明显增加。这些微聚体直径般在 20～80 μm。当大量输血时,带有微聚体的血液进入患者体内并广泛阻塞毛细血管,造成肺微血管栓塞。患者在输血后或输血过程中可出现烦躁不安,极度呼吸困难,严重缺氧。心脏手术行体外循环时,输入的血液微聚体可引起脑部微血管栓塞和中枢神经症状。另外,受血者或献血者血中有高效价冷凝集素时,输入大量温度较低血液或液体,也可引起肺功能不全综合征。因此,为了防止输血引起的肺(脑)微血管栓塞,应采用孔径在 20～40 μm 的微聚体滤器,最好选择保存期在 7 天内含微聚体少的血液,或选用去白红细胞和洗涤红细胞。如患者血中有高效价冷凝集素时,应将血液复温后输注。

11. 临床医师怎么判断输血后发热反应,输血后发热反应的原因有哪些

患者在输血中或输血后 1～2 h 内,其体温比原体温升高 1℃以上,临床医师可以判断为输血后发热反应。原因:① 由于输血使患者产生了白细胞抗体和(或)血小板抗体和(或)血浆蛋白抗体,当再次输血时可发生发热反应,白细胞同种免疫是非溶血性发热性输血反应(FNHTRs)的最常见原因。② 白细胞分泌某些细胞因子所致发热反应。③ 血液制剂及采输血器具存在致热原物质和(或)细菌污染血液制剂所致发热反应。④ 供受者红细胞 ABO 血型和(或)Rh 血型等不相合输注,导致溶血性输血反应等。

12. 为什么多次输血可引起严重的过敏性休克

输血过敏反应主要是由血浆蛋白成分引起的输血免疫反应。过敏性休克是一种最严重的全身性 Ⅰ 型超敏反应性疾病。此反应往往是由于已致敏患者再次输血接触变应原,肥大细胞和嗜碱性粒细胞释放的介质与全身的血管床接触,引起血管扩张和血浆渗出,进而导致血压下降和休克。致敏患者在接触变应原后数分钟内即出现症状,若抢救不及时可致死亡。多有输血过敏史而又急需输血的患者,为了避免过敏反应,最好的办法是输注洗涤红细胞。输注洗涤红细胞可以避免产生同种异型的白细胞抗体,也可以避免由于血浆蛋白(如补体、凝集素、蛋白质等)产生的过敏反应。

13. 为什么大量输血后反而会增加出血倾向

大量输血后会发生以下情况:① 稀释性血小板减少或下降:血液采集后储存在 4℃条件下,全血内的血小板几乎大部分失去活性。因此,大量输入库存血可能因稀释作用使患者血小板计数降低,造成稀释性血小板减少。② 凝血因子减少:血液储存在 4℃条件下,除纤维蛋白原、FⅫ、凝血酶原、FⅨ和 FⅩ保持正常外,FⅤ～FⅧ活性水平均降低。③ 枸橼酸钠输注过多:大量输入库存血,其中枸橼酸钠与钙结合使血钙下降。输注含有枸橼酸钠的血液,可使毛细血管张力降低,失去正常收缩功能,同时枸橼酸

钠与血液中钙离子螯合,使钙离子下降,也可加重出血。④ 大量输血可激活纤溶系统,而导致纤维蛋白原溶解,故发生凝血机制障碍。⑤ 弥散性血管内凝血(DIC):由于组织严重损伤,大量促凝物质进入血液中,输入的库存血中血小板、崩解的白细胞、破坏的红细胞释放出大量的含有磷脂类促凝物质,造成DIC发生。以上这些情况都会增加大量输血后的出血倾向。

14. 为什么血液并不是越新鲜越好

通常情况下,输注库存血优于输注新鲜血。主要源于以下三点:① 输注(4 ± 2)℃冷藏 $3\sim6$ 天的库存血,能有效地减少、防止梅毒的传播。② 库存血有充足的时间对血液进行筛查复检,从而更能保证血液制剂的安全。③ 很多人认为,输注新鲜血(4 天内)因为其含有大量具有免疫活性的淋巴细胞,会增加发生输血相关性移植物抗宿主病(TA‐GVHD)的风险。对于纠正血液携氧能力和补充血容量,使用在有效期内任何一天的悬浮红细胞或其他血液制剂均可。目前,仅建议具有特殊需求的血液制剂输注使用新鲜血:① 如果输血目的是为了补充粒细胞,则输注离体 8 h 以内的新鲜血。② 如果输血目的是补充血小板,输注离体 12 h 以内的新鲜血。③ 如果输血目的是补充凝血因子,输注离体当天的新鲜血即可。

15. 为什么输注血浆更容易发生过敏性输血反应

含有血浆的血液成分或血液制品输注后常发生不同程度的过敏反应,其中约 50% 是因血浆中的异种蛋白或变性蛋白所致,特别当患者存在过敏体质时,极易发生过敏性输血反应。血浆化学成分中,水占 $90\%\sim92\%$,其他约 10% 以溶质和血浆蛋白为主,并含有电解质、营养素、酶类、激素类、胆固醇和其他重要组成部分。血浆蛋白是多种蛋白质的总称,用盐析法可将其分为白蛋白、球蛋白和纤维蛋白原三类。因此,血浆成分复杂,除含有异种蛋白,还有来自献血者的免疫抗体、制备过程中产生的生物活性物质等,都可以成为变应原,导致患者发生过敏性输血反应。此外,新鲜冰冻血浆由全血分离后于 -20℃以下迅速冻结而成,其中包含全部的凝血因子,特别是不稳定的 V、VIII因子等。与普通血浆相比,新鲜冰冻血浆在制备及贮存过程中,白细胞可活化产生生物活性物质,如白三烯、组胺、嗜酸性趋化因子、髓细胞过氧化物酶等,这些物质的释放都可引起过敏反应。

16. 为什么输血传播疾病的风险不可避免

尽管目前血液检测中的技术水平在不断提高,方法也在不断改进,仍有些客观上无法解决的问题,从而使一些隐性或处于潜伏期的健康带病感染者漏检,主要包括:① 体内抗体与病毒存在的不一致性:机体被病毒感染到机体产生相应抗体可被检测到的这段时间即为窗口期。② 病毒标记物检测技术的敏感性还不够。③ 不断出现的新的病毒与病毒的变异体,而检测手段试剂存在滞后性,不能满足所有的检测需求。④ 核酸检测的成本较高,目前还无法在全国范围血液中心中做推广。⑤ 有些病毒本身就可以被机体免疫系统识别与清除,造成相应抗体的无法检出。因此,目前还没有完全理想的安全血液,还无法完全规避输血传播疾病的风险。在输血前应充分了解血液制剂输注的相关风险,不可盲目输注血液制剂。

(彭德龙 余旭琦 沈晓凤)

参考文献

[1] 陈小伍,于新发,田兆嵩.输血治疗学[M].北京:科学出版社,2012.

[2] JOHN F B, DAVID C M, JOHN D W.摩根临床麻醉学[M].第 5 版.王天龙,刘进,熊利泽,译.北京:北京大学医学出版社,2015.

［3］ 王学锋,滕本秀,欧阳锡林.临床输血 1000 问［M］.北京：人民卫生出版社,2011.

［4］ 杨成民,刘进,赵桐茂.中华输血学［M］.北京：人民卫生出版社,2017.

［5］ MILLER R D.米勒麻醉学［M］.第 6 版.曾因明,邓小明,译.北京：北京大学医学出版社,2006.

［6］ 车嘉琳,何子毅,田兆嵩.电子交叉配血［M］.北京：人民卫生出版社,2017.

［7］ 王静,蔡晓红,吴江.临床检验—万个为什么输血检验分册［M］.北京：人民卫生出版社,2017.

［8］ 中华人民共和国国家卫生健康委员会.输血反应分类［S］.2018－09－26.

附录一
自体输血治疗知情同意书

_____医院自体输血治疗知情同意书

患者姓名_____ 病区_____ 床号_____ 住院号_____

输血治疗是临床治疗的重要措施之一,更是抢救危重患者生命的有效手段。输血治疗包括输注异体血和自体血,尽管异体输血仍是目前最常用的输血手段,但因其是稀缺资源不仅面临用血紧张,同时由于受当前医学水平的限制,输异体血仍存在不能预测或不能防止的输血相关感染性和非感染性输血不良反应,因此实施自体输血非常必要。自体输血就是当患者需要输血时,输入患者自体预先贮存或失血回收的血液,其优点包括:

1. 避免输血相关性感染,如肝炎病毒、艾滋病病毒及其他血源性致病原。

2. 避免同种抗体产生,避免同种异体免疫作用所致的溶血、发热、过敏及异体输血配型失误导致的不良事件,防止输血相关性移植物抗宿主病等。

3. 降低肿瘤患者因异体输血引起的免疫抑制导致手术后肿瘤早期复发率增高风险。

4. 可以不输或少输异体血,并免于交叉配血和减少输血前多项检测试验,减少患者的输血费用和节约时间。

5. 回收式自体输血对术前评估存在大出血高危因素患者,术中使用储血罐进行回收,最终根据实际出血量决定是否需要通过血液回收机进行处理并回输自体红细胞。稀释式自体输血可降低血液黏稠度、改善微循环、提高组织运氧能力及减少凝血因子损失。贮存式自体输血可减少对异体血的需要,提高输血安全性,增强造血功能。自体成分输血可根据患者不同时段的需要输注相应的自体血液成分,既能提高疗效,减少输血不良反应,又能一血多用,更好地利用自体血而更多地节约异体用血。

自体输血的缺点包括:自体输血有其适应证和禁忌证及不同方式的选择;自体输血不能完全替代异体输血,当出血量大时仍然需要输入异体血;回收式自体输血可能因为收集血量过少而放弃洗涤回输,但仍需有一定的收费。

我院医师将保证以良好的医德医术为患者实施自体输血治疗,严格遵守医疗规范,密切观察病情,及时处理可能发生的并发症和意外情况,力争降低风险。患者及委托代理人或监护人可以向经治医师或麻醉科医师咨询是否适合自体输血,并由麻醉科医师根据患者病情选择并实施适宜的自体输血治疗技术。

　　经贵院详细检查和诊断后,认为可以选择自体输血治疗,有关输血中、输血后可能出现的各种并发症和可能发生的意外,医师已详细做了说明,我们已充分理解,经慎重考虑,同意医师施行以下

　　□回收式自体输血　　□稀释式自体输血　　□贮存式自体输血　　□成分式自体输血 方式的自体输血治疗。

　　在您及委托代理人或监护人了解上述可能发生的情况后,理解自体输血的利弊,自愿接受自体输血,请在下面签字。

　　患者签字:_____　或委托代理人签字:_____　___年__月__日__时__分

　　麻醉科医师签字:_____　　　　　　　　　　　　　　___年__月__日__时__分

附录二
贮存式自体输血申请单

姓　名		性　别		年　龄		职　业		民　族	
工作单位						电　话		国　籍	
通讯地址						手　机		婚　否	
户口所在地						邮　编		文化程度	
证件名称		证件号码							

疾病诊断_____

RBC____$\times 10^{12}$/L　Hb____g/L　Hct____　Plt____$\times 10^{9}$/L

体温____℃　脉搏____bpm　血压____mmHg

预计采血日_____　预计采血量_____ml　预计输血日(手术日)_____

严重心、肝、肾、骨髓或其他病史(有/无)

有_____

医师已向患者解释自体输血效益与风险,患者已了解并签署自体输血治疗知情同意书。

患方签字_____　与患者关系_____

医师签字_____　日期_____

————————————————————————————————以下由输血科完成

_____

第一次　第二次　第三次　第四次

_____

采血时间

采血量

采血不良反应

输血科医师

_____

附录三
贮存式自体输血者健康情况征询表

尊敬的_____（女士、先生）：

您好！贮存式自体输血等于"为自己献血"，欢迎您自愿参加。为了您的健康，请认真阅读下列内容并如实填写。

您是否有下列情况：（有在□内打"√"；否在□内打"×"）

□是否患有艾滋病或感染艾滋病病毒？ □是否患过麻风病？

□是否有吸毒史、同性恋史及有多个性伴侣？ □近一年内是否文身？

□是否曾患梅毒、淋病或其他性传播疾病？ □是否患任何癌症？

□一年内曾患甲型肝炎或乙型、丙型肝炎检验阳性？ □是否患有结核病？

□五年内是否曾经输入其他人的血液或血液成分？ □是否患有甲亢、糖尿病？

□是否患有心脏病、肺病、肾病、肝病或血液病？ □是否患慢性皮肤病或皮肤感染？

□是否患有高血压病、高脂血症？ □是否有过晕厥、癫痫、意识丧失？

□近五天内是否口服阿司匹林类药物？ □一周内是否患感冒、急性胃肠炎？

□近三个月内是否患过肺炎？ □近一年内是否患过伤寒？

□一年内是否接受动物血清免疫注射或其他预防接种？

□是否曾做过较大手术？如果做过，手术时间_____ 手术种类_____

□是否有除上述以外的其他疾病或症状？

自体输血者声明

我自愿实施贮存式自体输血，同意临床经治医师和输血科医师为我制定的采血方案，同意提取我的血样并按规定的项目进行检验，并将上述检验结果保存于我的病历内。

我保证如果上述"征询表"中所提供的信息不属实或"声明"是虚假的，所引起的一切后果将由本人负责。特此声明。

患方签字：_____ 与患者关系：_____

医师签字：_____ 年 月 日 时 分

附录四
贮存式自体输血血袋标签

自体输血者姓名：_____ 住院号/门诊号：_____ 科别：_____

ABO 血型：_____ Rh 血型：_____ 贮血编号：_____

采血日期：_____ 血液品种：_____ 血量：_____

贮存：2～6℃ 失效日期：_____

采血者：_____ 单位：_____

本品仅供自体输血

注意事项：

1. 如发现变质、流血、血袋渗漏等现象，切勿使用。

2. 本品内不得添加其他药品，特别是含钙药品。

附录五
贮存式自体输血采集工作记录

患者姓名		身份证号码				住院号/门诊号	
ABO 血型		Rh 血型		血液品种		采血量	
贮存温度		采血编号		采血者		采血日期	
失效日期		采血开始 进针时间	时　分	采血完成 拔针时间	时　分	热合者	
自体输血反应						记录者	

备注：

附录六
贮存式自体输血血液回输申请单

受血者概况	姓名：　　　　性别：(男/女)　　　年龄：　　　民族：　　　血型： 住院号：　　　病区床号： 临床诊断：	
输血史	有□ 无□	输血史　　　次 输血反应　　　症状
妊娠史	有□ 无□	孕产 目前妊娠：是□否□备注
需要血液成分	全血红细胞悬液　新鲜冰冻血浆 回输时间　年　月　日　时　分	

申请医师签字：

申请日期：　年　月　日　时　分